小児心療内科読本

わたしの考える現代の子ども

冨田和巳

こども心身医療研究所所長
大阪総合保育大学大学院教授

医学書院

【著者略歴】

冨田和巳（とみた　かずみ）

昭和16年（1941）8月25日生．42年（1967）和歌山県立医科大学卒．51年（1976）大阪大学医学部付属病院小児科に心身症外来開設．60年（1985）（社）大阪総合医学・教育研究会設立．翌年，付属こども心身医療研究所を開設し，現在に至る．この間に自閉症施設，市民病院，パラグアイ移住者診療所などにも勤務．現在，社団法人理事長／研究所所長．大阪総合保育大学大学院教授．大阪大学医学部小児科非常勤講師．日本小児心身医学会理事長（平成14〜20年）．日本心身医学会理事（平成18〜21年）・同認定指導医／日本心療内科学会評議員．
趣味は映画・音楽鑑賞，旅行．

著書

『学校に行けない／行かない／行きたくない』（へるす出版），『多角的に診る発達障害』（診断と治療社），『小児心身医学の臨床』（診断と治療社），『今日の小児治療指針（第10・13・14版）』（医学書院），『小児心身医学ガイドブック』その他共著多数
一般書は『子どもたちのSOS』【日本図書館協会選定図書】（法政出版），『学校では遅すぎる―こころの家庭教育』（三学出版），『不登校―予防と対応』（財団法人大同生命厚生事業団），『保健室でみる心身症―心はればれ元気なからだ』（ぱすてる書房），『心からみるアレルギー』（法政出版），『健康相談―事例からみる心の叫び』全3巻（ぎょうせい）

本文挿し絵：中井邦子

小児心療内科読本
―わたしの考える現代の子ども―

発　行	2006年8月25日　第1版第1刷Ⓒ
	2011年4月1日　第1版第4刷
著　者	冨田和巳（とみた　かずみ）
発行者	株式会社　医学書院
	代表取締役　金原　優
	〒113-8719　東京都文京区本郷1-28-23
	電話 03-3817-5600（社内案内）
印刷・製本	三美印刷

本書の複製権・翻訳権・上映権・譲渡権・公衆送信権（送信可能化権を含む）は㈱医学書院が保有します．

ISBN 978-4-260-00337-7

JCOPY 〈（社）出版者著作権管理機構　委託出版物〉
本書の無断複写は著作権法上での例外を除き禁じられています．複写される場合は，そのつど事前に，（社）出版者著作権管理機構（電話 03-3513-6969，FAX 03-3513-6979，info@jcopy.or.jp）の許諾を得てください．

小児心療内科読本
わたしの考える現代の子ども

本書の方針

1. 子どもの身体と心を診る指針・読本
- 医学の進歩と公衆衛生の整備で，身体疾患の減少に反比例して，心が関与する病態（心因性疾患）が増加しています．これを適切に診る心身医学の概念と心身症への初期対応を知ってもらうための指針・読本です．
- 読本と名づけているように，気軽に読んでもらえるように記述しています．
- 本書は小児科医や内科医を対象にしていますが，外科系の医師も含め，日頃，子どもを診る機会の多い医師に，身体疾患のようにみえる病態の多くは，いかに心が関与しているのかを判っていただく目的で記述しています．
- 心身症，神経症だけでなく発達障害を含む児童精神科領域の病態についての初期対応も述べています．

2. 総合的・有機的な心身医学・心身症
　心身医学は英語で bio-psycho-socio-eco-ethical medicine と呼ばれるように，「身体と心」だけでなく「社会／生態(自然環境)」も重視する医学です．つまり，子どもを心身医学的に診るためには，家庭だけでなく，学校や社会・わが国の環境まで視野に入れる必要があります．本書で医学に直接関係のないようにみえる教育や文化・歴史を詳しく述べるのは，この総合・有機的な「ものの見方」こそが心身医学であると私が考えているからです．

　そして，心身症や子どもの問題は，あらゆることが有機的に結びついているので，本書ではできるだけ関連する頁を併記し，全体を一体化したものとして理解してもらうように配慮しています． eco-ethical=ecological(生態的)＋ethical(倫理的)の合成語

3.「身体」を診る医師が「心」を診るのが理想的
　身体医学中心の教育と診療を経験してきた医師の多くは「心」を診るのが苦手と感じていますが，心は肉体(物質)の上に乗った生命を宿す「身体」の「感覚」から芽生えるもの(200頁)です．肉体・生命・感覚の3つを扱う医師が最後に出現した心をもう一つ加えて診るのは，心だけを扱うより総合的でよいと考えます．

4. 子どもの環境の根底にあるものを診る（日本の伝統・文化を大切に）
　小児心身医学で重要視しなければならない学校・社会環境に関する「新聞主導の意見や論」の多くは，表面的現象だけをみて根底にあるものを無視しています．これに影響された種々の予防・対策が何一つ効果的でないのは，不登校・引きこもり・少年凶悪事件などの増加で示されています．学校・社会環境の基本的問題を考えるには，60余年前の敗戦で，戦勝国・米国が，憲法から教育に至るわが国の根幹をなす伝統・歴史・民族性(精神性)を否定したことに目を向ける必要があります．昭和27年（1952）

の独立後も，主に教育界と主な新聞がこの「否定」を堅持し，冷戦終結〔平成3年(1991)〕後は，更に強化していることを冷静に考えなければなりません．

　筆者が浅学非才の身をわきまえず，母国の伝統・文化・歴史・民族性を取り戻す姿勢で上記の問題を論じているのは，この状況を改めたいからです．また，「言葉は文化の根幹」なので，本書では可能な限り日本語を使いました．これは最近の医学界はもとより，あらゆる領域でのカタカナ英語の節制のない氾濫に対する，ささやかな抵抗です．何げないところに潜む文化を滅ぼしていくイデオロギー(ideologie)に，注意しなければならないと思います．

5. 子どもの問題の解決に医師は何かできる

　医師は外来でみる親子の言動に顔をしかめ，常識が通用しなくなった現状を嘆く前に，3と4で述べたような姿勢をもって，子どもや親に接していけば，極めて狭い範囲からではありますが，種々の問題の予防や是正に少しは役立ちます．あらゆる分野で混迷を深めるわが国で，未来を担う子どものために，「隗より始めろ」の諺通りに，第一線の医師の頑張りを期待します．

6. 基本は保守的に，しかし進歩的にも

　人間にとって最も大切なことは「育児と教育」ですが，それらは先人の知恵を教えるものですから「保守的」です．戦後60余年続いてきた'進歩的'育児や教育が，最近では特に母子関係を損ね，学校教育を更に悪化させています．筆者は保守的立場で育児や教育を考え直さなければならないと考えます．

　一方で「保守的」医療現場で，増加する心因性疾患を診る姿勢は「進歩的」であることが求められます．この保守と進歩を上手に使い分けて，子どもの未来を考えていくことが大切だと考えます．

7. 難しい心理・精神科的用語は使用しない

　一般臨床に携わっている医師にとって，「心」を扱った専門書や医学関係の本は，時々意味の判らない言葉が出ます．本書では極力そのような言葉は使わず，使った時には解説を付けています．

8. 追記

- 「大人は子どもが大きくなったもの」と考えますので，「子ども」と書かれた部分は「成人」に置き換えてもらってもほぼ同じですから，本書は成人の心身医学の書でもあります．
- 本書は「できるだけ興味をもっていただけるように」執筆していますので，心因性疾患を更に勉強されたい医師は，是非，本格的な専門書をお読みください(420頁)．
- 本書は増刷のたびに加筆修正していますので，今回の4刷も前の1〜3刷と異なるところがあります．

本書の要約（私の主張）

■ 全般
1. 物事はすべて基本に目を向ける
2. この世のあらゆることの根底には矛盾があり，社会は矛盾（二面性）に満ちている（心身医療も，医学教育・医療制度から治療のあり方まで例外ではない）
3. 矛盾を認めた上で，できるだけ論理的に考える努力をする
4. 日本人は論理的に考えるのが苦手で，報道から学術論文まで，情緒・感情的になる傾向がある
5. 子ども（人間）に最も必要とされるものは自尊心と，適切な認知・表現力から生まれる対人関係である

■ 医学・医療・医師
1. 医学は自然科学でなく，超科学的（62頁）なものである
2. 現代はEBMが重視されているが，evidence（科学的根拠）を集めたものでも，結論は研究者の思考によるので，EBMを絶対的に正しいものと考えるのは危険である
3. 地域の医療機関は，多くの子どもの問題の相談窓口になっている
4. 子どもを診る医師は家庭と教育・学校教育を是正できる立場にいるので，それを実行すべきである
5. 子どもの全体を診るために，行動観察と心身に負担のない検査を重視する
6. 薬物は効果があれば積極的に使うが，漫然と与え続けない
7. 身体症状の原因を身体だけに求めないように考える
8. 身体症状を丁寧に扱い，心身相関を考えながら，専門家に紹介後も一般医が診ていく姿勢をもつ
9. 原疾患によって派生する日常生活の制限から生じる問題に目を向ける
10. 医師は現実検討が大切で，自分が家庭や職場で適切な対人関係をとる努力をしていく
11. 偽善を排し，本音で診療する
12. 医師自ら心身の健康を保つために，ストレス発散の手段を考える

■ 心身医学・医療
1. 現行の医学教育・医療制度は心身医学・医療の本質を理解していない
2. 心身医療は誠実な医療の原点になり，できる範囲ですべての医師が実践していく
3. 心身医療でのEBMのEはevidenceだけでなくexperienceも大切である（65頁）
4. 心身医療ではNBM（narrative-based medicine）が主役である（66頁）
5. 心身症，神経症，精神病，発達障害，問題行動の相互関連と違いを認識し総合的に考える（71頁）

6. 因果関係に固執せず，曖昧な部分をも認めつつ，固定的・教科書的に考えない柔軟性が大切
7. 診断名よりも対応(薬物・指示・指導)が大切である
8. 患者に対しては受容的共感と指示・命令の均衡を考える
9. 時間を考える(ある程度の時間が必要であるが，長すぎないように)
10. 子どもの行動化があらゆる面で強くなっている
11. 連携は学校・地域の他機関と積極的に行い，効率よく診療を行う
12. 過剰な医療情報〈特に〉インターネットに注意する
13. 熱心に行いながら個人的感情を抑える冷静さを！
14. 時代の急速な変化を認識して子どもを診るようにするが，公的発言では悪しき変化を肯定するような姿勢をとらない
15. informed concent, second opinion を医師の責任回避に使ってはいけない
16. 心身医療を赤字にならないように実践することは，かろうじて可能である

■ 心理
1. 医師は普通の診察を「心身医療的」に行えば，「医師の心理治療」になる
2. 現代は心理治療よりも教育(育て直し)が求められ，時には親にも求められる

■ 社会
1. わが国の自然共存・母性社会・集団主義・島国の美点と欠点を認識する
2. 世界は自然征服(破壊)・父性社会・個人主義で動き，現代は大陸国家が支配している
3. わが国は「国意識」が極めて乏しく，多くの弊害が出ている
4. 外交を含む国政は，あらゆる子どもの問題と関連している
5. 「子どもの未来」は「国の未来」なくしては，考えられない
6. 国の未来は過去から現在を経て続くものであり，過去を断罪して未来はない
7. 歴史は現代の眼で道徳的に判断するものでなく，当時の眼で世界的視野から判断する
8. 戦争は勝者の強制による反省でなく，自ら厳しく行うものである
9. 欧米起源の民主主義とわが国の戦後'民主主義'を共に冷静に厳しく検証する
10. 伝統・歴史の美点と欠点を正しく認識する
    ①内なる「欧米崇拝／劣等感意識」を自覚する―いたずらに横文字を使わない
    ②日本の宗教は文化であり，一神教のキリスト教的価値観で云々しない
    ③欧米の表面的現象の真似でなく，根底の凄さを理解し，見習うべきものを取捨選択する
11. (日本を含む)欧米型先進国は年々病んでいくが，日本に今も残る健善さを大切にする
12. 社会が病むと，最初に家庭と子どもに不幸が訪れる

viii 本書の要約（私の主張）

13. 時代の変化は急激で，日常何気ないところに異常が現れている
14. 仮想現実(virtual reality)の隆盛による子どもへの弊害は深刻である
15. 恣意的報道(特に新聞)とその洗脳に注意する

■ 教育・学校
1. 学校ほど現代の子どもにとって大切な所はない
2. 表面的現象による学校叩きは現状を悪化させるだけである
3. 教育界の対策は表面的現象へのみで，根本をみず，近視眼的で無難に対応することにのみに終始している
4. 上記2と3が，更に教育・学校を悪化させていく
5. 60年以上続く戦後教育の基本方針は誤っている
   ①世界で自分の国を悪く言う教育をしているのは日本だけで，これを改めなければならない
   ②教師を尊敬しなくてよい風潮をつくった「労働者宣言」を撤回し，教師は「偉くなる」努力をする―親は文句なく教師を尊敬する
   ③西洋の民主主義の本質をみない戦後'民主主義'の欠点を認識する
6. 低学年からの過激な性教育からパソコン教育まで，学校の新しい試みは問題を噴出させるのみ
7. 個々に頑張っている熱心な教師を潰してはならない
8. 学校と医療はもっと連携しなければならない

■ 家庭・子育て
1. 子どもの成長には感覚(触覚)が重要な役割を果たす
2. 子どもは受胎から2歳まで，母性溢れる育児が必要で，2歳以降は父性(躾)が重要な役割を担う
3. 人間に必要な基本的能力は最初に母子関係でつくられる
4. 家庭は母性が必要条件で，父性が十分条件である
   (わが国は母性社会ゆえに母性過剰で父性が乏しい傾向にある)
5. 家庭・育児・教育は保守的なものが主流である
6. 家庭での伝統行事(子どもの通過儀礼)を大切にする
7. 6歳までの家庭教育がしっかりなされていると，学校教育の問題は目立たなくなる
8. 家庭教育のできない親を育てたのが戦後教育である
9. 子どもの問題は親の問題であり，その親の生育歴が深く関わる
10. 親が自分の親から自立しているかが重要である
11. 家庭団欒(会食)の重要性を認識する
12. 現代は兄弟葛藤が大きな問題を出す場合が多い
13. 専業主婦否定の思想(行き過ぎたフェミニズム)は家庭崩壊を促す

目次　ix

目次

本書の方針 ··· iv
本書の要約（私の主張）····································· vi

1　子どもの心身医療 ―――――――――――― 1
外来で必要な視点（要約）······························· 2

1-1　外来でどうするか ·································· 4
1-1-1　一般外来での実践 ······························ 4

■医師ならできる心身医療　4
　❶なぜ，心身医療的思考が必要なのか　4　/　❷医師は心身医療に向いている　6
　❸身体症状をどのように診るか　6
　　[意見/異見] シャーロック・ホームズについて，もう少し　7
■不定愁訴（身体症状）への対応（総論）　8
■身体症状をどのように診るか　8
　❶心構え　8　/　❷最初に行うこと（指導）　11　/　❸心の問題に触れない心理治療　13
　　[症例] 脳腫瘍を見逃した例　10
■主な症状をどのように考えるか　13
　❶腹痛　13　/　❷嘔吐　14　/　❸発熱　15　/　❹頭痛　17　/　❺身体各部の痛み　18　/
　❻その他の症状　18　/　❼疲れ（倦怠感）　18
■慢性疲労症候群は存在するのか　18
　　[意見/異見] 疲れる子どもの増加　19
■心身医療の流れ　20
　　[症例] 心因性疾患の症状の強さ　20
　　[症例] 生来，少し歩くと疲れをよく訴える一人っ子　22
■心身医療の特殊性　23
　❶治療は診断以前に始まっている　23　/　❷最初の一言の重要性／直ぐに何か言えることに注意　24　/　❸受容・共感（母性性）と指示・命令（父性性）　25
　❹問診での注意　25　/　❺検査の選択　25　/　❻医師の梯子に注意する　25　/　❼時間の余裕　26
■診断で注意すること　27
　❶疾患名　27　/　❷多角的な面からの治療　27
■治療（指導）に関する注意　27
　❶治療目標の設定（対症療法と根治療法）　27　/　❷能動的治療と受身的治療（子どもからみた能動・受身）　28　/　❸将来を見据えた指導　28　/　❹親を非難しない　29　/　❺子どもの年齢を考える　29

■ 心身医療が行われなかったことによる最近の困った現象　31
　❶インフォームド・コンセント 31 ／ ❷セカンドオピニオン 33
　|意見|異見| 弁護士の多い国は幸せか　32

1-1-2　専門的に診る工夫　………………………………………………… 34
■ 形態　34
　❶診察時間・予約の問題 34 ／ ❷問診票の作成 35 ／ ❸親からの情報に始まる 35 ／ ❹協力者と遊戯室の設置 35 ／ ❺親子並行面接 38
　|意見|異見| 心因性疾患を診る気にさせない制度　39
■ 心療専門外来での心得　40
　❶「曖昧なもの」の存在と現実検討　40
　|意見|異見| 性の解放が起こす問題　41
■ 心療外来の特殊性　42
　❶情報収集 42 ／ ❷相性 43 ／ ❸性・年齢，性格，生活環境 44 ／ ❹治療者側の個人的事情 44 ／ ❺多面的(二面性) 45 ／ ❻誤解を受ける時 45 ／ ❼時間の経過で対応を変える　45
　|症例| 専業主婦の母親と女医の相性　43
　|意見|異見| 映画『十二人の怒れる男』雑感　44
■ 熱心な医師の注意すべきこと　46
■ 上手に治療するための心得　47
■ 相談に応じる時に注意するいくつかの問題　48
　❶子どもの生活を壊さないための実際的配慮 48 ／ ❷診療拒否の子ども 49 ／ ❸治療を拒否する子どもへの対応　50
■ 連携　51
　❶連絡の第一歩 51 ／ ❷具体的方法 52 ／ ❸注意すること 52 ／ ❹学校への理解 52 ／ ❺スクールカウンセラー制度　53
　|意見|異見| スクールカウンセラー制度の問題　53

1-1-3　外来でよく受ける質問への回答 ………………………………… 54
■ 日常的行動に関して　54
　❶言葉の遅れ 54 ／ ❷落ち着きがない(動き回る／ごそごそしすぎる) 54 ／ ❸親の言うことを極端に聞かない(わがまま) 55 ／ ❹泣き過ぎる／不安が強過ぎる 55 ／ ❺友だちと遊べない／親から離れにくい(人見知り) 55 ／ ❻集団行動がとれない 56 ／ ❼こだわりが強い 56 ／ ❽「キレ」る 56 ／ ❾いじめを受けている　56
■ 勉強　57
　❶勉強ができない 57 ／ ❷集中しない 57 ／ ❸宿題を忘れる／しない 57 ／ ❹受験勉強 58 ／ ❺遠隔地の幼稚園に行かせるのは 59 ／ ❻小学校での「お受験」は 59 ／ ❼高等学校卒業程度認定試験(以前の大検)を受ける／単位制・通信制に行く　60
■ 学校　60
　❶担任に問題 60 ／ ❷思った学校と違う 60 ／ ❸転校したい　61

1-2　心因性疾患を考える ……………………………………………… 62
心身医学 ……………………………………………………………………… 62
- ■心身医学とは　62
  - 意見/異見　この世で「科学的思考」は成り立つのか　63
- ■心身医学は医学的発想だけではいけない　64
- ■EBM の E は Evidence か，Experience なのか　65
- ■心身医学は NBM である　66

心因性疾患の考え方 …………………………………………………………… 67
- ■症状・行動をストレスによる子どもの表現として診る　67
- ■心因性疾患の分類　68
  - ❶心身症　69 ／ ❷神経症　69 ／ ❸精神病　69 ／ ❹発達障害　70 ／ ❺問題行動　70 ／ ❻不登校　70
- ■心身症，神経症，精神病の違いを明確にする　71
- ■心身症，神経症，精神病の相互関係　72
- ■心因性疾患診断の難しさ　72
  - ❶国際的分類：ICD-10　73 ／ ❷米国の DSM-Ⅳ　73

心身症 …………………………………………………………………………… 74
- ■定義の難しさ　74
- ■最大の特徴は表現の拙さ　75
- ■失感情症・器官言語の意味　75
- ■心身症の特徴を説明する多くの考え　76
- ■子どもの心身症　77
- ■子どもの心因性疾患のもつ意味　79
  - 症例　心因性の拒食で大学病院に入院した小学生女子　80

1-3　主な心身症・神経症・精神科的疾患 ……………………………… 81
1-3-1　子どもで最も重要な心因性疾患 ………………………………… 81
気管支喘息 ……………………………………………………………………… 81
- ■どのような疾患か　81
- ■診断　83
- ■治療　84
  - ❶薬物療法　84 ／ ❷鍛錬療法　86 ／ ❸環境調整　87 ／ ❹心理治療　87

摂食障害（主に神経性食欲不振症） ………………………………………… 88
- ■どのような疾患か　88
- ■症状と診断　90
- ■治療　93
  - ❶好ましい関係の構築　93 ／ ❷診断基準の機械的適応は禁忌　93 ／ ❸緊急時は身体優先　94 ／ ❹子どもの意向を汲む　94 ／ ❺食の促し／身体面で脅かすことは禁忌　94 ／ ❻行動療法　95 ／ ❼食事状況を総合的に教える　95 ／ ❽子どもの

健康性を見つける 95 ／ ❾後遺症予防 95 ／ ❿連携 95 ／ ⓫患者の会・親の会 96
- ■過食症(むちゃ食い・嘔吐) 96
- ■心因性拒食(単純な拒食)・やせ 97

不登校（登校拒否） ………………………………………………………… 97
- ■概要 97
  - ❶医師にとっての不登校 97 ／ ❷不登校と学校 98 ／ ❸不登校とは 98 ／ ❹私の不登校論 100 ／ ❺最近の傾向 101
    - 意見／異見 不登校肯定論 101
- ■診療の実際 102
  - ❶初期に注意すること 102 ／ ❷医師が不登校を診るべきもう一つの理由 102 ／ ❸具体的診断と治療 103
    - 症例 名門中学に入学した子ども 103
    - 症例 治しては欲しいが，恥は言いたくない親 106
- ■不登校で注意しておくべきこと 107
  - ❶不登校身体源論 107 ／ ❷不登校論文 108 ／ ❸体験者の発言 109
- ■不登校に深く関連した問題 109
  - ❶家庭内暴力 109 ／ ❷引きこもり 111 ／ ❸ニート，フリーター 112
    - 意見／異見 不登校・引きこもり万歳⁉ 111

1-3-2 心身症 ………………………………………………………… 113

アレルギー疾患 ………………………………………………………… 113
- ■アトピー性皮膚炎 113
- ■アレルギー性鼻炎，アレルギー性結膜炎 114
  - 症例 アトピー性皮膚炎の女子大学生 114
- ■アレルギー性緊張・弛緩症候群 115

起立性調節障害 ………………………………………………………… 116

チック ………………………………………………………… 117
- ●トゥレット症候群 119

消化器系疾患 ………………………………………………………… 119
- ■周期性嘔吐症 119
- ■過敏性腸症候群 120
- ■消化性潰瘍 121
  - 症例 新学期に胃潰瘍を繰り返す男子 122
- ■肥満 123

呼吸器系心身症 ………………………………………………………… 124
- ■過換気症候群 124
- ■心因性咳嗽 125

排泄器官の心身症 ………………………………………………………… 126
- ■夜尿症 126
- ■昼間遺尿症 127

■ 心因性頻尿　128
■ 遺糞症　128

他科の領域と考えられている心身症 …………………………………… 129
■ 眼科・耳鼻科─機能性視覚・聴覚障害　129
　症例　視力低下を訴える小学3年生の女子　130
■ 皮膚科─円形脱毛症と抜毛癖　131

1-3-3　神経症 ……………………………………………………………………… 132
幼児期の神経症 ……………………………………………………………… 132
■ 神経性習癖（くせ）─習慣的に身体の一部を触る動作　132
■ 吃音（どもり）　132
■ かん黙〔選択性（場面）かん黙〕　133
■ 睡眠障害　134
　❶夜泣き　134 ／ ❷夜驚　134 ／ ❸夢中遊行　135 ／ ❹悪夢　135 ／ ❺不眠（睡眠リズム障害）　135 ／ ❻精神科的な睡眠障害　136
■ 睡眠障害全般に対する心理療法　137

思春期の神経症 ……………………………………………………………… 137
■ 不安障害　137
　●パニック障害　137
■ 強迫性障害　138
■ 抑うつ状態　139
■ 対人恐怖症　139
■ 心気症（身体表現性障害）　140
■ ヒステリー　141
■ 詐病　143
■ 境界性障害（境界性人格障害）　144
■ 手首自傷（リストカット）　145
■ 急性ストレス障害　146
　●自然災害に関する社会的考察　146
■ PTSD〔（心的）外傷後ストレス障害〕　148

1-3-4　精神科的疾患 …………………………………………………………… 150
■ 統合失調症（精神分裂病）　150
■ 大うつ病性障害　151
■ 双極性気分障害　152
■ 解離性障害　152
　●解離性同一性障害（多重人格）　152
■ 性同一性障害　153
■ 月経周期に影響される精神異常　154
■ 自殺企図　154

1-3-5　慢性疾患における心身医療 　155
- 軽度に経過する疾患　156
- 先天奇形・染色体異常　156
- 進行性疾患・致死的疾患　157
- 病気の説明・告知の問題　158

1-4　行動の問題 　159
1-4-1　発達障害 　159
- なぜ増加し，関心がもたれはじめたか―増加の分析　160
- 予防　162
- 乳幼児期の訴えから推測する　163
- いわゆる発達障害の考え方　164
  - ❶成人の発達障害 165 ／ ❷精神遅滞(知能障害) 166 ／ ❸自閉症 168 ／ ❹高機能自閉症とアスペルガー障害 170 ／ ❺注意欠陥／多動性障害 172 ／ ❻学習障害 173
    - 意見/異見 障害児を映画で学ぶ　169
    - 意見/異見 天才・偉人には'障害'をもった人が多い　171
- 発達障害への治療　174
  - ❶感覚統合 174 ／ ❷動作法 174 ／ ❸ティーチ 174

1-4-2　子どもの問題行動 　175
- 予防的役割を担う病態　175
  - ❶AD/HD 175 ／ ❷自閉症 176 ／ ❸軽度の精神遅滞 176
- 医師が芽を摘む役割を担う反社会的行動　176
  - ❶盗み 176 ／ ❷虚言(嘘つき) 177 ／ ❸いじめ 177 ／ ❹喫煙 179 ／ ❺飲酒 179
- 時に相談を受ける本格的反社会的行動　180
  - ❶薬物乱用・中毒 180 ／ ❷性的逸脱行動 181 ／ ❸暴力 181
    - 意見/異見 少年法の問題　180

1-4-3　親の問題行動 　182
- 被虐待児症候群　182
- 養育放棄／心理的虐待　184
- 代理ミュンヒハウゼン症候群　185

1-5　薬物療法 　186
- どのように考えるか　186
- 向精神薬の子どもへの与え方　186
- 投与量に関して　187
- 向精神薬の種類　188
  - ❶抗不安薬―いわゆる緩和精神安定薬 188 ／ ❷抗精神病薬―いわゆる強力精神安定薬 189 ／ ❸抗うつ薬 190 ／ ❹睡眠薬-超短時間作用の導入剤と睡眠薬 191 ／ ❺抗てんかん薬 192 ／ ❻中枢神経刺激薬―コンサータ(塩酸メチルフェニデート) 192 ／ ❼その他(抗躁薬，気分安定薬など) 193

- ■ 薬物の副作用　194
- ■ 漢方薬と心身症　195
- ■ 代替(補完)医療　196
  - 意見/異見　政府と会社は本当に患者のことを考えているのか？　193

2　心を多角的に考える ― 197

2-1　子どもの心身の発達(地球の誕生から心の誕生まで)…… 198

- ■ 大前提・心は判るのか　198
- ■ 心を身体から考える　198
- ■ 人間の基本を考える　199
  - 意見/異見　宇宙とは　199
  - 意見/異見　身とは　200
- ■ 心の芽生えと発達　201
  - 意見/異見　先進国の育児-感覚問題行動を図示すると…　204
- ■ 自尊心，認知・表現，対人関係の重要性　205
- ■ 触覚の重要性　205
- ■ 自然に出る母性性(母親の重要性)　206
- ■ 困った母性(母性のもつ二面性)　207
  - 意見/異見　筋が変わり抜け落ちる精神性　207
- ■ 現代の困った母親　208
- ■ 幼児期の環境(父性の重要性)　208
  - 症例　一人っ子　209
- ■ 2歳の重要性　210
- ■ 素因と子どもの身近な環境　211
  - 意見/異見　モーツァルトの父親は教育パパの元祖　212
  - 意見/異見　有名人の言葉に騙されない　213
- ■ 素因(障害)と環境の関係　214

2-2　心理学的にみる心の発達 ………………………… 215

- ■ 口愛期(0歳〜2歳前後)　215
  - ❶新生児期(0〜1,2ヶ月)―母子一体の時期　215　/　❷乳児期(1,2ヶ月〜4,5ヶ月)―良い体験と悪い体験がばらばらである時期　216　/　❸乳児期後半から幼児期初期(4,5ヶ月〜1歳半または2歳)―自分と母親，母親と母親以外の世界があったことを知る時期　216　/　❹肛門期(2〜3歳過ぎ)―禁止を知る時期・排泄の自立　217　/　❺社会的存在への準備期(3歳〜11歳)　218　/　❻思春期―自立への思いと依存欲求が揺れる時　223　/　❼青年期　225
  - 意見/異見　エディプス王　219
  - 意見/異見　阿闍世コンプレックスを映画に観る　221
  - 意見/異見　『草原の輝き』　224

- 知能発達 ………………………………………………… 226
  - ■ 感覚や行動で思考する時期(0歳〜2歳頃)　226
    - ❶受動的反射から目的指向的行動へ(0歳〜4ヶ月)　226　/　❷遊びの発明と活動範囲の広がり(5ヶ月〜12ヶ月頃)　227　/　❸実験と試行錯誤の体験を経て心象ができ上がるまで(12ヶ月〜24ヶ月頃)　227

- ■ 心象で思考する時期(前操作期)(2歳〜7歳頃) 227
  - 意見/異見 『私は二歳』 227
- ■ 言語で思考する時期(操作期)(7歳〜12歳頃) 228
  - ●集中的思考と拡散的思考 229

2-3 医師に必要な心理検査の概要 ……………………………… 231
- ■ 検査を依頼する時の注意 232
- ■ 検査実施の説明 232
- ■ 検査結果の説明 232
- ■ 検査の種類と組み合わせ 233
  - ❶発達検査と知能検査 233 ／ ❷性格検査 233 ／ ❸精神作業能力検査 234

よく使われる心理検査 ……………………………………………… 234
- ■ 発達・知能検査 234
- ■ 知能検査 235
- ■ 性格・人格に関する検査 236
  - ❶質問紙法 236 ／ ❷投影法 236
- ■ その他の心理検査 238

2-4 心理治療 ……………………………………………………… 239
- ■ 心理治療の具体的に目指すもの 239
- ■ 身体症状を心理的にどのように考えるか 239
- ■ 心理療法の簡単な考え方 240
- ■ 主な心理治療の紹介 240
  - ❶カウンセリング 240 ／ ❷交流分析 242 ／ ❸認知療法 244 ／ ❹行動療法 245 ／ ❺認知行動療法 246 ／ ❻バイオフィードバック法 246 ／ ❼解決志向アプローチ 247 ／ ❽リラクセーション法 247
  - 意見/異見 カウンセリング不要な国の幸せ 241
  - 症例 拒食症の女子中学生 245
- ■ 概念を知っておくべき治療技法 250
  - ❶精神分析療法 250 ／ ❷遊戯療法 251 ／ ❸箱庭療法 252 ／ ❹芸術療法 252 ／ ❺家族療法 253
  - 意見/異見 米国は精神分析が盛ん 250
- ■ 概念を知っておくべき治療技法 253
  - ❶催眠療法 253 ／ ❷生体エネルギー法 253
- ■ 東洋(日本)的治療技法 254
  - ❶ヨーガ療法 254 ／ ❷気功法 254 ／ ❸針灸療法 254 ／ ❹内観療法 254 ／ ❺森田療法 255
- ■ 心理治療より教育が子どもに有効 255
  - ❶集団治療(day care／適応教室／フリースクールなど) 255 ／ ❷野外活動 255 ／ ❸専門家以外による集団療法 256 ／ ❹動物療法 257
  - 意見/異見 素人がこの分野に参入する怖さ 256
- ■ 心理技法より医師の姿勢 257

3 子どもと社会 —————————————————— 259
- はじめに 260

3-1 現代社会から子どもを考える ……………………… 261
- 何気ない(ありふれた)日常に忍び寄る異常(昔の感覚では…) 262
- 現代の子どもの問題(疾患から事件まで) 263

欧米型先進国としての日本の問題 …………………………… 264
- 母性社会の行き過ぎ 264
  - ❶安易な(歯止め・節度のない)時代 264 / ❷迎合する時代 265 / ❸行動化の激しい時代 266
- 民主主義の行き過ぎた(中庸がなくなった)時代 266
  - ❶欧米の民主主義の本質 266 / ❷戦後「民主主義」 267
- 仮想現実の隆盛 268
  - 意見/異見 死の問題 271
- 不況がつくる子どもを目標にした商業主義の弊害 273
  - ❶子どもを標的にする商業主義 273 / ❷日本的経営の良さを失くすな! 273

欧米の社会と家庭・子どもの問題 …………………………… 274
- 欧米型・先進国の根底にある病根 275
- 米国の試みと立て直し 277
  - 意見/異見 「三つ子の魂,百まで」 278
- 米国の立て直しの成果 279

3-2 報道の問題 ……………………………………………… 280
- 報道も商売である 281
- 報道の大きな権力と公平性 281
- 報道は表面的である 282
- 劇場化した側面の報道 282
- 賢くならなければならない 283
- 同じ内容でも報道の仕方で変わる 284
- 最近のある記事から 285
- 識者の一言(コメント)には注意する 286
- 子どもの雑誌にも注意 286

3-3 自分の国を考える—自然風土 ……………………… 288
- 自分の国を考える 288
- 私たちが考えること 289
- 日本独自の文明・文化 289
- 和魂漢才から無魂無才まで 290
  - 意見/異見 文化と文明 290
- 自然共存と自然征服 291
  - 意見/異見 国家・国旗をどう考えるか 291
  - 意見/異見 中国は日本とまったく異なる文化と民族性 292

- ■自然共存の日本　294
- ■海洋・島国としての日本　297
- ■文化としての日本語　298
  - 意見/異見　私の妄想　299
- ■母性社会と父性社会　300
  - ❶母性優位の日本　300 ／ ❷父性優位の欧米社会　301 ／ ❸父性の乏しい環境／現代日本社会　302 ／ ❹母子密着の社会（母子の心理的距離 0 の弊害）　303
  - 意見/異見　英国と『ウェールズの山』　301

日本の宗教　304
- ■宗教の起源と神道　304
  - 意見/異見　オリンピック映画にみる祈り　305
- ■現代日本の宗教的環境　306
- ■一神教とは　307
- ■診療で問題になる宗教　308
- ■治療者が熱心な信者の場合　309
  - 症例　微熱が続く中学 3 年生の男子　309

3–4　歴史から子どもを考える　310
- ■歴史観の重要性　310
- ■歴史を多角的にみる　311

米国とわが国の関係からみる歴史　312
- ■米国の西に向かう正義の歴史　312

環境と空間からの歴史　314
- ■マルクス史観による歴史学の誤り　315
- ■梅棹の生態史観を出発点にして，近代のわが国を考える　316
- ■江戸時代　316
  - 意見/異見　幕末から明治初期を西洋人はどのようにみたか　318
- ■西洋と日本の出会い　319
- ■明治維新（1868 年）　321
  - 意見/異見　吉田松陰とスティーヴンスン，そしてトマス・モア　320
- ■欧米人を真似た成功と挫折の歴史—(1)成功　321
  - ●日露戦争の世界史的意義　322
  - 意見/異見　先人の鋭い観察　322
- ■欧米を真似た成功と挫折の歴史—(2)挫折への序奏　323
- ■欧米の真似た成功と挫折の歴史—(3)挫折　324
  - 意見/異見　真珠湾奇襲　324
- ■民族差別　326
  - 意見/異見　映画『マルコム X』　326
- ■敗戦　327
  - 意見/異見　『アメリカの鏡・日本』　328
- ■東京裁判（極東国際軍事裁判）　329
  - 意見/異見　映画『東京裁判』について　330

　　　　■ |意見/異見| 謝罪ばかりの日本　331
　　　■ 第二次世界大戦中の日本の本当の姿は…　333
　　　　■ |意見/異見| パラオ共和国の国旗　334
　　　■ 東洋の国々では第二次世界大戦をどのようにみたか　335
　　　■ 日本人の戦争観　335
　　　■ 戦後60年の平和とは　336
　　　■ 日本の今…　336

不自然から歴史を考える（もう一つの環境史） ……………… 337
　　　■ 不自然さが自然の時代　337
　　　■ 環境からみる歴史　337
　　　■ おわりに　340

3-5　子どもと教育 ………………………………………………… 341
　　　■ はじめに（本質をみない論が教育の悪化を促す）　341
　　　■ 教育の意味　342
　　　　■ |意見/異見| 偽善や無難な対応は教育的でない　342
　　　■ 学校ほど大切な所はない　343
　　　■ 学校非難の矛盾と不当性　344
　　　■ 教育の重要性と怖さ　345
　　　■ 教育が基本にもつ二面性（矛盾）　346
　　　■ 義務教育（公教育）の目的　346
　　　　❶国家が最も効率よく集団で，強制して行う 347 / ❷先人の知恵（基本的知識）と社会で必要な一定の価値観を教える 348 / ❸真実をみる目を育て，自立を促す 348
　　　■ 学校教育改革に関する論の根本的誤り　348
　　　■ 教育界を覆う標語は偽善で本質をみない　349
　　　■ 教育から偽善を排さなければならない　351
　　　■ 何が問題なのか―戦後教育の罪　352
　　　　❶母国の伝統・歴史・文化を断罪・蔑視・無視 352 / ❷「教育は聖職ではなく労働者」なる宣言と実行 352 / ❸欧米の民主主義を絶対視する 354
　　　　■ |意見/異見| 「先生」に思う　353
　　　　■ |意見/異見| 児童の権利条約が現状を更に悪化させた　354
　　　■ 最近の学校に顕著になった三つの欠点　356
　　　　❶義務教育の基本を放棄 356 / ❷子どもに迎合する 356 / ❸進歩的意見の闊歩 357
　　　　■ |意見/異見| 殴れるものなら殴ってみろ！　357
　　　■ 学校の現状（本末転倒した現状）　358
　　　　❶羮に懲りて膾を吹く（公を軽視）358 / ❷自国の教育の善さを失わせていく思考 359 / ❸教師集団の非現実的な思考 360 / ❹教師は個々の生徒をみていない／みようとしない 360 / ❺学級崩壊 361 / ❻学校の荒れ（校内暴力）362 / ❼学校が大きな問題をもつ数例を紹介 362 / ❽高学歴希望の親に振り回される学校 364 / ❾親の理不尽な欲求 365 / ❿家庭教育の後始末が重要な仕事 365 / ⓫小学校と中学校の段差 366 / ⓬受験勉強 367 / ⓭運動による教育 368 / ⓮性教育 369

- 意見/異見 ほほよい(中庸)のない，極端な思考の怖さ　358
- 意見/異見 「らしさ」否定の弊害と矛盾　359
- 意見/異見 熱血漢の教師を単純に賞賛するのは　367
- ■教育が政治に利用されている　371
- ■代替教育（単位制・通信制・バイパス校など）　371
  - ❶単位制高校　371 ／ ❷通信制高校　372 ／ ❸高等学校卒業程度認定試験（平成16年まで大検）と予備校　372 ／ ❹バイパス校　373 ／ ❺代替教育の別の怖さ　373
- ■大学教育の堕落　374
- ■現実の相談で注意する学校問題　375

3-6　家庭の問題　377
- ■家庭は夫婦関係に始まる　377
- ■子どもの誕生・子育て　378
- ■先進国ほど子育てが拙くなる　379
- ■夫婦が家庭の出発点　380
- ■核家族の3要素　381
  - 意見/異見 親業・妻業・夫業…　381
  - 意見/異見 相談窓口でみる困った父親や母親　382
- ■家庭も集団社会　383
  - 意見/異見 愛情は胃の腑を通る　383
- ■家庭での母性性と父性性　384
- ■親の自立　385
  - 意見/異見 父性性が求められる時　385
- ■古い価値観が家庭の基本　386
- ■子育ては誉めるに始まる　387
- ■子どもをどのような大人に育てるか　387
- ■伝統的行事は子どもの成長に大切　388
- ■兄弟葛藤の問題　389
- ■祖父母との関係／嫁姑関係の問題　390
  - 意見/異見 嫁姑関係と外科医　390
- ■お父ちゃん子・お婆ちゃん子　391
  - 意見/異見 大正12年，訪日したアインシュタイン曰く　391
- ■転居　392
- ■家族の別離　392
- ■共働き　393
- ■専業主婦を考える　393
  - 意見/異見 現代家庭を川柳で切る　395

3-7　症例（被虐待児）から考える家庭（社会）・診療の実際　…396
- ■はじめに　396

症例紹介　396
- ある少女の来院　396

事件発生　398
　　　私の関わり　399
　　　事件の背景　399
　　　悲劇への道　400
　　　事件検証　401
　　　母親のこれまで　401
　　　その後の経過　402
　考察（臨床と家族）··　402
　　　●初診での注意　402 ／ ●少女の描いた絵　403 ／ ●兄弟葛藤　403 ／ ●折檻　404 ／ ●母親は不適切な判断しかできない　404 ／ ●最後の母娘関係　404 ／ ●父親は何をしていたのか　404 ／ ●多くの職種が関わった　405 ／ ●入院　405 ／ ●祖父母の感情　406 ／ ●祖父母の孫育て　406 ／ ●母親の矛盾した言動　406 ／ ●裁判と担当官の発言　407 ／ ●母と娘　408
　25年ぶりの再会（知識と臨床）　408
　追記　409
　　　■「ちょっといい話」で真剣さを考える　410
　　　■最後に私の趣味にもう少しお付き合いを　411
　　　　　意見／異見　特別版：医師の出る映画の秀作　411

付録 ——————————————————————— 415

　　言葉の解説　416
　　文献と参考書に関して　420
　　心身医学の勉強や研修　426

随筆風あとがき ——————————————— 429

索引 ——————————————————————— 438

1
子どもの心身医療

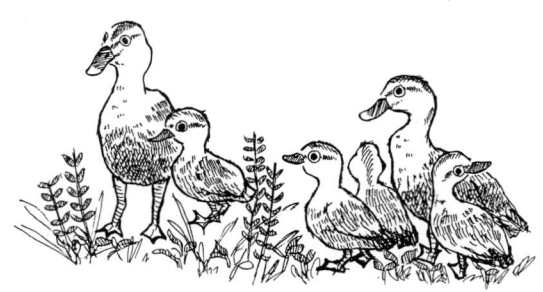

外来で必要な視点（要約）

■ 目の前にいる子どもの把握

1. 症状や行動の種類に関わらず，一番根底にあるのは「集団での**対人関係**のつまずき」です．対人関係は本人に**自尊心**があり，**認知・表現力**が適切に育っていれば芽生えている能力です．これらに問題があるので，現実社会から逃避する傾向が出現し，認められ難い症状・行動で不適応を表現していると考えます．これを増強させているのは**過敏さ**と**頑固さ**です．
2. そのようになった要因を三つに分けて考えます．
    1）本人の問題：上記のゴシック体で示した6点を常に考えますが，知能程度，不安・強迫傾向・うつ感情も大切な役割をもちます．
    ①**認知**（205頁）：物事を多くの者と同じように捉えられないか，悪く捉える．例えば繊細な人を「女々しい」，豪快な人を「繊細さがない」というように悪くみる認知の歪みです．物事を明るく良い面からみていれば，心身症・神経症になるはずもなく，犯罪にも走りません．
    ②**表現**：社会に認められる範囲内で，気持ちを上手に言動で表せず，症状や逸脱行動になっています．
    ③**自尊心**：自分に自信がないと積極的になれず，歪んだ認知になり，表現に戸惑いが出ます．
    ④**過敏さ**（211頁）：普通の感覚をもっていると，自分の周囲で起こることにあまり繊細に反応しないのですが，過敏だと，些細な出来事や変化にも影響を受け，落ち込んだり，悲しんだり，不安になります．
    ⑤**頑固さ**：自分の思考や行動を正そうとしない．信念でなく，多くは変化に恐れを抱く／自信がないからです．あるいは，物事の判断に必要な知識・経験が乏しいので，判断が狭い範囲に留まり，頑固にみられます．
    2）家族環境：以下の二つの問題は連鎖しています．
    ①**生育歴**：乳幼児期に母子関係が育たなかった（これには多くの要因があり，母親の母性が足りない・就労，家庭内に問題山積など，個々に異なっています）．
    ②**現在**：①と同じように家庭内の問題が多い
    3）社会環境：日本，地域，所属している集団（学校その他）の問題（259〜395頁）
3. **対人関係改善が最大の目標**：できる範囲で上記1）2）3）の改善を図ります．

■ 親をどのように診るか（上記の子どもと同じ問題をもつことが多い）

1. 一番困っているのは親です．稀に自分の体裁で困っている親もいますが，多くは子どもに「よかれ」と思ってしてきたことが原因になっているので，混乱・困惑し自信を失くしています．これを理解・受容し支えます．初診時，叱責をしてはいけませんが，指示・命令が必要な場合も時にあります．
2. 来院する親はほとんどが母親ですが，父親が重要な鍵になっています．父親は「忙しい」と来院しない場合がありますが，父親からの情報や，父親への指導が大切なので，来院させる努力が必要です(42頁)．

■ 引き金になった出来事・事件をどのように考えるか

1. 図1-1のように症状(多くは身体症状)が出るのは，拳銃(pistol)の弾が当たったためです．弾は引き金を引いたから飛び出したのですが，火薬がなければ飛び出しません．火薬は子どもの素因と養育歴です．家庭・学校での相当な出来事(引き金)でも，強い子／鈍感な子どもでは，火薬がないと考えてよく，弾は飛び出しませんが，過敏な子では些細な出来事(ほんの少し引き金に手を触れただけ)でも，発火寸前のために弾が飛び出し，症状が出ます．
2. 引き金を引かなければ弾が出ないので，引き金(直接の出来事)に適切に対処します．例えば，明らかないじめが学級にあるような場合です．しかし，これもいじめと感じていても，「ちょっかい」程度(177頁)の場合もあるので，その程度を見極めることは，結果的に火薬に目を向けることになります．

■ 診療開始(できる段階まで行う)

1. 丁寧に問診(親子の行動も観察)(7頁)．
2. 必要な検査は最低限のものとし，身体的侵襲の少ないものを選ぶ(25頁)．
3. とりあえず身体症状への治療—適切な説明と薬物—を開始(8頁)．
4. 本人が喋りたくない時は，問診を簡単にすませる(49頁)．
5. 最初は受容・共感(25頁)で，次いで指示・命令(時には禁止・激励)．
6. 医師一人で可能な範囲を見極めて，他の機関と連携(51頁)．

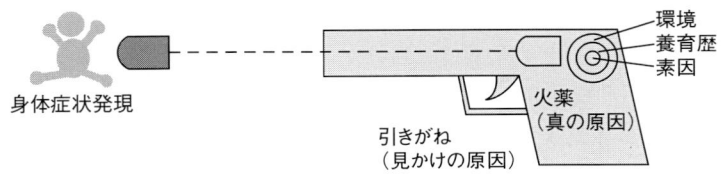

図1-1　心因性疾患の発症機構(拳銃説)

1-1 外来でどうするか

1-1-1 一般外来での実践

> 要点：誠実な医療はすべて心身医療の実践になる
> 　　　心身医療が医療の基本で，子育て支援もできる
> 　　　医学以外の専門的知識がなくても，意欲・意思があればできる

■ 医師ならできる心身医療

❶ なぜ，心身医療的思考が必要なのか

　物の不自由な時代には，「まるまる太った」子どもは「健康優良児」として表彰されていましたが，現代では「生活習慣病」予備軍になり要注意です．持続する発熱では，熱型表をつけることが身体医学的には必要ですが，環境や栄養状態がよくなり，感染症が減少した現代で，いつまでも続けるのはあまり勧められません．むしろ熱を測ることに注意が向かい，背後に隠れている子どもの心の問題が置き去りにされる可能性があるからです．以前は乳幼児によくみられた心因性発熱(15頁)が多くなり，最近では高校生にまでみられるようになってきています．

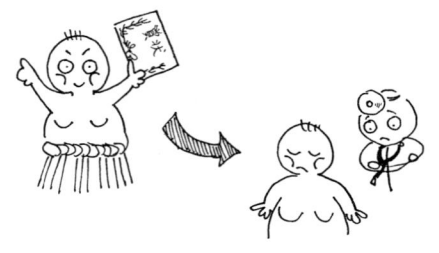

　市役所からの乳児検診のお知らせに，持参すべき項目に「『赤ちゃん』が書かれていなかったので連れてこなかった」と責任は役所にあると文句をつける母親がいます．ゴルフ好きの父親は，自分がゴルフにも子どもの運動会にも行きたいので，「何で日曜日なんかに運動会をするんヤ！土曜日に開け！」と学校に電話で文句をつけてきます．最近の社会の変わり様(29，41，366頁)に，少し前の常識はまったく通用しなくなりました．

　このような社会の中で子どもが育っているのです．家庭や学校の教育力が極

端に低下した現在，病気を通して子どもと関わる第一線の医師は「病気を治すだけでなく，この世を少しは直せる」という発想が必要ではないか，と考えています．

　子育てや教育には「尊敬・信用される（偉い）人，怖い人，うるさい人」が不可欠(222頁)ですが，残念ながら戦後教育はそれらを軽視，時には排除してきた(352頁)上，元来が優しさの溢れた母性社会(300頁)で，現代は子どもの周囲からそのような人々がほとんどいなくなりました．学校や教師が信頼されなくなった現在(353頁)でも，医師は多少の尊敬や信頼を得ている職業であるので，そこに重要な役割が生じます．かけがえのない子どもを診てもらうために，「信頼できる」医師を親が探し求めた結果の受診なので，それが子どもに伝わり，双方から信頼されるからです．私が「医師は心身医療を通じて，子育てに積極的に関わるべき」と唱える最大の根拠はここにあります．実際，医師は親から「先生から言ってください」「先生どうしましょう」「先生はどのようにお考えですか」と，躾や指導・判断をよく求められます．また，子どもは診てもらっている医師から優しく「物の道理を説かれて」言われると，意外に言うことを聴きます．これは親の信頼が子どもに「医師は偉い」と思わせるからです．

　人間は偉い／怖いと思う人の言うことは聞く習性をもっていますが，戦後教育は偉いも怖いも否定したようなかたちで行われてきましたので(353頁)，現代の子どもは親も教師も偉くも怖くもなく，必然的に「言うことを聞かない」状態です．医師は「自分が偉い」と思うのでなく，「怖い」と思われるのでもなく，「偉い」と思われるように努力する必要があります．その結果として，先に述べたように子どもが医師の言うことを聞こうとするのです．本当は教師に最も求めたい姿勢ですが….

　医師は子ども（時に親）に「物の道理」を教え，今でも聴く耳をもってもらえる立場にいる，現代では貴重な存在です．その上，多くの医師は学校医もしており，地域での講演も頼まれます．つまり，積極的に子育て・教育に関わる立場にいるのです．狭い範囲ではありますが，医師は適切な診断能力（これは身体症状だけでなく社会に対しても）をもって，確実にこの混沌とした社会の是正に何らかの役割が果たせるのです．多くの医師に身体だけでなく，世の中（社会）を冷静にみて，独善でなく柔軟性をもって子どもに関わる心身医療を心がけてほしいと私が思う所以です．子どもの心身医療を実践してきた私には，第一線の医師が「子育て」「家庭教育」に大きな役割を担っていると痛感しています．

❷ 医師は心身医療に向いている

　医師として「病気の子ども」とその親を何年間も診ていると，知らず知らずのうちに子どもの発達・心理や，親の心理状態を感覚的に修得していきます．さらに多くの医師は健診・予防接種を通じて，健全な子どもも診ていますから，それらを総合すれば，子どもや親の心理は既に経験的に修得しています．私は「赤ちゃんに尿をかけられた経験は，心理士や精神科医にはない．子どもを日頃診ている一般医の特権である」と思っています．つまり自然な子どもの姿を肌で感じている強みを医師に自覚して欲しいのです．

　「心身医学的知識がないと心身医療はできない」「心理技法(239頁)を使わなければできない」と思っている医師も多いが，医師が行う心理治療の基本は，診療を「身体だけ診る」のでなく，「総合的に診る(holistic medicine)」ことで可能になります．この考えで「身体を診ていく」と，医師として関わる重要性と同時に限界が明確になり，精神科医や心理士との連携(51頁)の方法も判ってきます．これまで医師として培った思考に「いかに親子の心情に配慮して関わるか」を意識するだけで，「医師が心も診ている」ようになるのです．

　子どもや親の主訴に「身体面から診たのでは何処かおかしい」と思う視点や「どのような援助ができるのか」という気持ちを大切にするように心掛けます．「『おかしい』と感じる診断基準」はまさに「感じ」であり，それまでの医師としての経験に基づく勘になり，以下に述べるような点に留意すれば，基準がさらに適切になっていくでしょう．なお，心理的に診すぎるあまり，本来の医師としての立場や思考を忘れ，身体を軽視してしまう危険性には注意します．

❸ 身体症状をどのように診るか

　環境の激変した今，第一線の医師の前に，「身体の病気と親が思って」連れて来られる子どもの多くは，身体だけが病んでいるのでなく，心も病んでいる場合が多くなってきました．今や，身体を従来の医学的発想だけで診ていては，医療は成り立たない状況になっていると言っても過言ではありません．

　診療所・病院の外来に連れて来られる子どもの主訴で多いのは，「発熱」「腹痛(下痢)」「咳」「鼻水」で，その他には「頭痛」など身体各部の痛み(13頁)があります．医師である以上，これら症状発現の原因を身体に求めるのは当然ですが，主訴をそのまま額面どおりに受け取らず，少し注意深く「その奥に隠れているものがないか」と考えて診ていきます．

　現代では種々の検査が可能で「聴診器1本で診療する」ような'時代遅れ'の診療は成り立ちません．親子の様子を丁寧に観察するよりも，時にはコンピュ

ーター（computer）画面を見ながら，必要な資料を検索し，検査の指示を与えて，学問的には申し分ない診断が行われるようにもなっています．その上，電子カルテ（chart）まで登場しましたから，これらは「人を診ない」機械的診療風景を更に進めていく懸念があります．

話題も時間も飛び，19世紀末期の英国はロンドン，ベーカー街221bです．名探偵シャーロック・ホームズ（Sherlock Holmes）は事件の依頼人が部屋に入って来た時に，直ぐに職業から相談内容まで的確に当てるので，同僚である退役軍医のワトソン（Watson）が常に驚く描写から始まります．言うまでもなくホームズはコナン・ドイル（Conan Doyle）が創作した名探偵で，おそらく世界で最も有名な架空の人物（ロンドンには博物館があり，Sherlockianと呼ばれる信奉者団体が世界中にあります）といえますが，実はドイルは医師であり，開業したが流行らないので，暇にまかせて恩師の診断技術の素晴らしさを思い出しながら，名探偵を創造したのです．つまり，名探偵ホームズの観察力は，現代のように種々の検査がない頃の名医の視診（行動観察）によっているのです．

このような視点から，多くの者が少年時代に胸躍らせて読んだ推理小説をもう一度，読み直してみると，医師にとって「相手の姿や言動」を詳しく観察するのがいかに大切か判ります．ある意味で，基本的診断学を教えてくれるのが「シャーロック・ホー

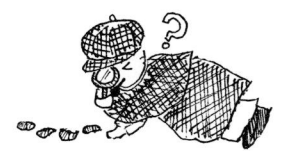

★ |意見/異見| シャーロック・ホームズについて，もう少し ★

　私も少年時代にシャーロック・ホームズを熱心に読んだ者の一人ですが，子ども心にも「ワトソンがなぜ，いつまでたってもホームズの観察眼の影響を受けず，常に感心するばかりなのか」と不思議でならなかったのです．今，思うに，ドイルはワトソンが退役軍医であるところに皮肉をきかせ「藪医者」の姿を描いたのではないでしょうか．この分析はシャーロッキアンでもしていない私の独創（？）と内心思っているのですが…．私たちはワトソンのような藪医者でなく，ホームズに見習って，名医を目指したいものです．

　なお，ホームズ物は聖書の次に読まれているといわれているほど有名な作品群ですから，映画にもしばしば取り上げられています．数々の名作を撮ったビリー・ワイルダー（Billy Wilder）が監督した『シャーロック・ホームズの冒険』（70年製作）は，筋の展開に工夫が凝らされ，ネス湖の怪獣まで絡ませた作品でした．76年に『シャーロック・ホームズの素敵な挑戦』という珍作もあります．これは風刺劇で，なんと精神科医の教祖のフロイト（Freud）（215頁）が登場し，彼がホームズに代わって名推理を働かせます．

ムズ」であるとさえいえるのです．最近のように EBM(65頁)，電子カルテといった「進歩」に影響され，コンピューターや蓄積された資料に頼る医療に熱心になっていると，患者（人間）と目を合わせず，キーボード（keyboard）を叩く医療に陥る可能性が大きくなり，これでは「人間を診る」医師としての堕落になると言えないでしょうか．

便利な機器は積極的に使用していくべきですが，「失っていくものがないのか」を，常に自問自答しなければなりません．機器に振り回されず，機器の提供する情報を鵜呑みにしない，主体的に自分の目・耳を信頼するのは「医師自身の人間性」回復であり，よい医療の始まりであり，それが心身医療の実践です．

このように考えると，一般外来で誰もができて，同時に「『すべきである』心身医療」という筋立てができます．それは病んでいる子どもの心身を診るのに役立つだけでなく，あらゆる意味で医師の診療の中身を濃くしてくれ，単なる感冒を診る時にも役立つ「診断学」です．

■ 不定愁訴（身体症状）への対応（総論）

子どもが一般外来に連れて来られる主訴では表 1–1 のようなものが多く，これは一般に感冒などの主訴と同じです．

同じ身体症状（主訴）から，それが身体疾患によるものか，心因性疾患によるものかの鑑別に，診断基準はありませんし，つくれません．表 1–2 のような点を中心に，身体症状が心因性によるものか否かを判断していきます．

身体症状が身体疾患によるのか，心因性なのかの鑑別に種々の理学的所見や検査が大切なのは言うまでもありません．しかし，表 1–2 に示したような点だけで鑑別はできないのは，4)のように，正反対の場合もあるからです．人間が相手ですから，その訴え方には個人差があり，絶対的なものはありません．しかし，少なくとも表 1–2 に示した特徴を見つける姿勢で問診をしながら，先に述べたホームズのように親子の言動を観察すると，より重要な情報が得られます．現代では器質的疾患を診る場合でも，「心因性疾患を常に頭の隅に置いておく」姿勢が必要になっています．

■ 身体症状をどのように診るか

❶ 心構え

いかに心身医療を信じない医師でも，怒りが血圧を上げる，恐怖が汗を出させる，空腹がイライラさせる，緊張すると排尿したくなる，といった心身相関

表1-1　心から出る主な身体症状

1) 身体各部の痛み：腹痛，頭痛，四肢痛(関節痛)，筋肉痛，神経痛
2) 消化器系の障害：悪心，嘔吐，下痢(時に便秘)，食欲不振
3) 持続する微熱(時に高熱)
4) 咳嗽，動悸，息苦しい(喉が詰まる)
5) 頻尿，夜尿，遺尿，遺糞
6) 感覚異常，しびれ
7) 感覚器の障害：見えない，聞こえない，複視，耳鳴り，めまい
8) 運動器の障害：立てない，歩けない
9) 子どもらしくない訴え：肩こり，疲れ

表1-2　心因性疾患を疑わせる症状・状態

1) 症状の出現が時間的に決まっている(多くは朝)
2) 症状の消長が大きい(時間単位で変わる)
3) 対応の仕方で症状の変化が大きい
4) 症状のわりに病感が乏しい(親の訴えと子どもの訴えの乖離)／時にあらゆる身体疾患以上に強烈な訴え
5) 持続していても病態の悪化がみられない(症状の悪化はみられる)
6) 訴えが次々代わっていく(腹痛→頭痛→悪心→しびれといった具合)
7) 子どもらしくない訴えや，経過中に多彩な症状が出る
8) 日曜日(祝日)に症状は消失する場合が多い
9) 1学期では5月の連休明け・梅雨の時期，2学期は全期間に多く，3学期には少ない
10) 病歴が長く転医が多い
11) 親子の特徴
　①親(特に母親)に神経症などの心因性疾患や慢性疾患がある
　②子どもに生活制限の必要な慢性疾患がある／過去に重症(と親が思っているだけのこともある)の疾患を患っている／慢性の疾患や障害をもつ同胞がいる
　③「弱い子(感冒によくかかる)」とみられている／アレルギー体質
　④これまで大人(親・教師)から「よい子」とみられている
　⑤性格特性としては几帳面，完全癖，負けん気，自己顕示欲，頑固，感受性が高い，わがままなど

を日頃感じています．つまり，怒りや恐怖という心の動きが身体症状を出す経験を誰もが体験していますが，これを疾患と結び付ける思考回路が，常に身体面からだけ診ていると，なかなか芽生えません．しかし，最近では「笑い」が身体疾患(糖尿病など)に効果があるのを実証した日本「笑い」学会の報告

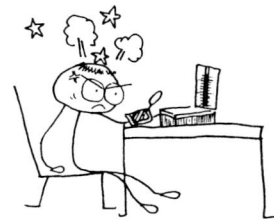

もありますから，医療分野において，かなりはっきり心身相関の知見が出てきました．

これから具体的に子どもがよく訴える身体症状から，いかなる時に心因性を考え，どのような対応をするのがよいかを紹介します．医師として身体要因による器質的疾患を見逃さないように，慎重に理学的所見を捉え，表 1-5（26 頁）に示したような手順で，可能な限り「心身共に侵襲の少ないスクリーニング検査（screening examination）」を行います．最近は多くの検査があるので，しばしば基本的検査よりも心身に負担のかかる検査が最初に選ばれる傾向があります．例えば，「腹痛／嘔吐」で直ぐに胃腸透視や胃内視鏡検査を実施する姿勢です．腹痛であれば検尿や検便（鮮血反応）が第一に行うべき検査になり，最初は食事制限をして検便をする必要がなく，普通便で潜血反応を実施します．つまり，制限食でなくても潜血反応が陰性であれば，消化管からの出血の可能性は少ないと診断できます．普通食で潜血反応が陽性に出た後に，制限食を実施しても遅くないと考えます．

あらゆる場合に，心身に侵襲を加える検査や，頻回の実施は患児の苦しみを増加させ，医療の「善意」が実は症状悪化に寄与して，医原性になる可能性があるのです．大切なのは，表 1-2 の特徴を念頭において，問診や行動観察から得られる情報で，器質的疾患の可能性を考えながら，心因を追求していくことです．

● 症例　脳腫瘍を見逃した例 ●

中学 2 年生の拒食症の男子．某病院で入院治療を受けているが，よくならないと来所しました．男子の拒食は珍しいのですが，拒食症になって不思議ではない家族状況がありました．正式の紹介状はありませんが，脳波も頭部 X 線写真も撮ったと親子から聞いて，身体面からの検査は済んでいると考えました．

私たちが診始めてもなかなか治らず，やせも進むので，大学病院に入院させて栄養指導を徹底的にするようにしました．大学病院では頭部単純 X 線写真を基本的検査として規定通り行い，これで視床下部の腫瘍が見つかりました．前病院で「検査をしている」との親子の言葉をそのまま信じた私の失敗か，前病院が病変を見落としていた可能性がありました．

幸いにも手術が成功し，ホッとしましたが，種々の複雑な家族背景から完全に心因性と考えてしまったのです．あらゆる場合に医師としての基本的検査と前医での処置や診療の情報は的確に得るようにすべきという基本を忘れた症例でした．

❷ 最初に行うこと（指導）

(1) 主訴を丁寧に扱う

　症状出現／消失の時，親を中心とした周囲は，いかなる反応や対応をしたことで症状がどのように変化したかを尋ね，背後にある心因を見つけていきます．主訴を丁寧に医師が扱い，心因性疾患で最も大切な不安を取り除いていくことで，信頼関係が築けます．最近では有用な検査が種々あるために，どうしても検査に頼りがち〔EBM（65頁）的〕になり，検査結果で診断して治療に取り掛かりますが，心身医療に限らず，医療は人間関係が基本になる「人間くさい」営み〔NBM（66頁）的〕であることを忘れないようにします．

　その上で子どもは「心の痛み／苦しみ」の表現（67頁）として「身体症状／困った言動」を出していると考えて，詳細を丁寧に確認していきます．時には図示するなど視覚に訴えながら確認し，あまり適切な表現でなくても，子どもの言葉で症状の質を語ってもらうようにします．特に最近の子どもは表現力が乏しいので，こちらが医学的に答えをほしがっても無理な場合が多いようです．更に心身症では失感情症的（75頁）側面が大きいと，訴えは詳しく述べられず，よけいにその感をもちます．

　このような子どもに付き合うのには，喧騒渦巻く一般外来では時間がかかり難しいのも事実です（26, 34頁）．

　なお，心因性疾患は主訴が，実は「親の主訴」で，「子どもの主訴」でない場合もあります．子ども自身は「困っていない／認識していない／触れてほしくない／この状態でいたい」というように種々の場合があるので，丁寧に主訴を扱い，親子の行動観察（最初に述べたホームズを思い起こしてください）をしていれば，少しは状況が判ってきます．親の主訴である場合は「親がなぜ困っているのか」に焦点を当てる必要もあります．

(2) 症状を認める（保証）

　身体症状が前面に出ている時に，心因性と診断しても，直ぐに「心の問題」と親子に知らせないようにします．親子共に「身体症状は身体疾患から」と確信して来院しているからです．特に転医して来た場合は「前医が重大な病気を見逃している不安／前医で心因性を匂わされて不満」と考え，いっそう注意します．身体症状には子どもの側に立って検査し，説明・投薬・経過観察を含む治療を考えていきます．心因性と診断できれば，現在苦しんでいる身体症状が，身体的に「それほど心配ない」と説明して納得させます．その上で，「この痛み／発熱は学校を休んで家で寝ているより，登校して皆と勉強したり遊んだり

(3) 不安を軽減させる

　心因性の身体症状が出るのは,「学校に行くといじめられる」といった,対象のはっきりした不安や恐怖だけでなく,それぞれ一つひとつは些細なものでも,それが集まると全体として強い不安になり,「何が不安か」が明確に判っていない場合があります.後者の場合には直ぐに原因を探す作業よりも,現在の身体症状と漠然とした不安の除去を第一に考えます.このような対応が安心感を与え,不安は軽減し,身体症状も軽快していきます.

　持続する身体症状のために「何か大変な病気が隠れていないか」という二次的不安が出現している時もあり,心因性と診断されると「具体的に判らない」ので,更に不安が加わる場合もあります.まずこの「不安」への対症療法を行い,感受性や認知の歪み(205頁)への根治療法は後回しにします.

　親子が既に抱いている不安に,更に医療行為による不安を上乗せしないように注意します.例えば,頭痛に頭部X線撮影や脳波から始め,CTからMRIによる頭部の精査,更に腰椎穿刺まで行い,その間,「何か重大な病気があるのか」と親子に不安を煽るような説明を加えるような医療行為です.これは既に「心構え(8頁)」で述べていますが,多くの医師がとりがちになる態度なので,繰り返し指摘しておきます.検査が不要なのではなく,適切な検査を,できるだけ親子に不安をもたせないように説明し,実施するのが心身医療です.多くの検査で過剰な不安を与え続け,最後に「心因性」と「ゴミ箱診断(417頁)」するのは,最悪の医療ですが,現実には多くの場で行われています.

(4) 心身相関の説明

　「不安で心臓の拍動が早くなる」「緊張で顔面が赤くなる」「手に汗握る」という,誰もが日常経験している事実を例にして,心身相関の説明をします.その上で「身体症状の存在によって,不安・抑うつ・行動障害(子どもの場合は不登校)が生じている」点も理解させます.そして年齢にもよりますが,自分からどのように考えて症状に付き合うかも,できれば話し合います.

(5) 可能なことから始める対症療法

　子どもの性格・感受性・認知力・表現力,あるいは取り巻く環境(家庭・学校)を修正するのは,短期間ではほとんど無理ですから,とりあえず,解決や修正の可能なことを探して,それに向けての指導をしていきます.例えば,母子家庭で父親的なものが欠けていると指摘しても,治療とは正反対の言葉になりますし,「心理的だから気のもちようで治る」と言うのでは素人の言葉です.それ

で治るくらいなら，医療機関にまで来ていないと考えます．

　原因追求を抜きにして，現在の身体症状や不安の軽減に向け，積極的に親子で取り組む姿勢を，いかに援助できるかを考えます．そのためには身体面と心理面からの薬物療法(186頁)も重要になります．ただ，薬物に関してはかなり嫌う親子がいるので，その背景も考えて，一方的に医師の判断だけを押し付けないようにします．あらゆる面で親子の立場に立ち，常に「これが自分(医師)だったら，あるいはわが子だったら，はたしてできるかどうか」を自問自答しながら，「少しだけ頑張ればできそうな」ことを考えていきます．

　根治療法は初期対応が成功して，症状が軽減した後に考えます．子どもが「できない」と諦めたり，自信を失ったりさせない治療や指導が初期には大切です．

❸ 心の問題に触れない心理治療

　特別な心理治療を行わなくても相手の立場になって，例えば，処方箋をただ渡すのでなく，どのような作用の薬でどのように効くのかを親子に理解できるように話していきます．後に紹介するような心理的知識(231頁)がないと心理治療はできないのではなく，医療の本質を理解して子どもや親に向き合えば，それは医師ができる／医師にしかできない心理治療になるのです．

　身体症状に捉われていても，子どもも親もどこかで「自分やわが家の問題ではないのか」と思っています．既に多くの機関を受診してきたような例では，心理的に診てもらいたい希望が強い一方で，どこか「心の中を診られたくない」「恥を知られたくない」意識から，矛盾した気持ちでいる場合もあります．あるいは，身体症状を出して心の均衡を保ち，心を保護している面があると思われる例(120頁)も，思春期には比較的多いようです．

　「心が原因だから心の治療」ではなく，医師として子どもと家族の訴えに耳を傾け，親子が直面している問題を，できるところから一つひとつ解決していく姿勢が大切です．

■ 主な症状をどのように考えるか

❶ 腹痛

　「腹黒い」「腹が立つ」など，腹に感情を表す言葉が多くあるように，子どもでは心因による腹痛が多く，幼児の発作性臍疝痛から思春期の過敏性腸症候群(120頁)まで種々のものがあります．漢方医学では肝臓に精神が宿っていると考えるように，腹部症状は心の表現である場合が多いのです．子どもにもよく使う漢方薬の抑肝散は，その肝臓を抑制するという意味をもつ精神安定薬です．

日本でつくられ，母子に同時に服薬させることで，しばしば効果を発揮します．この母子同時服薬は薬効以上に心理的に有効な場合が多い点で，母性社会（300頁）らしい考えであると感心します．

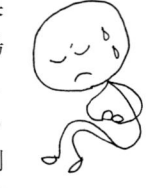

腹痛は腸の蠕動の亢進や，臓器の進展・拡張・炎症などによって，腹部内臓にある感覚神経が刺激されたり，腸間膜や腹膜が刺激されたりして生じます．一般に前者は所在のはっきりしない鈍痛で，後者は激しく体性痛覚に近い痛みになり，しばしば放散痛を伴い「背中が痛い」「腰が痛い」といった訴えにもなります．心因性の場合は自律神経失調に基づく腸蠕動亢進が影響している可能性と，不安に伴い痛み閾値が低下しているため，痛みを鋭敏に感じる場合があります．下腹部痛では便秘によるものが多いのは，日常診療でもよく経験します．

心因性の腹痛は一般に軽度なように思われがちですが，中には激痛を伴う時もあり，急性虫垂炎として手術された例もあります．実際に急性虫垂炎による腹痛と心因性の腹痛は鑑別診断が難しく，身体医学的に診ている限り，腹壁緊張や圧痛点など理学的所見ではほとんど鑑別できないほど似た所見になります．白血球増多も併発する軽度の感染症として出現します．鑑別は心身医療的問診や行動観察（7頁）を行えば可能です．

腹痛発作に対しては小児科的に診察・検査をし，重篤な疾患（潰瘍，腹膜炎，腸重積など）さえ否定できれば，対症療法薬を使用しながら心身医学的に経過をみていきます．

発作時には親が丁寧に子どもの訴えに応じるのが大切な治療です．疼痛を訴える場所をさする（手当て）と，痛みは軽減・消失していきます．この場合も腹痛が治まり，親が子どもから離れると，子どもが不安になり，結果的に疾病利得（142頁）に腹痛を使うようになりますから，これを機会に「子どもの気持ち」を見直すように指示します．

薬剤としては発作時にはコリオパン（臭化ブトロピウム）やブスコパン（臭化ブチルスコポラミン）を与えますが，明らかに不安が強いと判れば，抗不安薬（188頁）を「腹痛の薬」として投与します．漢方薬では先にあげた抑肝散をある期間，飲ませるのもよいでしょう．

❷ 嘔吐

嘔吐中枢の刺激によって起こる身体反射で，感染症や消化器疾患といった器質的疾患に由来するものが主になりますが，心理的な刺激（視覚的刺激，不安，緊張など）に対しても，この中枢は敏感に反応するため，心理的要因が大きく関

わり，年齢を問わず多くみられます．最も多いのは感染症による嘔吐ですが，この場合にも心因が関与している場合があり，器質的疾患では消化性潰瘍や胃炎，逆流性食道炎，稀には悪性腫瘍(悪性リンパ腫など)の存在もあります．しかし，初めから重症疾患を想定してX線検査や胃内視鏡検査を行うのは，逆に悪心・嘔吐を誘発し，不安をもたせ，症状を更に悪化させる可能性があるので，心身医療的に配慮して時期を選びます．

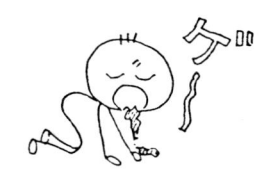

単なる嘔気・嘔吐ではなく，唾液が飲み込めずに常に唾を吐くような状態は，障害をもった子どもによくみられます．また，心因性の嘔吐は小さい頃から吐きやすい子どもに多く，消化器系の嘔吐から連続して心因性に移行したり，習慣化したりで慢性化する場合もあります．

子どもは比較的よく吐くので，軽度なものも多いのですが，持続する嘔吐では文字通り「不満を排出したい」のに吐けない代償表現(器官言語)(75頁)であり，難治性の場合があるので，初期対応が大切です．「たかが吐くぐらい」と考えずに，心理的なものを吐かせるように考えると共に，実際の悪心や嘔吐を止めるようにします．習慣化した悪心や嘔吐が成人まで続くと，常に不安や苦しみが続き，社会生活まで妨げるので，この点には十分注意します．

初発で軽いと思われる場合は，絶食をさせ，通常の身体治療，五苓散の注腸(生理的食塩水で五苓散2.5～5gを溶解させる)やナウゼリン（ドンペリドン）坐薬を非経口的に使用するのが合理的です．なお，少し悪心が治まれば，経口でプリンペラン(メトクロプラミド)，ナウゼリン，五苓散などを持続的に与えます．親子の不安を緩和し，経過観察していくだけで徐々に軽減する例がほとんどですが，頻回に繰り返す場合には，器質的疾患を除外診断できれば，悪心・嘔吐を止める身体的治療と本格的心理治療を行わなければなりません．

❸ 発熱

温熱中枢と情動の中枢が近接しているために，恐怖や不安といった情動反応が発熱を誘発します．また，直接的作用でなくとも，慢性的ストレスが免疫能を低下させ，頻繁なウイルス感染を引き起こしていると考えられる症例もたまにあります．腹痛や頭痛といった不定愁訴に比べ，発熱は体温計で数値として出るので，「心因性はあまり考えられない」ようです．更に小児科に受診する子どもの主訴は発熱が多いので，医師は感染症や「重大な器質的疾患(膠原病／白血病)が隠れているのではないか」と考えます．特に感染症による発熱から心因

性に移行している場合が多いので，「感染症が治らない」「他の合併症がある」と考え，子どもの全体像を心身医療的に診る姿勢が忘れ去られます．ある意味で医師を最も悩ませる病態で，とくに幼児期のものは感冒と診断されやすくなります．

　昔の感染症全盛時代では，熱型表も重要な診断方法でしたが，心因性の場合，熱型に感染症によるもののような特徴がないので，器質的疾患（多くは感染症）が否定されるなら，熱型表を長期につける弊害の方が大きいと考えます．医師の指示で，親が神経質に何度も体温を測って必要以上に心配し，中には子どもが必死に計っている例もあり，心因性発熱が強化されている時もあります．

　心因性発熱は37℃前後が多いのですが，稀に38℃以上になる場合もあります．「繰り返す発熱，微熱の持続，時に高熱」に対しては，血液検査で感染症，膠原病，悪性腫瘍を否定しなければなりません（症例309頁）が，表1-3に示した特徴があると，心因性と診断できます．水銀体温計の頃は自ら体温計をこする，カイロ，ストーブ(stove)を使って発熱を偽装する「詐熱(143頁)」が比較的多かったのですが，電子体温計になってからはあまりみません．

　心因性の発熱に対して，解熱薬や非ステロイド系抗炎症薬を使用するのは，効果もなく副作用の点から勧められません．基本的に心因性発熱による身体的消耗は少ないので，積極的対処をしないのが最大の治療となりますが，それには親子を納得させなければなりません．心因性発熱では先に指摘したように頻繁に熱を測る行為が不安を煽るので，熱を測らないことを理解させます．薬物は使うとすれば抗不安薬が中心になります．

表1-3　心因性発熱(詐熱)の特徴

1) 自分で熱を測りたがる
2) 熱を測るとき，必要以上に時間をかけたり，モゾモゾしたりする*
3) しばしば40℃以上の高熱がみられる*
4) 発熱による身体変化（顔面紅潮，熱感など）がみられない
5) 解熱に発汗が伴わない
6) 病感が乏しい
7) 診察・検査で異常がみられない
8) 監視検温をすると平熱である（あまり勧められない）
9) その子どもなりの心因が背後にある
*2), 3)は詐熱(143頁)に多くみられる特徴

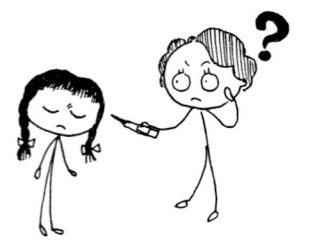

❹ 頭痛

よく困難に出会うと「頭が痛い」「頭痛の種」と言うように，精神的困難に頭痛は付き物で，頭で悩むのですから，機能不全を起こして頭痛が出て当然です．もちろん，脳実質に痛覚はありませんが…．子どもでは年齢が上がるにつれて増加しますが，低年齢では気持ちの表現を抑えないので少なく，まず器質的疾患を考えます．

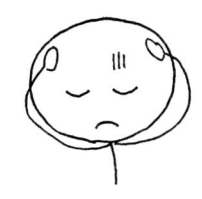

頭痛の訴えで受診した場合，直ぐに「頭部CT(MRI)検査・脳波・耳鼻科や眼科への紹介」と機械的な対応は好ましくないのですが，脳腫瘍，てんかんや慢性副鼻腔炎などの器質的疾患は常に考えておきます．最初に検査ではなく，詳しく頭痛の性状・部位・発症時間や持続時間を問診し，診断を絞り込みます．なお，親は「頭の中に何か大変な病気がないか」と過剰に心配しているので，この点に配慮し，器質的疾患を考えながらも，親子を心配させないように診ていく基本を忘れないようにします．

頭痛では親(母親)の症状を無意識に真似ている例がかなりあります．

子どもによくみられるのが緊張型頭痛で，慢性的な痛みで拍動性がなく，身体を動かしても変化しない，心身の緊張に伴い，肩こりを合併する特徴があります．また，寝不足などでも起こり易くなります．

成人に多い片頭痛も稀にみられますが，血管の拡張に伴う拍動痛で，発作性に出現し，身体を動かすと増悪し，寝過ぎると出やすいなど，典型的な場合には緊張性のものと反対の特徴があります．

緊張型頭痛への治療は，筋弛緩薬のテルネリン(塩酸チザニジン)や抗不安薬(188頁)，あるいは一般的な鎮痛薬を使用します．可能であれば診察室で軽く肩をほぐし，弛緩法(249頁)や自律訓練法(247頁)を用いて肩の緊張をとるのも効果的です．触れられると緊張が高まる子どももいれば，医師から触れてもらい癒しを感じる子どももいますので，慎重に判断します．

典型的な片頭痛発作の場合には，発作の前兆時(あるいは始まり)にカフェルゴット(エルゴタミン配合剤)を服薬させます．予防薬として，ジヒデルゴット(メシル酸ジヒドロエルゴタミン)があり，デパケン(バルプロ酸ナトリウム)も有効です．一般的な鎮痛薬で効果がみられない場合に，イミグラン(スマトリプタン)やレルパックス(臭化水素酸エレトリプタン)を試みます．時には漢方薬も有用なことがありますが，一律ではないので，漢方薬の専門書を参照してください．

❺ 身体各部の痛み

腹痛や頭痛の次に多いのが関節や筋肉の痛みで，特に運動後に出現する場合が多いようです．整形外科的診療も時には必要ですが，子どもの全体像から判断して心因性が疑われれば，経過を少しみていきます．器質的疾患の除外診断は大切ですが，「あらゆる身体的痛みは『心の痛み』の表現では」と考えてみる姿勢が大切です．

❻ その他の症状

咳（125頁），排泄器官の症状（126頁），感覚過敏や障害（129頁），でも心因性の場合がかなりあります．

❼ 疲れ（倦怠感）

不定愁訴と共に多い／合併するのが「しんどい」とよく訴える倦怠感です．これは最も主観的訴えで，当然ですが，スクリーニング検査で膠原病や病巣感染，肝疾患などを鑑別しておきます．意欲の低下，不安などの合併症状に注意を払い，器質的疾患がないと確認できれば，「疲れるはずがない」と否定するのではなく，子どもの訴えを認めて，次の対応を考えていきます．

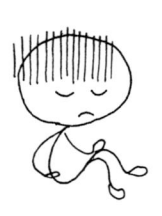

不登校で長く閉じこもり，食べる・ゲーム・寝るの生活で脂肪肝になっているような場合も考えながら，慢性に経過することで周囲が怠けているとみるストレスにも配慮し，信頼関係ができれば「身体の疲れ」を否定していくことも大切です．

■ 慢性疲労症候群（chronic fatigue syndrome：CFS）は存在するのか

数十年前から成人でいわれ始めたもので，長期にわたる強い激しい全身倦怠感を主症状とし，微熱，咽頭痛，リンパ節腫脹，その他多彩な臨床症状を呈する疾患に，このような症状主体の名称が付けられています．抑うつ／思考力・集中力の低下／健忘などの心理的な症状も伴います．原因として感染説・免疫異常説・内分泌異常説・代謝異常説など種々なものがあり，この病態を認めない医師は私以外にもいます．私は「何としてでも原因を身体に求めたい医師の性癖」がつくった疾患名であると考えています．成人の研究班や研究会は以前から公的につくられ，最近では子どもの不登校が本症によるという論も一部であり，小児の研究班までつくられるようになりました．

成人では診断基準がつくられていますが，原因不明で確かな治療法も存在しない現在，診断基準だけを作って診断するのは問題です．まして，不定愁訴を

訴える不登校児を本症にする目的で繰り返し通院や入院をさせ，種々の特異的検査を行う弊害(25頁)に目を向けなければなりません．【意見・異見】で述べた

★ |意見／異見| 疲れる子どもの増加（表）★

　心因性の身体症状では，以前から「疲れ」の訴えが多く，「子ども身体調査2000」によると，神経症や心身症の子どもでなく，保育所や学校に通う元気な子どもでも，この20年間で「疲れ」の訴えが異常に増加しているのが判ります．保育所と小中学校20年間の身体症状比較によると，保育所でのみ20年前から「疲れた」が多いのですが，小中学校ではそれまで10位までになかった「疲れた」が第1位，第2位に踊り出ています．この差をみるとき，現時点からいえば約30年前から，既に疲れる幼児が増加し始め，今や全年齢の子どもが疲れていると感じているのが判ります．これを直ぐに「それほど現在の子どもは過酷な状況に追い込まれている」と解釈するより，我慢のできない子どもが「そのように思っている／そのような表現しかできない」と考えるのが適切だと思います．

表　子どもの心とからだに関するワースト10
単位：％

■保育所　1979年

順位	項目	％
1	むし歯	24.2
2	背中ぐにゃ	11.3
3	すぐ「疲れた」と言う	10.5
4	朝からあくび	8.1
5	指吸い	7.2
6	転んで手が出ない	7.0
7	アレルギー	5.4
8	つまずいてよく転ぶ	4.9
9	保育中に目がトロン	4.8
10	鼻血	4.8

■保育所　2000年

順位	項目	％
1	すぐ「疲れた」と言う	76.6
2	アレルギー	76.0
3	皮膚がカサカサ	73.4
4	背中ぐにゃ	72.7
5	そしゃく力が弱い	64.3
6	ぜんそく	61.0
7	保育中じっとしていない	60.4
8	つまずいてよく転ぶ	58.4
9	朝からあくび	53.2
	すぐ疲れて歩けない	53.2

■小学校　1978年

順位	項目	％
1	背中ぐにゃ	44
2	朝からあくび	31
3	アレルギー	26
4	背筋がおかしい	23
5	朝礼でバタン	22
6	ぞうきんがしぼれない	20
	転んで手が出ない	20
8	何でもないとき骨折	19
	腹のでっぱり	19
10	懸垂ゼロ	18

■小学校　2000年

順位	項目	％
1	アレルギー	82.2
2	すぐ「疲れた」と言う	79.4
3	授業中じっとしていない	77.5
4	背中ぐにゃ	74.5
5	歯並びが悪い	73.2
6	視力が低い	71.7
7	皮膚がカサカサ	67.4
8	ぜんそく	62.7
9	症状説明ができない	61.9
10	平熱36度未満	60.9

■中学校　1978年

順位	項目	％
1	朝礼でバタン	43
2	背中ぐにゃ	37
3	朝からあくび	30
	アレルギー	30
5	肩こり	27
6	背筋がおかしい	26
	何でもないときに骨折	26
8	貧血	22
9	懸垂ゼロ　腹のでっぱり	21
	シュラッテル病	21

■中学校　2000年

順位	項目	％
1	すぐ「疲れた」と言う	82.8
	アレルギー	82.8
3	首・肩のこり	77.0
	不登校	77.0
5	腰痛	76.6
6	視力が低い	73.0
7	なんとなく保健室にくる	71.9
8	腹痛，頭痛を訴える	70.4
9	歯並びが悪い	63.5
10	平熱36度未満	62.0

資料）「子どものからだ調査2000」より作成

ように，社会環境を見逃して，あらゆる現象を身体因のみにする医師の発想は，医原性(417頁)の疾患を生んでいきます．

■ 心身医療の流れ

図1-2に診療の流れを模式的に示してみました．通常の診療では診察や検査で異常〔(＋)表示〕が見つかるので，それを基に診断し，治療を行い，治癒に至ります(図1-2の①)．しかし，一部の心身症を除く心因性疾患(67頁)では，通常の診察や検査で身体的には異常が見つかりません〔(－)表示〕．そこで簡略化すれば医師の態度は図1-2の②～⑤になります．③と④が好ましい診療ですが，一般的には②や⑤の対応がよくとられます．

②は主訴に対し身体医学的診察／検査で器質的異常を発見できないので「身体疾患ではない」と診断し，「だから心配ない」と続けます．身体症状は「気」

● **症例** 心因性疾患の症状の強さ ●

　心因性の身体症状の多くは軽いのですが，時に強烈なものがあります．例としては想像妊娠があげられます．これは「妊娠しては困る(未成年や独身)／妊娠したい(不妊の既婚者)」といった心配や願望という「心の動き」が月経停止，腹部膨満，悪阻出現，陣痛様の疼痛まで出現させます．

　私がこれまで経験した心因性の強い2例を紹介します．

　幼児期から診ている精神遅滞の青年ですが，多飲が出現し，尿比重は正常ながら，内分泌検査では抗利尿ホルモン(AVP)の低下もみられました．私は器質的なもの(脳腫瘍)を疑い，MRIその他の検査を専門医に依頼しましたが，いずれも問題がありませんでした．患者は表面的適応が高いので，低い能力で応じようとし，持続的ストレスが原因であると考えられました．

　2例目は，学級の混乱した環境で心因性を疑われ，近医から紹介された小学4年生の男児です．以前から続く頭痛がこの1週間で特に強烈になり，これまでどちらかと言うと少食であったのに，過食が現れたと言います．器質的を疑って問診を進めると，多飲も出現しています．更によく転ぶようになったとも言います．それがすべてこの1週間の間に出始めたのです．私は完全に脳腫瘍を疑いました．脳腫瘍は精査で否定されたのですが，私のように「心因性をまず疑う」立場の者でも，器質的疾患を十二分に疑わせるほど身体症状を強く訴える子どもがいます．

　器質的疾患を疑う姿勢は常に医師に求められ，積極的に精査を行うべきですが，心因によるものは決して軽い場合ばかりではなく，時には非常に強い場合もあると認識してください．この例でも脳腫瘍が否定された後に，詳しく環境的因子を想定した問診を進めると，学級崩壊の凄さをはじめ，子どもを取り囲む環境の問題点が明らかになりました．

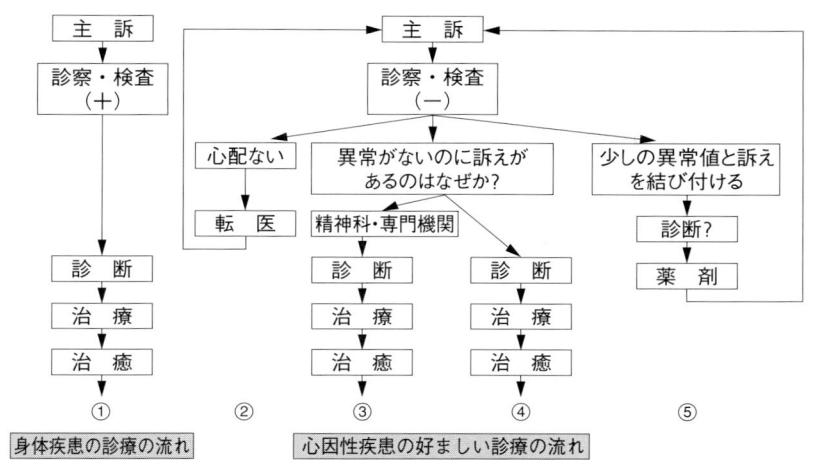

図 1-2　身体疾患，心因性疾患の診療の流れ（冨田和巳：小児心身医学の臨床．p.15，診断と治療社，2003）

のもので「怠けているから」と解釈するか，反対に「何か辛いことがあるのではないか」と単刀直入に尋ね，子どもが答えないと，子どもの訴えを無視して激励したり，叱責したりしがちになります．子どもと親は身体症状にこだわり心配しているにもかかわらず，それに対する適切な説明もなく，上記のようなことを一方的に言われても納得できません．その上，人格を傷つけられたと思い込む場合もあり，症状が続けば転医します．残念ながらこの悪循環を繰り返す例はかなりあります．

　また，このような対応では，親自身が医師と同じように子どもを「怠けている／強くなれ」と叱責／激励し，「学校で何かあるのでは」と執拗に迫る場合もあります．子どもは親からも医師からも，時には教師からも症状を否定され，自分の悩みは判ってもらえないので，更に身体症状を出し，悪循環が増強されていきます．

　⑤も医師のよくとる対応で，身体症状は身体疾患からのみ出現するという思い込みが，実施した身体的検査の異常値を必死で探し，僅かな数値の変化〔例えば軽度の白血球増多，赤血球沈降速度（赤沈）の軽度促進，検尿での軽微な変化（309頁）〕と子どもの訴えを結びつけ，身体疾患として過剰治療を行うものです．あるいは軽微な検査値の異常を精査するために，詳しい検査を次々行い，頻回の通院や精査入院をさせる場合もあります．こうして親子は更に不安に落

ち込み，悪化していきます．医師は善意で行っているにも関わらず，視野の狭さが悪化に手を貸す，つまり医原性(417頁)になるのです．

③の場合は，主訴が身体的検査／診察で器質的異常を発見できないので「なぜ訴えがあるのか」と考え，より詳しい検査を考えるよりも，別の角度から問診をします．身体症状のもつ特徴(9頁の表1-2)を見つけ，これらを総合して「身体症状ではあるが，心理的要因の関与が大きい」と判断し，専門機関に紹介します．

この時，身体症状に対する適切な治療や説明，および心身相関(10，12，105頁)についてもよく説明をし，子どもや親が納得した上で専門家に紹介すれば，うまく治療が進んでいきます．しかし，医師が「心理的なものは苦手だから」と身体症状に対する治療や説明を行わず，「これは心理・精神の問題で，自分の専門外である」と厄介払い的に専門家に紹介すると，精神・心理的なものに対

● **症例** 生来，少し歩くと疲れをよく訴える一人っ子 ●

成績はよく，親はすべてを子ども中心にしてきました．たまたま都市計画で立ち退きになったので，成績も良く私立の有名受験校を受けるための勉強をしていたこともあり，目指した学校の近くに6年生で転居しました．

転居先は転出入が多い新興住宅地で，子どもは学級崩壊寸前の学級が多い学校に通うことになりました．前の学校では成績も良く自己顕示欲も満足させられていたのが，新しい学校は雰囲気も悪くいじめにも遭い，学校に行けなくなり，親が強く登校刺激をした(105頁)ため，とうとう歩けなくなりました．

驚いた親は近所の医院から，最終的には大学病院にまで出かけました．従来から長く歩くと疲れるという訴えから，大学病院の医師は「筋ジストロフィー」など重症の筋疾患を疑い，結果的に「考えられないような稀な疾患」の診断が付きました．それから3年後，私が家庭内暴力の相談を受けましたが，生育歴や本人の性格，診断後の経過などから，ヒステリー(141頁)以外の何ものでもないと診断しました．

子どもは自分が先天性の奇病のために，希望した学校は当然として，普通の中学校にも行けず，このような身体に生んだ親が悪いと家庭内暴力が出現していたのです．親はそれまでの希望の星が絶望的状態になり，夫婦関係まで悪化していました．しかし，権威ある大学病院で貼られた診断名から逃れられない親子は，3年間をかけた心身医療でやっと泥沼から抜け出せましたが，6年以上も，親子に不要な心身の苦痛を，医療が与え続けたことになります．

身体症状のみに目を向け，身体症状は身体疾患から出現するという医師の思い込みが，私の知る範囲でも，この例のように多くあるのは残念です．

する偏見が一般には根強くありますから，多くの親子は拒否反応を示し，身体症状を身体疾患として診てくれる医師を求めて転医し，②の悪循環に入っていく場合もあります．せっかく心理的なものを指摘しながら，結果的には②と同じになるのです．残念ながらこれも多くみられます．

そこで，心因性疾患と診断した後に，軽微な検査値の異常（時には異常がなくても）を意図的に身体疾患として子どもに説明し，彼らの受診動機を形成する方法は，心因とは思っていない子どもの治療動機を高めるために有効だと知っておいてください．現状ではこのような方法も心身医療を進めていくためには必要で，図1-2の⑤の心因に気づかず過剰診断（むしろ誤診）をする方法と表面的には同じようにみえても，根本的に異なっています．

この場合，多くは親に正確な情報を与えて同意を得てから，子どもにこの方針をとります．いわゆるインフォームド・コンセント（informed consent）（31頁）としては親との間だけで成り立ちます．時に不安の高い親では何もかも子どもに喋る場合があるので，あくまでそのようなことができる親か否か，を判断して行う方法です．

④の場合は，医師が子どもの心理的要因へ配慮をしながら治療を進めていく流れであり，私はこれを勧めています．実際に身体症状の出ている時期は初期段階で，医師が親子の立場を理解し，少し助言することで，効果的治療が行えます．初期／軽度の心因性疾患の場合は，本格的な心理療法を行わなくても治癒に向かうので，この程度の対応にすべての医師が取り組むようになれば，思春期の難治・慢性化した心身症や神経症，時には反社会的行動も防止できると考えます．

ただし，重症の場合には，一般の医師だけでの治療では不可能なことも多いので，この場合には③になっていきます．心身医療の流れはまず④であり，場合により③に繋げていくのが現実的だと考えます．

■ 心身医療の特殊性
❶ 治療は診断以前に始まっている

身体疾患では原則的に「診断した後に治療が始まる」のですが，心因性疾患では最初の出会い・医療機関を選ぶところから治療が始まっているといえます．多くの親は医療に期待して受診しようとしていますから，その期待に応える電話や受付の応対が親を安心させ，心因性疾患で重要な不安（12頁）が軽減されます．すなわち，この時点で治療が始まっているのです．これまで「医師の梯子

(doctor shopping)」をしてきた例では，理由はどうであれ，医療への失望があって，あえてまた試みているという点で，特に受付の応対が大切になります．

限られた時間に長々と繰り返し同じことを言う，要領を得ないなどは，すべて親の混乱と問題点を示していると考えます．難しいことなのですが，可能な限り親切に聴くようにします．心因性疾患での「診断は治療の始まり」ではなく「治療途中の一里塚」くらいに考えて，最初の出会いを大切にするようにします．受付に始まるあらゆる職種の受容的な心構えが必要になる所以ですが，これは通常の医療でも求められるので，心身医療だけの問題ではありません．心身医療の基本は理想的医療を目指しているといえます．

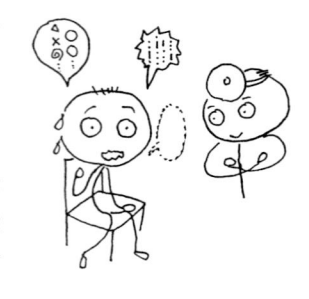

なお，これは患者に迎合（265 頁）し，「患者様」と呼ぶような過剰敬語を使うようなことではないと申し添えておきます．最近は勘違いした医療機関をみかけるようになりましたので，念のため．

❷ 最初の一言の重要性／直ぐに何か言えることに注意

医療にも種々の点から批判や非難が向けられているので，一般に不信感が強くなっているのも事実ですが，一方で医療への依存も根強くあります．今でも「医師の一言」はかなり大きな影響を親子だけでなく，学校にも与え，「何気ない一言」が，悪い結果を生む時もあります．したがって，心因性疾患が疑われる場合には，特に初診時の言葉には注意します．

特殊な身体疾患では，その病態を研究している医師以外は詳しい説明はできませんが，心因性疾患では表面的現象に対して，隣のおばさんでも何か「意見」が言えます．このため親子の訴えから，医師も表面的に感じたことを初診時に直ぐに言ってしまいがちになりますが，これは危険です．

「親の過保護が原因／学校が悪い／共働きが悪い」といった類の言葉は「単なる感想（思いつき）」であるにも関わらず，医師が診察室で言うと「診断」と解釈され，親子を不安に陥れたり，誤解させたり，その後の治療や指導に悪影響を与えていきます．特に注意すべきは，親子の訴える学校への非難に相槌を打たないことです．親は特に「子どもがなぜ，このようになったのか」の原因を性急に求めたがりますから，簡単に判らない場合の方が多いのです．

一方で，家庭医や地域密着型病院の小児科の場合，日頃よく診ている親子であれば，彼らの立場に立って真剣に考えて，現状にこだわらないで，希望的に

前向きの感想を述べるのは，時に専門的知識からの指針や助言よりも，彼らの心に訴えるものがあり，非常に効果を生む場合もあります．医師の感想が危険な時と有効な時があるという二面性(419頁)が，状況によって出現します．

❸ 受容・共感(母性性)と指示・命令(父性性)

相手の立場を受け入れるのが受容，その立場に立てるのが共感で，この二つの態度が心身医療の基本になります．身体医療では，医師が指示・命令・禁止する父性的(31頁)態度が主になっていますから，これに慣れた医師にとって，なかなか取りにくい態度です．受容と共感は「母親的暖かさ／優しさ」で，本来は身体医療でも求められるものです．

しかし，いつまでもこの受容と共感でいると，親子の立ち直りが難しくなります．信頼関係が築かれ，回復力があると感じられた場合には，彼らが現実から逃避しているのを指摘し，現実に立ち向かう(例えば登校する)ように勧め，促さなければなりません．これは医師の得意である指示・命令機能ですが，大切なことは，それを指示してよい状況になったか，どうかの判断です．

私たちは男性・女性を問わず，自らの中に母性と父性を併せもっています(300頁)．自分は「母性が強いのか」「父性が強いのか」を自覚して，母性が強いと「優しさ(受容)」が前面に出るので，初期にはよい面が出ますが，社会復帰という点では，あまり好ましくありません．逆に父性が強ければ，指導的に働くことで社会復帰にうまく作用します．初期には母性的対応で信頼関係を築くように心がけ，治療が進んでいけば，父性的に対応するのが理想的な心身医療でしょう．これは子育ての基本(210頁の図2-3)と同じです．

❹ 問診での注意

一般的な身体疾患としての現病歴・既往歴・家族歴とは異なった視点から，それぞれの状況をより詳細に確認し，留意しておきます(表1-4)．

❺ 検査の選択

身体への侵襲の少ない最小限のスクリーニング検査(表1-5)を重視します．詳細な問診を行うことで不要な検査は省けますが，最近は「訴え→検査」が身体医学では公式化しているので，その弊害に気づく必要があります．

❻ 医師の梯子(doctor shopping)に注意する

心因性疾患では，「医師の梯子」が多く，基本的には前医を否定して受診しているので，彼らの言う前医や機関の「悪口」に乗らないようにします．他の治療者の悪口を聞くと，それが親子の歪められた主観であるにも関わらず，合槌

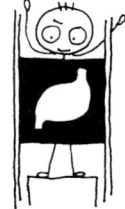

表1-4　心身医療的問診での注意点

現病歴	一般には主訴そのものの状態を詳しく尋ねる 　主訴に付随する状況が重要．例えば：主訴の出現状況 　　いつ(朝，毎日一定の時間に，怒られた時など)，どこで(家族で，学校で，塾で，遊んでいる所でなど)，どんな風に(人の注意を引くようになど)，いつ症状が出ないか(日曜日，午後になど)，初めに出現した時とその後の変化 　　扱い方で症状に変化がみられるか 　　子どもの置かれている環境・性格・趣味など
既往歴	一般には身体発達と身体疾患の既往を尋ねる 　生育歴(主たる養育者，授乳方法，0～2歳までの育て方，祖父母の同居の有無，排泄訓練，同胞出生時の反応，転居歴も含めた住宅環境，集団生活への参加時の反応など)が重要
家族歴	一般には家族の身体疾患の有無と健康状態を尋ねる 　両親の生育歴，学歴，宗教，経済状況が重要 　すぐに尋ねない方がよいが，最も大切なのは両親の夫婦関係である

(冨田和巳：小児心身医学の臨床．p.18，診断と治療社，2003)

表1-5　検査の選択

第二段階	検尿，糞便検査，血液検査	
第三段階	(主として消化器系症状の場合) ↓ 超音波検査 ↓	(主として神経系症状の場合) ↓ CT, MRI, EEG ↓
第一段階	身体的な各種の検査 自律神経機能検査で非侵襲的なもの	

(冨田和巳：小児心身医学の臨床．p.19，診断と治療社，2003)

を打ったり，信じたりしてしまう傾向があります．前医への悪口はやがて自分への悪口になると考え，そこに親子のもつ問題が表れていると考えておく必要があります．間違っても「自分の方が信頼されている」などと思わないようにします．

❼ 時間の余裕

一般外来で心身医療的発想をもつべきであると最初に述べましたが，本格的に行うには無理があります．時間がかかり過ぎるので，数組の子どもや親に時間をかけて，他の多くの子どもや親に不満を起こさせてしまうからです．治療の流れを止め，他の職員の勤務時間を考えず熱心に診るのは，職場での全体的

運営という点での「常識／心遣い」が乏しく，熱心な医師ほど気づかずに陥りやすくなります．自分の診療時間と患児の数を考慮して時間を決め，全体の診療を能率よく機能させるのも心身医療では大切になります．

熱心な医師が大学や病院で心身医療を実施し，時に診療の流れの滞りや時間外の負担が他の医療職にかかり，反発を買ったり誤解を生んだりしている場合もあります．それに気づかないのは，残念なことに，人間は善いことをしていると思うと傲慢になる（256頁）からです．もちろん，「心を診よう」と心身医療を実践するような医師が傲慢であるはずがないのですが，時に視野が狭くなり「自分の行為にのみ目が行き」がちになる結果，自己陶酔（傲慢の一種）に陥っていくようです．

実際には午後などに別枠の時間を設けて，一般外来で「特に心身医療が必要な例」であると感じた者を再診させる専門外来をつくり，他の医療職に迷惑をあまりかけないような構造が必要です（34頁）．

■ 診断で注意すること
❶ 疾患名
診断に関しては古典的な診断名に代わって，最近では米国精神医学会のDSM-IVやWHOによるICD-10（73頁）が使われますが，心因性疾患では診断名よりも，子どもの表現とそれに対する親の反応の「困った面」を治すのが大切で，臨床では診断分類に子どもを当てはめることばかり考える必要はないと思います．

❷ 多角的な面からの治療
症状に対しての治療が第一ですが，症状に関連した親や学校（環境）への助言，それに対する治療形態（外来／入院），他科や他機関との連携といった「治療構造」（416頁）を考えます．

■ 治療（指導）に関する注意
❶ 治療目標の設定（対症療法と根治療法）
身体疾患の治療は，現在子どもが苦しんでいる症状を治す対症療法と，可能な限り身体の原因を取り払う根治療法を併用し，健康な状態に戻すのが当然です．しかし，心理治療では対症療法と根治療法の関係が複雑になります．例えば，子どもの感受性や能力に根本的な要因があっても，現状で直ぐにそれを治すのは難しいと判断すれば，現在の子どもの苦しみを軽減させる対症療法を最優先し，根治療法を後回しにします．あるいは，根治療法は医師や臨床心理士

が短期に集中して行うよりも，子どもの成長を長い目で見ていく親や教師が担当する方がよい場合もあります．

また，対症療法と根治療法は表面的には相反するように見える場合もあります．例えば不登校(97頁)の場合，学校に行けないのが「問題」である以上，学校に行けるようにするのは対症療法としては当然ですが，学校に行かせないほうが根治療法としては大切な状態や時期があります．さらに根治療法は「どこまで」治すのがよいのか／求められているのかも考え(る必要があり)ます．不登校の場合は「学校に行く時点」までの治療か，「子どもの抱える対人関係の問題」まで治療するのか，あるいは「子どもの家庭のもつ問題」にも手を広げるのか，症例によって異なってきます．家族がどこまでを望んでいるかも重要になります．治療は原則的に親子の希望に沿って行い，治療者が「ここまでしなければ」という目標を知らせる必要はありますが，強制するものではありません．

基本的には対症療法と根治療法は車の両輪のように，どちらも大切でそれぞれの病態や時期によって，両者の比重を考えながら行っていきます．

❷ 能動的治療と受身的治療（子どもからみた能動・受身）

身体疾患の治療は，手術や薬物を中心にして，いわば子どもに外から医師が与える(子どもから見れば受身的)治療になります．生活指導の必要な疾患でも，指導は多くは医師側から一方的に指示・管理するかたちで与えられ，それが学校にも求められます．これに対して心因性疾患では，子ども(親も)自身が自ら治っていくのを目指して，能動的にさせるようにします．薬物療法にしろ心理療法にしろ，医師から与えられる治療は補助的役割に留まります．

この違いを認識していないと，心理面への治療も身体の治療と同じように医師主導で行ってしまいます．心身症では身体面で医師主導(特に摂食障害など)の治療も必要ですが，心理面では子どもでも能動的になるような治療でなければ効果が半減すると考えてください．

❸ 将来を見据えた指導

子どもに迎合した「今，楽しい／楽な」対応だけを考える風潮がわが国に強く，不登校児に「学校が悪いから／親が学歴主義だから」「行かない決心をしたのは偉い」といった猫なで声でにじり寄るような治療(101頁)も見受けられます．しかし，彼らが将来この厳しい社会に育ち，大きく言えば「日本を背負っていく」現実を考える時，優しさだけでは治療や指導が成り立たないのは当然です．

なお重症の神経症や精神病の場合には，将来を見据える意味が異なるので，

まず現状で刺激を減らすことが優先され，生活習慣や日常生活への復帰は二の次になり，学校を休ませるのも大切な治療になります．しかし，たとえ精神病でも，日常生活が可能であれば，できるだけそうさせる方がよい場合もあり，かなり専門的な判断が求められます．

❹ 親を非難しない

医師はともすれば，目の前にいる母親を非難しがちになります．日常の診療から，いつも非常識な親に腹を立てているのでやむをえません．特にこの分野では，非難されて当然なように見える母親〔極端な例では被虐待児の母親(398頁)〕も多いのですが，彼女たちの言動にも，育てられ方や環境に「問題があったからではないか」(401頁)と考える姿勢が必要です．それを踏まえて，親の悪影響を子どもに与えないような指導や治療を行う努力をしていきます．

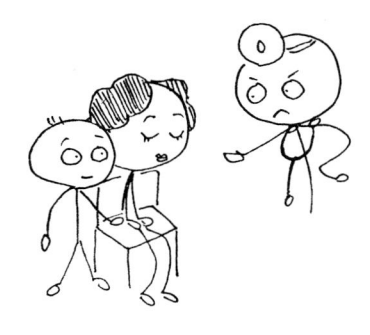

さらに可能であれば，子どもといる時間の最も多い親が，自分の状況を改善していけるように指導していきます．親を非難ばかりしていては，鬱憤を晴らせても，治療にはなりません．

❺ 子どもの年齢を考える

小児科では子どもの年齢によって対応を変える必要があり，内科と小児科の区分以上に細かく分ける発想が大切です．

(1) 乳児期から幼児期

親の不安や不安定な状態が特に影響しやすい時期なので，親の指導が主になります．地域差がありますが，近年の子育ての非常識ぶりは医師の想像をはるかに超えていますから，念のために「当たり前」と思われることでも育児状況を確認するようにします．「飲まないから飲ませない」「乳児が言うことをきかない」などから，炎天下の車に乳幼児を放置するなど，非常識な親は増加しています(4頁)．子どもの発達を知らないので，異常を問題として認識していない，正常の発達を問題視するなどさまざまです．母親だから判っているだろうと思い込まず，念のために状況を確認し，叱責せずに適切な対応を丁寧に説明するのが現代の医療です．一方で，現代は情報化時代なので，知識のみ過剰になり，応用のできない親もいます．

子どもに対しては，「この子は判る」という姿勢で優しく丁寧に言えば，適切

な家庭環境で育っている限り，2歳を過ぎた子どもは，判ろうとします．このような場合は無理のない範囲で，説明や指導を行います．親が医師を信頼していると，子どもも医師を信頼するので，「聴く」姿勢が生まれます(5頁)．日頃から親に信頼される医師を目指す(これは当たり前の医療を行う)ようにします．

(2) 学童期

乳児期に比べ，本人への対応が重要になってきます．親の精神年齢が低くなっている以上，子どもの精神年齢も低い場合があります．一方で，精神年齢が高いために，他の同年代の子どもとの差がストレス(stress)になっている場合もあり，個々の精神発達に合わせた対応が必要ですが，基本的に医師は味方であると思わせるのが大切です．親に対する対応は乳幼児期と同じです．

(3) 思春期

思春期の精神発達の特性(223頁)を十分に把握しておく必要があります．精神疾患が多発する時期であるため，身体症状や問題行動の裏に精神疾患が隠されている場合も多く，専門医や専門機関との連携が必須になります．しかし，依存と反抗に揺れ動く思春期の発達段階において，身体症状をしっかり扱ってくれる医師の役割は重要になるので，心理士と連携する時にも医師の役割を十分把握した上(23頁)で行います．

思春期の子どもが受診した時の特徴は，以下の4点になると思われます．

①**二次性徴**　身体的には激変の時期ですが，元来は健康な時期であり，医療機関とは無縁の時代とさえいえます．また二次性徴は「性的関心が強く」なり，「身体的劣等感」に多かれ少なかれ囚われるので，他人に身体を見せるのが恥ずかしく，特に女子にこの傾向が強く出ます．つまり基本的に医療機関に「行く必要がない／行きたくない」時期(49頁)になると考えて，診察では必要がない限りは裸にさせないといった配慮も必要になります．

例えば，神経性食欲不振症(88頁)では特に医療への拒否が強いので，私は初診時には外観から「やせ」を判断し，脈をとり，下肢の浮腫を確認するだけに留めています．裸にして診察して得られる情報よりも，少しでも医師を信頼(少なくとも嫌悪感を持たせない)させるように仕向けるのが治療の第一歩と考えるからです．一方，医師の腹部の触診(205頁)が「心身の痛み」への「癒し」になる場合もあり，子どもの年齢や性格や状態で，診療への反応は大きく変わります．これを適切に判断するのも心身医療の大切な診療技術です．

②**心が不安定な時期**　この年頃が「疾風怒濤の時代」(Strum und Drang)といわれるように，二次性徴や自立による心理的動揺は，大きく心身症や神経症，そ

れに精神病的な心因性疾患は多くなります．これらの病態は「隠したい／言いたくない」ので，先に述べた彼らの医療機関を嫌う気持ちが加わると，受診しても通常の診療への協力が難しくなり，時には親だけが相談に来る場合もあります(50頁)．

③**反発したい**　思春期は「権威や大人への反発」が大きいために，先生と呼ばれる職種とあまり喋りたくない時期です．特に学校に問題があると，「先生」族への反抗から，医師へも反抗的態度をとりがちです．これに腹を立てるようでは思春期の子どもを診ることはできません．

④**表現が拙い**　「別に」「むかつく」の2語しか喋れない世代ともいわれるように，彼らの語彙は乏しく表現も下手ですから，これを考慮しておきます．自らの訴えを適切に言えない上に，心身症では失感情症(75頁)的言語表現の拙さが加わるのも認識しておきます．

このような条件が重なり，子どもはいやいや受診している場合が多くなりますが，受診すれば，親の言うことに反発しながらも従っている点に受診意欲があると判断します．親の心配が煩わしいと考えていても，どこかで「親の心配」に喜んでいます．なお，親に反抗的な場合，あまり喋らない彼らを無視して親とだけ話をするのは問題ですから，初診段階では多くを知ろうとせず，継続して受診させるのを目標にします．

■ 心身医療が行われなかったことによる最近の困った現象

❶ インフォームド・コンセント(informed consent)

最近はことのほか叫ばれ，医師が何もかも患者に説明するのがよいと考えられています．informed consent は文字通りでは「情報による承諾」で，「医師は十分な情報を患者に理解できるように与え，治療法など患者に選択できるようにする」という意味ですが，情報を提供する側の医師は専門職であり，素人の患者はどこまで適切な判断ができるかの問題が残り，情報はすべて与えるのが良いとは言えない面があります．医療の主体はあくまで医師側にあり，医療についての知識・経験の量が患者とでは絶対的に違うのですから，いくら説明を丁寧にしても，信頼がなければ「情報承諾」になりません．信頼関係があれば情報の種類によっては隠した方がよい場合もあります．

米国では癌の「病名告知」が当然のように行われ，最近ではわが国でも一般化しています(158頁)．古い医療では「知らしむべからず，寄らしむべし」(paternalism：家父長的態度)と言われていたように，医師の言うことに疑問をも

たせず，信頼させるのが善い医療と考えられていました．現実にはこれが医師の独善性を引き起こし，患者は質問もできない医療を出現させた欠点もありましたから，改めるべきでしょう．しかし，それを全面的に米国産の informed consent に置き換えるのがよいのか，私は疑問をもつのです．

　理想的な informed consent は民族性（288頁）を考え，患者に理解できる範囲のことを詳しく丁寧に説明することで成り立ちます．これには医師の国語能力が必要です．そして，知ると不安になるようなことは，教えなくても「文句が出ない」くらいの信頼関係を築く努力と総合的判断が必要になります．残念ながら社会状況の変化（264頁）から，医師と患者の双方に問題が出て，その上保険制度も重なり，米国の訴訟社会（【意見・異見】参照）が生んだ informed consent が直輸入されたと私は感じています．したがって，米国はもちろん，わが国でも「医師の責任回避」になっている面があると理解しなければなりません．

★ |意見／異見| **弁護士の多い国は幸せか** ★

　米国は 'home doctor' ならぬ 'home lawyer' をもつ国として有名です．「肥満になったのはハンバーガー店のせいだ」と訴えるところまで行き着いている国ですから，当然かもしれません．流石にこれは却下されていますが，物事を厳しく論理的に考える父性社会（301頁）の極端化の象徴と考えます．母性社会のわが国は，物事を甘く情緒的にみる欠点（293頁）がありますが，それが社会を暖かくしている事実に目を向ける必要があります．あまり自分を主張することは「はしたない」と昔は考えられ，「泣き寝入り」「お上に逆らえない」といった思考が根強くある欠点がある一方，弁護士が家庭法律家にまでなっていない「幸せ」があります．

　最近は日本でも「垂れ込み」「内部告発」が盛んになり，政府や大企業，あるいは大学や病院など，これまでは秘密裏に行われていた不正が暴かれていきます．これはこれなりに効用があるのですが，行き過ぎると米国のような殺伐とした社会（274頁）が出現していきますし，既にその兆候が最近のわが国の混沌とした社会に見ることができます．

　あまりに澄んだ水に魚は住めないように，私たちは清濁合わせ飲む姿勢，あるいは多少の理不尽や問題があっても「許す」社会（許容度／大らかさ）が必要なようで，父性社会が極端化すると殺伐としてくるのです．医療でも米国流をすべて有り難がって「無批判」に採用していくのは，病名告知（158頁）も含めて，本文に指摘したような点に注意しなければならないと思います．

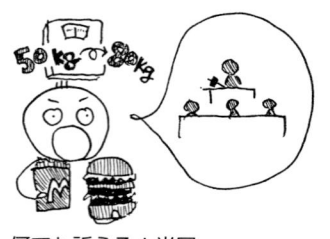

何でも訴える！米国

心身医療の本質さえ押さえていれば，informed consent と，ことさら言わなくても「善い医療」が行われ，医師も患者も共に満足できるはずです．

悪性腫瘍の予後や薬物の副作用などは原則的に本人に知らせない方がよく，心因性疾患では特に配慮が重要になってきます．最近の薬物情報のようにめったにない副作用をすべて知らせて，不安にさせるような医療が「患者に優しい」医療とは思えません．昔の「あの先生に脈をとってもらえて死んだのだから」と感謝されるような医師・患者関係を現代では望むべくもないのですが，理想はこのような医療形態と考え，いたずらに米国産の informed consent を実行しないのが大切ではないでしょうか．

❷ セカンド・オピニオン（second opinion）

同じように最近の second opinion にも問題があると思います．これも米国産の概念で「補助意見」とでも訳すものですが，これは「診てもらった医師の診断は信用できない／不安があるから，他の医師の意見を尋ねる」という，まさに医療不信に根ざしている面が根底にあると，私はみています．最近ではインターネット（internet）をはじめとした医療情報過多で，かえって患者側が不安になることも加担しているかもしれませんし，一人の医師では安心させられない状況があるのも事実です．

患者側が重大な診断に対して，他の医師の意見を求める気持ちがあるのは当然ですし，求めてもよいと思います．しかし，私はこの second opinion を医師側から肯定的に捉える最近の風潮は，先の informed consent 同様，医師の責任回避的な面と，医療の場で絶対的に必要な信頼関係を損なうのを，極端にいえば医師側から奨励しているように思えてなりません．難しいのは判りますが，医師は second opinion を求める気持ちを患者に起こさせないぐらいの「根拠や説明」を，自信をもって出せる努力と信頼関係の構築が必要で，「セカンド・オピニオン外来」を大学病院までがつくるべきではないと思っています．

second opinion を全面否定はしませんが，現在のように医師側が積極的に肯定する姿勢よりも，そこまで医療の信頼や権威が失われた根本を反省するのが大切だと思います．偉そうな言い方になりますが，ここでも米国流を真似るより，基本を日本流に考察したいものです．

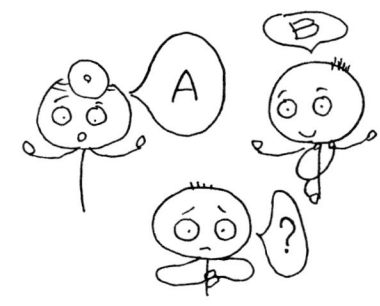

1-1-2 専門的に診る工夫

> 要点：採算はとれないが赤字を出さないようにはできる
> 　　　過剰な親切や時間を使うと長続きしない・適当な範囲で実施する
> 　　　問診票を作る（状況把握と時間節約）

　前章で一般外来での心因性疾患を診る方法や注意点を述べましたが，実際には，感冒を中心とする子どものひしめく，忙しい一般外来では不可能です．そこで心身医療を丁寧に行うには，専門外来をつくって，一般外来と区別し，時間に余裕（最低15〜30分）をもたせて診ていかざるを得ません．以下，少し努力すれば可能となる方法を紹介しますので，できれば専門外来を開設されるようにお勧めします．

　通常は休憩をとる午後に，週1回ぐらい専門外来を開きます．この分野の採算性は極めて悪く，受付や看護業務をする職員まで雇えないので，医師一人で行います．これは話している内容が他の職員に漏れないので，余計な心配を親子にさせないという利点もあります．ただ，親子の座る椅子は，普通の診察用の丸椅子ではなく，長時間座っても疲れないようなものを別に用意します．

　一人で行う場合には，親であれ子どもであれ，彼らが医師の親切に「個人的感情」を持ちやすくなり，特に境界性格（144頁）の場合，十二分の注意が必要です．あくまでも本来の業務の中で「専門外来」として診ているのであって，「特別親切」に話を聴いているのではないことを，治療者側の冷静な対応で，親子に認識させるように心がけます．

■ 形態
❶ 診察時間・予約の問題

　一般に初診は最低15分，できれば30分〜1時間程度かけます．再診時も15分〜1時間を1単位とし，基本的に予約制にします．「予約」は診療に時間の枠をはめ「相談は一定の時間で終わる」ことを知らせ，次回の予約は「継続して相談する」動機づけになります．しかし，予約制は取り消しが出て，効率が悪くなると共に，「相談したいと思い立った時に行けない」弊害もあります．

この利点と欠点の兼ね合いは難しく，折衷的に行うしかありません．基本は予約制にして，例外を認める柔軟性でしょうか．心身医療ではあらゆる時や場で柔軟性が求められます(39, 52頁)．

❷ 問診票の作成

心療外来では問診が重要で，効率的に行うために，診察前に問診票に記入してもらいます(子どもでは同伴の親)．参考のために一般的問診票(図1-3)と気管支喘息用のもの(図1-4)を示します．

問診票は効率のためだけでなく，医師側の聴き漏らしを防ぐ意味もあります．また，親にわが子のことを思い出し，振り返りながら記入してもらえ，面接前に考えを整理し，忘れていたことを思い出させるような効果も期待できます．子どもの成績・親の学歴・宗教・経済状態・家屋構造などは，心因性疾患を診るために重要な情報で，直接尋ねるより抵抗を少なくさせます．

問診票は「書かれた内容」も大切であると同時に，「書かれていないこと」も重要です．例えば親の学歴で大学名や学科名など詳しく書かれていると，それは律儀な親の性格を示すか，学歴に非常に価値を置いていることを示していますし，逆に書かれていないと，これも学歴にこだわり(特にないことへのこだわり)があると判ります．全体として詳しく書き過ぎている／雑な書き方は，共に親の性格を示してくれる情報なので，書かれた内容以上の情報が入ってきます．

最近では個人情報保護が言われ過ぎますが，問診票は心因性疾患には絶対必要です．ただ問診票がすべてを知らせてくれるのでなく，治療者と親子が相互に話し合う中で知る内容も重要なことは忘れないでください．

❸ 親からの情報に始まる

親と話している間に子どもを待たせたり，親との話が耳に入ったりするのは好ましくないので，最初は親だけを呼ぶ方がよいでしょう．小さな子どもで行動観察をしたい時は一緒に来させ，親と話しながら子どもの動きと，それに親がどのような対応をするかを診ていきます(7頁)が，常に医師と親の会話が子どもに与える影響を考えながら，年齢に応じて言葉や内容を選ぶ必要があります．意外に子どもを診る医師は「子どもが聴いている」ことに無頓着ですが，心因性疾患の子どもは過敏で勘がよいので，種々のことがよく判ると考え，話す内容を常に注意します．もちろん，それとなく聞かせる必要があれば，それを意識しながら話していきます．

❹ 協力者と遊戯室の設置

当初は医師が一人でやっていきます．しかし，できるだけ早い時期に何らか

```
No. _____    面接日 _____
        フリガナ      男
お子さんの氏名 _____ 女  生年月日 ___ 年 ___ 月 ___ 日  年齢 ___  学年 ___
記入者氏名 _____  続柄 ___
住　所（〒   －   ）_____  TEL  (   ) _____
```

> 相談はこの問診票を参考にして行いますので，できるだけ詳しく，本当のことを記入して下さい。

一番困っていること，相談したいことは何ですか．またそれはいつ頃から始まりましたか．
（　　　年　　　月頃から）

A　相談したいお子さんの現在の症状で当てはまるものに○印を付けて下さい．
・身体の問題
　1）頭痛・腹痛・手足の痛み・胸痛・関節痛・腰痛　2）高熱（38度以上）が続く・微熱が続く
　3）食欲不振・下痢・吐く・便秘　4）おねしょ・尿が近い　5）胸がドキドキする
　6）息切れがする・咳・息苦しい　7）歩きにくい　8）疲れる・肩こり・乗り物酔い・しびれ・めまい
　9）その他（　　　　　　　　　）
・心の問題
　1）不安が強い　2）すぐ怒る　3）閉じこもる　4）言うことをきかない　5）イライラしている
　6）怖がる　7）やる気がない　8）落ち着きがない　9）不眠　10）傷つきやすい
　11）他人のことを気にしやすい　12）その他（　　　　　　　　　）
・行動の問題
　1）友達と遊べない　2）指しゃぶり　3）爪かみ　4）暴力　5）チック　6）偏食　7）どもる
　8）夜驚　9）夜泣き　10）ウソをつく　11）動作がにぶい　12）集団に入りにくい
　13）集中できない　14）盗み　15）独り言を言う　16）その他（　　　　　　　　　）

B　お子さんの性格で現在あるものに◎印，過去にあったものに○印を付けて下さい．
　1）几帳面　2）完全癖　3）負けず嫌い　4）まじめすぎる　5）陽気　6）内気　7）がんこ
　8）消極的　9）協調的　10）わがまま　11）活発　12）おとなしい　13）社交的
　14）融通がきかない　15）内弁慶　16）恥ずかしがる　17）根気がない　18）我慢強い　19）無精
　20）その他（　　　　　　　　　）

C　今回のことでこれまでに相談されたことがありますか．
　1）ない
　2）ある――学校・相談所・研究科・神経精神科・小児科・その他（　　　　　　　　　）

図1-3　一般的問診票（こども心身医療研究所で使用しているもの）

気管支喘息調査表（出来るだけ詳しく正確に記入して下さい）

年　令		
湿疹	身体の一部に出た	
	全身又は一度に多く出た	
鼻感冒	くしゃみ・鼻汁・鼻閉	
喘息	胸・のどがゼーゼー言う	
	咳をよくする	
	呼吸困難	
上にあるような症状の強さや頻度を簡単にグラフであらわしてください	＋＋＋ ＋＋ ＋ ○	
上の症状で病院へ行った場合に印を記入		
	その時受けた治療薬の名前（わかる場合のみ）	
受けた薬の効果	よく効いた 効いた 変化なし	
食事の原因		
集団生活	保育所 幼稚園	
鳥・動物の飼育		
家族構成の変化があれば記入してください		
家の周囲の変化や転居があれば記入してください		
その時々の印象や感想を記入してください，又希望なども書いてください		
（思っていることをなんでも書いてください）		
以下は医師が記入する欄		

図1-4　気管支喘息用の問診票

D　今回の症状が出だしたきっかけになるようなことがありましたか．
　　　1）ない　　　　2）ある（具体的に　　　　　　　　　　　　　　　　　　　）

E　お子さんの好きな遊び，趣味，特技などを記入して下さい．
　　　遊び（　　　　　　　　）趣味（　　　　　　　　　）特技（　　　　　　　　）

F　塾や「けいこごと」にどれだけ行っていますか．過去にやらせたもので現在やめているものも記入して下さい．

G　学校での状況についてお尋ねします．
　　成　績　1）特によい　　2）よい　　3）ふつう　　4）悪い　　5）特に悪い
　　先生の評価　1）よい子　　2）問題のある子　　3）その他（　　　　　　　　　）
　　友　人　1）多い　　2）少ない　　3）特定の友人のみと遊ぶ
　　学校で気になることがあれば書いて下さい．

H　これまでの育て方や，躾についてお尋ねします．
　・お母さん──1）厳しく　　2）口やかましく　　3）甘やかして　　4）お父さんとよく相談して
　　　　　　　5）自分ではふつうに　　6）その他（　　　　　　　　　　　　　　　）

　・お父さん──1）厳しく　　2）口やかましく　　3）甘やかして　　4）無関心
　　　　　　　5）お母さんにまかせっきり　　6）その他（　　　　　　　　　　　　）

　・両親の意見は　1）一致している　　2）だいたい一致している　　3）違う
　　　3）に○をされた方にお聞きします．どのように違うのか，詳しく書いて下さい．

I　お子さんの現在の状態は家族の状況が大きく影響しますので，家族のことを詳しく記入して下さい．職業は「会社員」といった記述ではなく仕事の内容が判るように書いて下さい．
　　父（　　歳）（職業　　　　　　　　）宗教（　　　　　　　）学歴（　　　　　　）
　　母（　　歳）（職業　　　　　　　　）宗教（　　　　　　　）学歴（　　　　　　）
　　　　　　　働いている場合お子さんが何才の時から働いていますか．（　　　　　　）
　　祖父母が　1）同居している　　2）別居している
　　お子さんは何人ですか．（　　　　）この子は何番目ですか．（　　　　　　）

J　当診療所をお知りになったのは？
　　紹介（医師，教師，知人），新聞，雑誌，テレビ，ラジオ，インターネット，その他（　　　　　）
　　　　　　↓
　　（名称　　　　　　　　　　　　　　　　）

気管支喘息調査表（出来るだけ詳しく正確に記入して下さい）

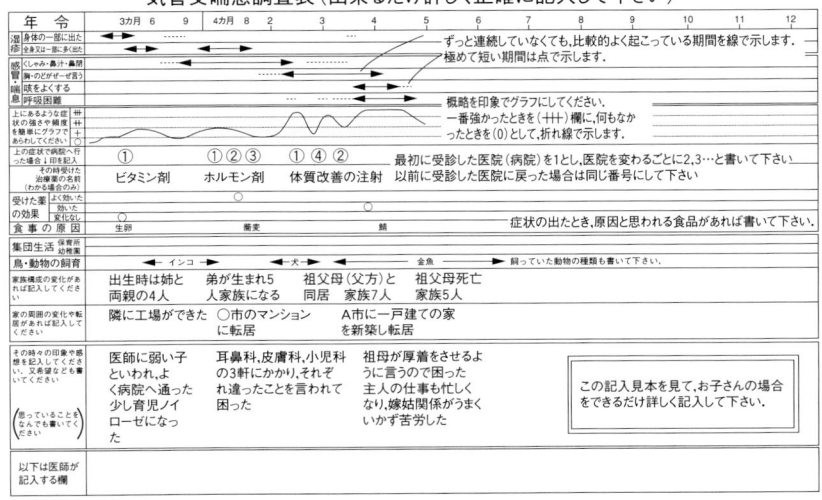

年　令	3カ月	6	9	4カ月	8	2	3	4	5	6	7	8	9	10	11	12
湿疹（身体の一部に出たものもチェック）	◀──▶			◀──▶						ずっと連続していなくても，比較的よく起こっている期間を線で示します． 極めて短い期間は点で示します．						
鼻（くしゃみ・鼻汁・鼻閉）				◀────▶												
咳（胸・のどがゼーゼー言う／咳をよくする）			◀────────▶													
喘息（呼吸困難）																
上にあるような症状の強さや頻度を簡単にグラフであらわしてください					∧∧	∧				概略の印象を印でグラフにしてください． 一番強かったときを（＋＋）欄に，何もなかったときを（0）として，折れ線で示します．						
上の症状病院へ行った場合1回も記入			①		①②③		①④②			最初に受診した医院（病院）を1とし，医院を変わるごとに2,3…と書いて下さい 以前に受診した医院に戻った場合は同じ番号にして下さい						
その時受けた治療剤の名前（わかる場合のみ）			ビタミン剤		ホルモン剤		体質改善の注射									
受けた薬の効果			よく効いた／効いた／変化なし													
食事の原因			生卵		蕎麦		鯖			症状の出たとき，原因と思われる食品があれば書いて下さい．						
集団生活 保育所／幼稚園																
鳥・動物の飼育			◀── インコ ──▶		◀── 犬 ──▶				金魚 ──────▶	飼っていた動物の種類も書いて下さい．						
家族構成の変化があれば記入してください			出生時は姉と両親の4人		弟が生まれ5人家族になる		祖父母（父方）と同居　家族7人		祖父母死亡家族5人							
家の周囲の変化や転居があれば記入してください			隣に工場ができた		○市のマンションに転居		A市に一戸建ての家を新築し転居									
その時々の印象や感想を記入してください，又希望などを書いてください／思っていることはなんでも書いてください			医師に弱い子といわれ，よく病院へ通った　少し育児ノイローゼになった		耳鼻科,皮膚科,小児科の3軒にかかり,それぞれ違ったことを言われて困った		祖母が厚着をさせるように言うので困った主人の仕事も忙しくなり,嫁姑関係がうまくいかず苦労した		この記入見本を見て，お子さんの場合をできるだけ詳しく記入して下さい．							
以下は医師が記入する欄																

図 1-5　気管支喘息用の問診票（図 1-4 と一緒に渡す記入例）

のかたちで，診療の援助者をつくる方がよいと思います．この分野は単独ですると，独善的になってしまうだけでなく，治療の方向性が見失われてしまう場合もあります．まさに「三人寄れば文殊の智恵」で，一人より二人，二人より三人で行う利点が大きくなりますし，親子並行面接(後述)の利点は大きくなります．現実問題として，複数の人間で治療に当たるような態勢はつくり難いのですが，心理士を非常勤で雇うためには，彼らに支払う給料(時給)(地域で異なり 1,000～3,000 円/時間)を保険診療で賄えるかを考えて実施します．この場合には，親のカルテをつくり，親との面接と子どもの治療・診断の両方から報酬を得るようにします(これで少しは赤字を減らせます)．最近は「心のケア(care)」が叫ばれて(146, 351 頁)いますが，医療の場は現実には正反対の状況で，この分野には何一つ配慮がなく，むしろ誠意をもってやればやるほど赤字になり，治療者側の精神衛生が悪くなっていきます．しかし，昨今の現状では，それが求められ，厚労省もそれを進めようとしています(【意見・異見】参照)．

　心理士を雇えれば，医師が診察と薬の処方や親へ指導する「指示・命令系統」を担当し，心理士が子どもの面接・行動観察をして，受容する立場をとる分担がよいでしょう．医院や病院の外来に余分な部屋があれば，それを簡易遊戯室にし，行動観察を行います．遊戯室は裸足で遊べるように絨毯を敷き，さまざまなおもちゃ・ゲーム・工作道具などを用意しますが，新規に購入するより，職員の家庭で不要になったおもちゃを持参して活用します．心身医療を行うためには，費用をかけない工夫が必要です．危険な遊具は当然ながら避けますが，基本的には何を置いてもよいでしょう．可能であれば片隅に「箱庭」(252 頁)を備え付けるとよいのですが，購入費用が必要な上に，保険では月 1 回 2500 円程度しか認められていませんし，解釈するための勉強が必要です(参考書も出ていますが，できれば実際に研修するのが望ましい)．

　なお，初期には診察室や面接室内よりも，待合室で座っている位置関係やそれぞれの様子から，子どもや家族の問題の情報が得られる場合も多いので，受付係の観察眼も重要です．親は困って相談に来所していても，医師や心理士の前では日頃の言動を隠す傾向があり，むしろ待合室や受付で「素顔」が出ます．

❺ 親子並行面接

　子どもと親の診療(面接)を同時に二人の治療者で行うのが親子並行面接です．双方を待たせずにでき，相手(子ども，親)を気にせず話せる利点がありますが，治療者間に緊密な連携が必要です．心理士や相談員(counselor)がいなくても，興味をもつ職員がいれば，簡易並行面接が可能になります．並行面接の後に子ど

もの身体面の診察というかたちで親子を同室させれば，それまでに単独で診た時との様子の違いが，新たな情報になります．なお，母子分離不安の強い場合（低年齢）や「親が自分のいない所で悪口を言うのではないか」と疑っているような場合（思春期）は，臨機応変に対処します．繰り返しますが，心身医療は固定的に考えない姿勢が大切です（35，52頁）．

★ 意見／異見　心因性疾患を診る気にさせない制度 ★

　厚労省は平成17年（2005）に「子どもの心療科」専門医養成に関して審議会を発足させ，この分野に意欲をみせていますが，現実には保険制度において，この領域はまったく理解・評価されていませんし，将来も期待できません．専門医を養成しても経済面の改善がなければ，いくら「医は仁術」といっても現実的な効果は得にくいのではないでしょうか．

　教育分野や新聞で必要以上に「心のケア」と叫ばれるようになり，学校カウンセラー制度が急速につくられた結果，臨床心理士の時給は学校でのみ5,000円以上という評価がされましたが，医療で医師が行うと，通常は1,000円程度の評価で，精神科を標榜しても4,000円程度です．小児科では1年以内で月に1回だけ，制限された疾患でのみ7000円をもらえていましたが，平成20年の改定（改悪？）で疾患の幅が広げられ，月2回・2年までと制限が緩くなると，半額に減額されました．心理治療はできれば1週間に1回，治るまで行うのが常識ですが，それを無視して月に2回以上・2年を超えると報酬は与えられず，医師の犠牲を強いています．医学的・臨床的に正しい・正当な要求や事実も，保険制度は医療側と支払基金側の政治的攻防で決まり，多くは「痛み分け」で終わる，「不健康」な制度です．

　保険制度では医師の技術への評価が非常に低く抑えられてきたのは周知の事実ですが，子どもの心因性疾患への診療は事実上保険では行えないほど低い評価と，医学的根拠の乏しい制約が付いています．学校カウンセラーの時給の方が，医師への報酬よりも数倍高いのも含め，早急な改善が求められますが，保険医療の現状では絶望的です．

　本当に国が未来を担う子どもの健全な育成を望むならば，文科省や厚労省の管轄の違いに関係なく，医療・教育・心理分野で，一貫性のある制度をつくるべきでしょう．現状では，いかなる理不尽で無理解な制度にも耐え，仏の心で実施する精神修養のできた医師が期待されているようです．

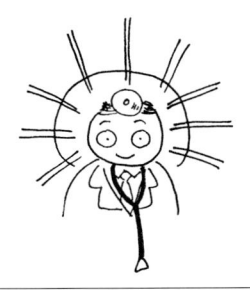

■ 心療専門外来での心得

　専門外来を開く以上，身体医療と異なる「心理面への思考」が必要で，先に述べた一般外来で役立つ「心身医療的思考」に少し磨きをかけます．以下，そのための要点を述べます．

●「曖昧なもの」の存在と現実検討

　①因果関係　身体疾患では基本的に因果関係を追求していきますから，医師がこれにこだわるのは仕方がありません．いじめのように具体的な理由で不登校になっている場合は，因果関係は判りやすいのですが，多くの心因性疾患は身体疾患に比べてそれほど明確ではなく，種々の要因が輻輳して曖昧模糊となっています．そのため，原因や「善い／悪い」にこだわっていると，実際には何も見えないことが多いのです．学会や専門書で紹介される症例のほとんどは成功例で，しかも全経過が判った後の分析ですから，因果関係は明快に見えていますが，診療中はかなり混沌としていたはずです．

　このような点から，心身医療では曖昧なものを認め，強いて原因探しにこだわらない姿勢が重要です．フロイトが「医学的研修を積めば積むほど，心理的なものへの洞察がまずくなる」と述べているのは，まさにこのことを言っていると思います．ここでいう医学は身体医学を指しています．

　②デジタル(digital)思考　医師は身体を診る時，理学的所見と検査値によって，正常と異常を比較的明快に分けるので，デジタル思考に陥りやすくなります．この思考は「社会のあらゆる現象」は二面性(419頁)があり，絶対的な「白／黒」「善／悪」はなく，「灰色」がほとんどであることを忘れさせ，心理的問題を扱うのには不向きです．さらに○×式の試験で育ち，電気機器ではデジタル方式が優れている以上，デジタルに親和性をもっていきます．しかし，「デジタルがアナログ(analogue)(連続)より優れている」のは電気の，目に見えない世界で，私たちが見て・聴いて実感する社会はアナログです．科学だけでは成り立たない日常生活(医療)の場において，デジタル思考は，「何も見(診)えない」弊害が出てくる危険性があります．

　③現実検討の重要性　曖昧さと因果関係の明快さを欠くとはいえ，混沌としたままで治療は行えません．子どもや親から聴いたことを判断〔ある意味で診断，レッテル(label)貼り〕するには，結局は医師の「これまでの生き様ともいうべき人生観・社会の現状への認識・専門的知識・医療やこの分野での経験」が「自分の診断基準」になります．つまり医師の現実検討能力が重要です．

人間は誰もが自分の素因と育ち方(211頁)に大きく影響を受けており，医師としての職業的能力以上に，自分の人間性が問われます．これは自分を冷静に見つめ，自己の長所や欠点を自覚し，それがある程度できた後に，このような「心」への洞察・治療が進歩することを示しています．

　④時代の雰囲気を理解する　最近の時代変化(4, 29頁)の激しさは，私のようにこの分野で仕事をしている者にとっても驚きの連続です．現代社会の在りようが親も子どもも弱くし，問題を起こす状況に追いやっているので，時代変化を受け入れ，治療・指導を行います．私は本書で現代社会の教育や環境に不安を抱き，現状に「否」を突きつけていますが，個々に治療や指導を行う場合には，現実をある程度認め，彼らの問題に取り組むようにしています．

　⑤医療情報の氾濫　現代は情報過多の時代で(280頁)，あらゆる専門情報が簡単に誰でも手に入る時代になり，医療や薬剤情報も利点よりも欠点が目立ちます．特に，インターネットを通して得た情報が，心因性疾患を患っている者の

★ |意見/異見|　**性の解放が起こす問題**　★

　小学校低学年の女児が，同性の同級生から考えられないような性器への悪戯をされた事件がありました．親も教師も理由が判らず，唖然とした事件でしたが，加害者の家庭ではポルノビデオを日頃から観ていたので，その真似を子どもがしたようです．わが子や妻が傍に居ても，ポルノを観る父親を十数年前から散見するようになりました．中には娘が「観ないでほしい」と頼んでも，無視した父親もいました．

　このような異常現象が10年以上も続けば，信じられないような事件が起きても不思議でありません．報道されるような事件だけでなく，確実に日常生活に異常が忍び寄っているのです．従来の思考では考えられない異常現象も，ある場所では普通になっている現状を認識しておかないと，子どもの問題に関われないのです．現代の若者の性体験の統計をみても，高校生で女子の5割近く，男子の4割近くが性交経験者で，親もそれを容認するのが民主的と勘違いしている時代です．

　このような状況をもたらした要因を適切に分析し，彼らの言動をある意味で認め，この風潮の中で彼らが生活していることを治療上は理解します．しかし，彼らの言動に理解を示すのは治療上であり，公に治療者が「困った風潮」を認めるような発言は絶対にすべきではありません．個々の例で親子の倫理観や対応を，治療者側の道徳や考えで非難していては治療は成り立ちませんが，公にその風潮を認めると，「専門家の意見として」この悪化した社会状況を肯定しているととれかねません．治療者というのは，常に大所高所から，物事を冷静・客観的に診るようにしなければならないと思います．

症状悪化に手を貸す場合もあります．例えば，自分の精神症状・治療状況や偏った感想をインターネットで発信し続ける子ども（成人も）が多く，それに影響され悪化していく／自らも発信者に変わっていく子どもなどです．

インターネットが関連した従来では考えられないような事件も報道され，子どもが好ましくない情報を得ていく弊害が（145頁）多い時代です．心因性疾患の子どもではより強く出ます．

⑥**本音を言う**　ほとんどの子どもは感受性が鋭く，相手の気持ちが判りすぎるがゆえに心を病んでいる場合が多いので，治療者は本音で彼らに面接する必要があります．例えば，ほとんどの医師はわが子に高学歴を望み，受験勉強や学校にこだわっていながら，診ている子どもやその親に塾や勉強を否定するといった，本音を隠した建前の意見を述べるのは，彼らに見破られると同時に，不信感を植え付けます．初期に子どもの不安をとるために「学校や受験勉強にこだわらない」ように言うのは，治療上必要な場合もありますが，子どもに迎合し過ぎ，「君の味方」であるかのように装う（101頁）のは，ある意味で不誠実な態度であり，治療者ではありません．

■ 心療外来の特殊性

❶情報収集

医療機関では，主に母親と子どもから情報を得るので，それは主観的なものになりますが，少なくとも彼らはそのように捉えているのだと考えます．学校や他の家族からの情報で，違った側面から現象を判断すべきですが，現実には難しいので，せめて父親の受診を促します．母子が非難する父親でも，直接話を聴くことで，情報の歪みや何が問題であるかが別の面から見えてきます．

【**父親を来所させる方法**】最初から父親同伴で受診する例は別にして，一般に心因性疾患では，多くの父親が受診を嫌がります．これは「心のことだから放っておいてよい」という意識か，自分が子育てにあまり関わってこなかったので，医師から非難されるのを恐れているかです．特に家庭内で問題がある時には，後者が多くなり，警戒心を持つ父親は受診しないので，母親に「子どものことは，母親の話だけでは判らないので，父親の見解も聞きたいと医師に言われた」と伝えてもらいます．子どもの性別に関わらず，父親と母親の両方から生育歴を尋ねるのは実際にも有用ですから，「自分は知らない」と逃げる父親にも，「子どものことをあまり知らない父親の見方が大切です」と母親経由で勧めていきます．育児に協力してこなかった父親ほど，常に母親からそれを指摘されてい

るので，これ以上，医師からまで非難されたくないと思っている心情を汲んで，受診を促すようにします．

　来院すれば「忙しいのによく来てくれました」と礼を述べる気持ちで，子どものことを尋ねながら，父親の見解を聴いていきます．この場合，母親から聞いている「父親の欠点や問題点」は言わないで，父親の口から問題を話させるように導きます．ほとんどの父親は医師がこのような立場をとれば，自然に自らの反省点も含めて，子どもの問題点を話してくれます．人間は自ら喋ったことへの反省や，改善は比較的行いやすいので，母親情報で父親を責めるより，よほど効果があります．

　このような対応は，ある程度経験を要しますが，父親が母親の言うように「子どものことを放っている／無関心である／逃げている」と悪い先入観を持って会わないのが大切で，多くの父親は父親なりに心配をしています．残念ながら母親との夫婦関係の中で，より問題が出ていることが多いのです．

❷相性

　医師は専門職として，あらゆる子どもや親と冷静な関係を構築していかねばなりません．現実には「馬が合う，虫が好かない」という個人的感情が生じるのは，心の問題を扱う時には仕方がない面があります．「馬が合い過ぎる」と感情移入が治療を阻害する可能性があり，「虫が好かない」と治療は成り立ちません．このような場合に自分の感情を否定すると，

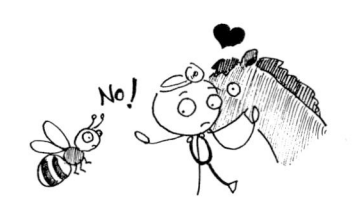

● **症例**　専業主婦の母親と女医の相性 ●

　相性は理屈でなく，感情・感覚によるものですが，明らかに相性が悪くなる客観的要因もあるので，可能な限り予測して排除する努力をします．

　仕事を続けたい願望の強かった専業主婦がいました．担当したのが同年輩の女医です．母親にすれば，自分が子どものことで指導や指示を受ける目の前の相手が，自分のしたかったことをしっかりやっている「羨ましい存在」になります．その上，自分の子どもが相談を受けるということは，明らかに現時点では「母親としてもある意味で失敗」しているのです．母親は自分の二重の失敗を，同性・同年齢の医師に率直に出して指導を受けるより，勝気な性格故に，自分の状況を正当化し防衛する無意識が，相手(女医)を攻撃する言動になりました．

　結果的に，医師の方が母親の陰の攻撃に参ってしまい，担当を年配の男性に替えました．母親にとって自分の父親のような年配男性の受容的態度に「甘え」の感情が出て，虚心坦懐に心を開き，治療が進展していきました．

かえって治療がうまくいかないので，今，自分に起こっている感情を認めていく姿勢，つまり医師自身が自分の感情を客観的にみる目をもつ必要があります．

どうしても嫌悪感が消えない場合には，他の治療機関へ紹介します．医師が余分な葛藤をもって治療に当たるのは精神衛生上もよくなく，うまくいきません．

❸性・年齢，性格，生活環境

治療関係に重要な役割を果たす要因に，医師と子ども（親）間の性・年齢，性格，生活環境の一致や差があります．例えば，子どもから見て親を連想させる性や年齢の治療者，あるいは高学年であれば，ほのかな恋心を抱く性や年齢の治療者は，治療関係を促進／阻害する因子が存在しますので，相性が良くも悪くもなります．このような要因も認識して治療に関わるようにします．

❹治療者側の個人的事情

医師も日常生活を送っているので，子どもや親の問題は，自らの現在あるいは過去の体験と重なる部分があり，時に親子の状況を客観的に診られなくなる場合もあります．心因性疾患を診ていると，無意識に私たち自身の問題に直面させられているのです．人間ですから仕方のない部分がありますが，できるだけ自分の精神状態を一定にする努力と，周囲の波風の少ない状況（家庭・職場で

★ 意見／異見　映画『十二人の怒れる男』雑感 ★

わが国でも平成21年（2009）から裁判員制度が導入されました．

以前から陪審員制度が導入されている米国で，この制度の矛盾を鋭く突いた古典的名作に，シドニー・ルメット（Sidney Lumet）監督の『十二人の怒れる男』〔昭和32年（1957）米国〕があります．尊属殺人の疑いで起訴され，恐らく有罪で死刑になるだろうとされる少年の審議を，12人の陪審員が討論する話で，映画は一室に閉じ込められた陪審員の言動を，実際の時間の流れに沿って緊迫感溢れる描写で一気に観せてくれます．

この中で，頑なに皆の意見に従わない初老の男が，犯人とされる少年に「自分の息子」を同一化して，判断を狂わせていると最後に明らかにされます．この映画の主題は米国流「民主主義の素晴らしさ（266頁）」ですが，私にはこの点も非常に興味深く感じました．

なお，この作品は日本で『十二人の優しい日本人』として三谷幸喜によりまず舞台化され，平成4年（1992）の正月映画になりました〔平成17年（2005）再舞台化〕．米国版がテレビ劇の映画化で，日本版は舞台の映画化ですが，父性社会（怒れる）と母性社会（優しい）の差（300頁）を判りやすく描き，音楽から筋・登場人物まで見事に対照的に描かれた傑作です．

の円満な人間関係)で実践するように心がけ，この弊害を少なくするようにします．

　医師自らの親子・夫婦関係，育ち方(受験勉強を強いられた，学校への不信など)の重なり合いが，時として子どもの訴えに共感し過ぎたり，自分に当てはめ落ち込んだり，冷静な判断ができなくなります．

　心を扱う者は自らの心に傷を持つ場合が多く，この分野に関心をもつとよくいわれます．これが親子の傷の痛みが判る利点と，それに同一化／反発して，かえって治療がうまくいかない場合もあります．この難しい状況が，自分の育ち方や現状への洞察を促してくれる場面もありますから，治療者は子どもや親から「成長させてもらっている」と考えると，この赤字の分野も決して悪い面ばかりではないと考えます(409頁)．

❺ 多面的(二面性)(419頁)

　治療中にも問題は進行し，種々の変化が生じ，うまく治療していると思っていても，現実には状態が悪化したように見える場合があります．一方，「まずかった」と思う治療が，結果的にはよかったというような場合もあります．治療は冷静に長い目で見ながら，一喜一憂しない姿勢と，滞った場合にその要因を分析する姿勢も大切です．

❻ 誤解を受ける時

　医師の言葉を子ども(親)が自分に都合よく解釈し，家族や担任から誤解を受ける時があります．例えば，子どもが「学校に行かなくてもよいのか」と尋ねた時に，「自分で判断したら」と答えると，親には「先生が学校に行かなくてよいと言った」と伝えるような場合です．親から「先生は，親に言うことと子どもに言うことが違うのですか」と抗議されて判ります．

　同じように，こちらの意図がなかなか通じない／信頼関係がなかなか作れない場合もあります．自ら反省すべき点を厳しく見つめると共に，先の相性の問題／多面性を考え，不可能な場合には他へ紹介します．

❼ 時間の経過で対応を変える

　治療が進むにつれて，種々の情報が入ってくると共に，子どもの環境に変化も出てきます．そこで最初に設定した治療方針や目標は変更しなければならなくなり，時には正反対の対応が求められる場合もあります．前言を取り消したり反対のことを言うのは抵抗もありますが，この種の治療の難しさと考え，初期に断定的に言わない／変わる場合を考えて説明するようにしておきます．

■熱心な医師の注意すべきこと

　この分野を専門的に行おうとする医師は熱心過ぎる傾向があり，時に弊害が出ます．以下，弊害の出そうな「熱心さ」防止の注意点を書いておきます．

　①適切な時間を使う（長すぎず，短かすぎず）　多く時間を使うのは決してよくありません．例えば，複雑な経過がある例では，初診に時間が必要なようにみえ，親も「聴いてほしい」思いが強いので，話が終わらなくなります．このような場合でも1時間程度で終わり，「続きは次回に」と切る姿勢が大切です．丁寧に聴くのと長く聴くのは同じではなく，あまりに内面を早く出させるのも，あるいは出させる力を親子に使わせ過ぎるのも弊害があります．

　②必死にならない　子どもが隠しておきたい・熟していない／種々の理由で言いたくない時期に，あまり熱心に「何とかしたい」という治療者の思いはよくありません（50頁）．診療は医師が身体疾患と同じように指導的に行う（28頁）のではなく，親子の状態を常に観察しながら，彼らに最も馴染むようなかたちで行います．

　③過剰な親切は控える　専門外来として設定した時間以外に，自宅に呼んで話を聴く，休日に話を聞くような私的時間を削る行為は，一見熱心にみえますが，実は治療の基本を崩しています．住所・電話番号・メールアドレス（mail adress）は教えないのが原則です．医師としての枠の中で応え，決して過剰な対応をしないようにします．

　④誠意が通じない例　種々の状況から，誠意が（通常では）通じない例もあります．このような例にあまり熱心に行うことは他の仕事に差し支え，自ら墓穴を掘ることになります．「なぜ通じないか」を謙虚に反省した後に，あまり悩まずに他に紹介します．

　⑤治療の場所　身体医学では治療の場が診療室にほぼ限定されます（例外的に往診の場合は家庭で行います）が，面接・相談が大きな要素を占める心因性疾患では，診察室以外でも治療が行われる場合があります．例えば，病院で時間がとれないので，他の場所で会う場合，摂食障害児（88頁）が喫茶店での面接を希望（かなり多い）する場合，医師の善意がこれを引き受けてしまいます．心という「捕まえどころのない」ものを扱う時には，場を厳しく規定することで治療効果も上がると同時に，危険性を防ぐ作用があります．

■ 上手に治療するための心得

治療は相手の悩みの何割かを引き受ける面があり，多くの相談が重なると，それが10割になり自分が「病人」になります．これを軽くする／予防するためにはいくつかの心得が要ります．

①**気持ちを明るくする**　暗い問題を扱うので，暗い性格であると，他人の暗さなど引き受けられません．性格は変えられませんが，もしも暗いと感じていたり，他人から指摘されたりしていれば，できるだけ明るく物事を考える訓練を日頃から行う努力をしておきます．

②**何ごとにも興味をもつ**　子どもの問題は社会・家族が複雑に絡み合い，一元的に判断できない要因で出現しています．可能な限り医療以外の問題に関心をもち，医師は総合的に広い視野で問題をみる目をもつように心がけるようにします．本書の3章で，医学と一見関係がないようにみえる「社会」を詳しく述べるのは，そのためです．

③**協調性(いいかげんさ)**　この分野を診ようとする医師は，特に熱心でまじめですから，まじめの反対である「大らかさ／柔軟性／融通がきく」を欠く傾向があります．これが現象の把握・指導・連携に，しばしば弊害をもたらすので，よい意味での「いいかげんさ」が必要で，先の「明るさ」と同じくこれを育てる努力をします．

④**謙虚さ・素直さ**　心という曖昧なものを扱う時に，謙虚さは「自信がないように」思われる場合もありますが，どのようにでも解釈できる心理的問題は，謙虚さがなくては基本的に扱えませんし，親子の言うことを素直に聴く・考えるためにも必要です．一般に，医師は仕事の性格上「命令・指示・禁止」を日常的に行い，「先生」と呼ばれるため，知らず知らずに「尊大」になる可能性があるので注意します．

常に「これで良いのか」と省みる精神的余裕(これこそ本当の自信)が必要になります．これが自然に他の職種の意見に耳を傾ける協調性を育て，連携(51頁)をうまくとれることに繋がっています．

⑤**自信**　一見，④と矛盾するのですが，曖昧なもの(40頁)を扱っている以上，治療者が自信をもって相談に乗らなければなりません．心因性疾患を患っている子どもや親は感受性が鋭く，不安感が強いので，医師の自信のない態度は彼らを更に不安にさせます．自信は経験を積み，③④で述べたことを実践していくと生まれてきます．

⑥上手にストレスを発散させる

1. 一般的には酒や運動／趣味です．仕事だけが生き甲斐では心身医療には向いていないかもしれません．

2. 気持ちの「切り替え」能力を高めます．熱心な医師ほど症例のことをいつまでも引きずり，夢に見るほど考えます．治療している時には全力で問題に取り組む姿勢と，終われば直ぐに忘れる能力が，ストレスを貯めない秘訣です．

3. 可能であれば，地域や個人的結びつきから仲間（必ずしも医師だけとは限らない）と症例検討会をもちます．そこに専門家が時に参加してくれれば理想的ですが，「三人寄れば文珠の智恵」「岡目八目」で，素人の集団でも数人で意見を出していると，一人で診るより物事がみえてきます．当事者以外の者が，かえって真実を客観的にみているのです．このような会は，一切の気兼ね／とりつくろい／気負いなど不要な親しい場にします．気兼ねない会話や，治療の場では言えない正直な気持ちを吐くと，ストレス発散のためだけでなく，その中に子どもや親の問題と対応している自分の問題も，他人からみえる場合があり，新たな視点や展開を示唆してくれます．

さらに，非公式の時間外に行われる「飲み食いの場」がもてれば，そこでもっと気安く本音を出し，ストレス発散と治療技術向上の一石二鳥が望めます．症例への適切な助言はストレス軽減に大きく役立ちます．

4. 専門家に相談すると適切な助言が得られ，治療の技術や目標が明確になるだけでなく，心の負担が軽くなります．これは自分の引き受けた問題の何割かを専門家に預けるので，引き受けた悩みをいわば専門家に転嫁し，ストレス発散を可能にしているのです．

■ 相談に応じる時に注意するいくつかの問題

❶ 子どもの生活を壊さないための実際的配慮

学童期以降では，頻回の通院や入院ゆえに学校を休ませ，結果的に不登校にさせたり，悪化させる場合が多くあります．通院や入院が身体病変には必要であり，当然の医療なのですが，土曜日や夕方の外来といった時間的配慮をします．心身医療はこのような何気ない面も考える医療であり，これが重要な役割を果たします．

また，試験や入試と治療との関係も考慮しなければならない問題です．治療の開始で表面的に悪化する場合もあるので，入試が近い時の初診では，治療を入試後まで延ばすようにします．入試に対する過剰な勉強が，心理的問題を起

こしているにしても，それまでの受験勉強期間や親子の思い入れを，そこで全否定するような治療は好ましくないからです．これが医師に求められる現実検討(40頁)です．

❷ 診療拒否の子ども(30頁)

一般医療でも子どもは診療を拒否する傾向がありますが，心因性疾患では特に強くなりがちです．診療拒否をし，病識のなさそう子が「何を考えているか」を推測すると共に，いかに診療の場へ来させるかの工夫が大切です．

強い拒否は以下のようなことが考えられます．

1. 心因性疾患に対する誤解や偏見が多いので「心因性＝精神病」と誤解して，精神病と思われたくない気持ちから受診を拒否する，あるいは「怠けている」と周囲の大人(親や教諭)に判断されることを恐れて拒否している，などが考えられます．

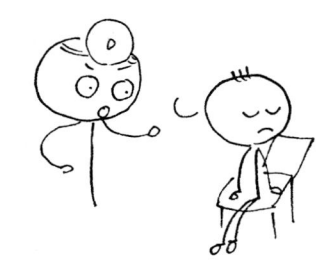

2. 自ら「心の病気かもしれない」と感じている子どもでは，会ったこともない大人に，心の問題を触れられたくない気持ちで拒否している場合もあります．

3. 「本当に治療の必要なのは自分ではなく，親である」と，何となく感じていて，「問題があるようにみえる子ども」が実は健全で，子どものことで「困っている親」に問題がある場合です．子どもは無意識に親への治療を望んで，自分は受診しないと解釈できます．このような時は「困った子ども」の問題を親と話しながら，実は親への治療を行うことになります．

4. 子どもが自分の状況を「困っていない／悩んでいない／判っていない」ことも多く，当然ですが受診意欲がありません．この場合は，来る気になるまで待つ姿勢をもち，不安の強い親との面接を続けます．

5. 既に親や教師から非難・叱責されているので，医師からも「怒られるのでは」と思い込んでいる場合や，心理治療という未知のものへの不安から拒否に至る場合もあります．思春期例では「行ってもうるさく言われるだけだ」という気持ちが拒否に繋がります．このような時は決して説教や叱責せず，「イヤなことをいろいろ尋ねる所ではない」と子どもに理解させるように親に伝えます．

6. 既に複数の医療機関や相談機関を訪れている例では，これまでの治療機関で検査ばかりされた／期待するほどの効果がみられなかったので「どこに行っても同じだ」と諦めて拒否しています．

7. 「治りたくない」子どもも存在します．典型的なものは摂食障害(88頁)や

家庭内暴力(109頁)にみられ,「やっと手に入れた表現手段(67頁)を,自分の環境状況が望むかたちに変わるまでは手放したくない」と思っています.彼らの無意識の願望に理解を示さず,表現手段だけに向かう姿勢が親にあるとすれば,その親が連れていこうとしている場所を拒否するのは当然です.

　8.時に,「薬で人格を変えられたくない」と考える子どもがいます.先述のインターネットをはじめ,誤った情報の氾濫する時代(41頁)の特徴に思えます.

　9.重症の神経症〔多くは強迫性障害(138頁)〕や精神科領域の子どもは,自宅に閉じこもることでやっと安泰を得ているので,受診できません.これは精神科医に相談するべき病態になります.

❸ 治療を拒否する子どもへの対応

　治療を拒否する子どもには,まず親のみの面接から始め,子どもの情報を得ます.それから推測できることを判り易く親に説明して,親の不安を取り除くようにします.多くの親は子どもの拒否に毅然たる態度で臨めない/拒否の意味を理解できていないので,親との面接を続け,これを判らせていきます.混乱し不安な親に適切な助言をし,安心感を与えると,子どもを診なくても治療は行え,親だけの相談でしばしば子どもが治る例もあります.「子どもの問題は親の問題」だからです.

　治療を拒否する子どもには,基本的に「気持ちを理解してもらい,親や担任には言えないことも言え,一緒に混乱を解決してくれる所を見つけてきたから行こう」と事実を伝えて,親も一緒に指導を受けると付け加えさせます.治療が親子双方に行われると子どもに知らせ,子どもの偏見をなくすと共に,親自身にも心理治療への理解を深めさせるようにします.受診している親が意外に治療の意味を理解していない場合があります.

①医療機関の有利性　子どもの身体症状を「身体を診てもらう」目的で受診させる手段は,合理的で成功率が高くなります.心身症は当然として神経症でも,子どもの場合ほとんどに身体症状(8頁)があるため,多くの子どもは身体の診療には抵抗がありません.むしろ症状に苦しんでいるので,受診への意思が働きやすいようです.受診した時には通常の診察と簡単な検査を行い(不安が高くて強い拒否があれば行わない),短時間に終わるようにしながら「結果を知らせるから」と再診を勧めます.再診すれば本人に「受診意欲がある」と判断して,環境や心理状態を少し尋ね,身体症状や検査結果を結びつけて,更にもう一度受診させる約束を取り付けます.例えば薬物を処方し,次回に効果を子どもから直接聞きたいので,受診してくれるように指示します.こうして3回ぐ

らい受診する状況をつくれば，表面的には「言われたからいやいや来ている」ようにみえても，十分治療を受ける気持ちは強いと判断できます．

これまで多くの医療機関で身体面からの検査を繰り返し行われてきたような例では，医療を前面に出すより，「相談」を強調した方がよい場合もあります．心理的なものの扱いの難しさや二面性(419頁)はここにもあります．

②**心理治療を拒否する場合**　心理治療を拒否する思春期の子どもに，私は次のような説明をして動機づけをします．

「今，あなたの心という箪笥の中の引き出しに，下着も服も何もかもが一杯に乱雑に詰め込まれています．だから引き出しが詰まって，閉めることも，必要なものも取り出すのもできない状態(混乱)です．これから引き出しのものを一旦，外に出し整理をしましょう．それは辛く疲れる仕事かもしれないので，治療者も少し援助しますが，出すのはあなたの役です．また，それを整理して再度引き出しに入れるのもあなたです．どのように入れるかは少し助けましょう．こうすれば，箪笥(頭)の中はしっかり整頓され，入ることも出すことにも悩まなくなります．心理治療は自分が行うことで，治療者は少し援助するだけです．」

ある意味で，この説明が理解できる年齢・状態で，心理治療は可能だともいえます(よく判っていない親にもこのような説明をします)．

■ 連携

学校(幼稚園)との連絡は大切で，担任や養護教諭から子どもの様子を聞き，対応方法を相談し環境調整を図りますが，実行にはそれなりの配慮が必要です．

❶ 連絡の第一歩

必ず親の了承をとってから行います．医師にも学校にも，それぞれが得た子どもや親の個人情報は守秘義務がありますから，治療や指導をよりよくするための目的であっても，こちらの思いだけで情報交換は成り立ちません．特に親と学校との間に強い不信感が存在したり，親が医療機関にかかっているのを学校に知られたくなかったりする場合に注意します．一方，学校と親子間の不信に医療の場が関与することで，それを解消でき，治療や指導が巧く機能する場合もあり，状況を種々判断して適切に行います．

私は学校側から積極的な連絡があったような時には，双方の立場

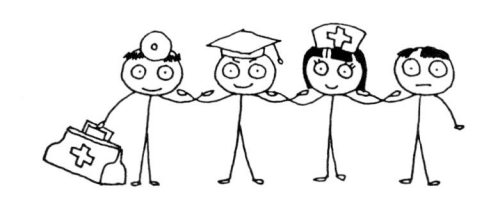

を理解し合い，親に内緒でも連携をとる時があります．これは守秘義務を守っていない点では法律違反になりますが，心身医療では杓子定規な対応(35, 39頁)では治療がうまく運ばないと考えています．

しかし，学校への連絡を医師が最初から直接電話で行うのは，あまり好ましくない方法です．多くの学校は内部の問題を外に知れることを嫌い，外部から意見を言われると防衛本能が働くようです．

❷ 具体的方法

こども心身医療研究所では，「子どもの学校での様子を尋ねたいので」と親に断り，研究所で親が記入する問診票(36頁の図1-3)の担任版を学校へ渡してもらう方法をとっています．これは親に学校と連携する有効性を理解させ，学校には「穏やかに」尋ねる方法になります．親が拒否すれば直ぐには行わず，信頼関係やこちらの意図を親が理解した後に行います．問診票が返ってきたら，学校にお礼の電話をするか，受領の手紙を送付します．この手順は有効で，多くの担任は「自分も困っているので専門家の意見を聴きたい」と問診票に書かれてくるので，連携の第一歩を踏み出せます．親が記入する問診票同様に，書き方から担任の子どもへの関心度や態度も読み取れます(35頁)．

❸ 注意すること

心理領域の他機関(多くは公の機関)，他職種(相談員や教員)との連携は，それぞれの職種の立場が異なることから，こちらの思い通りにいかない時も多くありますが，お互いが異なる立場で子どもに関わり，発達の援助をする認識をもつと，連携が円滑になります．「同じ」ではなく「異なっている」相互の役割を理解して，一人の子どもへの関わりを続けるのが，基本になります．

更に，医師は個々の例をあくまでも一定時間に個人的に診ていくのに対して，学校は常に集団の中での個人をみていくという違いも理解しておきます．

❹ 学校への理解

教育現場は制度の変更や外野からの非難や要求に振り回されており，多くの教師は変化する内容を消化するだけで相当力が必要になる上，家庭教育の後始末など(365頁)も要求されている状況です．教師の仕事の多忙さを認識した上で，心因性疾患の子どもへの特別な配慮を依頼する姿勢が医療側に求められます．集団対応の中で，個別に特別な配慮をするのがいかに大変か，まず学校側への理解が連携に当たって必要になります．

なお診断書の効力は当然として，学校にとって医療からの説明や報告は，影響が大きいことも把握して，慎重に連携を模索していきます．

❺ スクールカウンセラー（school counselor）制度

　私立学校の中には以前からスクールカウンセラーが配属されていた所もありましたが，公立学校にも平成7年(1995)度から文部省の研究事業として，平成14年(2002)度からは正式に制度化され，主として臨床心理士が中学校を中心に配属されつつあります．多くは1週間に1日，巡回相談に応じています．

　彼らは生徒・保護者・教師の相談を直接受けると同時に，生徒への対応に関する教師との相談・助言・指導を行っています．適切に機能している所では，専門家の立場から医療機関に身体面での対応や精神科的診療を希望し，紹介する場合もあり，医師側が気軽に相談を受ける姿勢をみせると，更にこの制度が機能していくと考えます．

★ 意見／異見　**スクールカウンセラー制度の問題**　★

　カウンセラー制度は，まさに対症療法的に慌しく学校に導入された点から，適切に機能していない問題があります．

　1．学校は「教師による専門職の集団」ですから，ここに異質の臨床心理士が一人で入ると，母性社会・集団社会の欠点が出ます(301頁)．

　2．相談を受けたい子どもの多くは登校できないので利用できず，登校できるくらいの子どもは相談室にあまり行きません．

　3．心理的なものは隠す傾向が大きいので，級友の目を気にして，あまり利用したくない場合もあれば，学校は地域に密着している関係で，親子共に自分たちの「恥」を知られたくない／言いたくない場合があります．

　4．教師でも担任や養護教諭の間，あるいは管理職と担任の間には，しばしば立場の違いから意志の疎通が悪くなります．臨床心理士と教員の間には更に大きな溝があり，これに1．で指摘した問題も加わります．

　5．子どもの発達障害・神経症・心身症が専門で，その上，学校現場を知り，教師の立場を理解できる臨床心理士が，残念ながらそれほどわが国には多くない現実が，慌しくつくられた制度の根幹にある問題でしょう．

　このような問題をもちながらも，臨床心理士と教師がお互いの専門性を認め，「子どもの問題」を第一に，努力し頑張っている所も多くあります．私は，週に1回ぐらい学校に顔をみせるカウンセラーが，生徒や親に直接会うよりも，むしろ生徒のことで困っている教師の悩みを聴き，生徒の心理を判りやすく解説し，間接的に心理治療を行うような制度が学校カウンセラーの役目ではないか，と思います．実際にもこのような形で成功している例があるようです．

1-1-3 外来でよく受ける質問への回答

　一般外来では，診ている子どもや病気以外の相談をしばしば受けます．子どもを診てもらっている親近感に加えて，核家族化した現在，医師が地域の相談役として信頼されているからでしょう．忙しい外来でも「面倒である」と思わず，これに応えていくことが，少しでも家庭や子育てに「医師が参加」し，よりよい状況をつくることになります．大きく言えば，「小さな善意で，小さなところから社会をよくしていく」のが医師の役割ではないでしょうか．以下はよくある質問とその手がかりになる私の見解です．

■ 日常的行動に関して
❶ 言葉の遅れ
　2歳を過ぎて言葉が出なくても，親の言うことを理解している・表情がよい・興味ある物／動く物に視線が向く・指差しができる場合には，発達の個人差と考えてよいでしょう．3歳以降も言葉が出なければ，何らかの障害があると考えます．また，2歳前でも親の言うことを理解もしていない，表情が乏しい，全体に幼い，多動あるいはおとなしすぎる，視線が合わない，がある場合は，発達障害(159頁)を疑い，その視点から観察や診察を行い，適切に専門機関に紹介します．

❷ 落ち着きがない(動き回る／ごそごそしすぎる)
　幼児期の子どもは落ち着きのないのが自然です．それが正常の範囲か異常かを判断するには，日常診療の中で，多くの子どもを診てきた目にあります．医師が正常と判断できるにも関わらず親が訴えている場合には，親の期待が大きすぎる／発達段階の理解に誤りがある／不安が強い／子どもをみる目の偏りのためで，親の指導が必要になります．

　落ち着きがないのは2種類に分かれます．
1) 多動：せわしなく動きまわり，危険なことに無頓着で，急に道路に飛び出すといった，移動を伴う落ち着きのなさで，よく迷子になります．親も疲れており，叱責を誘うことで親子関係も悪化し，二次障害が生じている場合もあります．

2) 過動：椅子に座っていても，常に手足や身体を動かしている状態で，小さい頃の多動が落ち着いて年長になった時に出現する場合もあります．成人でも軽いこの状態の人はいます．

多くは発達障害(特にAD/HD)が考えられますが，養育の拙さから子どもの情緒不安定が原因になっている場合もあります．日頃，親の言動に注意していると判ります．

❸ 親の言うことを極端に聞かない(わがまま)

この訴えは，親に反抗して言うことを聞かない場合と，まったく親の呼びかけや指示を聞けていない場合があります．前者には養育態度に問題が多く，後者は軽度から中度の難聴や，発達障害による場合があります．

親から子どもを取り上げ，祖父母主導で極端に甘やかした子育てがなされている家庭でもみられます．

❹ 泣き過ぎる／不安が強過ぎる

子どもが未知のものに不安をもつのは当然です．周囲に安心できる人(多くは親)がいて，通常の対人関係が形成されていれば不安は軽減されます．ですから，泣き過ぎる／不安が強いのは，子どもに安心できる環境が与えられていない場合と，子どもの気質(211頁)に過敏性のある場合です．

例えば，予防接種を極端に嫌がり逃げるような子どもは，不安が強すぎるのですが，その背景に親への信頼度が低い場合が考えられます．適切な養育環境で育った子どもで，特別過敏でなければ，2歳以降になると，注射の痛さには泣いても我慢できるようになります．

❺ 友だちと遊べない／親から離れにくい(人見知り)

一人遊びはできるが，友達とは遊べない．公園に連れて行っても，一人で遊ぶ・他の子どもを避ける・行きたがらないなど．これらは発達障害／親自身の社交性に問題があります．一人遊びに加えて，特定の形状の物を長時間触っている／本の端を何度もめくるなど，単調な繰り返しで感覚を楽しむ遊びが多いと，PDD(170頁)が考えられます．あるいは，言葉や会話のやりとりに問題はなく，衝動性・多動性から嫌

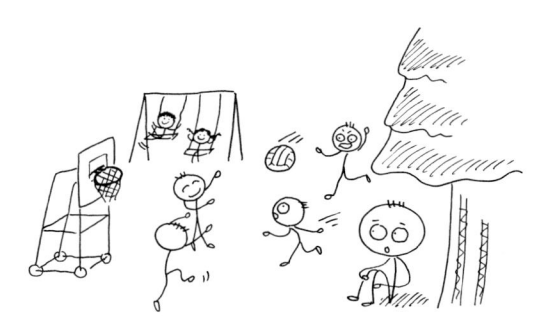

われ孤立するのは，AD/HD が疑われます．自分から遊びたくないのか，遊びたいのに遊んでもらえないのか，判断します．

親が少しでも離れると不安になる・幼稚園や保育所の行きしぶりは，甘やかし過ぎや神経症的な分離不安(223頁)が多いのですが，発達障害もあります．

❻ 集団行動がとれない

先の「遊べない」に似た現象で，幼稚園でお遊戯など，皆と一緒にできない／逃げるような行動で，甘やかされわがまま気ままに育った場合と，発達障害の場合が考えられます．子どもの他の言動を詳しく尋ねると，どちらによるものかは判ります．

❼ こだわりが強い

好きなことに熱中したり，何かを集めたりといったこだわりは，問題のない場合の方が多いのですが，同じ服や履物に執拗にこだわる，道順にこだわり別の道を通るのを極端に嫌がるといった場合は，PDD が疑われます．時には強迫性障害(138頁)の可能性もあります．

❽ 「キレ」る

衝動性が高い場合が「キレ」る状態ですから，我慢のできない子(甘やかされた)，AD/HD が考えられますが，親が感情的な叱り方をしている場合にもみられます．

❾ いじめを受けている

種々のことを考える必要がありますから，別に述べたような点(177頁)を親子に考えさせます．しかし，絶対に加害者が悪いので，被害者の感受性や態度に問題があるにしても，現在の苦しみをなくさせるような対応を周囲が考えるようにします．

加害者が複数で，しかも適切な家庭教育も受けておらず，現在も放任されている場合や，加害者の親が絶対に認めない場合，教師が毅然とした態度のとれない場合は，とりあえずは被害者を守る姿勢を親がとります．小学校高学年から中学生になると，暴力団と言ってもよいような集団もあり，適切な判断が通用しない場合もあり，具体的対応は難しくなります．

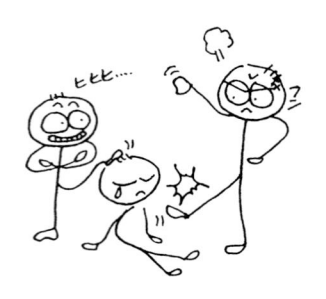

■ 勉強

❶ 勉強ができない

　文字通り，知能が低い場合が考えられますが，単なる精神遅滞（166頁）だけでなく，発達障害によるものもありますので，診察室での子どもの行動（7頁）を観察しながら，勉強以外の学校や家庭での日常生活や，友人関係の状態を尋ねます．多動，注意散漫，対人関係の悪さ，友達と遊べない（軽い場合は，友達に誘われたら遊べる／自宅に来てくれると遊べるが，自分から誘えない／友達の家に行けない）の有無も大切な判断材料です．

　あるいは，家庭環境が悪く，夫婦喧嘩が絶えない／母親が不機嫌で怒ってばかりで，勉強できる雰囲気ではない場合もあります．子どもの小さな頭に，両親の不和から来る不安・悲しみ・憤りが一杯詰まって，勉強に使える領域が残っていないと考えます．

　年齢に比して親の要求水準が高すぎる場合や，勉強する環境を強制的に与えすぎ，子どもが意欲を失くしている（204頁）場合もあります．

　適切に診るには知能検査を行います．知能検査は子どもの全能力を示しません（234頁）が，少なくとも学校での勉強や入学試験で試される能力とはかなり相関します．学校の勉強についていけるのか，親の期待する勉強が「どの程度できるのか」は判ります．

❷ 集中しない

　子どもは基本的に興味が次々出てきて，一つのことに集中しませんが，年齢が上がるにつれ，特に好きなことが見つかると，集中し始めます．ですから「年齢に比してどうなのか」が大切で，親が子どもの精神発達を理解せず，子ども特有の興味が次々移っていくのを心配している場合は，親指導が必要です．文字通り注意散漫な場合は，発達障害を考えます．

❸ 宿題を忘れる／しない

　幼児期に躾がなされていない場合（386頁）は，学校に行き始めてから「するべきこと」を急に言われても，子どもは「我慢していやなこと」ができませんから，テレビやゲームが気になり，宿題をしなくて当然です．

　その一方，強迫性格（138頁）から

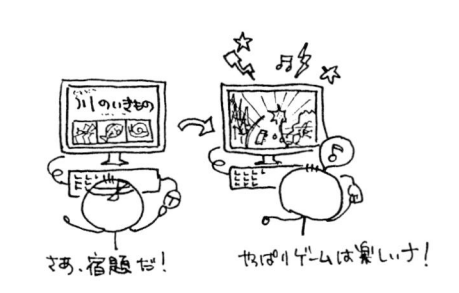

「きっちりしなければならない」と思い過ぎて，できない場合も時にあります．これらの場合には他の言動と併せて判断します．

❹ 受験勉強(367頁)

　義務教育後の受験勉強(高等学校受験)は，何も辛いことのない現代の子どもにとって，真剣に辛いことに集中して取り組むという意味では好ましいのですが，低年齢からさせるのは，好ましくありません．「できる子どもは早期から勉強に追い立てなくても，適切な時期(中・高校生)になって始めても十分できる」「できないからと小さい時から強制して，健全な成長を阻害してはいけない(204頁)」と私は考えています．

　地域によっては，学級崩壊(361頁)が公立小学校で相当みられ，中学校で多い「校内暴力(362頁)」も小学校高学年に移ってきています．このような地域ではわが子を勉学に相応しい学校に行かせたいと親が思えば，「小学校も私学(国立)」になります．

　それでも小学校は，種々の環境の子ども(文字通り学級を乱す子どもも含め)の行く地域の公立に行かせるのがよい(343頁)と私は考えています．私学では経済的・思考的にほぼ同じ家庭の子どもが通うので，集団が均質化します．学級の荒れがなくなる一方で，種々の異なった価値観や経済的差の存在に気づかず，交友関係の多様性も失くしていきます．子どもが成人して社会に出て行くには対人関係(205頁)が最も大切ですから，それを様々なかたちで学ぶ機会が減るか，失う欠点が大きいのです．

　中学受験でも小学校の低学年から受験塾に通わせるようなことはさせないことが大切で，受験勉強は高学年になって始めます．それまでは「昔の子ども」のように，学校から帰るとランドセル(ransel オランダ語の訛ったもの)を放り出して，友達と日が暮れるまで遊ぶような生活が理想です．

　子どもには，その年齢にしかできない体験があり，それを通して対人関係を学んでいく重要性は，何物にも替え難いのです．長い人生で常に重要な役割を果たす対人関係を学ばせず，受験塾に通わせ，極端に言えば「他人を蹴落とす」対人関係と，目先の利益を追い求めるのでは，あまりにも子

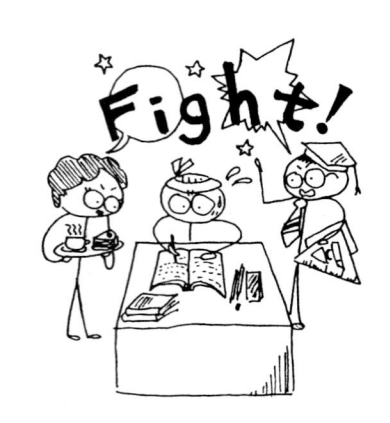

ども時代が空しくなり，そのツケは後に利子まで付いて返ってきます．

それでなくても，仮想現実(268頁)が子どもに対人関係を体験させない状況を提供していますから，これ以上，悪化させないことです．心理治療で「遊戯療法(play therapy)(251頁)」が，重要な技法として子どもでは行われているのでも判るように，子どもにとって遊びは重要な精神発達を促すものです．

❺ 遠隔地の幼稚園に行かせるのは

評判のよい遠方の幼稚園へ子どもを行かせる場合，最も留意しなければならないのは，地域の友達との接触が確実に損われることです．送り迎えを親が自動車で行い，同じ幼稚園の友達と遊ぶにも，親の送り迎えが必要になります．すべてが幼児の遊ぶ環境としては異常で，近所で遊ぶ機会を少なくし，群れをなして遊ぶ機会を損う状況をわざわざつくるようなものです．幼稚園は近い所に行かせて，幼稚園以外の交流も幼稚園の延長上にあるように心がけます．近所に幼稚園がなければ仕方がありませんが….

さらに，遠方の幼稚園から地域の小学校に行くと，幼稚園の友達がいないので，対人関係の拙い子どもでは，最初でつまずく場合があります．

❻ 小学校での「お受験」は

先に受験勉強に関して述べたことに付け加えることを列挙します．

多くの私立の小学校では，系列の中学校や高等学校をもちながら，「より受験に有利な」別の中学校受験を勧め，親も公立の小学校よりも中学受験に有利であるといった理由だけで，小学校に入れます．つまり「手段」として私立小学校を選んでいます．この誤った親の学歴志向(364頁)に学校が乗っているのも，実に教育的でないといえます．子どもが最初に出会う教育の場がこのような歪んだ思考でなされるのは悲しいと思います．教育はたとえ建前であったとしても「理想」を全面に出すべきで，本音や裏の思考が堂々と出されて(374頁)は，教育の本質は完全に崩れます．

教育大学の付属校(小学校～高等学校)では，学校の方針が教育の実験を行う場であるにも関わらず，親は受験に有利と思って，子どもを行かせているズレがあります．また，小学校から中学校へ，中学校から高等学校への進級時，一定の人数の子どもは上がれません．この二つの問題が「子どもの心を大きく歪めているのではないか」と思われる例も最近は増加しています．

教育には軸や方針の一貫性がないと矛盾が出てきて，それが子どもに混乱を起こさせる場合もあります．

❼ 高等学校卒業程度認定試験（以前の大検）を受ける／単位制・通信制に行く（371頁）

　平成16年（2004）度まで大検（大学入学資格検定試験）と言われていた制度は平成17年（2005）度から高等学校卒業程度認定試験に替わっています．

　中学校で不登校状態であると，直ぐに高等学校は「単位制や通信制に行きたい」と子どもが言い，教師までもが勧める場合があります．あるいは高等学校でつまずくと，直ぐに辞めて，高等学校卒業程度認定試験を受けると言う子どもも多くなっています．最近は不登校の子どもが増加したので，この種の学校が都心部では雨後のタケノコのように開校し，ほとんどが宣伝文句に「自分らしく」「自由に」と彼らの気持ちをそそります．更にひどい所は，不登校児を誉めて（101頁）自分の塾に来るのが「普通に正規の学校に行くより素晴らしい」と宣伝しています．

　学校に行けなくなった子どもに救いの手を差し伸べるのは大切ですが，あくまでもそれは次善の策であり，それを最善と宣伝するのは，結果的に子どもの将来（28頁）を考えていない非教育的行為と考えます．簡単にその種の学校を勧めず，最終的にそこにしか行けない場合，一つの手段として「今は，それでも仕方がない」と勧めます．子どもには，できる限り毎日，朝から夕方まで通い，種々の行事のある普通の学校が望ましいと自覚させます．社会に出ても，自分にあらゆる点で都合のよい職場はないのですから，常に子どもが成人した時まで考える治療や指導が必要です．フリーターやニート（112頁）はすべて，この「自由に」「好きなように」が身に付いてしまった結果と考えます．

■ 学校

❶ 担任に問題

　昨今，問題のある担任が多くなった印象をもちますが，多くは子どもや親の一方的な見方による場合がほとんどです．彼らの訴えに直ぐ相槌を打たない（24頁）のが大切です．私は「他の級友や親は，どのようにその担任のことを言っていますか」「以前にその担任がもっていた学級での評判は」と尋ねます．この答も主観的なものですが，この回答から，少しはその担任の言動が客観的に判り，それから判断をします．しかし，ほとんどの場合，担任を替えることはできませんから，欠点を親子と語り合うよりも，視点・認知を変えて（244頁），担任の長所をみるように指導していくのが実際的です．

❷ 思った学校と違う

　希望して入学した学校にもかかわらず，「期待したような所ではない」という

訴えは，多くあります．期待が大きすぎる場合や，勘違いしている場合がほとんどですが，根底にあるのは最近の子どもの「我慢のなさ(265頁)」です．「どこが気に入らないのか」「何に失望したのか」を丁寧に尋ねていくと，実はその子どものもつ問題が浮き彫りにされていきます．

可能なら，そこで出た問題を一緒に考えていく姿勢で対応します．

❸ 転校したい

不登校児の多くが転校したいと訴えます．確かに強いいじめ(179頁)にあっていると，新しい学校に希望をもちますが，途中から入るのは，その学校でできあがっている級友関係に加わる難しさがあります．もともと対人関係の拙い子どもですから，新しい場での対人関係に苦労することは目に見えています．現在の辛さから逃げたいだけの「転校ではないか」という視点から考えさせ，同じような状況が新しい学校でも起こる可能性が高いと，脅かすのでなく考えさせます．

特に，受験して入った私立(国立)中学から地元の公立校に戻るのは種々の点で難しく，勧めないようにします．我慢のできない親子が増加した現代，安易に言い分を聞き，それに応じるのは，子どもの将来によくない場合がほとんどで，先に述べたフリーターやニートをつくっていきます．

ただし，転校が常に悪いのでなく，種々の状況から転校が唯一の解決という場合もありますが，これは少ないと考えます．

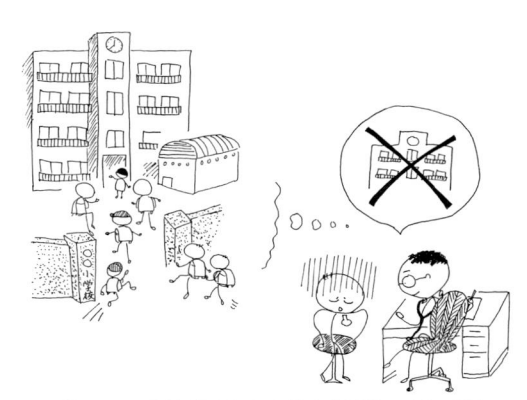

目の前の子の言葉だけから全体を判断してはいけない

1-2 心因性疾患を考える

> 要点：心因性疾患相互に共通するものと違いを理解する
> EBM と NBM
> 心身症を多角的に考える
> ICD-10 と DSM-Ⅳ

心身医学

■ 心身医学とは

　私たちは「医学」を「科学」と考えています．しかし，科学は物事・現象を主体(観察者)と客体(対象)に分け，対象を客観視し，常に同じことが起こる法則を見つける学問ですから，対象が人間になる医学では，少し違っていると感じます．このような場合，「非科学的」と言いますが，あえて普通の科学を超えているという意味で「超科学」と書く方が，意図することを判っていただけると思います．このように考えると，最近よく言われている EBM(evidence-based medicine)にしても，もう少し幅広く考えていく必要があります．ある人に効果があれば，いかに EBM から外れていても，その人にとっては最高の医療になるという事実を考える時，はたして物理や化学と同じ「科学」という言葉や発想だけで医学に向き合ってよいのか，という疑問が自然に出てきます．

　最近の医学における EBM 至上主義には，私のように心身医学を重視する立場からは，やや気になる面があります．この考え方に対し，一般の医師は「心身医学は'胡散臭い'」と感じられるのでしょうが，それは先に指摘したように「超」を「非」と考え「非科学的」と解釈するからです．科学を超えた医学，わけてもそれを実感させる心身医学について，少し考えてみます．

　心身医学は英語で bio-psycho-socio-ecoethical medicine と呼ばれるように「身体

と心」だけでなく「社会／生態(自然環境)」も重視する《ecoethical=ecological(生態的)＋ethical(倫理的)の合成語》医学です．子どもを取り巻く環境は直接的な家庭だけでなく，地域や国や地球環境(大気汚染から戦争やテロに巻き込まれる状況)まで広がりがあり，子どもを診る医師は，それらすべてを考慮する必要がある，と言うのが心身医学です．

心身医学はあらゆる面から総合的に考える医学で，それは何もかも「EBMでなければ医学に非ず」という発想とは異なります．私はEBMを否定しているのではなく，それがたとえ重要だとしても杓子定規に囚われるのは，個々の患者に対してよい医療にはならないと言いたいのです．

心身医学の実践は親子の「心の動き」から環境にも注意を向ける医療で，一人ひとりを大切に考え，本来の医療が求めているものを実践する総合医学です．

★ 意見／異見　この世で「科学的思考」は成り立つのか ★

生物は「生」まれ，「生」きていく「物(者)」でありながら，その営みが植物も含め，他の生きものの「生」を奪って成り立ち，自分も実は生まれた直後からひたすら「死」に向かって一目散に走る矛盾をもっています．私たちは矛盾の中に存在しているのです．

命(生命現象)が最初に地球に出現した(199頁)約38億年前，原始生物(バクテリアなど単一細胞)は，環境さえよければ細胞分裂を無限に繰り返すので，基本に「死」はありませんでした．これが環境変化に影響されても死なないように，より強くなるために，二つの個体の接合で遺伝子情報を伝える，すなわち有性生殖に進化した時(十数億年前に真核生物出現)，「生物」に「死」が訪れました．自分と同一のものを増殖させていくのでなく，異なる遺伝子を混ぜ合わせ，環境変化や有害な細菌などに抵抗しやすく，遺伝子を伝えやすくし，古い遺伝子を個体ごと消失させる現象，すなわち死が出現したと考えられます．環境によりよく適応していく進化が，死を伴っている事実．新たな遺伝子をもつ生命をつくると，古い個体が消滅(死)していく合理性とも考えられる一方で，やはり「よりよく生きていく手段が死を招く」矛盾です．

近代は科学の時代と言われ続け，科学的，すなわち合理的・論理的なことに価値が置かれてきましたが，この世の根底には矛盾があると考える必要があります．

この矛盾した命を扱う医学を科学的・合理的なものとだけ考えるのは，根本的に誤りがあるのでは，と考えます．同時に，世の中の目に見える現象だけで単純に結論づけられなくなります．少なくとも，何ごとにおいてもこの世は矛盾〔二面性(419頁)〕に満ち溢れている事実を認識して，最も基本に立ち返る時，やっと何かが少しみえてくるのではないでしょうか．

■ 心身医学は医学的発想だけではいけない

　心身医学は「身体・心理・社会・生態的医学」と理解しながらも，医師は医学的発想を中心にします．しかし，医学は「健康を司る」よりも，現状は「病気を治す・なくする」思考が強くなり，自然に「病気」を中心に考える危険性をもちます．この危険性を，私は『WHO勧告にみる望ましい周産期ケアとその根拠』(Marsden Wagner 著，メディカ出版)から知りました．

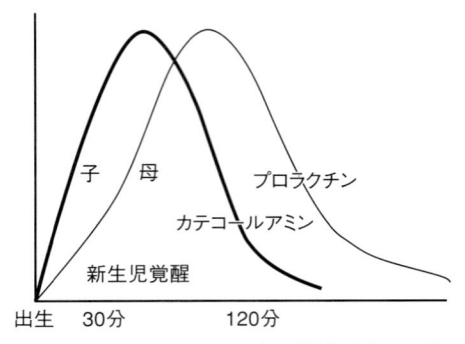

図1-6　出生直後の母子の生理(橋本武夫：母乳育児～女から母へ～．日本小児科医会会報 30：63-69, 2005)

　少し話題が外れるようにみえますが，出産という動物にとって「自然なもの」が，現在では先進国ほど医療の場に任され，社会的視点が忘れられているという同書の指摘は傾聴に値します．医療は「病変を治す」体系であるため，出産が医療に組み入れられると，ほとんどの出産の「自然／正常」の部分よりも「異常が起こる可能性」を防ぐことが重視され，高度で過剰な医療的処置が「予防的」になされ，それがいつの間にか普通になり，何の疑問もなく先進国の周産期・新生児医療に行き着くという事例を豊富に紹介しています．

　出産直後に，新生児はカテコールアミン(catecholamine)が急激に上昇し覚醒します(図1-6)．同時に母親もプロラクチン(prolactin)(母性愛情ホルモン)が上昇し，これが新生児と母親の絆を強くし，母乳の出現に大きく関与します．「助産師による家庭での伝統的出産」は，赤ちゃんを直ぐに母親に抱かせるので，乳首から匂うフェロモン(pheromone)に赤ちゃんは誘われ，自然に乳首を吸い，この刺激とプロラクチンの働きで，初乳が出るようになります．母親に母乳排出を促し，母子の絆を確固たるものにする行動が，高度な周産期・新生児医療を実践する病院では，新生児の感染予防という「医学的発想」で，自然に逆らった処置優先で，無視されてきたのです．最近はわが国でも母子同室が広がり始めていますが，未だに新生児は新生児室に入れられて，授乳時間だけ母親のもとに連れて来られるといった医学的発想による形式が多く，結果的に母乳の出なくなる親をつくり，大切な母子の絆を壊すように医学が促している現状があ

ります．

　'新生児医療'が'進歩・高度'になるのに比例して，直後の母子の結びつきを阻害してきた事実こそ，医学が孕む危険性であり，社会的（環境や伝統）発想の欠如を示しています．新生児医療が手厚くできない途上国では，社会的ケアを進め，医療以上に出産が適切に行われる例を同書では紹介しており，家庭環境が医学による出産介助よりも，優れている可能性を示唆しています．

　未熟児医療でいわれている「カンガルーケア(kangaroo care)」は，高度な'新生児医療'のできない貧しい国（コロンビア）で仕方なく行われた行為から提唱され始めた点に気づく必要があります．

　助産師による伝統的出産は「お産を自然なもの」と捉え，母子の心身によいことを自然に行ってきたのです．ハイイロガン(Greylag Goose)で有名な刷り込み（最初に目にしたものを母親と思い込む）は，恐らく人間にもある程度あるはずですから，最初に暖かい乳房と授乳を通して人間性の基本が「豊かに」形成（206，215頁）され，それが母乳を出させるようにしている自然の摂理を大切にしなければなりません．私たちはそれを損なう世界をつくり，それを進歩と捉えている身体医学の一面にある愚かさを感じます．発達障害の異常な増加（160頁）の一因になっていると考えます．

　多くの障害が出産前後で発生する事実から，出産が自然・生理的なものであるという伝統的・社会的思考を排除し，医療が介入すべきという医学的発想が欧米型先進国（275頁）にある現実．ある状態での健康な部分に目を向けるか，病的な部分に目を向けるかで，捉え方や考え方は違ってきますが，医学はそのような疑問をもたずに独善的に介入する傾向があります．このような身体医学思考に注意し，心身医学的に心理・社会・生態的発想を重視するようにしなければなりません．

　残念ながら，多重人格やPTSDでの過剰な対応（148頁）は，心身医学や心理分野でも身体医学と同じで，「異常状態」の面のみに焦点を当てて，過剰に介入しがちになっていると気づかなければなりません．最近の子どもにうつ病が多い（151頁）という指摘にも，私は同じ過ちがあると考えます．医学，心理学を問わず，治療者の発想には，「少しの偏りや歪み」を専門的に異常と捉え，無駄なことをする傾向があり，善意で悪化を来している面があるようです．

■ EBMのEはEvidenceか，Experienceなのか

　EBMは「診ている患者の臨床上の疑問点に関して医師が関連文献などを検索

し，それらを批判的に吟味した上で，患者への適用の妥当性を評価し，さらに患者の価値観や意向を考慮した上で臨床判断を下し，専門技能を活用して医療を行うこと」と定義されています（厚生労働省医療技術評価推進検討会報告書．平成11年3月）．米国で言われ始め，わが国でも最近特に強調されていますが，上記の定義でも明らかなように「患者の価値観や意向を考慮した上で」とあり，評価の高い文献を科学的・操作的にある患者に適応するだけではEBMになりません．少数例からの結果は，大規模な試験結果に比べて医学的評価が低くても，特定の患者にはそれが最適になり，これもEBMとなります．あるいは苦痛を取り除くことで死期を早める「医学的評価は低い」治療法でも，賛否はあるかと思いますが，心身医療ではそれがEBMとなる場合もあります．このように心身医療はEBMがむしろexperience-based medicine（経験に基づく医学）となる面も重視しなければならないのです．

　臨床でも科学的分析が重要視されるべきですが，人間を診るのが基本ですから，丁寧に「聴く・話す」ことを重視します．医学は基本的に身体と命を扱うのですが，対象が人間である限り，付随した「心／魂」を抜きにしては医療ではなくなり，言葉が重要になるのは当然です（NBM）．自然科学の「分析」で何ごとも解明すると考える「自然科学の医学」を，EBMという言葉で単純化しないで，臨床家は医療の場で「病気(喋らない)」より「病人(喋る)」をもう一度考え直す必要があります．

　最近は補助食品（supplement）にまで「EBM」が言われ始めています．

■ 心身医学はNBM（narrative-based medicine）である

　患者は常に自分の物語（narrative）をもって医師の前に現れるので，そこに根ざした医療が必要であるという意味がNBMです．EBMに比べるとあまり知られていませんが，心を扱う心身医学では必須の考えです．もちろん，医師自身も自分の物語をもっていますから，診療も双方で新たな物語をつくり上げていく行為と考えます．ここに重視されるのは対人関係（2頁）で，まず共感や受容になり，必要な時には命令・指示が出ますが，それは患者の意思を無視した一方的な命令・指導ではありません．

　NBMはEBMに対立するものではありませんが，私はEBMは「知識」でNBMは「知恵」と考えています．人間は知識よりも知恵が求められますが，知恵は知識が集積されていないと出ません．同じように，医療でも真に求められるのはNBMですが，それにはEBMが必要なのは言うまでもありません．

心因性疾患の考え方

> 要点：身体疾患のように個々を明快な分類はできない
> 　　　一つの疾患を理解すると，他の疾患にも応用できる

■ 症状・行動をストレスによる子どもの表現として診る

　本来，ストレス(stress)という言葉は物理的現象に使われ，外界からの力で物質に歪みが生ずる状態を指しています．ゴムの球に指で力を加えると球は歪み，歪みが他の部分を膨張させる場合に，加えた力をストレッサー(stressor)と呼び，歪んだ球の状態をストレス状態と言います(図1-7)．

　現在ではむしろ目に見えない精神的な現象にストレスという言葉を使い，外界の有害な精神的刺激をストレス，歪んだ精神状態もストレスと呼びます．ここで本来の物理的現象と同じく，心因性疾患はストレスが加わると，心という球が歪み，その結果，3ヶ所に膨隆が起こり，身体症状(腹痛／疲れなど)，行動(学校に行かないなど)，心理的なもの(不安など)が現れると考えます．これが子どもの表現(周囲への信号)です(図1-8)．

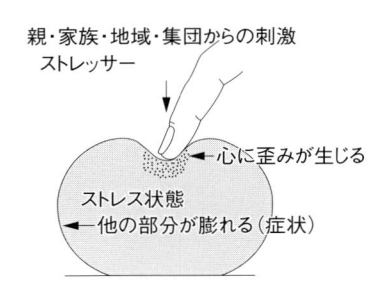

図1-7　外部からストレッサーが働くとストレス状態＜歪み＞になる

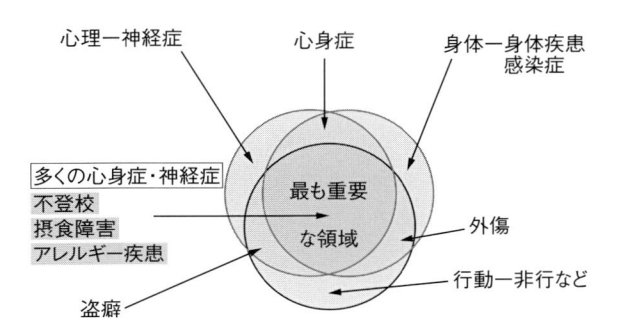

図1-8　子どもの表現をどのようにみるか(図1-7, 図1-8とも冨田和巳：小児心身医学の臨床．p.67, 診断と治療社，2003)

68　第 1 章　子どもの心身医療

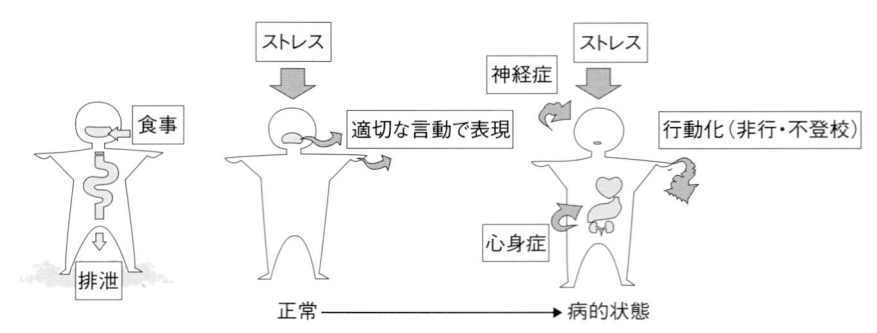

図 1-9　ストレスを受けた時の表現方法

　(反社会的)行動(175頁)は，心身症の子どもの対極にあるようにみえますが，この三つの異なる表現は相互に関連し，素因・年齢・時期で多少の差が出ます．その代表的なものは摂食障害(88頁)で，異常な食行動による行動化と，その結果としての身体変化による身体化，病識のなさや特異な精神状態など，すべての表現形式を確実にとります．不登校(97頁)も学校に行かないという行動化に加え，腹痛や頭痛といった身体症状と，不安や不眠などの精神症状も伴う場合が多いので，やはり3点から診るべきでしょう．アレルギー疾患でも身体症状は当然ですが，痒みや喘息発作で行動が制限され，精神的に種々の症状も出ます．現代では一般的に「行動化」が多くなっていくのは，3章で詳しく述べる社会状況によっています．

　私たちは食物を，口から摂取し栄養分を吸収し，残渣を糞尿として排泄する(図1-9)のと同じように，あらゆる精神的刺激(勉強する，読書，テレビを見る，躾けられる)を食べて，これを体内(主に脳)で吸収し，栄養分を精神的成長に使った後，残渣を排出すると考えます．勉強という知的刺激は栄養分が発達成長を促す一方で，「嫌だ」という刺激(ストレス)も同時に入りますので，これを残渣と考えれば，適当に排出させないと不快なものが溜まります．遊びや「好きなこと」をして排出(発散)していかなければ，時には栄養分も吸収できないまでになり，身体(脳)が爆発し，心因性疾患や問題行動が出ると考えます．その時の表現(図1-8の球の膨隆)が先の身体症状，行動，精神的状態の三つです．

■ 心因性疾患の分類

　心因性疾患の分類は各々の特徴が重複する面も多く，難しい問題ですが，一般には心身症と神経症，精神病の三つに分かれ，これに発達障害が加わります．

また，この分野で世界的に利用されているDSM-ⅣとICD-10(73頁)では心身症や神経症という名称がないように，分類方法にも問題があります．

これらの病態は，重症度によって違い，境界がはっきりしない，重複や移行がみられるなど，身体疾患の臓器別分類のように明確にはできません．一方で，多くの心因性疾患がその病変部位や症状に違いがあっても，基本的に同じような仕組みで出現しており，治療の基本も同じ場合が多くあります．

本書では最初に一般外来でよく遭遇する疾患や，重要な疾患を総論として紹介しておき，項を改めて各疾患の紹介を病態・診断・治療といった形式的紹介でなく，その疾患を診る上での要点を中心に述べます．

❶ 心身症

1. 受けたストレスを身体臓器で表現するのが心身症で，表現が身体臓器を通じてなされるため，身体だけが病んでいると誤解される傾向があります(図1-9)．

2. 子どもの心身症で重要なものは気管支喘息とアトピー(atopy)性皮膚炎で，一般にはアレルギー(allergy)疾患に分類されます．これに続くのは周期性嘔吐症，過敏性腸症候群です．同じ消化器系に分類される摂食障害は，数はそれほど多くありませんが，初期対応が難しく専門的に診なければならない点と，心身症を理解する上で重要です．起立性調節障害は日常的によくみる疾患で，疾患というより成長期の問題と診た方がよい面もあります．その他に，チックも多くみられます．

❷ 神経症

1. 受けたストレスをそのまま増幅・歪めて精神的に表現するのが神経症と考えます(図1-9)．誰の目から見ても精神的問題を起こさせるような状況で，「問題がある」と判るような態度を極端に示す場合です．

2. 不安，強迫，抑うつ，不眠などが子どもによくみられる症状です．

3. 患者は「何が原因で症状が出ているのか」の病識が少しあります．

4. 精神症状と共に，特に子どもではさまざまな身体症状(腹痛など)を呈する場合も多いので，かつては心身症と言われたこと(74頁)もあり，臨床では心身症との区別のつきにくい場合もあります．

5. DSM-Ⅳでは「障害」という言い方になっていますが，子どもでも「不安」「強迫」の両障害は，多くの心因性疾患の根底にある感情で重要です．その他に，従来「ヒステリー」と呼ばれていた状態も，子どもでは多くあります．

❸ 精神病

1. 神経症と同じく，ストレスを増幅・歪めて表現する場合と，内因性に周囲

の環境に過剰に反応して，症状を出す場合があり，誰もが「問題がある」と判ります．

2. 専門医が診るものと考えられていますが，子どもでは典型的発症が少なく，初診は一般外来になりますから，概念を知っておくと共に，雰囲気をつかむ感性が求められます．

❹ 発達障害

1. 以前は児童精神科が診る特殊な病態と理解されていましたが，最近，関心がもたれ始めています．最初の窓口は一般外来ですから，早期発見・早期治療(療育)がここで行われれば，好ましいことです．

2. 診察室で子どもの行動を少し注意して見(この場合は「診」でない)ているだけで「疑わしい」と判る場合があり，一通りの知識や診る目は養っておく必要があります．

3. 精神遅滞，自閉症，高機能自閉症，アスペルガー障害，注意欠陥／多動性障害(AD/HD)，学習障害(LD)が主なものです．従来は自閉症と精神遅滞の二つに分けられていたのが，最近は細分化され，かえって判りにくくさせている面もあります．

❺ 問題行動

1. 受けたストレスを行動で表現する状態で，外から最も判りやすい状態です(図1-9)．

2. 軽いものは，腹を立てて机を叩く，扉を荒々しく閉めるなどの普通にみられる行為で，社会的規範を逸脱した場合を行動異常・反社会的行動(非行)・非社会的行動と呼び，矯正のための指導が必要になり，医療の場ではあまり扱えません．

3. 根底には心身症や神経症と同じように悩みをもっています．「困った」表面的行動への対応(禁止・処罰・矯正)が優先されますが，根底にある悩みにも，可能な限り目を向けるようにします．

❻ 不登校

1. 不登校は百貨店のようなもので，心身症，神経症，精神病の初期，発達障害など，すべての心因性疾患や行動の問題が含まれ，表面に出た表現が「学校に行かない」行動になっていると考えます．

2. 初発症状は多くが不定愁訴(8頁)で，初診が一般外来になるので，絶対に医師が理解しておかなければなりません．

■心身症，神経症，精神病の違いを明確にする

　心因性疾患のそれぞれの違いを明確にするために，身体疾患と対比して，病態差を強調して表に示しました（表1-6）．

　1．身体疾患の多くは，身体に器質的変化（時に機能的変化）が存在し，心に変化はないと考えます．実際には身体疾患でも何らかの心の変化は出現しますが，一般に「身体疾患では基礎になる病変は身体のみ」と考えられるので，判りやすいように，それに従って表に示しています．

　2．精神病は「心」に器質的変化（ここでいう「器質的」は不可逆的な面が強く，機能的ではないという意味．ある意味で脳に器質的変化があると考えてもよい）が存在し，身体には変化がないと考えます．

　3．神経症では精神的変化が精神病に比べると軽度で，可逆性（ストレスがなくなれば元に戻る）があり，機能的変化（病変が強くなく，状況の僅かな変化で元に戻る）と解釈します．神経症では自分の精神的苦痛の原因や状況を自覚しており，その精神的苦痛を不安／強迫といった精神症状や「登校しない」という行動として表現していると考えます．子どもでは神経症でも精神的苦痛を頭痛，腹痛といった身体症状で訴える場合が多いのですが，この場合，不定愁訴的で部位は固定的でなく，身体変化は機能的です．

　4．心身症は基本的に身体疾患で，身体疾患の特徴をすべてもち，比較的固定された部位の身体症状が出現します．これは身体変化が主に器質的だからです．精神的変化は神経症と同じ可逆的ですが，表現と感受性に特徴があるので，項

表1-6　精神病，神経症，心身症，身体疾患の病態分類

病態			精神病	神経症	心身症	身体疾患
病変	身体	変化	（−）	機能的	機能的〜器質的	
		部位		不定	固定	
	精神	変化	器質的	機能的	（−）	（−）
		気づき	（−）	（＋）		
		表現	（＋）			
社会適応			（−）	（−）	（＋＋）*	（−）

*一見過剰適応しているようにみえる．
（冨田和巳：小児心身医学の臨床．p.68，診断と治療社，2003）

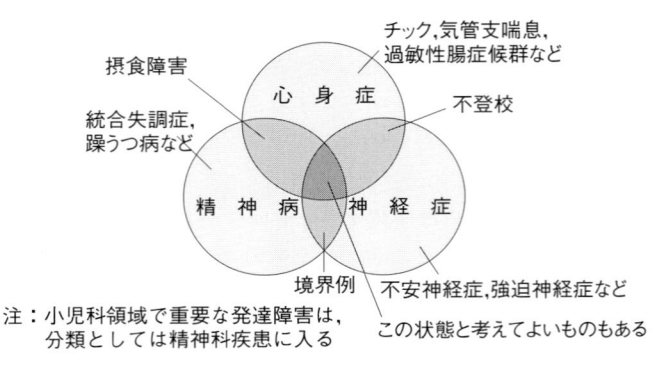

図 1-10 心身症，神経症，精神科的疾患の相互関係（主として思春期）
（冨田和巳：小児心身医学の臨床．p.69，診断と治療社，2003）

を改めて詳しく述べます．

■ 心身症，神経症，精神病の相互関係

　心因性疾患は先の違いを知った上で，相互の関連も大切に考えます．多くの心因性疾患が発症する思春期の病態の相互関係を単純化して示します（図1-10）．
　不登校（97頁）は神経症と心身症の境界に位置するような特徴をもち，摂食障害（88頁）は精神病と心身症の特徴を，境界性格（144頁）は神経症と精神病の境界に位置すると考えれば理解しやすくなります．中間的病態では対応の仕方も，それぞれの病態に配慮して行わなければなりません．例えば摂食障害では，心身症的対応だけでなく，精神病に求められる対応も必要になります．

■ 心因性疾患診断の難しさ

　心因性疾患では，1人の医師でも経験を積むにつれ，診断は微妙に変わり，二人の医師間で診断を共有するのは難しくなります．心因性疾患を診断するには，最初から歪みを生じさせる因子が少なくとも表1-7のように三つあるからです．

表1-7　心因性疾患診断に歪みを生じさせる因子

> 1）患者の内的体験が主訴になり，主観的になり歪みもある
> 2）補助する家族の主観が大きく入る（子どもでは特に大きい）
> 3）診断する医師の経験的・主観的見解が加わる
> 　（補）心理検査も身体の検査に比べれば主観的解釈が入る
> ＊いずれもNBM（66頁）になる

患者の内的体験は患者しか判らないという極めて主観的なもので，これを補助して訴える家族にも大きな主観が入り，更に聴く医師の経験的・主観的差が加わります（44頁）．客観的情報を与えてくれる検査にしても，身体の検査に比べれば，その解釈には主観が入ります．質問紙法（233頁）には被検者の主観が，投影法（234頁）には検者（解釈する側）の主観が，少し入ると考えてよいでしょう．これらの歪みをなくするのは至難の業です．

❶ 国際的分類：ICD-10

他の分野同様，医学も国際化の時代を迎え，疾患の国別比較に関心が払われるので，共通の基準つくりが国際連合の世界保健機構（WHO）を中心に行われ，国際疾病分類（ICD：International Classification of Disease）が登場しています．身体疾患では国際比較は比較的行いやすいのですが，心因性疾患になると困難がつきまとうのは当然で，精神風土（288頁）という，この種の疾患では避けがたい問題が出てきます．現在はその第10版が提供されており，ICD-10としてよく利用され，最近は医療援助を受けるための役所に出す書類にも使用することが義務付けられています．これはあらゆる疾患を分類し，5章で「精神および行動」が扱われています．

❷ 米国の DSM-Ⅳ

DSM-Ⅳは米国精神医学会（APA：The American Psychiatric Association）の作成した『精神障害に関する診断と統計のための手引き』（Diagnostic and Statistical Manual of Mental Disorders）第4版の略で，先の国際分類ICDを手本としてつくられています．従来の診断は病因論からなされていたのですが，記述的・症候

表1-8 DSM-Ⅳの特徴

操作的診断（operational diagnosis）と多軸診断が最大の特徴
1）解説の充実で，教科書的に使える——これを読むことでかなり疾患の概略が判る
2）病因による分類でなく，純粋に症状の種類（質）と数（量）での分類が軸になっている
3）症状による分類でありながら，精神力動的見地に立った症状や病名も入れている
4）多軸診断は次の5軸になる
    第1軸：臨床疾患・臨床的関与の対象となることのある他の状態
    第2軸：人格障害・精神遅滞
    第3軸：一般的身体疾患
    第4軸：心理社会的および環境的問題
    第5軸：機能の全体的評定（Global Assessment of Functioning：GAF尺度）
         子ども版は（Children's Global Assessment Scale：CGAS尺度）になる
  ある子どもの状態はこの5軸で診断するので，多くの「障害」として並列される．ここで「疾患名」でなく「障害」と呼ぶ理由がある．

学的な臨床症状によってつくられているのが特徴です．あるいはこのようにしないと共通のものができないとも言えます．特に第3版から操作的・記述的診断基準と多軸診断が提唱され，現在ではその4版が急速に世界を席捲し，日本でも使われていますから，一般医といえども無視するわけにはいきません．

この診断基準は米国文化の中でつくられた点と，基本は子どもでなく成人の疾患分類であると認識しておく必要があり，これまで使われてきた馴染みのある疾患名(神経症や心身症，ヒステリーなど)は消えています．本書では，従来わが国で慣用的に使われていた分類と，この診断基準を混合して使っています．これはDSM-Ⅳが多くの場で使われている一方で，臨床家の中には私も含め，これに全面的に依存した診断には，臨床的にしっくりしない思いをもつ者が少なからずいるからです．

一般臨床の場でこの診断基準にとらわれると，まさに操作的に症状と診断名にこだわる弊害が出てきます．それは症状として捉えるだけで，診断名は患者の状態を表現するのに留まるからです．診断が付いても，それが直ぐには治療に結びつかず，身体疾患の「診断⇒治療」という一般の医学的公式(23頁)がほとんど成り立ちません．しかし，この診断基準は詳しく症状を記載しているので，病態像を知る意味で参考にはなります．表1-8に特徴を示しておきます．

最後に，診断基準である以上，使用するときは完全に各項目を満足させることを優先させないと，中途半端になります．災害後のPTSD(148頁)をはじめ，厳密に診断基準に合わせず過剰診断に陥り，病名だけが一人歩きし，混乱を引き起こす危険性が，少なくともわが国にはみられるように思います．

心身症

■ 定義の難しさ

心身症という言葉は市民権を得ているわりに，なかなか本質は理解されていません．医師でも神経症と混同し「心の病である」と，ある意味では正しいが少し本質から外れた解釈をし，一般には精神病と混同されることさえあります．日本心身医学会が昭和45年(1970)に心身症の定義として「神経症の場合でも身体症状がある時には広義の心身症とする」という項目を付け加えたのも難しさの表れで，未だに学会や一部の論文では「器質的疾患が見つからないので心身症である」という誤った発言・記述があります．同学会は平成3年(1991)に新しい治療指針で，「心身症は身体疾患である」と強調し，「その発症や経過に『心

理・社会的因子』が大きく影響しているもの」と定義して,「神経症やうつ病による身体症状は除外する」と明確に定義しました.現在は「これも改定しなければならないのでは」という意見も一部にあるように,病態を明快に定義できない面が常にあります.

■ 最大の特徴は表現の拙さ

表1-6で示したように,心身症は身体に器質的変化(例えば気管支喘息の気管支病変)が存在し,時に機能的変化(過敏性腸症候群の大腸の病変)もありますが,身体病変の診断と,その病変を起こさせたストレスを考察し,心身両面への治療が求められます.典型的な心身症は,子ども自身がストレスを自覚していない場合が多く,何も感じていないようにみえます.このストレスを感じていない上,「精神/心理」という言葉を嫌う風潮があり,更に「心身症は心の病」と思っている誤解が加わるため,子どもも親も「心身症」を否定しようとします.そのため心身症と言われると「精神病と言われた」「情けない/弱い人間と思われた」と誤解される場合まであります.

典型的心身症は,意識レベルでは精神的苦痛に無自覚であると共に,適切な言動や情緒で表現できない面をもつので,「失感情症(alexithymia)」と呼ばれます.このような表現の拙さから周囲に「精神的には問題がない」という誤解を与え,環境に一見過剰適応しているようにみえます.その結果,うっ積した精神的苦痛の表現が身体臓器を通してなされるため(身体化),器官言語という別名があります(68頁の図1-9).この,情緒反応が乏しくみえ,身体症状ばかり訴える特徴を理解しておくことが,心身症を診ていく上で重要になります.

■ 失感情症(alexithymia)・器官言語の意味

アレキシシミア(alexithymia)はa=欠落/無,lexis=言葉,thymos=感情/気分,ia=病名で,感情と言葉が結びつかない状態を言います.「失感情症ないしは失感情言語症」と訳され,典型的特徴は次の4点ですが,必ずしもすべてが一人の患者に揃っている訳ではありません.

1) 自分の感情を認識し,感情と情動喚起に伴う身体感覚を区別することが困難—身体症状が心因性であると理解・認識していません(これが治療を難しくします).
2) 自分や他者の感情について語るのが困難—自分の感情を適切な言葉で言えないばかりか,相手の気持も判らない傾向があります.つまり,narrative

(66頁)に乏しい面があります．
3) 空想力や想像力が乏しい—事実関係を述べるが，情緒や感情が伴いにくいようです．
4) 認知や思考の様式が外面志向で，物事の捉え方が表面的で深みがないと思われます．

以上は成人の心身症の特徴ですが，子どもの多くの例にもあてはまります．

池見は心身症では感情の気づきが乏しいだけでなく，自分の身体の状態にも気づき難いとして，失体感症なる名称を提唱し，心身症の人は自分の身体の状態を無視して，生活が乱れ過労に陥りやすいと指摘しました．子どもの場合にも過剰とも思える部活動，あるいは受験勉強や塾通いから来る食生活の時間的乱れ，室内でのゲームやビデオ生活などをしている者の中には，この失体感症があるともいえます．

■ 心身症の特徴を説明する多くの考え

心身症をどのように捉えるかについて，種々の考え方を紹介します．これによって心身症の像がある程度はっきりすると同時に，診断や治療をどのようにすればよいのかがみえてきます．

1. 生き延びるために身体が備えた「危険から身を守る」反応が不要になった時代の「身体の反乱」と捉える考えです．

予防接種や抗菌薬の発達で，病原体から身を守る免疫機構が昔ほど重要でなくなった時代に，免疫が過敏に反応するアレルギー疾患の増加がこれを示しています．心身症的側面が大きい気管支喘息やアトピー性皮膚炎を考えると，理解できる考え方です．

2. 心の基になる「感覚」を大切に育ててこなかった「知」の勝った養育歴が，心身症を生じさせると捉える考えです．

後述する私の心の発達仮説(202頁)から理解できます．身体所属の感覚と，心のうちでも特に情緒が共に育たず，知的なものが過剰になった状態が心身症を生むという考えです．これは主に乳幼児期の母子関係が希薄だった傾向から「頭でっかち」な心の在りようになっています(図1-11)．つまりこれは元来不安定になった知的人間の脳の，更に極端な形をとっていると考えます．子どもはこの不安定な状態を是正するために，本来上向きに働く「意」を下向きに働かせ，感覚や情緒交流を増やし，安定型のピラミッド型(202頁，図2-2③)に戻ろうと恒常性(ホメオスターシス homeostasis)を働かせ，心身症が発症すると考えます．

恒常性を働かせて意が下に向かうのは，基礎工事を再度行うことで，身体感覚（主に母親との触覚）を，今一度改めて「感じ」，感覚と情緒の結びつきを確認・強化し，心の安定化を図り，心身状態を健全化する行為とみます．心身症は心を病んでいる子どもにとって必然的に出現している状態と考えると，心身症や子どもの種々の問題への指導や治療の本質がみえてきます．

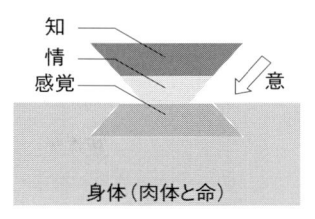

図1-11 私の心の発達仮説による心身症の捉え方

3．科学の進歩によって動物的感覚が狂い，必然的に出現する疾患群と捉える考えです．例えば，現代は夜を昼間と同じように明るくさせ，不自然さを強要していくので，身体と心の接点である感覚が狂います．空路で昼過ぎに日本から米国に向かうと，同じ日の朝に到着するのは不自然な環境（337頁）の最たるものでしょう．心身を狂わせて当然になり，心身症を発症させます．

4．動物として与えられた身体にそぐわない過剰な意識や知的なものをもつ人間に，危機感をもたせる警告が心身症であるという考えです．心身症は現代的疾患の代表といえ，知識偏重の「頭でっかち」時代に相応しい解釈で，西洋文明の危機（340頁）をも暗示しており，私たちはもう少し身体性を取り戻すことが求められています．

5．「逞しく」生きる大脳辺縁系が「よく／うまく」生きる大脳皮質から抑制され過ぎた養育歴をもつと，いわゆる大人からみてよい子になります．この過剰に抑制を受けた辺縁系が，思春期の反発と混乱により自律神経失調を来し，種々の身体症状から，心身症を発症させるという考えです．

6．身体を極端に痛めつける摂食障害などでは，「見捨てられ不安から，実際の母親を攻撃できず，皮下脂肪など身体のある部分を'悪しき母親'に見立てて攻撃し，なくそうと拒食する」と対象関係論から解釈できるような例もあります．手首自傷（145頁）でもこのように解釈できる例があります．

■ 子どもの心身症

具体的な子どもの心身症を初発年齢の順に示します（表1-9）．0歳児から心身症は出現し，年齢が上がるにつれて症状（疾患）が増加し，思春期になれば多くの者に出現します．加齢につれて種類と患者数が増加していくと考えられます（表1-9中の図）．

それぞれの個人が心身症になるのには三つの要因が複雑に絡み合っていると

表1-9 主な心身症と周辺疾患(初発年齢順)

●乳児期
1. 嘔吐や下痢・便秘など消化器系／食が細い(飲まない・食べない)
2. 発熱
3. アトピー性皮膚炎や円形脱毛症などの皮膚科系
4. 愛情遮断症候群や被虐待児における発育障害

●幼児期〜学童期
5. 臍疝痛など腹痛
6. 周期性嘔吐症(アセトン血性嘔吐症)・消化性潰瘍
7. 吃音・チック
8. 気管支喘息などアレルギー疾患
9. 夜尿症・遺尿症・頻尿などの泌尿器系
10. 指しゃぶりや性器いじりなど神経性習癖
11. 登園拒否→不登校
12. 起立性調整障害(116頁)
13. ヒステリー

●思春期(心身症の増加する時期)
14. 過敏性腸症候群
15. 摂食障害(神経性食欲不振症→過食症)
16. 過換気症候群

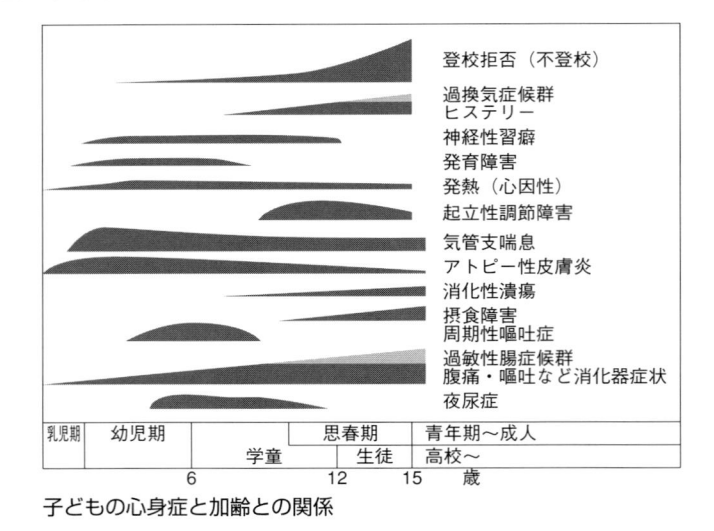

子どもの心身症と加齢との関係

考えます(表1-10).

　子どもの心身症には，年齢によって発症率や内容に大きく差異のあるものと，そうでないものがあります．摂食障害は低年齢化が言われていますが，児童期

表1-10 心身症を発症させる3要素

1) 素因─体質：器官の脆弱性（いわゆる弱い器官に症状が現れる）
   　　　　気質：不安・強迫が強い／過敏性／言語表現が拙い（211頁）
2) 家庭（母親）環境：母親の不安・強迫性格，家庭内の不和（夫婦・兄弟間など）
3) 社会環境：現代日本社会の抱える問題（212頁）

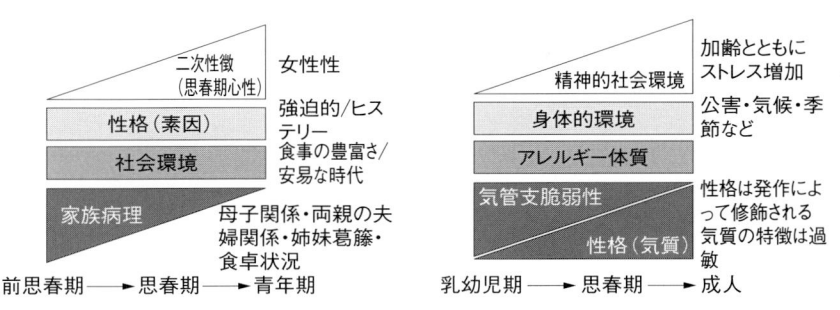

図1-12 摂食障害の年齢による発症要因の差（仮説）

図1-13 気管支喘息の年齢による要因の差（仮説）

（図1-12，図1-13とも冨田和巳：小児心身医学の臨床．p.77，診断と治療社，2003）

にはほとんどみられず，前思春期から少しずつ出現し，思春期になって本格化していきます．成人領域でも青年期には多いが，それ以降は減少していきます．また病態の基本は年齢によってそれほど差はみられませんが，年齢による発症要因の差は家族病理と二次性徴にあるようにみえます（図1-12）．

気管支喘息は乳幼児期から成人に至るまで全年齢にみられますが，病態や重症度は年齢によって差があり，年齢による発症要因の差もあります．幼児期は精神的要因より身体疾患の面が多く，年齢が上がるにつれて精神的要素が大きくなり，心身症的になっていくと考えられます（図1-13）．昔から「小児喘息は学校に行く頃に治る」といわれていたのは，身体疾患としては気管の脆弱性が加齢と共に改善し，治ってくることを言っていたようです．最近では幼児期の発症だけでなく，学童や思春期例も増加しているのは，子どもの脆弱性とストレス増加が考えられます．同じ気管支喘息という診断名であっても，幼児期，学童期，思春期，あるいは成人では注意する面は異なるので注意します．

■ 子どもの心因性疾患のもつ意味

感染症の発熱／食欲低下は苦しい症状ながら，合目的生体反応であるように，心因性疾患についても合目的であると考えます．表現や対人関係の拙さから不

登校になるのは，そこで「仕切り直し」の時間を子どもが無意識に求めているのだと考えられます．感染症で解熱させることだけが治療でないように，心因性疾患でも表面に現れた症状を取ろうとだけ考えるのは，適切ではありません．例えば，チック（117頁）の症状だけを薬で押さえ込むのは心身医療ではありません．親は子どもの症状が消えれば，問題は解決したと考えがちになりますが，全体像を診ることが大切です．

　また，長年にわたり家族に蓄積されてきた問題が，「感受性の高い子ども」を通じて心身で表現されている場合もあります．このような場合，子どもが病的状態になることで，辛うじて家族は均衡を保っているので，子どもの症状だけを取ると，かえって家族崩壊を促す場合もあります．私の強く印象に残る1例を紹介します．

症例　心因性の拒食（88頁）で大学病院に入院した小学生女子

　家庭環境に問題が山積しており，私は家族の問題が大きすぎて，小児科医の関わりぐらいでは解決できないと説明しました．しかし，家族が治療を強力に希望したので，身体治療に並行して心理治療を行いました．3ヶ月間，頑張ってみましたが効果がなく，家庭状況の変化もないので，「これ以上入院していても意味がない」と退院させました．

　退院直後に母親は子どもを単車に乗せたまま転倒し，子どもは単車のエンジンに下肢を押さえつけられて火傷を負い，そのまま救急病院に入院しました．1ヶ月余りの入院後，丸々太ってにこやかな表情の子どもを伴って母親が外来へ挨拶に来たので驚きました．火傷と拒食症が救急病院の外科的治療で治ったのです．

　それから6ヶ月を経過した後，「母親が神経症で自殺した」と知らされました．大学病院で治療者と母親が心因性拒食症を「治そう，治そう」と必死になった時期に，子どもは何も反応しませんでした．しかし，母親の不注意から火傷を受けた子どもに対して，母親が「本当に自分が悪いことをした」と反省し，子どもと1日中付き合うことで，子どもの最も求める母親像が与えられたようです．母親も問題の多い家庭から「気兼ねなく」離れ，心の安らぎがもたらされ，これらが重なることで軽快・治癒に繋がったと解釈できました．

　しかし，子どもは治ったものの，家庭状況の基本的な問題は何一つ解決していなかったために，その後しばらくして，母親が自殺をしました．何が起こったのか判りませんでしたが，均衡の崩れが引き起こしたとも考えられました．子どもが心身症になることで，家庭内の人間関係の均衡が保たれていたのかもしれません．心身症治療の難しさを突きつけられた症例です．

1-3 主な心身症・神経症・精神科的疾患

1-3-1 子どもで最も重要な心因性疾患

　子どもの心因性疾患をあらゆる意味で代表するのは，気管支喘息，摂食障害，不登校の三つです．気管支喘息はありふれた疾患で数も多いのですが，アレルギー性疾患として「身体医学」で診られ，心身医療が適切になされていない「心身症の代表」です．摂食障害は稀な疾患ですが，心因性疾患の中で最も重症で，治療の難しい代表です．不登校は従来は神経症に分類されていたのですが，心身症的側面も大きく，同時に行動の問題もあり，いわば百貨店のように複合した状態で，特にわが国で多く，子どもの未来に関わる最重要課題です．

　この3疾患を基本問題とすれば，他の心身症，神経症，精神病はある意味で応用問題になり，比較的理解しやすくなります．

気管支喘息

> 要点：幼児例の多くはアレルギー反応と気管支の脆弱性による
> 　　　学童期以上は心身症的要因が強くなる
> 　　　幼児期の喘鳴程度をゼンソクと診断して医原性の不安を親に与えない
> 　　　親子の不安をあらゆる場で取り除く医療が必要

■ どのような疾患か

　アレルギー反応を基調とした気道の慢性炎症から発作的に喘鳴・呼吸困難を来し，時には死に至るので，身体的に重要な疾患です．1～3歳に多く発症するので，この時期にアレルギー反応・炎症反応・気道の過敏性に適切な身体的治療を行い，親を不安にさせない指導が最良の心身医療です．身体面の日常的な管理や鍛練への指導も，子どもの性格と意思や親の性格も配慮して行います．乳幼児期の軽い喘鳴で，医師が「ゼンソク」と診断，あるいは「ゼンソクにな

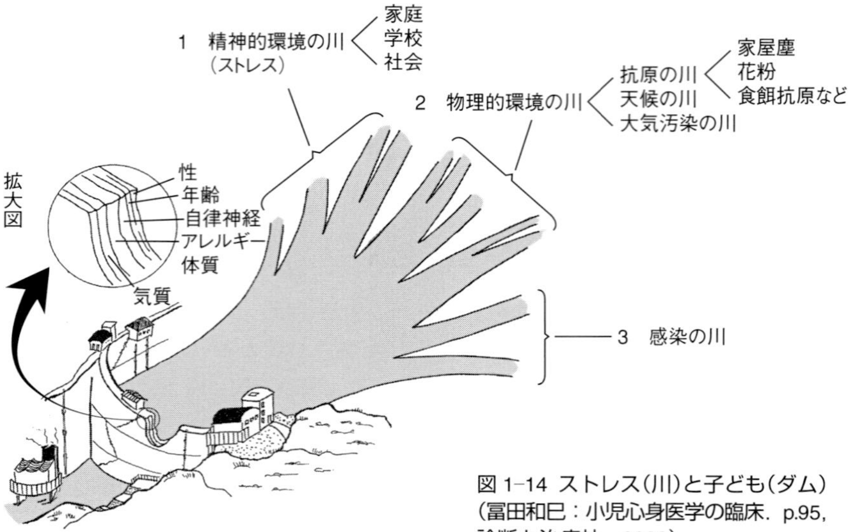
1　精神的環境の川
(ストレス)
家庭
学校
社会
2　物理的環境の川
抗原の川
天候の川
大気汚染の川
家屋塵
花粉
食餌抗原など
3　感染の川
拡大図
性
年齢
自律神経
アレルギー
体質
気質

図 1-14 ストレス(川)と子ども(ダム)
(冨田和巳：小児心身医学の臨床．p.95，診断と治療社，2003)

るから気をつけるように／治療をしなければ」といった「善意」の対応が逆に親を不安に陥れ，心因の強い気管支喘息(以下，喘息)になっていく例もあります．

喘息の発症要因には性(男児に多い)，年齢(1歳〜3歳発症がほとんど)から地域差(寒冷地より温暖地，先進国や都会地で多い)といった恒常的要因に加え，天候変化・大気汚染などの一時的要因もあり，更に個人のアレルギー体質／気道の過敏性／親の養育態度や医療への信頼感と，多くの因子が関与しますから，「心身症の代表」と考えます．年齢による発症要因の差は先に図(79頁の図1-13)で示しています．

豊島が喘息を多因子疾患としてダム(dam)に溜まる水にたとえて説明しているものを，私は少し改変して，ダムとそこに流れ込む川の水にしてみました．

子どもを多くの層からなるダムの壁に見立てます(図1-14)．このダムの壁は少し弱くなり，更に一部が破損し，水が大量に溜まると溢れ出たり(軽い喘鳴)，弱い壁が重さに耐えかねて決壊したりする恐れ(大発作から窒息)があります．そこでダムの欠損部分の修理(薬物による対症療法)や全体に壁を強くする工事(抗アレルギー薬服用や心身を鍛える)をしなければなりません．欠損部分がどこか，壁のどの層が薄くなっているのか，よく調べて補強する姿勢，つまり喘

息には個々の例(ダムの状態)に合わせた治療を見つけなければなりません.

　一方で,このダムには多くの川が流れ込んでいるので,水を溢れ出させないように水量を減らすようにしなければなりません.すなわち,環境調整です.ダムに流れ込んでいる特定の川の水を減らしたり堰止めたりしても,他の川が増水すれば,ダムに溜まる水量は多くなる場合もあります.例えば,抗原(allergen)を減らす治療(室内塵を減らす各種の試み／転居)は抗原の川の水量を減らしますが,一方で神経質になり過ぎ,転校や行動制限でストレスの川を増水させる恐れもあります.例えば,犬にアレルギーがあると判って犬を捨てても,直ぐに室内の皮屑や毛がなくなるわけでなく(「抗原の川」からの水量は減らない),むしろ子どもの不満や悲しみが増加(ストレス川の増水)し,医学的に正しい処置をしても,発作は減るどころか,かえって増加します.この結果,「医師の言うことを聞いても治らない」ため民間療法に親が走るようになります.川の性格によって,水を堰止められない,あるいは比較的簡単に堰止められるのかの,見極めが重要です.

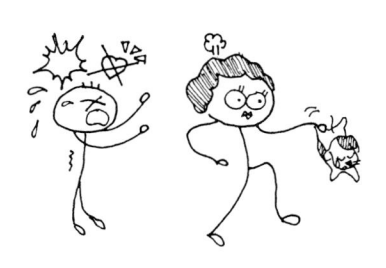

■ 診断

　具体的に子どもの喘息を「心身症として診断する」には,例えば私が作成した問診表(36頁の図1-4)を使って種々の要因を調べます.この問診表は,できるだけ親に子どもの状態を時間的・空間的広がりの中で思い出してもらう意図で作成しています.親にとって問診表への記入で,従来のように医師から受動的に尋ねられる事柄についてのみ答えるのでなく,能動的に自らが過去を振り返り,それをわが子の喘息を通して見ていく作業になります.この作業を通じて意外な事実(集団生活開始や兄弟の出産を契機に発作が強くなっていたなど)に気づきます.小児科医から指摘されて気づくのと,自分が記入して気づくのでは,認識に雲泥の差があり,自ら気づくのが心身医療で最も大切なので(43頁),治療に大きく役立っていきます.具体的には,見本と未記入の用紙を渡し,自由に記入してもらうのですが,記述された内容以上に,記述の詳しさや雑さなど,親の性格や親子関係についても重要な情報を(35頁)与えてくれます.

　喘息の心理的要因を診断するために,「子どもの気質」「喘息によって引き起こされる心理状態」「心理状態が喘息発作に与える影響」という3点に分けて考

えます.

　喘息児の多くはアレルギー体質をもち，抗原に対するリンパ球の感受性が高いのですが，「心身一如」といわれるように，身体が過敏であれば気質(心)も過敏に繋がり，さまざまな環境変化に過敏に反応し，心に動揺を来します．さらに喘息発作を経験する中で，自己不全感や不安が高くなり，心の動揺が重積されていきます．従来から喘息児に特有の性格傾向があるのか，発作が繰り返されて形成されるのかが議論されてきましたが，個人によって比率は異なるものの，生来の過敏性とそれ以降に形成されたものが，複合したと考えられます.

　喘息発作そのものに捉われ，子どもの「心の叫び」に耳を貸さない親もいて，発作時の笛声(喘鳴)は子どもが「母を呼ぶ声」であると精神分析的に解釈されています．あるいは取り入れたストレスを，限界がくれば吐き出さなければならない(68頁の図1-9)ので，「本当は自分の中にもっておきたいのに吐き出さざるを得ない」という「苦しい思い」の叫びが，喘鳴になるともいえます.

　喘息発作によって引き起こされる心理状態を分析して示します(図1-15)．このように多くの要因が考えられる以上，身体面だけを診ていてはいかに不十分であるかが判ります.

　喘息のために強い劣等感や不安・否定的自己像をもってしまった子どもは，次の発作への予期不安が強く，これに親の不安が加わると，軽い咳嗽が直ぐに喘息発作を誘発していきます.

■ 治療

　治療は多角的に考えて行います(図1-16).

　喘息は慢性疾患で，初診後も定期的な経過観察や，発作出現時の処置を通して，少しずつ子どもや親の心理背景が判ってきますから，心理的なものを最初から求めていくより，経過の中で理解していく，あるいは積極的に探っていく姿勢が必要です．その時に留意しなければならない手がかりを示します(表1-11).

　喘息発症要因の中には天候や花粉など，医師が関与できないものもありますから，関与できる喘息症状(発作時・非発作時)や狭い範囲での環境因子(抗原・非特異的刺激物)改善には積極的に取り組みます．繰り返しますが，親子の不安(12頁)を取り除くように努力し，善意から親子を不安にさせないようにします.

❶薬物療法

　適切な薬物療法は身体面への治療として必須で，心身症といえども最優先です．次いで生活環境を整える指導が大切で，抗原や非特異的気道刺激物質(喫煙

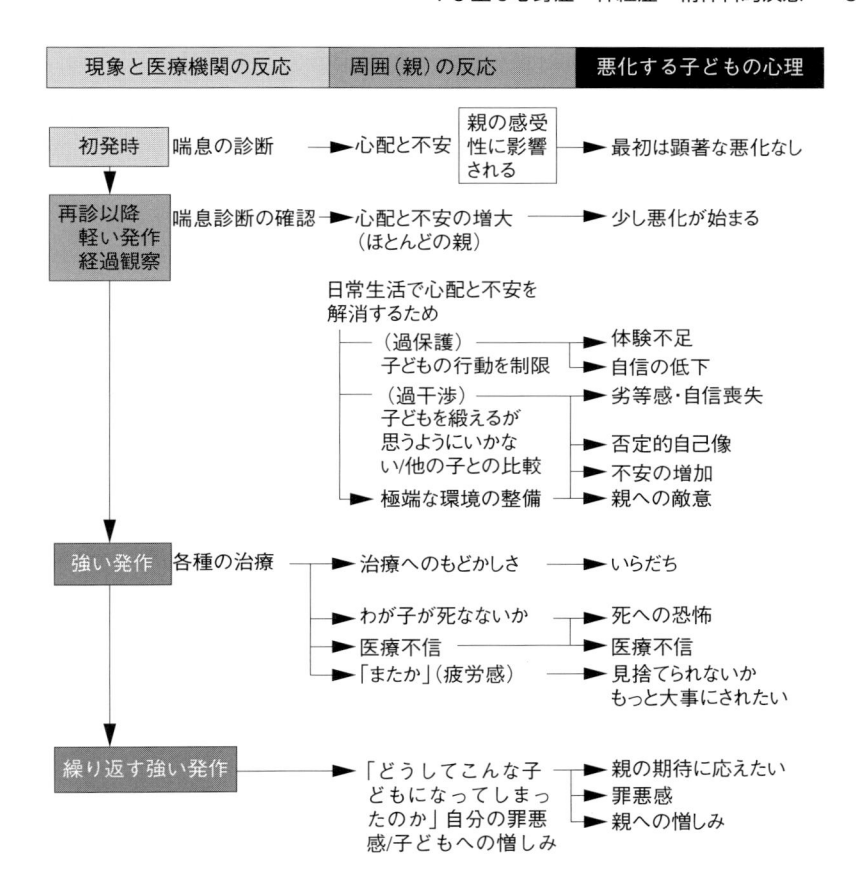

1-3 主な心身症・神経症・精神科的疾患

現象と医療機関の反応	周囲（親）の反応	悪化する子どもの心理

初発時 — 喘息の診断 → 心配と不安 → [親の感受性に影響される] → 最初は顕著な悪化なし

再診以降 軽い発作 経過観察 — 喘息診断の確認 → 心配と不安の増大（ほとんどの親）→ 少し悪化が始まる

日常生活で心配と不安を解消するため
- （過保護）子どもの行動を制限 → 体験不足／自信の低下
- （過干渉）子どもを鍛えるが思うようにいかない/他の子との比較 → 劣等感・自信喪失／否定的自己像／不安の増加
- 極端な環境の整備 → 親への敵意

強い発作 — 各種の治療
- → 治療へのもどかしさ → いらだち
- → わが子が死なないか → 死への恐怖
- → 医療不信 → 医療不信
- → 「またか」（疲労感） → 見捨てられないか もっと大事にされたい

繰り返す強い発作 — 「どうしてこんな子どもになってしまったのか」自分の罪悪感/子どもへの憎しみ
- → 親の期待に応えたい
- → 罪悪感
- → 親への憎しみ

● この図は「悪くなる場合」についてであり，実際にはよい方向への心の変化もある．例えば，苦しい発作に適切な治療をしてもらうことで医療への信頼が増し，その結果，発作は起こらなくなり，それが心の状態をさらによくしていき，喘息になる以前よりも，「心が強く，しかも優しさが出てくる」といった変化などもある．

図 1-15 喘息によって引き起こされる子どもの心の変化（冨田和巳：小児心身医学の臨床．p.96, 診断と治療社，2003）

など）の除去・回避を目指しますが，これも日常生活で無理のない範囲で行います．医学的に正しいことを強制しても，心理的には拙い結果を来す場合もあるのは，ダムの図で説明しました．学校との連携(51頁)は積極的に図り，体育・給食・掃除の時間で，特別な配慮が必要な場合は希望を述べます．更に，配慮からくる弊害（級友のいじめ，本人のわがままなど）にも注意します．

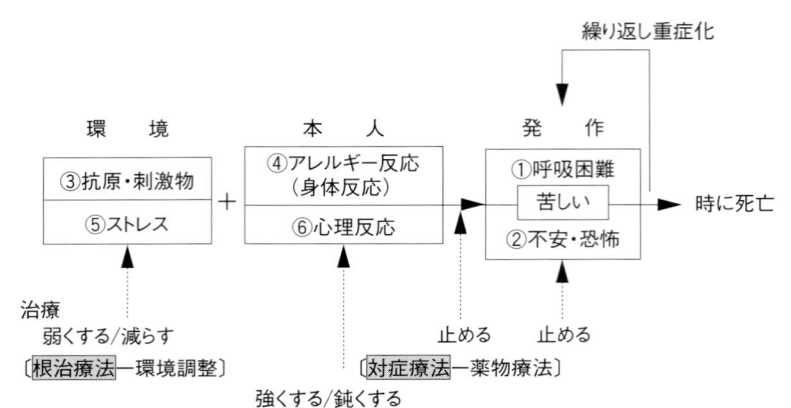

第1章　子どもの心身医療

```
                                        繰り返し重症化
                                       ┌──────────┐
                                       ↓          │
    環　境          本　人          発　作
  ┌─────────┐   ┌─────────────┐   ┌──────────┐
  │③抗原・刺激物│   │④アレルギー反応│   │①呼吸困難 │
  ├─────────┤ + │　（身体反応）　│ → │  苦しい  │ → 時に死亡
  │⑤ストレス　│   │⑥心理反応　　│   │②不安・恐怖│
  └─────────┘   └─────────────┘   └──────────┘
       ↑                ↑              ↑    ↑
    治療              強くする/鈍くする  止める 止める
    弱くする/減らす
   〔根治療法〕―環境調整         〔対症療法〕―薬物療法
        
   〔根治療法〕―薬物療法・鍛錬療法・心理治療
```

目　的	内　容	確実度
発作を止める	身体面―①発作そのものへの治療――各種ある 心理面―②不安・恐怖への治療――安心させる 　　　　（これは親・医療関係者の態度と子どもの素因で変わる）	+++ ++
予　防	身体面 ③環境面 {　容易な面――はっきりしている抗原除去 　　　　　　　　　難しい面――除去できない抗原への対処 　　　　④個人面――規則正しい薬物による予防的治療を受ける・鍛錬 心理面 ⑤環境面――好ましくないストレスを減らす 　　　　⑥個人面――精神的に強くなる 　　　　　　　　　　積極性を育てる	+++〜++ + ++ + + +
家族の協力：子どもでは特に重要――家族全員の適切な理解 　　　　　　　ペットを飼わない・発作時の対応・治療観の統一		+

図 1-16　治療分析とその確実度（冨田和巳：小児心身医学の臨床．p.97，診断と治療社，2003）

❷鍛錬療法

　生活習慣を正し，規則的生活を心掛けるのが鍛錬療法の第一歩で，その上に運動を勧めます．水泳や野外活動をはじめとする鍛錬療法は，表面的には適応しているようでも，内心では強く嫌っている子どもが少なからず存在しますから，医師や親が「よかれ」と勧め行わせると，子どもに心理的負担を強くかけ

表1-11　経過中に心理的要因が大きいと感じる場合

```
1．治療に対する反応から心理的問題が感じられる場合
  1）通常の薬物療法，吸入，注射・点滴で発作が期待したように治らない
  2）治療（吸入，点滴）が終了する頃になると発作が増悪する
  3）大学病院や大病院の専門外来に行くとよく治る（近医では治りにくい）
  4）通常の薬物使用量にもかかわらず，副作用的症状（動悸，振戦など）が起こる
2．家族や子どもの行動に心理的問題が感じられる場合
  1）時間外（夜間，休日）ばかりに受診する
  2）治療や薬剤に対する極端な価値観をもつ（依存から拒否まで）
  3）発作で時間外に受診しても片親が付き添い，もう一方の親は車などで待っている
    （両親のわが子の状態への態度の違いが大きい）
  4）医療側への注文が多い／信用していない／知識を披露したがる
3．親の医師に対する態度と，他の職員に対する態度に大きな差がある
```

ていく場合もあります．喘息の子どもは運動や集団の苦手な者が多いので，彼らが「喘息を治すために参加しよう」と自ら思うように仕向けた後，実行に移します．

❸環境調整

最近では抗原を避ける環境調整が過剰なほど勧められ，「アレルギーグッズ（allergy goods），アトピー産業（atopy business）」と称して，種々の機器・装置も発売されていますが，弊害もみられます．できる限り心身医療的に合理的な環境調整を指導し，それも無理のない範囲で行っていきます．

❹心理治療

定時処方ではもちろん，発作のために吸入や点滴をする時，子どもや親の状態に応じて，医師や看護師が適切な言動を加える基本的医療が，ある意味で心理治療にもなっています（6頁）から，これこそ普通の，そして最も望ましい心身医療です．医師は身体治療一本やりで，心理治療を専門家に委ねるのでは，親子共に身体疾患と思っているため，思うように成果が出ない場合もあります．

喘息に限らず，一般に慢性疾患をもった子どもの親（155頁）は，過剰な不安をもちやすく，過保護・過干渉（時に放任，あきらめ）になりやすいので注意します．特に知識過剰の親は，医療不信に陥っている場合も多いので，親がそのようにならざるを得ない気持ちを理解し，子どもに適切な治療・指導をします．予後は心身医療が適切に行われる限り，よいと考えます．

摂食障害（主に神経性食欲不振症）

> 要点：最も重症な心身症であるが，初期は一般外来で診るべきもの
> 　　　年少例では典型例以外の増加が多く，柔軟性をもって診る
> 　　　極度の不安を訴える／あまり心配していない親への適切な説明が大切
> 　　　「食べなくなった／体重が減った」という訴えに直ぐに反応しない
> 　　　150〜165 cm の身長で 35 kg 以上あれば，体重減少だけで驚かない
> 　　　やせや嘔吐による身体変化に細心の注意をする
> 　　　（極めて簡略に言えば）拒食は不満，過食は空虚

■ どのような疾患か

　自然に逆らった人類の行き着く先（337頁）に立ち塞がる究極の心身症で，社会状況が本症を増加させ，やせ願望（肥満恐怖）を主とする食べ物が満ち溢れた先進国特有の困った病態です．貧しい時代や地域では「やせ願望」などもちたくてももてず，ほとんど存在しなかった疾患です．失恋した時に，誰もが「胸が一杯で食べられない」経験が強く持続するのを

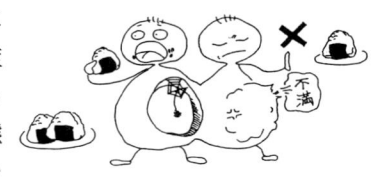

単純化すれば拒食は不満／過食は空虚
（冨田和巳：小児心身医学の臨床. p.110, 診断と治療社, 2003）

本症の原点と考えると理解しやすい一方で，「生きるために不可欠の食を拒否する」までになる心の異常さに注目します．

　身体感覚（205頁）を麻痺させる拒食から，最近は年齢が上がっていくと過食と嘔吐を伴い，身体を直接的・衝動的に攻撃する過食症が増加しており，社会状況が病態を変えていきます．更に，噛んでは吐き出し，無理はしないという安易な「噛み噛み症候群（chewing）」も出現し，特に時代を感じさせる心身症です．

　摂食障害の中に拒食と過食，あるいは過食・嘔吐が含まれますが，拒食と過食は合併する場合が多く，一般的には拒食で始まり過食・嘔吐に移っていきます．しかし，過食と拒食は違ったものだとする意見もあります．子どもでは拒食が多いので，以下，拒食を中心に述べます．

　本症は9割以上が女子で，親の自慢の子，手のかからない周囲にとって「よい子」に発症します．ほとんどの親はわが子が発症した後に振り返って，芯は

頑固であったと気づきますが，それまでは素直で「よい子」と思われています．強迫傾向は「几帳面でまじめと評価」され，いわゆるヒステリー性格（自己顕示欲が強い，独占欲が強い）も「指導性がある」と評価されている場合もあります．いずれにしても感受性は高く，表面的な穏やかさで過剰適応しているのが特徴です．自我が弱く世間の風潮に流されやすいので，各種の情報から食事制限（diet）を試み，いったん体重を制御できると，現実的葛藤から回避する手段として，自ら食を制御し続けていきます．

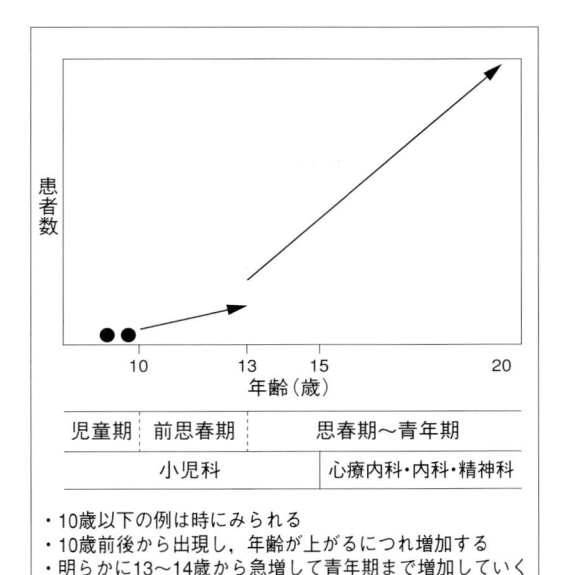

図1-17　摂食障害の発症年齢と患者数（冨田和巳：小児心身医学の臨床．p.110，診断と治療社，2003）

・10歳以下の例は時にみられる
・10歳前後から出現し，年齢が上がるにつれ増加する
・明らかに13～14歳から急増して青年期まで増加していく

　本疾患の根底に「身体の支配」があり，自分の「女性的身体」をいかに受け入れていくかが大きな課題なので，二次性徴発現の有無で発症頻度や心理状態に差が出てきます．私は「児童期」，二次性徴の出現直前の「前思春期」，「思春期」の3期に分類するのが合理的であると考えています．実際に私たちの臨床経験でも，発症頻度から3群に分かれます（図1-17）．

　10歳以下の児童期に発症する例は極めて少なく，前思春期から少しずつ増加しはじめ，思春期から青年期にかけて急増します．児童期はかなり特有の状態と考え，思春期例は従来から主流であった青年期例とほぼ同じと考えてよく，初潮未発来は無月経と解釈し診断基準に当てはめます．前思春期例は児童と思春期の中間に位置して，個々の例で両方の特徴をもっています．過食は児童期や前思春期には少なく，年齢が上がり青年期に近づくと増加していきます．年齢による発症要因の差は既に図で示しています（79頁の図1-12）．

　子どもでは「軽い／男子例が多い」といわれていますが，私は以前から「思春期まで待てないほど重症で，性格や家庭環境因子に問題」をもつ例を診ており，男子例はほとんど経験していないので，このような見解には否定的です．

なお，同じ拒食でも子どもの「食べてやらないぞ」という親への反抗による軽いものは，反抗心の一つの表現とみて，本症として大上段に構えることなく対応します．

■ 症状と診断

典型的症状を三つに分けて（表 1-12），診察で注意する点や明らかになる点を示しておきます（表 1-13）．

やせ気味の子どもでは，食べない期間が少し続くと標準体重の1割5分～2割の減少は直ぐに出現するので，これだけで本症と診断する過剰対応をしない

表 1-12　摂食障害（主に神経性食欲不振症）の主要症状

1. 身体異常
   極端なやせ（体重の極端な低下）／無月経（初潮の遅れ）／体重減少による種々の症状
2. 行動異常
   拒食・盗み／過食・嘔吐／初期は活動性亢進→末期には活動低下
3. 精神異常
   ①直ぐ判るもの：病識がない（医療拒否）／対人関係拒否／うつ状態・気分変動／強迫
   ②やがて判るもの：やせ願望と歪んだ身体心像（body image）／女性性（成熟）拒否／身体を支配したい／高い理想
   ＊過食症ではやせが顕著でなく自己嫌悪，無力感が顕著

表 1-13　摂食障害の診断時に注意する／判ること

1. 視診で判る身体変化
   やせ／脱毛／無表情・蒼白で生気を感じない
2. 本人への問診と診察で判る変化
   無月経（前思春期では初潮の遅れ），低体温，徐脈，うぶ毛の密生
   貧血／甲状腺機能の低下（T3の低下が特徴的）
   高コレステロール血症をはじめ低栄養による変化（低蛋白・低血糖など）
   《注意：脱水があるので貧血など検査値は正常に近い値になっていることもある》
3. 親の問診からの情報
   食事の摂取量・内容・時間へのこだわり／食事場面の状況（食事と家族関係の特徴）
   家庭や学校での行動変化
   発症までの食事に関する出来事／下剤の乱用／病識のなさ（診療拒否）など
4. 詳しい観察や経過で見える行動
   活動性の亢進／隠れ食い・盗み食い・盗癖／不登校／家庭内暴力／自傷
5. 心理状態
   身体性の否定（歪んだ身体心像・極端なやせ願望）／空虚感

（冨田和巳：小児心身医学の臨床．p.114，診断と治療社，2003）

表 1-14 摂食障害の診断基準 (DSM-Ⅳ)

神経性無食欲症*(anorexia nervosa)	
A	年齢と身長に対する正常体重の最低限、またはそれ以上を維持することの拒否(例：期待される体重の 85％ 以下の体重が続くような体重減少、または成長期間中に期待される体重増加がなく、期待される 85％ 以下になる)
B	体重が不足している場合でも、体重が増えること、または肥満することに対する強い恐怖
C	自分の体の重さまたは体形を感じる方の障害、自己評価に対する体重や体型の過剰な影響、または現在の低体重の重大さの否認
D	初潮後の女性の場合は、無月経、つまり、月経周期が連続して少なくとも 3 回欠如する(エストロゲンなどのホルモン投与後にのみ月経が起きている場合、その女性は無月経とみなされる)

▶病型を特定せよ
  制限型：現在の神経性無食欲症のエピソード期間中、患者は規則的にむちゃ食いまたは排出行動(つまり、自己誘発性嘔吐、または瀉下薬、利尿薬または浣腸の誤った使用)を行ったことがない
  むちゃ食い／排出型：現在の神経性無食欲症のエピソード期間中、患者は規則的にむちゃ食いまたは排出行動(つまり、自己誘発性嘔吐、または瀉下薬、利尿薬または浣腸の誤った使用)を行ったことがある

神経性大食症*(bulimia nervosa)	
A	むちゃ食いのエピソードの繰り返し、むちゃ食いのエピソードは以下の二つによって特徴づけられる 1 他とはっきり区別される時間の間に(例：1 日の何時でも 2 時間以内の間)、ほとんどの人が同じような時間に同じ環境で食べるよりも明らかに多い食物を食べること 2 そのエピソードの間は、食べることを制御できないという感覚(例：食べるのをやめることができない、または何を、またはどれほど多く食べているかを制御できないという感じ)
B	体重の増加を防ぐために不適切な代償行動を繰り返す。例えば、自己誘発性嘔吐、瀉下薬、利尿薬、浣腸、またはその他の薬剤の誤った使用、絶食、または過剰な運動
C	むちゃ食いおよび不適切な代償行動は共に、平均して、少なくとも 3 ヶ月間にわたって週 2 回起こっている
D	自己評価は、体型および体重の影響を過剰に受けている
E	障害は、神経性無食欲症のエピソード期間中にのみ起こるものではない

▶病型を特定せよ
  排出型：現在の神経性大食症の期間中、患者は定期的に自己誘発性嘔吐をする、または瀉下薬、利尿薬または浣腸の誤った使用をする
  非排出型：現在の神経性大食症のエピソードの期間中、患者は、絶食または過剰な運動などの他の適切な代償行為を行ったことがあるが、定期的に自己誘発性嘔吐、または瀉下薬、利尿薬または浣腸の誤った使用はしたことがない

*DSM-Ⅳでは「神経性食欲不振症」が「神経性無食欲症」、「過食症」が「神経性大食症」と表現されている

表1-15　摂食障害の診断基準(厚生省版)

> 1　標準体重の−20％以上のやせ
> 2　食行動の異常(不食,大食,隠れ食い,など)
> 3　体重や体型についての歪んだ認識(体重増加に対する極端な恐怖など)
> 4　発症年齢：30歳以下
> 5　(女性ならば)無月経
> 6　やせの原因として考えられる器質性疾患がない

(備考)：1,2,3,5,は既往歴を含む(例えば,−20％以上のやせがかつてあれば,現在はそうでなくても基準を満たすとする).6項目すべてを満たさないものは,疑診例として経過観察する
1　ある時期に始まり,3ヶ月以上持続,典型例は−25％以上やせている.−20％は一応の目安である(他の条項をすべて満たしていれば,初期のケースなどでは,−20％に達してなくてもよい).アメリカ精神医学会の基準(DSM-Ⅲ-R)では−15％以上としている.標準体重は5歳以上では身長により算定(Ex.平田の方法)するが,5歳以下では実測値(Ex.日比の表)により求める
2　食べないばかりでなく,経過中には大食になることが多い.大食にはしばしば自己誘発性嘔吐や瀉下薬・利尿薬乱用を伴う.その他,食物の貯蔵,盗食などがみられる.また,過度に活動する傾向を伴うことが多い
3　極端なやせ願望,ボディーイメージの障害(例えば,ひどくやせていてもこれでよいと考えたり,肥っていると感じたり,下腹や足など体のある部分がひどく肥っていると信じたりすること)などを含む.これらの点では病的とは思っていないことが多い.この項は自分の希望する体重について問診したり,低体重を維持しようとする患者の言動に着目すると明らかになることがある
4　稀に30歳を越える.ほとんどは25歳以下で思春期に多い
5　性器出血がホルモン投与によって起こる場合は無月経とする.その他の症状としては,うぶ毛密生,徐脈,便秘,低血圧,低体温,浮腫などを伴うことがある.時に,男性例がある
6　統合失調症(精神分裂病)による奇異な拒食,うつ病による食欲不振,単なる心因反応(身内の死亡など)による一時的な摂食低下などを鑑別する

ようにします.しかし,重症では常に「身体的危機」と「精神的危機」があると考えて,本格的心身医療が必要です.

　本症では診断基準が重要な役割を果たしています(表1-14,1-15).厚生省のものでは過食症の診断基準はありません.血液検査をはじめとして,頭部CT・MRI,心電図などやせ(低栄養)による身体の二次的変化も検査しておきますが,子どもの心身の状態を深く考えて,時には検査を直ぐに行わず,視診から診断するのも大切です.なお,低年齢で本症を思わせる「やせ」は,虐待(182頁)の場合もあります.

　鑑別診断として,身体疾患では汎下垂体機能低下症(Simmond's disease)・脳腫瘍・血液疾患・悪性腫瘍・結核・消化器系疾患〔腸間膜動脈症候群(SMAS)は二次的に出現することが多い〕がありますが,検査成績と子どもの様子から難しくありません.むしろ,精神科的疾患としての感情障害・人格障害・統合失調

症・うつ病などの一症状として摂食異常が出ている例もあり，最近は広汎性発達障害(164頁)が基本にある例もありますから，こちらの鑑別診断が重要になります．

■ 治療

摂食障害はあらゆる心因性疾患の中でも最も治療の難しい疾患で，身体病変や危機に適切な医学的対応をとり，乳幼児期に味わえなかった母子間での感覚・情緒を味わう(77頁)退行状態を肯定し，やせ願望／成熟拒否／身体支配など複雑な心理への治療が必要です．家族はもちろん周囲の共感・理解は必須で，現在の困った症状や行動への援助や除去を考える一方，彼女たちの心情への受容と共感が不可欠です．一方，彼女らは周囲の者(親，教師，治療者など)を巻き込んで混乱させる傾向が強いので，親切に対応しているつもりが「彼女たちの思う壺」にはまってしまう危険性にも注意します．

治療は専門的で難しく，初期の適切な対応が重症化や遷延化を防ぐので，一般医といえども本症の特性をよく理解しておくことが求められます．典型例では本格的治療が必要で，臨床心理士や精神科医の協力を得なければならないので，外部機関(専門家)との連携は必ず視野に入れておきます．以下，初期対応の要点を列挙しておきます．

❶好ましい関係の構築

主訴・問診・視診から診断を行い，確定診断のための検査は注意して行う／行わない決断も，医療拒否がある場合は大切な判断です．診察も外観からの視診で十分可能なので，あえて衣服を脱がせてやせ具合など診る必要はありません．

また「自分の身体を心配してくれている」と思わせる対応で，根気よく診るのが大切です．丁寧に身体の状態を確認し，診察や検査から得られた情報をもとに，生活における注意事項を詳細に説明していきます．このような受容的な治療関係の中でも，更にやせていく場合があるので，身体的に危機状態になれば身体治療を優先します．低体重・やせに対する治療が必要であれば，中心静脈栄養法(intravenous hyperalimentation：IVH)のように一方的に与えるのでなく，鼻腔栄養を第一選択にし，苦痛感を伴いながら，身体感覚を刺激するものを選びます．

❷診断基準の機械的適応は禁忌

心理的な面の大きい疾患を診断基準で診断するのは，常に危険性を伴います．

DSM–IVよりも厚生省の診断規準の方が臨床ではよいと考えるのは，備考があるからです．DSM–IVでは，体重減少が標準体重の1割5分ですから，やせ気味の子どもでは直ぐに基準を満たします．標準体重の3～4割減少にならない限り，検査成績・一般状態を参考にして，体重だけを増やす治療ではないと理解・納得させ，付き合っていきます．

❸緊急時は身体優先

緊急時は迅速に身体治療を行う姿勢が必要です．低栄養・やせが強度の場合は入院・強制栄養が必要であると説き続けて，しかるべき時期に強制入院させ，鼻腔栄養や非経口的栄養に踏み切ります．子どもが入院に拒否的な場合でも，何度か説得を続けていけば従います．それは子どもが，薄々自分の状態が危険であると判っているからです．また，理学的所見や検査上で危機状態と判断すれば，子どもによく判るように説明し，入院が「体重増加を目指すものでなく」，身体内部の危機状態を救うものであると理解させて対処します（拒否的であっても，これまでの治療関係がとれていれば可能です）．

❹子どもの意向を汲む

子どもの意向を無視して投薬・点滴・入院を行うと治療関係を損なうので，慎重に対処します．対症療法としての最大の目的は「体重増加」ですが，手段や方法よりも情緒のこもった関わりを与え続け，子どもが甘え直せるようにしていきます．もちろん，栄養指導・点滴・入院が医学的に不要な段階でも，子どもが希望すれば可能な限り行い，食行動の是正を心がけます．

薬物療法は基本的に「何も身体に入れたくない／入れたものは吐く」心性があるので難しくなります．体内からできるだけ「物」を排除したいので，下剤・利尿薬はむしろ隠れてでも服用しますが，他の薬物は受け付けないと考えます．特に食欲増進薬のペリアクチン（塩酸シプロペタジン）や消化剤，虚証に対する漢方薬，あるいはビタミン剤などは，ほとんど効果は認められません．

精神状態（うつ状態，興奮性など）に対する薬剤（〔ドグマチール（スルピリド），SSRI，SNRI，抗うつ薬など〕）は効果に個人差があり，決定的なものではありませんが，子どもが飲む意向を示せば，一度は試すべき薬物です．

❺食の促し／身体面で脅かすことは禁忌

やせたままでもよいが，身体内部の器官の機能障害があるので，それを治療していこうと提案します．多くの例で本人に病識がなく／やせを好ましい状態と確信しているので，拒食ややせを一応肯定します．そのため「上手にやせよう！」「身体の内部器官／成長（身長）を考えよう！」「どの程度で満足する」「や

せた脳で考えられるかな」など種々の言い方で彼女たちの思い込み（認知の歪み）(2頁)を是正していく努力をします．禁句は，意外に親や周囲はもちろん，医師までが言う「もっと食べよ」「食べないと死ぬ」「少しふっくらしたね」「贅沢病だよ」です．

❻行動療法(245頁)

一時成人領域でよく行われていた行動療法を機械的に適用しないようにします．最近は認知行動療法(246頁)が盛んになっています．

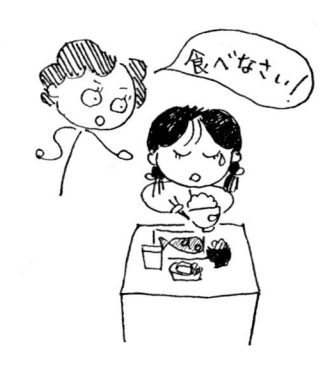

❼食事状況を総合的に教える

ほとんどの親は食事の強制をしているので，子どもとよく話し合って，少しでも子どもが食べやすいような工夫と，強制でなく食べられるように援助していき，食べにくい状況への理解を示すように助言します．食事量も大切ですが，食卓状況(383頁)に注意を払います．

❽子どもの健康性を見つける

強い拒食や過食がある程度あっても，登校して学校生活を続けていれば，そこに健康性が残っていると判断します．その健康性を広げ，病的部分を減らせるように生活指導をしていきます．低体重で体力的に危険な状態にもかかわらず強迫的に通学している場合は，健康性が残っていると判断しません．

❾後遺症予防

骨粗鬆症の予防も含め，無月経が長期に続く場合には，婦人科的対応も必要になってきます．この場合には本症をよく理解した婦人科医に紹介します．初期から無月経にのみ関心を払い，婦人科的ホルモン治療をするのは心身医療ではありません．体重が増加すると月経の発来があるとよく言われていますが，私の経験では，心理状態がある程度改善しないと発来しないようです．無月経以外にも，二次的身体変化が種々の問題を将来に起こす可能性が高いのですが，大脳皮質の萎縮については現時点で問題は指摘されていません．

❿連携

養護教諭との連携(51頁)を試み，学校での担任や他の教師の「やせに対する不用意な発言」に注意してもらうように頼みます．ほとんどの子どもは学校生活や部活動を辞めようとしません．運動部の場合には顧問と連絡をとり，記録や成績を伸ばすために必要な栄養についての助言をさりげなく部員全員に話し

てもらう／やせて記録が伸びたといった不用意な発言をしないよう協力を求めます．

　長期治療のため，親はもちろん治療者側も非常に疲れるので，これを軽減するためにも連携医療が大切です．子どもが「自分の身体（命）を使ってまで訴えている」重大さを受け止め，長期戦の治療であると覚悟し，決して焦らないように気をつけます．本症は他の心身症・神経症・精神科的疾患数人分を診る力が求められるので，覚悟して関わらなければなりません．

　なお，常に彼女たちと接している母親の疲労は強く，それまで健康であった母親では，治療者の支えで頑張れますが，脆弱な母親や家族の場合（本症はそのようなところに発症しやすい），本人以上に母親や家族を専門的に支える必要があります．これは臨床心理士や精神科医との連携なくしては不可能です．

⓫患者の会・親の会

　本症には患者の会・親の会があり，主宰している専門家はその効果を強調していますが，グレシャム（Gresham）の経済法則「悪貨は良貨を駆逐する（374頁）」がここでは特に当てはまり，重症例が軽症例を悪化させる機会が多くなります．専門家は常に自分の実践の「功」だけを言うのでなく，欠点〔二面性（419頁）〕も発表しなければならないと思います．自戒を込めて指摘しておきます．

■ 過食症（むちゃ食い・嘔吐）

> 要点：嘔吐による電解質異常に注意する

　主に青年期以降に出現する病態で，以前はあまりみられず，15年余り前から増加し始めています．現在は子どもでも思春期になると少しずつみられますが，それほど多くありません．嘔吐を伴い，無力感，自己嫌悪が強くなり，専門医にとっても治療は更に難しくなります．

　朝や昼に食べず，夕食後から過食が始まり夜間まで続く場合や，衝動的に時間に関係なくむちゃ食いする場合があり，多くは「肥えたくない」ので嘔吐を伴います．嘔吐は普通隠れて行われ，最初は親も気づきません．

　本症は拒食症に合併する過食と異なった別の病態とみる意見もあるように，相当判りにくいところがあり，拒食症に比べて子どもに治療意欲はあるものの，非常に難しくなります．

　子どもでの過食・嘔吐は，時には軽い場合もあり，それは次に紹介する心因性拒食と同じように考えます．

■ 心因性拒食（単純な拒食）・やせ

> 要点：「子どもが食べない」という親の訴えに直ぐ摂食障害と診断しない

　摂食障害は心因性ですが，「心因性拒食」という場合は，摂食障害のように複雑な原因がなく，単純に親への反抗による拒食を指します．気に入らないから「学校に行かない」といった反抗に似た「食べてやらない」反応です．最近では「死のう」と軽く考える子どもが増加（154頁）しているのも同じです．体重がそれで5～10 kg減少すると，親は慌てて受診し，医師も診断基準の体重減少の項目から，摂食障害と診断する場合があります．しかし，反抗性の場合には心身症としての摂食障害に対するような治療姿勢はまったく要りません．子どもの性格，診療時の表情を含む言動・態度で摂食障害のような重症感がなく，男子にもみられ，不登校のような心因性疾患を診る対応で治療は可能です．むしろ，本症を摂食障害と過剰診断して大げさな対応をしない注意が必要です．

不登校（登校拒否）

> ポイント：身体症状で始まるので初診は一般の内科・小児科医
> 　　　　→初期は医師が診るべき／診なければならない
> 　　　　初期に丁寧な説明・指導をすると治りやすい例が多い
> 　　　　鑑別診断の後，直ぐに「不登校（登校拒否）」と告げない
> 　　　　単純な学校要因説に与しない

■ 概要

❶ 医師にとっての不登校

　わが国で最も重要な子どもの問題で，「学校に行かない」行動以前に，9割近くに身体症状が現れるので，医師が初期に関わる病態です．しかし，身体医学中心の教育と臨床を経験している医師は，これを知識としてもっていても，臨床の場で生かせません．そのため不登校児は初期に内科・小児科を受診するのに適切に扱われない場合が多く，不登校児が激増し一般的関心が高まっても，初期対応は改善されません．私は約30年前，主に医師が身体症状にとらわれて，

微細な検査値から不登校児を身体疾患としてしまう，あるいは検査のための入院が不登校状態を強化する状況を，「医原性登校拒否」（当時は登校拒否が一般的）と命名して学会誌に発表しました（日児誌 85：408-417, 1981）が，当時に比べて現在も，この状況はあまり変わっていません．

❷ 不登校と学校

最近になって，これまで年々増加していた数が少し足踏みを始めました（359頁の図 3-32）が，全生徒数が減っているので決して減少したとはいえず，相変わらずわが国でのみ異常に多い状況です．「学校に行かない」行動なので，一般に学校に原因があると考え，「不登校すなわち学校問題」として，「画一的教育（個性を尊重しない）／偏差値（内申書）／教師の管理・体罰」と，学校の表面的現象に原因を求める論が大勢を占めてきました．この学校要因説は「学校が悪いから不登校になって当然」という思考を広め，現実に通学している学校・学級の問題は単なる「引き金（3 頁）」であるのを忘れさせます．こうして，子どもや家族が直面しなければならない，根底にある本人の要因や家庭的環境の歪みから目を逸らせ，子どもの成長にとって貴重な機能をもつ学校（343 頁）を非難し，より状況を悪化させ，不登校増加に拍車をかけています．

不登校に対する種々の対策が文科省から各地の教育委員会に至るまで盛んに論じられ，実行されているにもかかわらず，あまり効果がみられないのは，そのほとんどが学校要因説にとらわれているからと私は考えています．

❸ 不登校とは

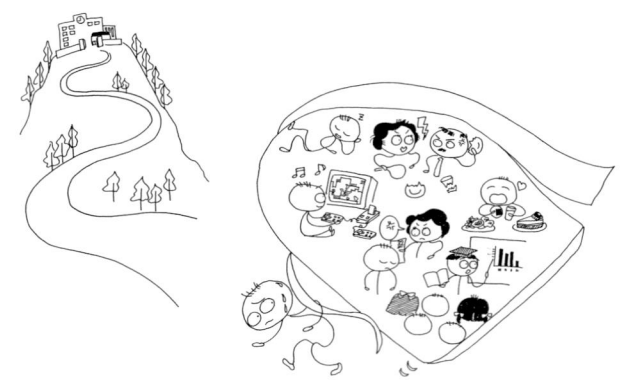

「学校へ行きたいが行けない／行くべきと思うが行けない」と，学校に恐怖や不安を感じて休み，そのことに悩んでしまう状態を，初期には「学校恐怖」，次いで「登校拒否」と呼び，最近では「不登校」と呼んでいますが，この名称の変遷にも問題の複雑性が表れ

不登校を簡略化して考えると，重いランドセルを背負い坂道を登り，山の上の学校に行こうとしている子ども（ランドセルを重く，また坂道をきついと感じるか否かは素因と育て方による）と捉えられる．

ています．現在，使用されている「不登校」という名称も単純に「学校へ行かない状態」を表しているだけで，あまり適切ではありません．怠学や級友にいじめられ学校へ行けない単純なものから，本人の性格や家庭，学校環境，社会環境が複雑に絡み合い神経症的に出現するもの，あるいは慢性疾患(155頁)のために頻回の通院や入院から行けなくなるもの，精神病(150頁)の初発によるものなど，種々の状態がすべて不登校で一括りにされるからです．

　私自身は，怠けであろうが悩みであろうが，理由はどうであれ義務教育(346頁)に不適応を起こしているのですから，「学校不適応」という名称が，ある程度妥当ではないかと思っています．不適応という言葉からは「どうして不適応を起こしているのか」と疑問が出て，その根底にある要因を考えさせます．基本的には学歴を重視する社会(364頁)で，あらゆる慢性疾患・心身症・神経症から種々の子どもの問題が学校と密接に関係し，不登校がこれだけ増加したと考えています．

　怠けて学校に行かない「怠学」（勉強が判らない場合もここに含まれる）は当たり前の行為で「神経症的な悩み」がみえないため，指導や説得が必要であっても原則的に治療の対象にはなりません．今でも多くの医師や親，時には教師までもが，この怠学と神経症的悩みによる不登校をしばしば混同し，「不登校児は悪い子」と捉えて，不登校の初期を見逃し，適切な指導が遅れます．こうして，神経症的な状態で不登校になった子を「怠ける悪い子」とみて，見当違いな説得や叱責を加えたり，初期の身体症状を不登校の前兆とみるより，身体疾患と確信してしまったりする場合が多くなります．前者は教師が，後者は医師がとりがちの不適切な対応です．なお，怠けて／勉強が判らないで不登校になっている子どもも，ある部分では悩んでいますから，その点に注目すれば心理治療の対象になり得ます．

　大きく「悩みのある」神経症的なものと，「悩みのない」怠学的なものに分けた後，些細なことに反応する感受性の高さ，耐えられない脆弱性，学校状況への認知の歪み(2頁)，わがままといったものを個々に考えながら，総合的に不登校を考えるのが大切です．なお安易な時代(264頁)を反映して，神経症的なものでも怠学的側面が混入していると共に，「何となく」学校に行かない子どもも増加し，ある時期から週刊誌などは「明るい不登校」と呼んでいます．不登校はいわば「何でもあり」の百貨店のようなものです．

　不登校は基本的には義務教育期間に学校に行かない場合に使う名称ですが，幼稚園に行けない登園拒否から大学生の不登校まで，幅広く使われているのが

表 1-16　不登校を総合的にみる

> 1. 最大公約数的(総論的)解釈は「日本の文化」(図 1-18)
>   1) 社会的：母性社会＋勤勉(学歴社会)＋欧米の民主主義の母性化＋物質文明の隆盛
>   2) 個人：自尊心が乏しい＋認知の歪み・自己表現の拙さ⇒対人関係の拙さ
>   暦年齢に相応しい社会集団に属せない←これを肯定する現代社会
> 2. 個々に帰する要因の主なもの(各論的解釈)
>   1) 子どもの感受性が鋭い(過敏/豊か)《一般社会では「弱い」》
>   2) 学校・学級の問題
>   3) 親への警告：不登校に限らず，子どもの訴えの裏に潜むもの
> 3. 不登校は性格・育ち方によってほとんど問題のない状態から，神経症・心身症，慢性疾患，精神病・発達障害まですべてが含まれる(あらゆる問題や疾患が含まれている)

(冨田和巳：小児心身医学の臨床．p.161，診断と治療社，2003)

現状です．私はフリーター／ニート(112頁)と呼ばれる定職につかない若者／働かない者や，些細なことで会社を辞める者，あるいは引きこもり(111頁)も，同じ範疇に入れてよいと考えていますので，すべてを含め「暦年齢に相応しい社会集団に属せない状態」の者が日本に増加していると考えます．そして，これが現代を表している「若者の行動」と捉え，個々に差はあっても「自尊心の乏しさ，認知の歪み，自己表現の拙さと，その結果による対人関係の拙さ」が根底(2，205頁)にあると診ています．

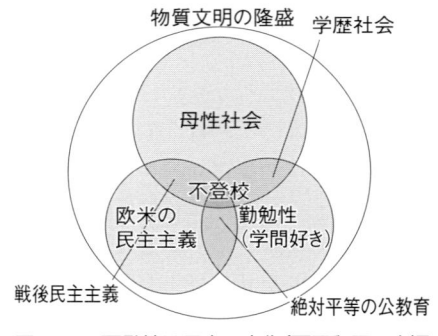

図 1-18　不登校は日本の文化(冨田和巳：小児心身医学の臨床．p.161，診断と治療社，2003)

❹ 私の不登校論

　この現象は個人の問題であると同時に，わが国にのみ多い点から，私は平成3年(1991)に不登校を社会的視野から「日本の文化」と命名しました．この「文化論」は日本の精神風土である母性社会(300頁)と勤勉な民族性に，父性社会の民主主義(266頁)の本質を理解せず，戦後「何よりも素晴らしいもの」と教育の分野が重視して取り入れた結果，この三者の複雑な組み合わせの「負の集積」の一つとして，不登校があるという考えです．三者の組み合わせの「正の集積」としては，戦後の「豊かな経済状況(264頁)」がもたらされましたが，物が豊かになると「我慢のできない時代」という負の面が出て，これも不登校を増加さ

せています．この論を発表した後数年で，急速にビデオ(video)，テレビゲーム(video-game)などの仮想現実(268頁)で育ち，実体験をしていない社会性の未熟な子どもの増加が目立ち始め，これも不登校を増やす要因になっています．その後，インターネットや携帯電話と更に新たなものが加わり，「日本の文化」論が強化されています．

この環境論に，先に述べた個人の問題を加えて，私の不登校論を図表に示します（表1-16，図1-18）．

❺ 最近の傾向

地域により理解の乏しい所もありますが，少なくとも都市圏では，不登校の増加で教育分野はもちろん，あらゆる場で理解が進み，これが不登校をさらに増加させていく矛盾があります．以前は不登校児に対する学校の対応の悪さに困った経験が時々ありましたが，最近は，担任が早期から「学校など来なくてもよい」「診断書さえあれば安心して休めるよ」と，不登校を容認するどころか，勧めているともとれる発言をするので，こちらが戸惑っています．この「理解の善さ」こそ，現代日本社会を覆う優しさや，子どもへの迎合(265頁)で，物事を深く考えず，現象に理解を示す偽善的態度(351頁)です．「学校に行かなくてもよい」という意見はしばしば報道などでも好意的に取り上げられるので，この風潮が不登校を奨励していると考えています．

★ 意見／異見　**不登校肯定論**　★

30年近く前から不登校を肯定的にみる意見は一部にありました．受験勉強中心の教育が本来の教育ではないので，それに疑問をもたずに学校に行く方がおかしく，問題を感じて「行けない」方が正常であるというのがその理由でした．やがて不登校児が増加するにつれ，このような意見が多くなり，学校に行かなかった偉人や社会で活躍する人々を例にあげて，不登校児が「素晴らしい」という声まで多く出るようになっています．子どもが不登校になったら「お祝いをすべき」とまで言うのは，まさに迎合時代(265頁)を示しています．

確かに，現代の義務教育は種々の問題を抱えています(341頁)から，これらの意見にも一面の事実があるかもしれません．しかし，仮にそうであっても，学校教育への不満を「学校に行かない行動で表現して自宅にいるのがよいのか」，自宅で現代社会が提供してくれた電子機器や豊かな生活は享受しながら「現代教育を否定する」矛盾を感じます．多くの不登校児を診ている私は，不登校肯定論には疑問を感じると共に，都合よく自己の正当化に利用している親子に会うので，このような現代教育の否定論が不登校の増加・推進に拍車をかけていないかと危惧しています．

この「理解ある対応」が保健室登校を認め，高等学校での出席日数を大幅に軽減する思考や，バイパス校をはじめ各種の救済制度を創設しています（371頁）．私は「今，彼らに優しく対応をする」ことが，長い目でみて「本当に子どもによいのか」を考える必要があるとみています．

個々の不登校児はそれぞれが悩みや問題を抱えており，治療者として彼らを否定せず，共感をもって治療や指導するのが当然ですが，総論としては不登校を肯定してはいけないと思います．個々の問題に理解を示しながらも，積極的に社会（学校）生活に復帰させる治療や指導を基本にし，彼らがこれほど増加した状況を批判的にみなければならないと思います．

■ 診療の実際

最初に診る医師は，治療者として個々の不登校児や親を理解し，可能な限り援助の手を差し伸べていくと同時に，彼らが増加していく社会現象には厳しい目をもたねばならないと，繰り返し強調しておきます．「個」を診る目と全体を見る目を分けられないのは，母性社会（293頁）の特徴です．

❶ 初期に注意すること

不登校はほとんどが身体症状を訴えるので，一般外来が初診の場になり，表1-17に示したように医師が診るものです．また，先に指摘したように，わが国ではあらゆる病的状態が不登校を生じさせやすいのを考慮し，医師は常に診ている子どもが「不登校にならないか」を考え，服薬・生活制限から定期的な受診・入院など，慢性疾患に付き物の医療に十分配慮をします．親は子どもが学校を休んでいるのを医療の場で言わない場合が多いので，医師は積極的に学校での子どもの様子を尋ね，不登校傾向がないのか判断する目が必要です．

❷ 医師が不登校を診るべきもう一つの理由

最近の親の多くは，学校（教師）をあまり信用しない（353頁）上，精神科・心理

表 1-17　不登校は医師が診る／診なければならない

1. 初期症状は身体症状（不定愁訴）なので，保健室・医療機関が最初に訪れる場になる 　1）初期は医師が診るもの／早期発見も早期治療も医師のみが可能 　2）身体疾患との鑑別診断は絶対に必要（医師にしか行えない） 　3）診察室での行動観察／スクリーニング検査の重視⇒ごみ箱診断（417頁）は駄目 　4）薬物療法の功罪：薬では治らないが，苦しみを軽減させる／拒否的な親子への対処 2. 慢性疾患（てんかん・気管支喘息など）は不登校を起こしやすい（予防的役割）

（冨田和巳：小児心身医学の臨床．p.161，診断と治療社，2003）

相談への偏見もあるので,「よろず相談所」の役割をしている家庭医や小児科外来が,身体症状で始まる不登校の初期を診る場になります.「わが子を診てもらおう」と親が考えているのは,親から信用されているからなので,医師の言葉は,それなりに受け入れられます(5頁).この点からも,医師が少なくとも初期だけでも,この問題に積極的に関わるべきだと考えます.

　総論で述べた診療の注意(4頁)は,すべて不登校児を診る時に最も当てはまるもので,親子の雰囲気を感じ,転医が多いかを確認し,不定愁訴の特徴(9頁の表1-2)への注意が身につくように感性を養う努力をします.特に身体症状の出る初期は子どもや親を受容・理解し,わずかな助言だけで効果的な治療が行え,ある意味で医師の独壇場ともいえます.医師による初期対応は特別な心理治療を行わないでも,身体症状にうまく対処し,子どもの立場に理解を示すだけで治療になり得ます.身体症状から考えられる身体疾患との鑑別診断の必要性はいうまでもありませんが,過剰な検査(25頁)に注意します.

❸ 具体的診断と治療

不定愁訴で受診した子どもをいかに診断するかは総論で述べていますので,

● **症例**　名門中学に入学した子ども　●

　5月の連休明けから不登校になりました.本人は一度受診しましたが,その後は頑として受診を拒み続けていましたので,仕方なく親のみが「どのように対応したらよいか」を知るために受診していました.初診の段階で夫婦関係の悪さが母親から直ぐに話されましたが,父親も仕事が忙しい中でよく受診していました.母親は,結婚以来いかに夫に問題があるかを常に話しますが,結果的にはそれまで育った自分の家庭から自立して,新しい家庭を価値観の異なる男性と構築する気持ちがほとんどなく(380頁),言い換えればそこまで精神的に成長できていなかったのです(学校の勉強はできたようですが).夫の方も,一流大学から一流会社に就職し「外的条件」は女性からみて魅力的であっても,やはり新しく家庭を築いていく思いは欠けていたようです.

　こうして,両親は自らの家庭から自立できず,「実家」と相互依存を重ね,子どもが生まれても育児や教育で協調せず,母親は自分が親から与えられた価値観を,何の疑問ももたずに繰り返し,父親はそれを苦々しく思いながらも,仕事に逃げていました.

　このような状況で子どもが不登校になったのは,入学した私立校にきっかけがあったにしても,実は親への警告だったのです.ですから,無意識に自分の治療は拒否し,親を治療者の所へ通わせ,自らの問題に直面させたのです.紆余曲折はありましたが,両親が少し自分たちの未熟性に気づく頃,子どもは学校の対応のよさもあり,少しずつ登校を開始しました.

第1章　子どもの心身医療

表1-18　不登校への医師が行う初期治療

1. 身体症状（不定愁訴）への対応（医師にしかできない）
2. 判りやすい心身相関の説明―なぜ，心の歪み・悩みが身体症状として表現されるのか
3. 医師が心理的に診るか，専門機関に紹介し心理治療をするかの選択
4. 「登校拒否／心理的・精神的だから他機関へ／心配ない／頑張れ！／怠けている」は禁句
5. 不定愁訴をなくし，社会性をつけるのが医師の治療
    1) 対症療法（薬物療法―医師にしかできない）と登校刺激
    2) 根治療法（カウンセリングを通じ，素因・生育歴・現在の家庭問題の改善）
    1) と 2) は年齢や時期などで個々に比重が変わる
6. 家庭で規律正しい生活・将来を見据えた治療や指導
7. 当事者たちが薄々感じている「家庭／心」の問題を直ぐに指摘しない
8. 紹介する場合には機関の種類・内容などをよく考える（状況に応じて適切に選ぶ）

表1-19　不登校の治療上の留意点

1. 主に器質的疾患を診る発想に，機能的なものを診る発想を加える
2. 「精神病」「弱い子」「怠け」と誤解する親子への適切な説明
3. 犯人（原因）探しに必死にならない：単純な症例では犯人を見つけることも大切
    1) 「学校に行かない行動」なので，直ぐに学校にその誘因を求める危険性に気づく
    2) きっかけは学校にあるが，それに反応する子ども／親の問題に気づく
4. 要因は共通するものと，個々に異なっているものがある
    1) 単純に非難も肯定もしない
    2) 教科書的定石がない：時に正反対の対応が必要（例えば登校刺激の与え方）
    3) 総合的に考える（100頁の表1-16）
5. 子どもへの対応をどのように考えるか
    1) 医師：本音で対応する（自分の人生観）―偽善の排除
    2) 親：自己反省，家族の見直し，親が自分の親から自立しているか（385頁）
    3) 学校（教師）：全体の中で，どのように対応するのか（理解がない／親切過剰は共に問題）
    4) 親・子どもの会／フリースクール：その有用性と怖さ（二面性）
6. 本人はもちろん，周囲のすべて〔治療者（医師）／教師／親まで〕が耳に痛いことを聴く姿勢
7. 教育問題の本質（341頁）に関心をもつ

（冨田和巳：小児心身医学の臨床．p.163，診断と治療社，2003）

表1-18に示したような点と，表1-19のような留意点を考え，自分ができるところまで行い，必要な場合には専門家に紹介します．

　不登校は多様な状態なので個々の治療・指導は異なりますが，基本は共通ですから，医師ができる基本を認識しておけば，ある範囲内で心理的治療は可能になります．先にも述べたように，医師が「心理的に」身体症状と付き合うのが「医師の心理治療の第一歩」で，これはすべての医師に可能です．

①**心身相関の説明**　「身体症状は身体疾患から出るもの」という誤った認識で親子が来院しているので，最初から身体疾患を全否定する発言はよくなく，直ぐに「不登校（登校拒否）」と告げるのも慎みます．不登校という言葉に「精神病と言われた」「怠けている／なさけない／弱いと言われた」と両極端な反応をして，子どもや親の人格があたかも傷つけられたような誤解が生じます．身体症状が心因で出現するのを納得させ，子どもの素因や環境に影響された心の動きに目を向けるように指導します．多くの親子はこの説明に耳を傾けない（特に思春期の子ども）傾向があるので，最初はむしろ身体症状に焦点を当て，自律神経異常による身体疾患として扱う方がよい場合もあります（23頁）．

なお，身体症状で受診しながら，親子は薄々自分たちの問題に気づいている場合もありますが，初期に指摘しない方がよい時もあります．信頼関係ができあがり，あるいは本人たちから明らかにされた後に取り組むようにします．

②**対症療法**　身体症状に対しては薬物療法があり，行動（不登校）に対しては登校刺激があります．薬物は根本的な治療にはなりませんが，症例によっては症状を軽減する目的で使います．登校刺激は議論もありますが，休ませて気持ちの整理と休養を取らせるのか，登校を促すのか，子どもの年齢・状況・時期を考えて判断します（28頁）．一般には登校刺激を否定する論が広く心理・教育分野で行き渡っているので，現実には「自宅で無為に過ごす」不登校児をつくっています．子どもの精神状態を考えずに，無理矢理登校を促すのはよくないのですが，現代の優しく安易な風潮（264頁）を考えれば，登校刺激は状況に応じて適切に与えるべきでしょう．後に紹介する引きこもり（111頁）はこの時期での対応の拙さによって出現している面が大きいと，私は考えています．

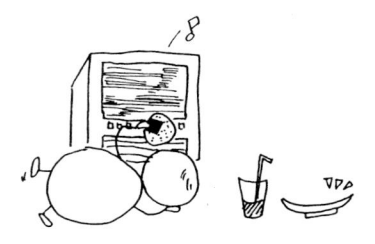

また，「不登校は登校を開始しただけで治ったのではない」とよく言われてるように，辛うじて登校している場合は，それを支えるための治療継続は必要です．しかし，学校生活で健全な刺激を受けて，自己治癒力が働く時も多く，いつまでも治療機関に来させるより，治癒したと考えてもよい場合もあります．時に正反対の対応が求められるのが，この種の治療の基本です．

③**根治療法**　子どもの素因や家族状況への本格的心理治療は専門家の仕事です．対症療法と根治療法は並行して行うのが望ましいのですが，時期によって比重は異なってきますので，とりあえず医師にできる対応で治療を開始して，

あまり芳しくなければ，専門家に紹介するのがよいかもしれません．

　④**入院**　登校しなくてよい状況を合理化するので，原則的に入院はさせません．ましてや身体症状に対して漫然とした精査は慎みます．かつてある医師が，「空床を埋めるために彼らは好都合なのです」と発言しているのを聞いて，唖然としましたが，この程度の理解の医師が多いのも現状です．院内学級のある所では効果的な治療も可能ですが，これも身体疾患の子ども集団であるので，一時的な利用と考え，早急に健康集団に戻すことを考えます．

　不登校が前面に出ているが，心身症や慢性疾患が基礎にあり，身体疾患として入院治療が必要である時や，子どもを取り巻く環境(特に家庭)に問題が多過ぎ，一時的に家庭や地域，時には学校から離した方がよい時などは，入院も一つの手段になります．

　⑤**集団治療**　最近は「悩んでいる」よりも，むしろ生活体験の乏しさからくる社会性未熟な者が多く，集団治療(255頁)のように，教育的で規律や秩序，他人への配慮などを目的にしたものは非常に効果的であります．各地の教育委員会が開催する適応教室(地域により名称は異なる)や，フリースクールなどの小集団はよい場合が多いのです．集団に朝から参加させて規律正しい生活を送らせるのは，再登校時に役立つだけでなく，種々の点で有用です．ただ，フリー

● **症例**　治しては欲しいが，恥は言いたくない親　●

　ある医師から不登校として紹介された例で，父親は長期の海外出張をしていると知らされました．実はこれは虚偽の申し立てで，気位の高い祖母は自分の夫(祖父)と離婚し，娘(母親)と「母子一体感」ともいうべき状態で育て，自ら選んだ男性を娘と結婚させ，娘がその夫婦生活に少しズレが出ると，自分と同じように簡単に離婚させました．

　子どもは父親の長期の海外出張に疑問をもち，両親と祖母に大きな不満をもっています．でも，母親はわが子が学校に行かないことは，世間体から治したいのですが，わが家で母子家庭が2代続くことは，同じく世間体から隠したいのです．この家族のもつ歪みが子どもを苦しめ，不登校になっています．

　離婚もせずに長期に続く別居状態の異常さを母親に判らせるために，種々の言い方を試みましたが，母親は常に矛盾を含む話になりながら，次第に詭弁に苦しくなり，1年近く経過した後に私のもとから去りました．

　このような場合，事実をこちらから突きつけても離れていきますし，事実に直面させないままでは，解決にならない難しさがあります．私のとった態度も結果的には中断に繋がりました．数年後，ある機会からその子どもの不幸な転帰を知り，複雑な思いに捉われました．

スクールの中には現状の学校教育を全否定する所が多く，再登校をあまり勧めない，あるいは「通常の学校に行かない」ように勧める所(255頁)もあるので注意しておきます．

　子どもがある期間，自由に気持ちを開放できる場はそれなりに価値があるので，「学校復帰」を目標にし，一定の規律のある集団が最も望ましくなります．最近は安易な時代(264頁)で「今の苦しい状況をなくす／楽しいことをする」治療・指導が重視されますので，何もかも子どもに合わせた「自由」は一時的には有用でも，将来を見据えると好ましくありません．

　⑥**紹介と連携**　専門家への紹介は，都会地では多くの機関があるので，それぞれの特徴に合わせて行います．すべてを自分が行おうとするのは無理で，社会的資源を使うように，日頃から情報を集めると共に，連携(51頁)をとるように心がけます．最低限，子どもの通う学校(担任・養護教諭)との連携は行います．

　⑦**予後**　これまで述べた不登校の複雑さに加えて，予後調査は種々の条件が一定でないので，数値だけで云々できません．不登校児のほとんどは，それなりに社会適応が可能になっていきますが，引きこもり状態(111頁)になっていく例もあるので，初期に関わる医師の役割は重要と考えてください．

　繰り返しますが，彼らの何が本質的問題なのかを見極め，自分が治療を継続するか，専門機関に紹介するか，適切に判断して取り組むようにします．何しろ，最も早く彼らに関わる場にいるのが医師ですから．

■ 不登校で注意しておくべきこと

❶ 不登校身体源論

　不登校と起立性調節障害(116頁)の関連は常に論じられ，密接な関係があるのは周知の事実です．しかし，20年余り前から極めて一部でいわれる「睡眠・生体リズムの乱れ」が不登校の原因という捉え方や，最近の慢性疲労症候群(18頁)と関連付ける意見には疑問が多いと思います．あらゆる疾患の病因を身体(特に心因性疾患では脳)に求める医学的思考は大切である一方で，不登校のように種々の社会的要因や本人の素因が輻輳した病態を，そこだけに求める

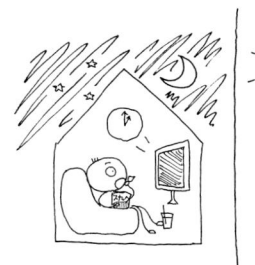

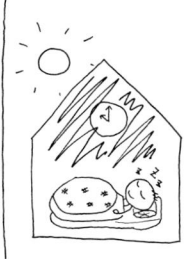

と，本質を見逃す危険性が大きくなります．

不登校児は朝に学校に行かなければならない悩みから逃れたいのと，夜更かしの結果，自然に昼夜逆転になっていきます．この朝起きの悪さと夜更かしを生体リズムの問題に絞ると，原因と結果を入れ替えた論になります．原因と結果を入れ替える論がこの外にも多く(120，349頁)，問題をさらに混乱させていきます．確かに主な要因が身体にある例も個々にはあり，軽症ではその身体治療で軽快していく例もありますが，多くの不登校児の原因を身体病変のみに求めると，総合的な治療・指導はもちろん，予防も対策も誤ってしまいます．

❷ 不登校論文

不登校は教育・心理・医療の異なった場がみるので，相談所，研究機関と医療機関の違い，同じ医療機関でも家庭医と医院の小児科，あるいは大学病院の違いで，それぞれが実はかなり異なった病態を扱っています．例えば，アダルトビデオ(porno video)を自宅で父親と見ている家庭(41頁)での不登校児と，塾や習い事を幼い頃からさせられ，必死で受験勉強をさせている家庭の不登校児では，「学校に行かない」点以外に共通項はないとさえいえるので，どのような不登校を扱ったところから出た論文か，確かめることが重要です．

また，過敏性腸症候群での不登校，強迫性障害による不登校，発達障害による不登校では，すべて基本が異なります．この背景の違いに考慮しない／言及しない不登校に関する報告や論文では，肝腎な点が抜け落ちます．

臨床的にはそれぞれの治療者の思考に合った不登校児が，そこに訪れるという現象もあり，ある特定の思考で不登校児を診る治療者の所には，それに合致した者が自然に集まり，その治療者は自説を更に固めていきます．

多くの報告・論文で一律に「不登校」とされるものも，中味は種々違っているとみなければなりません．情報を得る場合，少なくともどのような地域のどのような機関で，治療者がどのような視点をもってみた結果なのか知った上で，そこに述べられていることを参考にするようにします．不登校論が混乱している大きな要因がここにもあります．

米国の医学論文では，病院の地域特徴や受診者の人種までが詳しく記述されています．わが国は，米国のように父性・差別社会(274頁)でなく，多民族国家でもないので，このようなことに言及されませんが，不登校をはじめとする心因性疾患では，詳しく背景因子が示されないと，混沌としたものが更に判らなくなると考えます．

❸ 体験者の発言

社会の第一線で活躍している人がかつて不登校であった場合，あたかもそれがよかったと発言される機会が多くなっています．多くの親子は「あのように偉い人も不登校であった」と，その内容を問わずに現象だけを取り上げて，「自分（わが子）と同じ」と安心してしまう弊害があります．

エジソン（Edison）をはじめ「学校に行かなかった人」は多かったのですが，時代，本人の素因，親の対応といった各種の要因がうまく働く場合を，自らと同列にみる危険性に気づかなければなりません．現実には彼ら少数の成功者の陰に，今や 100 万人ともいわれる「引きこもり」をはじめ，不登校のために人生で不利を蒙った者や，社会に出られない者が多数いる現実をみなければなりません．極端な民主主義の行き過ぎ（266 頁）は「少数」を殊更に取り上げ，それを肯定しないと良心的でないと粉砕する風潮があり，大多数の一般論が特殊な一部の意見で隠されていくのもよくみられる現象です．

今や不登校をはじめ教育の問題（341 頁）は，特殊な／声高な意見が市民権を得る勢いで，更に物事の本質を隠蔽させており，大きな社会問題です．

■ 不登校に深く関連した問題

❶ 家庭内暴力

> 要点：受診した時は「暴力」の片鱗もみられない
>   子どもが暴力でしか親に訴えられない気質や養育歴をもつ
>   暴力の凄さに親が恐れず，身体を張って真剣に対応するように援助する

家庭内暴力と言えば「夫が妻に，親が子どもに加える暴力」を指すのが世界の常識ですが，わが国では逆で，子どもが親に暴力を振るう場合を指しています．そのため，外国でいう家庭内暴力をわざわざ DV（domestic violence）と英語で言って区別しています．これからみても，わが国特有の現象であり，子どもを大事にし過ぎ・迎合する精神風土（265 頁）によるのが明らかです．

軽いものでは不登校児に登校を促すと出現します．子どもが自分の気持ちを適切に言葉で表現できないのが基本（67 頁）にあり，「暴力で表現している」と考えます．多くの場合，

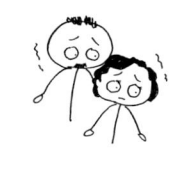

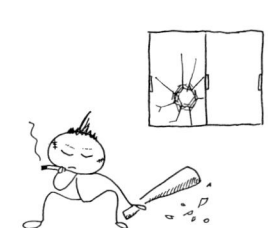

暴力の凄さや危険性にのみ注意や関心が向かい，親が逃げ腰になり，更に子どもの言いなり，状態が悪化していきます．これまで子どもの表現を親が適切に受け止めてこなかった，子どもに表現能力が育たなかったのが基本にあり，暴力を振るう相手（多くは母親）に強く依存しているのも特徴です．

医療機関に子どもが受診するのは稀で，もし受診しても「暴力の片鱗」もみられない印象を受けます．思春期になり家庭であまりに暴力が激しく，親や兄弟に身体的危害（骨折など）が及びそうな場合には，それなりの対応が必要になります．親が暴力に恐怖を感じて逃げ腰になると，更に暴力を生むので，「わが子にならいくら殴られてもよい」ぐらいの覚悟で受け止めるように援助します．子どもは多くの場合，親の真剣で揺るぎない毅然たる態度（387頁）を望んでいますから，これが解決の第一歩になります．それがなかなかできない親だから，ここまでになったといえる面もあります．

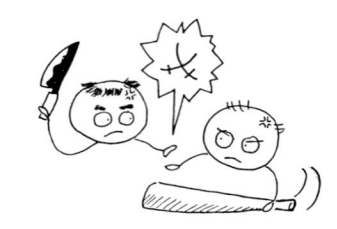

ただし，暴力の程度を冷静に見極めて，非常に危険度が高いと判断すれば，上記の対応はとらせないのは当然です．精神病的なものが芽生えている時は子どもの判断が狂っていますし，我慢ができなく衝動的な性格に育っていれば，限度や程度の判断ができない場合もありますから，ある程度以上の暴力に対しては警察の力を借りて，精神病院に強制入院させる方法しかありません．あまりに強い暴力では，薬物を本人に判らないように飲ませる（食事に混ぜるなど）方法もありますが，これは専門的判断が要ります．

かなり前になりますが，家庭内暴力の子どもを父親が殺害した事件がありました．最大の関心が暴力の凄さと，それに父親をはじめ家族がいかに苦労したかに集まりました．幼児期からあった子どもの過敏性を親が理解せず，教条主義的に子育てをしたのが主原因で，思春期の暴力の凄さにだけ焦点を当てた治療・指導が悲劇を生んだと，私は推測しています．

このような極端な例も含め，暴力が手に負えなくなる前に，基本にある「表現の拙さ（2頁）」が本人の素因と育て方によって極限に行き着いたとみて，親が子育てのやり直しを根気よく行い，治療者がそれを支える以外に方法はないと考えます．繰り返しますが，親の逃げ腰や，暴力だけに対応する姿勢では解決ができませんし，ましてや「体裁が悪い」と近隣への見栄を優先させるのは，更に状況を悪化させていきます．

❷ 引きこもり

> 要点：真剣に子どもの問題に対応すべき時に，親が対応しなかったツケ
> 　　　現代日本社会の子どもへの迎合が最大の原因
> 　　　親を支え，少しずつ子ども（時に成人）に遠隔治療（専門的）を行う

　この数年，マスコミを賑わす思春期の問題に「引きこもり」があり，今や中年の問題にまでなっています．引きこもりは以前なら「うつ状態」「対人恐怖」など種々の神経症・精神病などによって出現した現象（症状）の一つでしたが，最近では「何となく」引きこもっている者が多くなり，いたずらに歳月が経ち，気づけば30代になっていたという例が多くあります．数十年前からいわれた「モラトリアム（moratorium）（417頁）」「ピーターパン（Peter Pan）症候群（417頁）」といった言葉も，大人になれない青年の存在を指していましたが，暦年齢に相応しい社会的集団に入れない若者（100頁）が時代を追って増加しており，不登校の延長線上にあると考えるのが適切でしょう．

　不登校の初期に「自主性が育つのを待つ」「登校刺激を与えない」と，無為で怠惰な生活を家庭で送るのを肯定する二昔前の論が，心理・相談領域を席捲しているためと，未熟な子どものわがまま気ままを「個性・自由・権利」と尊重し，それぞれの年齢に具えるべき「義務・責任」や守るべき「秩序」を教えなかった戦後教育の負の成果（354頁）が根底にあります．「自分の思い通りにならないこと」に我慢できなくて直ぐに逃げる子どもが，暖かな母性的「優しさ」に溢れた家庭に引きこもり，豊かな時代はそれを「それなりに

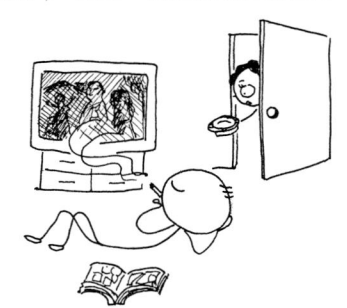

★ 意見／異見　**不登校・引きこもり万歳⁉** ★

　欧米に不登校が少ないので「だからわが国は駄目なのだ」式に発言される場合も多くあります．不登校も引きこもりも，家庭がないと成り立たない基本をみつめると，欧米先進国に比べると，家庭にいたい子ども（青年）が多い現状は，わが国の家庭が，今でも暖かくて癒しの場である証明だという，穿った見方も成り立ちます．子どもを可愛がり過ぎる母性社会（300頁）の長所（？）とでも言うべきでしょうか．

認める」ので，その状態が慢性化し，気づけばそれが'普通'になって引きこもりになったのです．したがって，本人や親が困っている一方で，積極的に打開しようとせず，年月が経ってしまったと考えると，視点を変え家庭内の「普通」で「困っていない」膠着状態を少し壊して「困らせる」ように仕向けるという発想もあります．

引きこもりの本人は治療の場に出てこないので，難しい対応を求められますが，親を支えながら何らかのよい刺激を与え続けます．本人が信頼している親類や恩師の誰かなど，接触できる人を探すのも大切です．なお，一部に家庭訪問をして対応する相談員（保健所や私的な相談所）もいますが，よほど経験を積んだ有能な人でないと，善意が悪化を促す場合もあります．

いずれにしても難しい治療になるので，これ以上増やさない予防が大切です．

繰り返しますが，「子どもの自主性を待つ」「登校刺激を与えない」といった不登校児への治療・指導を改め，積極的に本人や親の問題を扱っていく姿勢が大切だと考えます．私が親から相談を受けた引きこもりは，ほとんどが中学生の頃の不登校状態を適切に治療せず，気づいたら20代後半～30代になっていたものです．

❸ ニート（NEET：not in employment, education or training），フリーター（freeter）

> **要点：引きこもりの軽症型**
> **　　　不登校の青年版**

私は不登校を「暦年齢に相応しい社会集団に属せない」と定義していますが（100頁），ニートもフリーターも共にこの定義が当てはまるので，「不登校の青年版」と言えます．あるいは，先の「引きこもり」の軽症型とも考えられます．英語で言うことから，「悪い」印象をもたない問題については，後に指摘しています（298頁）．どこか肯定するような雰囲気は，カタカナによるからでしょう．

幼少時から学校時代に至るまで「好きなように」「自分らしく」と言われ続けていれば，嫌なことはしたくない人間が増加しますから，毎日苦労の多い仕事に，満員電車に揺られ出勤するのが嫌になって当然です．老年人口が増加し続け，それを少数の若い世代が支えなければならなくなった時代に，その少数の若者の中に働きたくない者が増加し続ける恐ろしさを気づく必要があります．

繰り返しますが，戦後教育のツケがあちこちにジワジワ姿を現してきているのに，抜本改革が言われない，言われても反対勢力が強い現代に悲しみを覚えます．

1-3-2 心身症

アレルギー(allergy)疾患

　アレルギー疾患はアレルギー反応を基盤にして出現するので，身体疾患とのみ捉えられていることが多く，一般には「心因性の場合もある」と申し訳程度に述べられています．しかし，先に述べた(76頁)ことや，都市化現象が著しくなるにつれ，花粉症が増加し，いわゆるアレルギーマーチ(allergy march)と呼ばれるように，状況や年齢で表現形式が変わる現象をみる時，ここにbio-psycho-socio-ecoethical medicine(62頁)の発想が必要になります．特に難治性の気管支喘息とアトピー性皮膚炎(atopic dermatitis)は，心身医学的発想をもたないと，子どもや親を苦しめ治療期間を長引かせます．気管支喘息については先に述べています(81頁)．

■ アトピー性皮膚炎

> 要点：重症例は親の心身症
> 　　　医療不信の親がアトピー(グッズ)産業に踊らされる

　乳幼児に増加しており，アレルギー体質に由来しますが，私は親の心身症的側面が強いと考えています．アレルギー産業が最も狙っているだけでなく，一部の専門医や民間療法が，共に過剰な食事制限を指示し，母親に心身の負担を与え，症状悪化を来しています．
　皮膚病変への皮膚科的治療(清潔と軟膏治療)を行い，アレルギー反応への治療(適切な食事制限や薬物使用)と，親に正確なアレルギーの知識を与え，不安をなくしていく心身医療で軽快するはずです．加齢によって本症は身体的に軽快していく例がほとんどですから，食餌療法の制限を緩めていくことをはじめとして，可能な限り親の負担を軽減させ，不安を起こさせない治療を心がけます．
　民間医療が盛んな分野は本症に限らず，西洋医学の身体中心医療への不信(83

頁）によると思います．

　年齢が上がると「汚い」といじめられ，二次的ストレスも加わる点にも注意します．

■ アレルギー性鼻炎，アレルギー性結膜炎

要点：チックの誘因になる

　これらの疾患はチック（117頁）の誘因になると共に，瘙痒感がイライラを起こ

● **症例**　アトピー性皮膚炎の女子大学生　●

　女子大学3年生．幼少の頃からアトピー性皮膚炎がありましたが，それほど強くなく，あまり気にしていませんでしたが，大学に入った頃から症状が悪化し始めました．種々の皮膚科的治療を受け，民間療法にも行きましたが，症状の改善はみられず，こども心身医療研究所に知人から紹介され来所しました．心の問題は心の弱い人間がなると信じている彼女は，民間療法の一つぐらいに考え，半信半疑の気持ちでの来所でした．

　アレルギーの面からは，これまで十二分に対策がなされ，問題はありません．大学2年の夏休みにhome-stayで米国カリフォルニアに滞在した時は軽快したので，本人は日本の湿気のせいだと断言し，卒業後は米国に行くと言います．

　少し精神的環境を尋ねていくと，父親が極端な昔気質(かたぎ)の職人で「女は早く帰宅しろ！」と厳しく言っていることが判りました．小さな頃から厳しい父親で，彼女は非常に困りながらも，諦めていました．大学では馬術部に入っていましたが，湿気と埃の多い合宿でも，症状が悪化していないのに私の話から気づきました．更に，アトピー性皮膚炎は普通では大学に入った頃に悪化しないとの説明で，心因性への理解が少し出てきました．

　小さい頃は父親のうるささも気にせず，高校時代は受験勉強であまり遅く帰ることもなく過ごしていましたが，大学に入った後から，学友との自由な付き合いができずに悩んでいたことが自覚されました．米国に滞在した時の軽快は，父親から離れたことであり，短期間の合宿でも，同じくアレルギー的環境は悪いのに，よく考えると少し軽快していたと気づきました．

　彼女が米国に行きたいと思ったのは，父親から離れる思いが無意識に働いていたとも考えられました．このような一連の心因と症状の因果関係を理解した彼女は，その後，家庭で父親に対して大反乱を起こし，現状を改善させると共に，湿疹も軽快していきました．

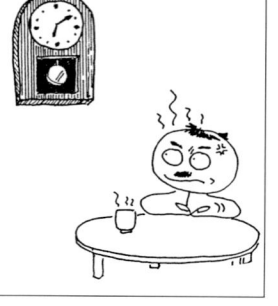

させます.発症にどれだけ心因が関与するのか確かではありませんが,少なくとも二次的なものには配慮する必要と,アレルギーマーチと呼ばれるように,喘息をも含めて各疾患が交代したり,併発したりするので,総合的に心身の健康を心がける指導が必要です.

■ アレルギー性緊張・弛緩症候群(allergic tension fatigue syndrome : ATFS)

> 要点:稀な疾患だが,頭の隅に置いておくもの
> 　　　不定愁訴にアレルギー反応の関与を考える

アレルギー性緊張・弛緩症候群は昭和29年(1954)にスピール(Speer)が提唱した病名ですが,その存在に疑問を投げかける意見もあり,未だにアレルギー領域でもほとんど認知されていません.実際にもそれほど多い病態ではありませんが,最近のように心因性疾患やアレルギー疾患が増加する中,臨床的にはこの病態を頭の隅に入れておけばよいと考えています.

本症は抗原への曝露によって,通常は心因性疾患と思われる症状が出現します(表1-20).典型例は珍しく,私の40年以上の臨床でも1例しか経験していません(『小児科臨床』48(10):124-127).しかし,不定愁訴がアレルギー治療(抗原回避・抗アレルギー薬投与)で軽快する例には時に遭遇するので,本症の軽症はかなりあるのではないか,と考えています.アレルギー反応に関与する免疫系が,サイトカイン(cytokine)などを通して中枢神経系に影響を与えていると考えれば,何らかのアレルギー反応による免疫系の賦活が,中枢神経系に影響を及ぼし,表のような症状を呈している可能性が考えられます.あるいは,

表1-20　ATFSの症状

1. 主症状 　緊張症状:落ち着きがない,乱暴な行動,衝動的,怒りっぽい,イライラする, 　　　　　　不器用,興奮,多弁,過敏,知覚異常 　弛緩症状:全身倦怠感,易疲労感,無気力,不活発,傾眠傾向,難聴 2. 心理・行動異常 　非現実的な思考,誇大妄想,不眠,学業成績低下,不登校(一部),チック,奇妙な行動 3. 随伴症状 　顔色不良,眼の隈,眼瞼浮腫 　頭痛,発熱・発汗,口角炎を含む消化器系症状,夜尿・頻尿 　湿疹・喘息・鼻炎・結膜炎などのいわゆるアレルギー症状

(千葉友幸:アレルギー性緊張・弛緩症候群.小児内科23:159-163,1991を改変)

アレルギー反応は「くしゃみ」のように軽いものから，死亡に至るアナフィラキシー(anaphylaxis)発作まであるので，中枢神経系に出現する段階があっても当然と解釈できます．

積極的に診断するほど多い疾患ではありませんが，アレルギー反応と心理・行動異常との関連を示唆する病態を考える必要はあると私は思っています．

起立性調節障害（orthostatic dysregulation：OD）

> 要点：思春期には最も多く，成長過程のものが主である
> 身体症状を強く訴える群が治療対象になる

急激に身長の伸びる時期の前思春期～思春期の女子に多くみられ，立ちくらみ／めまい／悪心／頭痛／意識消失／朝起きられないなど，一連の症状を呈する疾患で，起立性低血圧に伴う脳循環血液量の減少が症状を引き起こしています．診断基準をみれば判るように，起立性調節障害は成人における起立性低血圧と同義ではなく，むしろ，子どもの自律神経失調症の意味をもつと考えます（表1-21）．単なる血圧維持機構の機能不全だけではなく，自律神経系や内分泌系の複合的機能異常が考えられ，心身医療的に診る必要があります．

診断基準を満たせば「昇圧薬を使用すると症状が改善する」のが通例ですが，身体変化を本人がどのように受け取るかの認知や感受性(2頁)に注意しなければなりません．本症と不登校の関係はよくいわれていますが，単に朝起きられないから学校に行けない身体原因よりも，心理的背景，認知・感受性が大きな原因となって，低血圧を極端に感じやすい結果と解釈できます．更には症状の軽減しない不安もあり，時にはそれがこの症状へ無意識に寄りかかり，学校を休み続ける例もあります．そして，二次的に学校の敷居を高くしていきます．

規則正しい生活指導と身体症状には「気楽に付き合う」気持ちをもたせ，交感神経α刺激薬〔リズミック(メチル硫酸アメジニウム)，メトリジン(塩酸ミドドリン)〕やジヒデルゴット(メシル酸ジヒドロエルゴタミン)を使用します．

薬物は「朝夕に飲むように」と処

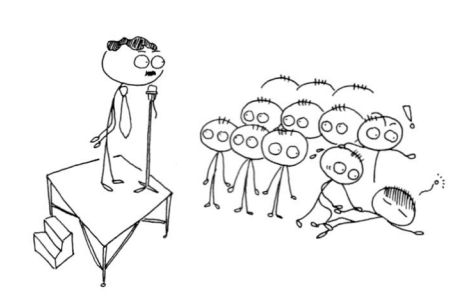

表1-21 起立性調節障害の旧診断基準（新しい詳しい基準が日本小児心身医学会から発表されている）

```
大症状：
  A．立ちくらみあるいはめまいを起こしやすい
  B．立っていると気持ちが悪くなる．ひどいと倒れる
  C．入浴時あるいはいやなことを見聞きすると気持ちが悪くなる
  D．少し動くと動悸あるいは息切れがする
  E．朝起きが悪く，午前中調子が悪い
小症状：
  a．顔色が青白い
  b．食欲不振
  c．臍疝痛
  d．倦怠あるいは疲れやすい
  e．頭痛
  f．乗り物酔い
  g．起立試験で脈圧狭小 16 mmHg 以下
  h．起立試験で収縮期圧低下 21 mmHg 以上
  i．起立試験で脈拍数増加 21 回/分以上
  j．起立試験で立位心電図のTⅡ 0.2 mV 以上の減高
大1小3，大2小1，大3以上で器質的疾患を除外した場合を起立性調節障害と診断する
```

方すると，多くは朝食後に服薬するので，目が覚めた時直ぐに寝床で飲ませるように指導します．就寝前に1錠飲んだ後に，もう1錠と水を枕元に置いて寝るように納得させておくと，母親から起こされ「夢うつつ」状態でも服薬可能です．メトリジンは口腔錠もあり，水なしで服用でき都合がよいのですが，時には味に不満をもつ者もいます．

疲労や朝起きのできない例で，睡眠リズムの障害が前面に出る場合はメラトニン（192頁）を使用しリズムを是正すると，全身状態が改善される場合もあります．

チック（tic）

> 要点：もっともよくみられる心身症である
>   小学校入学前後に好発する

神経系や筋肉系の成長・発達期に，緊張が引き金になる場合が多く，幼稚園年長から学童にかけて，発表会や運動会で注目を浴びる時を契機として出現します．症状は1ヶ所から数ヶ所に同時に出現するのもあれば，経過中に次々と

部位が変わる場合もあります．一般に緊張すると増強し，心理的に落ち着き，何かに熱中していると消失するのですが，逆に緊張で消失し，落ち着くと出現する場合もあります．睡眠中に症状が消失するのも診断の目安になります．

　多くは男子にみられ，強くなると身体の一部が大きく動く運動性チックと声や言葉が不随意に出る音声チックの二つに大別されます．最も多いのは瞬目ですが，顔面，首など上体の筋肉に多く，身体のどの部位にも起こります．意外に咳嗽(125頁)が多いので注意します．アレルギー疾患の既往が相当数あり，例えばアレルギー性結膜炎が瞬目，アレルギー性鼻炎が鼻を動かすチック，気管支喘息が咳嗽や喉を鳴らすチックの誘引となります．寝違えや頸部のリンパ節腫脹が頸のチックの誘引になるように，何らかの身体への刺激が発症のきっかけになっています．

　身体的要因として，錐体外路系の症状(不随意運動)の原因となる大脳基底核，大脳辺縁系の関与が考えられていますが，明確ではありません．また，神経伝達物質(ドーパミン dopamine，セロトニン serotonin，コリン choline，GABAなど)の異常や，その他の脳内物質(オピオイド opioid など)の異常も報告されていますが，いずれも確定的ではありません．

　発達障害，強迫症状，自傷行為に合併することも多くあります．

　完全癖や強迫性と，経験不足からくる社会性の未熟さがあり，家庭(親)，社会(幼稚園・学校)環境からの過剰期待(刺激)が加わります．「過敏な子だから」と，単純に環境からのストレスを軽減させ，親が過保護(防波堤になる)になると，性格傾向を更に強化し，根治療法にはなりません．

　診断自体は特に難しくなく，むしろ親が診断をつけて受診しますが，それを疾患，問題として取り上げるべきか否かは慎重にします．親の不安や心配がどの程度か，子どもが「恥ずかしい／気にしている」のか，周囲に迷惑をかけているかを判断し，問題視せず様子をみた方がよい場合もあります．この場合，親子の不安を取り除きますが，子どもが放任されている場合には，「親の注意を引きたいのかもしれない」と説明し，子どもの思いを親に知らせます．先に述べたアレルギー疾患のような「きっかけ」の身体疾患への対応も必要です．

　鑑別すべき主な疾患は錐体外路系の不随意運動です．

　症状が強く教室で周囲に迷惑をかけたり，からかわれていじめられたりする場合は，第一選択薬としては抗不安薬(188頁)，あるいは抑肝散，抑肝散加陳皮半夏を使用します．セレネース(ハロペリドール)がトゥレット症候群に著効するので，本症の第一選択薬のように考えられていますが，慎重に使用するべき

でしょう．自然に軽快／悪化を繰り返す場合が多く，経過を見ながら本格的に心理治療を行うかどうか判断しますが，基本的には表現の拙さと捉えて心理療法を行います．

● トゥレット（Tourette）症候群

全身性の多発性のチック（飛び跳ねるなど）に汚言（coprolalia：例えば，母親を「くそばばあ」と繰り返したり，性器の名称や性的な言葉）を伴うもので，素因としてTS遺伝子の存在が確実視されていますが，強迫性障害（138頁），AD/HD（172頁）の類似疾患と考えられます．症状が強く，子ども自身や周囲が困っているので，薬物治療〔セレネースやオーラップ（ピモジド）〕でまず症状を消失させ，専門医に紹介します．

消化器系疾患

私たちは生きるために呼吸し，1日に3度の食事をします．呼吸は最も基本的なもので，人間存在の根底をなし，森林浴で清々しい空気を吸い，太極拳で呼吸法を調える面もありますが，一般的には規則的に息をするだけで，空気は空気以外の何ものでもありません．これに対して，食事は規則的に摂らなくてよい面があり，断食でみられるように，しばらく食べなくでも生きていける一方で，満腹でも食べる場合もあります．このように食事は人間の精神性が大きく付加された「文化」の側面があります．当然，時代や地域で大きく異なり，先進国では飽食の時代（337頁）になりながら，精神的には貧しい食卓状況が増加しています．

【意見・異見（383頁）】で紹介した「愛情は胃の腑を通る」というドイツの諺の意味を噛み締め，社会状況がこれを損なわせる方向に進んでいるので，消化器系心身症が増加しても当然だと考えます．極端な言い方をすれば，消化器症状のすべてに心身医学的視点が必要なのではないでしょうか．

■ 周期性嘔吐症

要点：医療が難治・慢性化させていく場合もある

感冒や疲れた時，あるいは誘引なく，頻回に嘔吐の出現する疾患で，幼児から学童低学年に多い一般的疾患です．身体医学では尿中アセトン陽性が診断の根拠になり，治療はブドウ糖を補う輸液・静注が適応です．しかし，母親の不

安が高い／医療依存が強い場合，あるいは母子関係に問題があると「嘔吐→医療機関→点滴→治癒」の方程式が成立して，常にこの順番を踏まないと治らない「条件づけ」(246頁)になり，医原性(417頁)の重症例がつくられ心身症になっていきます．これを防止するには，頻回／遷延性の嘔吐を診る場合には，子どもと親の性格や家庭環境への考察が求められます．

私は医療側の親切が症状を難治化させた例をいくつか経験しています．例えば，強い嘔吐が突然出現し，救急外来によく受診する子どもに，親切から「いつ来てもいいよ」と「お墨付き」を与えた例や，嘔吐が簡単に点滴でも止まらないので，いつでも入院できるようにしてくれる病院は，いずれも「安心して病気になれる」状況をつくり，母子で病気や病院(病室)に逃避する好例でした．身体医学的には正しい治療が，医療への依存心を生み医原性となり，病状を強化していた例です．私がある時点からこれらの症例を心身医療的に診て，家庭内の問題を解決する方向性に治療を行うと，症状は消失していきました．

重症の嘔吐を来す「周期性 ACTH-ADH 放出症候群」の中には，本症を心身症として診ないで悪化させ，医原性にしたものもあると考えています．激しい嘔吐中の血液検査でホルモンの異常値を見つけ，それを疾患の原因にするのは，原因と結果の入れ替え(108，349頁)ではないかと思います．

■ 過敏性腸症候群

> 要点：失感情症と器官言語を最もよく知らせてくれる病態

これは幼児期の発作性臍疝痛に原点があると考えられますが，多くは中学生以降に出現し，持続する腹痛と下痢／便秘を主訴とするもので，主に大腸の機能的疾患です．「身体症状のために学校に行けない／治れば行く」とすべての子どもが言いますが，これこそ典型的失感情症・器官言語(75頁)の特徴を表しています．彼らは学校へ行くことで生じる不安を腸症状で表現し，症状があるから行けないのでなく，行かなくてすむように無意識に症状を出しているのです．

治療は症状を認めながら，対症療法的に薬物を使用しますが，少しずつ「心理的なもの」に目を向けさせるように指導していきます．便秘と下痢の交代が多いので，止痢薬や下剤の使い方が難しく，できれば整腸薬を中心にセレキノン(マレイン酸トリメブチン)，コロネル(ポリカルボフィル Ca)や桂枝加芍薬湯を使用します．教室の座席の位置(気兼ねなく便所に行ける)や教師や級友への理解を促すのが大切で，このような配慮を学校に要望します(51頁)．

時に思春期例では「辛うじて身体症状」を出すことで，精神の安定化を図っているような例もあり，身体症状の治療によって精神状態が前面に出てくる例もあります．そのような兆候がみえたら専門医に紹介します．ガス（gas）が出ると訴える例に多いような印象をもっています．

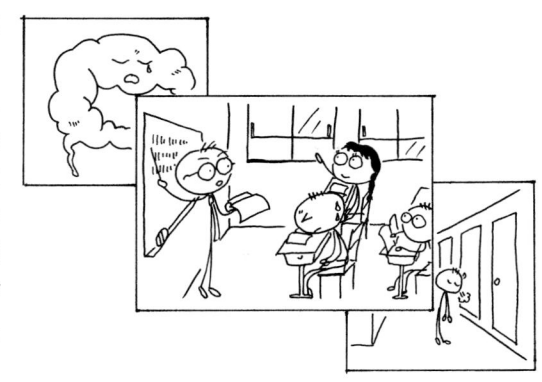

■ 消化性潰瘍

> 要点：病変を医学的に証明するより，大切なことは再発予防である

　空腹時の腹痛を訴える症例の中に，少なからず消化性潰瘍（子どもでは十二指腸潰瘍が胃潰瘍よりも多い）があります．早朝空腹時痛と食べると痛みが治まるなどの特徴に加えて，悪心・食欲不振などの症状があり，便鮮血反応が陽性の場合は本症を疑います．確定診断は胃透視および内視鏡検査によりますが，検査の施行には慎重にする必要があります．

　本症は胃・十二指腸粘膜に対する攻撃因子（胃酸，蛋白分解酵素などの胃壁を障害する働きをするもの）と防御因子（胃粘膜など，胃壁を守る働きをするもの）の均衡が崩れた時に発症し，子どもでもヘリコバクター・ピロリ（*Helicobacter pylori*）の関与がきわめてまれにあります．攻撃因子と防御因子の均衡を乱す要因には，ストレスと共に生活様式の問題が大きく，塾通いや親の放任による食事を含む生活の乱れが関わります．

　子どもでは典型的症状でなく，持続した消化管からの出血により貧血を起こして「起立性調節障害」（116頁）のような症状で見つかる場合もあり，本症に限らず典型的症状の出ないのが子どもの特徴といえます．

　「身体病変を確認するのが使命」の医師は「消化管の粘膜に潰瘍があるか否か」が重要課題になり，子どもの心理状態如何に関わらず，胃腸透視や内視鏡検査を実施し，心身医療とは程遠い「確定診断」へのこだわりがあります．確かにEBM（65頁）では病変の確定もせず，診断・治療を行うのは許されませんが，心身医療では，心身状態に合わせて，何が優先されるかの判断が大切で，時に治

療的診断も考えます．問診と症状の詳細から明らかに本症であると診断できれば，検査で確定しなくても，ドグマチール・アビリット（スルピリド）を処方し，症状の軽快があれば，生活習慣・環境の改善と，子どもの心理状態への対応を優先するのが重要だと考えています．多くの例で，同じような環境で再発する可能性が高いので，注意と改善を心がけ，予防を重視します．

　消化性潰瘍が存在する場合，上記の薬物がよく使われますが，女子では副作用に注意します．他の薬剤に関しては酸分泌抑制薬（プロトンポンプ阻害薬，H_2 受容体拮抗薬），制酸薬，粘膜保護薬などの一般内科的薬物療法は必須で，成人と同じです．子どもにも十二指腸潰瘍では高率にピロリ菌感染が認められており，除菌療法が推奨されていますが，症例に示したように，心身医療的対応も大切です．

　潰瘍を発症する子どもは，ほとんどの心身症に共通するまじめさとおとなしさで，自分の感情を抑圧し，過剰な適応努力をしながらも，内に攻撃的な気持ちをもっています．子どもの消化性潰瘍が増加してきた背景には，家庭崩壊や養育拒否（下記の症例もある種の拒否），子どもへの無関心による生活の乱れが

● **症例**　新学期に胃潰瘍を繰り返す男子 ●

　3年前から毎年新学期になると，十二指腸潰瘍を患う小学校5年生男子．未熟児で生まれ，体格も悪く，知能は境界領域でアレルギー体質もあります．2歳下の弟は大柄で要領よく，一見「賢く」みえ，親はこの弟に期待して，兄のことは「諦めて」いました．弟もその親の気持ちが判っているので，小学校に行き始めた頃から兄を「バカ」にし始めました．毎年3月に家族で山陰へカニを食べに行く時，兄は「アレルギーでカニが食べられないから」と，当然のように祖母宅に預けられ，弟だけを連れていくのを，親も悪いことと思っていませんでした．

　小学生になってから毎年4月に潰瘍になるのですが，消化器の専門医は胃カメラで病変の確認を行って，薬物療法を行い，検査で潰瘍が消失したことを確認して，治療を終結させることを繰り返してきました．私がある事情から関わることになって，この子どもの知能や親の対応に焦点を加えました．

　自分だけ家族旅行に連れて行ってもらえない悲しみに加えて，新学期に受ける種々のストレス，更に日常的に級友や弟から，能力の低さを馬鹿にされる慢性ストレスを親に理解してもらいました．

　医師は潰瘍の確認を診療と考えるのが当然と考えても，潰瘍の有無（EBM）より，環境への対応や，それぞれのもつ物語（NBM）（66頁）が根治療法であり，それが予防にも通じると理解しなければなりません．30年近い前の症例ですが，似たような例は潰瘍に限らず，心身症では今も多くあります．

あげられ，特に食生活の乱れ（食事時間の不規則さ，食事内容の偏りなど）は，それ自体が攻撃因子と防御因子の均衡を崩し，潰瘍を発症し易くなります．深夜までの塾通いは，食事の不規則とストレスを強化しますが，「勉強だけに関心のある親」の意識を変えるのは難しく，潰瘍が悪化しないと気づきません．また，症状の消失や検査結果がよくなると「治った」と思い，元の環境に戻るので，繰り返す場合があります．医師や親は潰瘍の消失だけに関心をもたず，再発を予防する適切な指導が最良の治療であると考えるようにします．

■ 肥満

> 要点：指導や予防にあたって，子どもの性格や環境に十分な配慮をする
> 病識のない場合が多いので，焦らずに丁寧にゆっくり指導していく

摂取カロリーに比べて運動不足で消費カロリーが少なく，余剰分が脂肪として蓄積された状態で，欧米型先進国を代表する米国で大きな問題になっています．まさに飽食の時代を表しており，心身症的側面が強いと考えて治療します．子どもでは，特に不登校や引きこもりで生じる場合も多く，生活習慣の乱れだけでなく，食べることによる鎮静効果も影響します．

肥満は生活習慣病の予防という点で，最近は強く認識されているものの，「なぜ，肥満（過食・運動量低下）になるか」の心理的背景が注意されないまま，「肥満は治さなければ」という指導がなされ，かえって子どもの自尊心を失くさせる方向に行く場合もあります．現代は「やせを賞賛する社会」で，肥満により自己評価が低くなっている点も考えます．単なるわがままや親の無関心などから肥満になっている場合，悩みを過食で紛らわせている場合など，それぞれに合わせた心身医療を心がけるようにします．症候性肥満も含め，肥満に伴う生活習慣病（脂肪肝，糖尿病，高脂血症，高尿酸血症など）の検索も大切になります．

生活・食事指導が必須で，家庭で適切に行われれば問題ないのですが，これができないために肥満が出現していると考え，入院治療が勧められます．可能な限り心身医療的対応のできる病院（肥満の総合的診療を目指している所）に紹介します．専門でなくても，家から離れて自分なりに努力をすると決心した子どもでは，誉めて意欲をもたせると，何らかの成果が得られます．その間，親に対する生活指導・栄養指導も行い，特に退院後の親の姿勢を正すような指導を強力に行います．

呼吸器系心身症

■ 過換気症候群

> 要点：中・高校生の女性徒に多い
> 　　　ヒステリー発作（141頁）と同じように考える

　思春期の女子に多くみられ，激しい運動・疲労(体育の時間など)の身体的因子や，不安・恐怖・怒りなどの精神的因子を引き金として発作的に起こる機能的な換気調節障害です．過換気が続くと呼吸性アルカローシス(alkalosis)になり，手足のしびれ感・硬直・胸部圧迫感・動悸・頭痛を呈します．更に長時間続くとテタニー(tetanus)様症状・けいれん・意識水準の低下まで出現しますが，通常はそこまで行きません．

　誰もが運動をすると呼吸が速まり過換気状態となり，不足した酸素補給を行いますが，潜在的に／準備状態として存在していた心理的動揺・不安・恐怖が加わると，過換気状態が増強され本症に至ります．女子集団では周囲の者にも，「伝染病のように」感染して集団発生します．

　心理的動揺は家庭の不和／学校での不満・混乱が多く，憧れている男性教師に介抱されたい期待から無意識，時には少し意識して出現する場合もあります．

　本症の子どもは救急外来に，意識消失発作として運ばれてくる場合もあり，周囲の付き添いの混乱や騒ぎがヒステリーに同じく過換気を増強させる因子になるので，本症が疑われた場合，医師以外の職員も含む治療者側の落ち着いた対処が必要です．本人や同伴者の心理的安定を図るようにし，衣服を緩め，意識があれば大丈夫であり，心配しないように伝えます．

　初回発作時には，医師として種々の器質的疾患を考慮し，再発作時にはできるだけ上記のような対応をとります．発作直後の治療が終わった後は，過換気発作の機序について説明し理解させますが，直ぐに「心因性」と言うより，ある程度身体性(23頁)として説明しておき，「次に発作が出そうになった時は，吐いた息(炭酸ガスが多い)をもう一度吸い込めば酸素過剰にならない」と紙袋法(paper bag)を教えます．本法は文字通り紙袋で行わなければならず，ビニール(vinyl)など口に密着するものはよくありません．

　本症のほとんどは心理的に軽症で，深い問題を抱えている場合は少なく，ヒステリー性格の者(141頁)に多く出ます．家庭や学校での本人の状況を尋ね，発

作を繰り返し不安が高い場合には，抗不安薬の投与や心理治療や環境改善の努力も促します．

なお，来院時に血液ガス検査にて呼吸性アルカローシスの存在を証明するような身体医学的対応は，症状強化に繋がるので好ましくありません．

■ 心因性咳嗽

> 要点：喘息や結核とみられていることもある

チック（117頁）の一種と考えられ，長期間続く乾性咳嗽で，咳そのもので苦しんでいるというより，「咳をすることが苦しい」ようにみえます．あるいは，せわしなく必死に／無造作に咳をしている印象があります．気管支の病変でなく，咳のために咽頭が発赤しています．親はほとんどが結核や喘息を想定して不安が高く，本人にとっても苦しいので，早期診断と治療が必要です．

咳嗽は一般外来でも頻度の高い主訴で，心身医療的発想をもたないと心因性のものに対して長期に無駄な治療をします．鑑別診断は必要ですが，老人の，あるいは威張ってする「咳払い」的で，睡眠中は消失するのが最も大きな特徴で，これを知っていれば難しくありません．咽頭発赤以外に所見はなく，環境変化で症状の軽快／悪化に気づきます．気管支拡張薬・去痰薬は無効で，鎮咳薬は時に効果があり，向精神薬を加えると有効性が上がります．時に上気道炎などの先行疾患を認める場合や，他の部位でのチックの既往歴があります．

子どもの性格としては神経質／頑固／過剰適応／演技的の傾向があります．「心因性」であると親にのみ伝え，器質的疾患への不安をとるのが重要ですが，時に心因性と言わない方がよい親もいます．この場合，「機能性／過敏性」の説明をし，重篤な疾患ではなく，対応法を工夫すればよくなると説明します．「わざとしているのではない」とよく理解させ，叱らないように指示することも大切です．

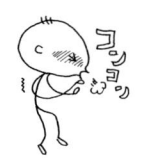

排泄器官の心身症

■ 夜尿症

要点：子どもの治療意欲が大切である
　　　学校行事（修学旅行など）であまり失敗しない

　排尿が自立するのは一般的には2～3歳頃ですが，個人差が大きくあります．小学校入学前後で約8割が自立するのは，年齢と共に抗利尿ホルモン分泌が夜間に増加し，夜間尿量が昼間尿量の6～7割に抑制された上，身体発育と並行して機能的膀胱容量も増加するからです．

　生来持続している夜尿を一次性と言い，器質的疾患の除外診断が必要です．一度自立した後に出現した場合を二次性と言い，多くは心因的要因があり，機能的な面への治療や生活習慣の指導，あるいは薬物療法を行います．小学校入学前後の受診では，一応治療の対象になりますが，子ども自身が気にしていない／治療意欲がない場合には，しばらく様子をみる方がよいでしょう．

　次に受診の動機が高くなるのは，小学校高学年の「宿泊を伴う学校行事」が迫ってきた時期ですが，家庭の外では緊張し，あまり失敗はしない事実を知らせ，「夜尿の子どもは君だけではないから安心して先生に起こしてもらうように」と伝えます．このような説明だけで効果のある例も多くあり，希望があれば薬物を処方します．

　治療の基本は生活指導で，「焦らない・起こさない・怒らない」の「三ない」が原則です．排尿調節機能の成熟には個人差があると説明し，親子を安心させます．そして，規則正しい生活習慣を身につけるように，睡眠を十分とり，夜間の抗利尿ホルモンの分泌が増加するようにします．水分摂取も朝昼はしっかり摂り，夕食中・後から制限します．摂取された水分の約7～8割は2～3時間後に排泄されるので，夕食から就寝までの時間を長くするために夕食を早く摂るようにします．家族一緒に食事をするために遅くなっている場合には，夜尿を治すまでの一時的措置として行わせます．夕食も少し控えて摂るようにし，飲水だけでなく果物・塩分摂取も控えさせ，就寝前は必ず便所へ行かせます．朝食や昼食はしっかり食べさせ，果物も昼に食べさせます．これにキンメル（Kimmel）法

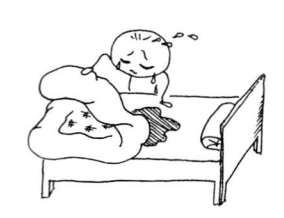

（我慢療法ともいう）を加えて，昼間には排尿をぎりぎりまで我慢させ，徐々にその時間を長くして膀胱容量を拡大させます．この我慢法は膀胱尿管逆流現象があると腎機能を悪化させるので，器質的疾患の鑑別後に行います．

冷え症や便秘は症状を悪化させるので，ゆっくり入浴させ四肢を冷やさない，適度な運動をさせます．自律訓練法（247頁）も効果があります．最近では「怒らないように」という注意が行き届いているので，「気にしないで夜尿を繰り返している」ように思える子どもも多いので，難しいところです．

薬物療法としては，膀胱容量を拡大させるポラキス（塩酸オキシブチニン），バップフォー（塩酸プロピベリン）を就寝前に服用させます．三環系抗うつ薬（191頁）は抗コリン作用による膀胱容量拡大，抗利尿ホルモン分泌を促進して尿量減少，中途覚醒を促すなど種々の作用があり，よく使われています．トフラニール（イミプラミン），アナフラニール（ロミプラミン），トリプタニール（アミトリプチン）で，10 mg錠から始め，就寝前に内服させます．効果がなければ8歳以上では20 mg（25 mg錠もある）に増量してみます．最近よく使われる抗うつ薬であるSSRI・SNRI（190頁）も有効と報告され始めています．

夜間尿量を減らすためには，抗利尿ホルモン点鼻療法が有効で，酢酸デスモプレシン（DDAVP）を就寝前に，点鼻して5〜10 μgを鼻粘膜から吸収させます．小健中湯などの漢方薬も使用されています．

以前には警告敷布法（alarm sheet methcd）が使用され，現在は下着にセンサー（sensor）を付ける方法が使われています．夜尿をすると音が出て覚醒するのを繰り返すことで，オペラント（operant）条件づけ（246頁）ができ，尿意を感じた時点で覚醒できるようになるというのが仕組みです．

多くの心身症と同じく表現の拙い場合が多いので，この点への指導も有効な場合があります．治療は暑くなり汗の多くなる季節（尿量が減少する）に，喉の渇きに水分を取らせないようにしながら始めるのが効果的です．私は本人の治療意欲の有無を確認してから，生活習慣の改善とキンメル法を最初に行います．意欲があれば，トークン（token）法（245頁）を併用すると効果が増強されます．

■ 昼間遺尿症

> 要点：夜尿症類似であるが数は少ない

随意・不随意を問わず5歳を過ぎて，覚醒時に遺尿を認める場合を（昼間）遺尿症と言います．一次性・二次性があるのは夜尿症と同じで，一次性の遺尿症

では厳しい排尿訓練や先天性障害のために自立が遅れている場合もあります．機能的膀胱容量が十分でなく，頻尿傾向に昼間の遺尿もある場合は夜尿も認められます．夜尿がなくて昼間遺尿があれば，ほとんどが心理的要因で，多くは親への秘めた攻撃性により，心理治療が必要です．発達障害の子どもでは，遊びに夢中で尿意があっても，排尿が遅れて発生する場合もあります．

一次性や常に昼間遺尿が認められる場合は，夜尿に準じて検査を行います．

親が早めに排尿させるため，機能的膀胱容量が拡大せず症状が遷延化している場合は，キンメル法による膀胱容量拡大だけでなく，排尿中断訓練（排尿の途中で5～10秒間排尿を止めてまた排尿する）を行い，膀胱括約筋の機能を向上させます．薬物療法としてはポラキスやバップフォーを使います．

■ 心因性頻尿

緊張したときに尿意を催すのは当たり前の反応で，子どもには多くみられます．これが頻回・継続した場合が病的になります．比較的軽いものが多く，誘因になるストレスや性格に配慮して指導していきますが，思春期の女子で，幼児期に性的いたずらをされ，PTSD的（148頁）に出現しているような例もありますから，持続する例では心理治療を勧めます．軽くても習慣化している場合は，抗不安薬を少量頓服で飲ませてみます．

尿路感染症によるものと鑑別が必要ですが，検尿と持続期間や排尿痛から難しくありません．

■ 遺糞症

> 要点：種々の器質的疾患を除外診断する
> 　　　心理治療の必要な例が多い

排便は4～5歳で約8割が自立しますが，不随意・意図的を問わず不適切な場所（例えば衣服や床）に大便を反復して出す場合で，発達障害の場合に比較的みられます．検便・腹部単純X線検査は必須で，Hirschsprung病などの消化器疾患が疑われる場合は，消化管造影や直腸生検も行います．

便秘型では不適切な排便訓練や，硬便で排便時痛が伴うための我慢から，直腸の便塊が貯留・巨大化するため圧センサーが鈍化し，便意を感じなくなり出現するものがあります．遊びに夢中で排便を忘れる場合や，最近では学校で便所に行くのが恥ずかしいために，慢性の便秘になり発生している場合もありま

す.

　治療は便をしっかり出してしまえば漏れ出ないという基本に戻ります．浣腸で排便を誘導し，慢性の便秘を薬物で改善し，圧センサーの感度を上げます．その上で規則正しい食事・運動・排便習慣の確立を行います．特に朝食後の直腸結腸反射は排便に有効なので，冷たい牛乳を飲み，ゆっくり便所へ行くように指導します．重症の場合は入院して行うこともあります．

　下痢型は冷え症などのために便が軟便で，直腸の圧センサーが感知しないまま便が漏れ出るために発生します．便が軟らかすぎて，肛門括約筋で排出抑制が十分できないのです．止痢薬を使って食事療法も加えた下痢治療を行います．

　心理的問題は排便訓練時の激しい叱責（過剰な躾）や，入園・入学に伴う排便習慣の変化，幼稚園や学校で排便を失敗したことによるいじめといった，排便にまつわる問題が引き金となっている場合が多くあります．子どもの素因（攻撃性格，多動など），家庭内の基本的生活習慣の問題（食生活など）が大きい誘因になることと，心理的には明らかな退行現象で，母親への何らかの「訴え」であると考えます．親が不快感をもち，子どもに対して厳しく叱責するので，悪循環になっている例もあります．

他科の領域と考えられている心身症

■ 眼科・耳鼻科─機能性視覚・聴覚障害

　要点：症状に振り回されないように指導する
　　　　症状が自覚されないものから強いものまである

　感覚器の器質性疾患や神経疾患が認められずに，視力（聴力）低下が認められるものは機能性視覚（聴覚）障害で，小中学生の子どもには比較的多くみられ，女子に多い傾向があります．両者は単独で起こる場合と，合併して起こる場合とがあります．「見えない（聞こえない）」という症状を強く訴え，手を引いてもらわなければ歩けないような状態になる場合も稀には存在しますが，多くの例は学校検診で指摘され，それまでは無自覚で，検査では異常を呈しても，日常生活では全く支障のない特徴があります．

　誘引になる精神的引き金が学校にある場合が多く，「学校で聞きたくない／見たくない」気持ちが表象されていると解釈します．視力低下の場合には，単に「眼鏡をかけたい」という願望からこの症状を呈してくる場合もあり，周囲の環

境ばかりに目を向けていても判らない場合もあります．

　視力（聴力）低下の程度は種々で高度なものもありますが，多くは検査上の低下にもかかわらず，日常生活には支障がありません．自覚症状を最初から訴えるものから，低下を指摘されてから気にするようになったものまで種々あります．いずれの場合でも，とにかく耳鼻科や眼科の受診を勧めた後に，検査で器質的疾患がなければ，本人の性格や環境変化を丁寧に尋ね心因性と診断します．

　この障害はヒステリー（141頁）によるものがほとんどで，症状が進行性で頭痛／嘔気／めまい・ふらつきなどの症状を伴う場合は，念のため頭蓋内病変の確認に頭部MRIなどを施行します．

　眼科の検査では，レンズ打ち消し法（凹レンズと凸レンズを生み合わせて視力検査する方法），聴力の確認としては聴性脳幹誘発反応（ABR）があります．

　心理的要因の関与が強く疑われる場合は心理療法を行いますが，自覚症状がないものは，眼科や耳鼻科で6～12ヶ月ごとの検診だけを継続し，器質的に問題がないので心配しないように説明し，親子の安心感を芽生えさせ様子をみる場合もあります．

● **症例**　視力低下を訴える小学3年生の女子 ●

　4月の定期健診で同級生3人が視力低下を指摘され，特に仲の良かった友人が眼鏡をかけ始めました．その直後から視力低下を訴え始め「眼鏡をかけたい」と強く親に訴えて，根負けした親は眼鏡店に行き，眼鏡をつくりました．

　ある機会から私が診るようになり，まず不要な眼鏡を直ぐに止めさせるのでなく，「学校の勉強の時だけにしよう．未だ目は治る可能性があるから」と説明し，少しずつ眼鏡を外させていく方針をとりました．

　このような症例では，たとえ誤った処置でも直ぐに中止や批判を加えることは控えなければなりません．その後，母親からの話や心理士による本人の観察や面接から，ヒステリー性格であると判ったので，それに合わせた心理治療を導入し，2ヶ月で完全に眼鏡も外すことができました．

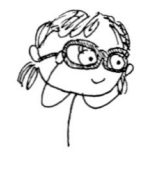

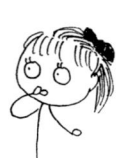

■ 皮膚科—円形脱毛症と抜毛癖

> 要点：心理的にも難治性のものが多い
> 　　　アトピー体質の者に多い

　子どもの脱毛巣を見た場合は円形脱毛症と抜毛癖が考えられます．

　円形脱毛症　ほぼ円形の脱毛斑で始まり，時には多発や融合しながら，頭髪のみならず眉毛や睫毛から，全身に及ぶ場合があります．自覚症状がないため，他人に指摘されて初めて気づく場合がほとんどです．原因は種々な説があり，恐らく免疫機構と心因の複合したものと考えられます．

　皮膚科的治療も時代の変遷があり，ドライアイスで軽度の凍傷を頭皮に起こさせたり，免疫関連の薬品を塗布したりと，試行錯誤の中で行われていますが，基本は頭部皮膚を刺激することです．心理治療によく反応する例もありますが，問題が解決した後も症状が消失しない例もあり，他の心身症に比べると，治療効果はそれほど明確ではありませんが，心因が大きな要因であるのは確かです．

　抜毛癖　強迫的に繰り返し自らの毛を抜くもので，子どもでは爪嚙み・指しゃぶりなど神経性習癖(132頁)の一つで，心理的には重症です．

　脱毛も抜毛も共に「髪が抜けた」ことから，二次的に生じる羞恥心や不安を軽減させる心理的援助も大切になります．抜毛では自ら抜いているので，「抜かなければよいのに」と単純に考えるのではなく，それが悩みの表現であると理解します．円形脱毛症では境界が明瞭で完全に脱毛しており，抜毛の場合は境界不明瞭な不完全脱毛巣になっています．

　薬物療法としては外用薬としてのステロイド薬と，内服薬としてセファランチン(セファランチン)，グリチロン(グリチルリチン)，パントシン(パンテチン)などが一般的に勧められており，ユベラ(トコフェロール)などの末梢血管拡張薬や，アレルギー体質がある場合には抗アレルギー薬を使用します．脱毛も抜毛も共に秘めた親への攻撃性や強迫的な子どもに多いので，根底にある問題に心理治療を行い，親の指導をしていきます．

1-3-3 神経症

　誰もが時々感じているこだわり・不安・恐怖・落ち込みが強くなり，日常生活に支障が出現した場合を○○神経症と呼び，現在ではDSM-IV（73頁）に準じて「○○障害」と呼ぶようになっています．一般外来に受診する子どもに多いものを紹介します．

幼児期の神経症

■ 神経性習癖（くせ）―習慣的に身体の一部を触る動作

> 要点：多くは放置してよい
> 　　　親の養育態度に少し注意を向ける

　反復される常同的な「くせ」のことで，代表的なものは「指しゃぶり・爪噛み・性器いじり・髪いじり」です．自分の身体の一部を愛着の対象（216頁）にしていると考えられますが，直ぐに愛情不足と捉えるよりも，就眠前のように，少し不安を感じた時に出現しているのであれば，気にしないようにします．
　性器いじりは幼児自慰に移行する可能性がありますので，排尿の大切さを教え，細菌が入ってはいけないから，と叱責でなく説明して止めさせます．他の部位では，子どもの感受性や母親との情緒的な交流を少し心掛けるようにして経過をみます．不安が高そうであれば，子どもが漠然とした寂しさや不安をもつ「素因ではないか」と考え，全体像をみるようにします．

■ 吃音（どもり）

> 要点：軽いものは放置する／持続するものは専門家へ紹介する
> 　　　話し方より話す内容や情緒に関心を向ける

　言語器官の協調運動がうまくいかず，話し言葉の調子に障害をきたす状態で，最初の音や音節を反復する，最初の音を引き延ばす，途中で急につまって出てこなくなるなどがあります．発症は言葉が出始めた頃から就学前に多く，主に

男児にみられます．親の期待に応じ，背伸びをしたい性格の子どもに出現し，過度な緊張／感受性の強さや言語発達遅延も発症する要因になります．

2～5歳頃までの言葉の軽い引っ掛かりは経過をみていきます．特に母親が神経質に注意や干渉をするのは禁止し，子どもの話し方でなく，話す内容や情緒に関心をもち，発語量を減らさないようにします．

上記のような対応で治らない場合には言語療法士に紹介し，適切な技法で吃音の除去や子どもの心理的な面を診てもらいます．子どもが自分の吃音に気づくと，焦りや，治そうと気をつけ／緊張する気持ちが，症状の悪化を来す場合もあります（二次性吃音）．

■ かん黙〔選択性（場面）かん黙〕

要点：親に問題意識の乏しい例が多いので専門家へ紹介する．

言語能力がありながら，あらゆる所で話さない場合を全かん黙，特定場面（多くは学校）でのみ話さず，その他の場面では話す場合を選択性（場面）かん黙といい，後者が多くみられます．家庭では普通に話すので「おとなしい／内弁慶」とみられ，放置されている例が多いようです．

精神遅滞や遺伝的要因と，放任・溺愛など親の極端な養育態度，社会性未熟といった環境要因があり，言葉だけではなく，行動を含めた広い意味での対人関係障害と考えます．対人関係拒否，秘められた攻撃性，自己表現（67頁）をしないことで周囲と関係をとろうとしている歪んだ心性があります．

親は家庭内で困らないので，学校（教師）からの指摘でやむなく受診するような場合が多く，親自身に動機づけが少ないため，治療が難しくなります．反対に少しおとなしく声が小さい・あまり話をしないだけで親が過剰に心配し，「かん黙」とみている場合もあります．

かん黙に捉われずに，子どもの全体的発達を促す指導を親にします．「話さない」状態に周囲が注目し過ぎて，かえって症状を強化している場合もあります．時に話さないのが精神科的疾患の症状の一つや，聴覚障害をはじめ神経系の器質的疾患である場合もあります．

治療は話をさせるのが目的でなく，緊張や不安を軽減させ，表現や対人関係をとれるようにすることであり，日常生活でのさりげない対応をして，軽快しなければ専門家に紹介します．幼稚園や学校に理解してもらい，集団生活を楽しめる方向に，子どもと関わってもらうようにします．

■ 睡眠障害

> 要点：多くは異常・疾患と考えず，素因と環境に目を向ける
> 　　　親の不安を軽減させる
> 　　　思春期の不眠は原因を詳しく調べて対応する

　睡眠は子どもの成長に重要な働きをしていますが，その障害は疾患として「心配ない」ものが多く，親の不安に適切な説明や対応をするのが大切です．現代の都市化した生活は就寝時間が遅くなり，これに伴い子どもの就寝時間も遅くなるので，考慮に入れておきます．あるいは幼児期では「子どもは早寝をしなければいけない」と固く信じて，嫌がる子どもを無理矢理寝かせようとし，その時の子どもの心情を無視する親の態度にも注意します．夜は不安で，時に子どもがそれを強く訴える日もあれば，興奮した日は寝つきにくくなるなど，子どもの状態を適切につかめない親に丁寧な説明が必要になります．

　小児期での睡眠障害で一番早く問題になるのは「夜泣き」で，次は「夜驚」「悪夢」「夢中遊行」です．年齢が上がるにつれ成人同様の「不眠」が出現します．思春期の「不眠」は起立性調節障害(116頁)や不登校(97頁)による「朝寝」の結果によるものが多く，睡眠障害として診るよりも，元になる状態の治療を考えます．

❶ 夜泣き

　乳幼児期の一過性の夜泣きはほとんどの子どもにみられ，不安の高い母親や家族が寝られないため，相談を受ける時があります．原因を取り除くことが治療の原則ですが，環境的に原因を取り除けない場合，いたずらに除去を考えず，本人の感受性とそれに対する親の対応を，どのように変えるかを考えます．両親の夫婦関係，嫁姑関係などの悪さ(390頁)が，感受性の高い乳幼児に夜泣きを起こさせる場合もあります．

　一時的に眠らせる必要がある時は，アタラックス(ヒドロキシジン)シロップ5～10 mg/回を数日間使ってみます．

❷ 夜驚

　睡眠中に突然起き上がり，大声を上げ，恐怖に満ちた表情や，恐怖から逃れるような言動が出現し，周囲の者が落ち着かせようとしても効果はなく，覚醒しにくい状態です．数分で治まり(時に長いものもある)，速やかに再入眠し，本人に記憶はありません．男子に多く幼児期に発症し，2～3年で自然寛解する

のが一般的ですが，学童期に発症し長引く場合もあります．
　治療は心配している母親や家族に，自然に治っていくと説明します．日中の精神的刺激に対する表現(67頁)と考え，自然寛解を待ちます．しかし，頻回に出現する場合で，親が睡眠不足になる，共同住宅で隣り近所に迷惑になる場合は，子どもの感受性や環境に目を向けて，対応策を考えます．睡眠の深い時期に出現するので，この時期を減少させる抗不安薬で，散剤やシロップのあるものを少量眠前に服用させます．
　夜驚の訴えがある場合には，睡眠時脳波に異常がみられる例もありますが，てんかんとの鑑別は臨床像を十分に把握すれば可能です．

❸ 夢中遊行

　先の夜驚に合併する場合があり，夜驚に比べて感情表出がなく，行動も静かでまとまっている感じがあります．睡眠中，突然起き上がり，一見目的のあるような，かなり複雑な行動をしますが，意識は不鮮明で，刺激を加えても覚醒せず，数分の後，再入眠し翌朝には記憶していません．発作中の事故防止対策が必要になります．夜驚に比べて年長児に多く，日中の何らかのストレスが影響しており，治療は夜驚に準じます．頻回に起こる場合には精神運動発作との鑑別も必要になります．

❹ 悪夢

　全年齢層にみられ，恐怖に満ちた夢を見て目覚めます．恐ろしい夢の内容は詳細に思い出すことが可能です．昼間の心理的原因で起こりやすく，それを除去する心理治療と抗不安薬を使い，効果がなければ別の種類のものに代えていきます．思春期によく訴えられる「金縛り」は悪夢の一種と考えられ，不登校をはじめ神経症の者に多くなります．

❺ 不眠(睡眠リズム障害)

　年齢が高くなるにつれ出現してきますが，実際には眠っている場合も多いので，訴えのみで直ぐに睡眠薬を出さないようにします．むしろ「眠れない」と訴える場合は，それが単なる窓口で，背後に神経症的問題があると考えます．
　多いのは入眠困難で，夜更かし／昼まで寝ているための悪循環によります．治療は半減期の極端に短い睡眠導入薬(191頁)を最低量使い，効果があれば更に半錠(薬に割線が入っています)に減量します．実際に就眠する時間の1時間ぐらい前に導入薬を使い，徐々に就眠時間を早めるような方法をとり，起床時刻も同時に1時間早めるように約束します．起床時間を早めなければ服薬しても効果がみられませんし，昼寝をさせないのも大切です．

例えば午前5時に就眠し，午後1時に起床するような子どもに，午後11時頃服薬させても効果はみられません．これまでより1時間だけ早く午前4時に寝るように午前3時頃に服薬させて，起床は午後0時に早めます．このように就眠も起床も30分〜1時間ずつ早めていく方法を親と本人に納得させて実行すれば，午後11時から午前0時頃に就眠し，起床は午前7〜8時という通常の睡眠習慣に移すことは，比較的短期間で可能になります．睡眠導入薬は効果があると，本人が依存していく点にも常に注意し，長く飲ませないようにします．

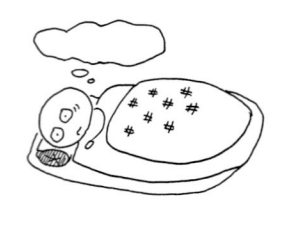

不登校（97頁）では本人に「起床する気持ちがない／起きると悩まなければならない」ための朝寝があり，結果的に夜寝られない悪循環を繰り返しています．このような例には眠剤を処方しないようにします．根底にある不登校への治療を行い，本人に睡眠リズムを整えたい希望が芽生えた時に，上記の方法で改善を図るようにします．

中途覚醒や早期覚醒は成人に多く，子どもには少ないのですが，うつ状態では時に子どもにもみられますので，この場合はうつへの治療を考えます．

❻ 精神科的な睡眠障害

稀にみられるもので，精神科医の診る疾患ですが，主なものを列挙しておきます．

①過眠

ナルコレプシー（narcolepsy） 10歳台に発症することが多く，日中，突然激しい睡気に襲われ，睡眠状態に入ってしまい，数十分で覚醒する発作を繰り返します．

周期性傾眠症 10歳台の男児に好発し，20歳台の後半には自然治癒することが多いものです．傾眠状態の繰り返しが数日続き，終了時期になると，多弁，多動，興奮などがみられますが，間欠期には正常に戻ります．稀に精神病に移行することもあります．

②睡眠時無呼吸症候群

中年以上の男性に多く，子どもでは扁桃・アデノイド肥大で時に出現します．

■ 睡眠障害全般に対する心理療法

　睡眠障害は心理的問題によると考えてよいのですが，乳幼児期では本人よりも環境，特に母親の問題（母親の神経症的素因や夫婦関係，嫁姑関係の歪み）によります．母親の不安を感じるような状況や不適切な行動を十分に考察します．思春期になると本人の素因が大きくなり，級友との関係など学校環境から深夜放送／テレビゲーム／インターネット／携帯電話などが大きく関与していきます．ここでも，総合的に診る視点が求められます．

　いずれにしても，心理的問題にじっくり取り組まねばならない時と，心配している親への適切な説明だけで，必要以上に介入しない方がよい時があります．直ぐに薬物治療は好ましくないのですが，薬物が当面の混乱を鎮め，不安が解消され，意欲的な生活が行われ始めると，治癒に向かう場合もあります．

思春期の神経症

■ 不安障害

> 要点：あらゆる心因性疾患の基本にある心情

　不安は誰もが多少もっている気持ちで，ほとんどの心因性疾患の根底にあります．「対象のはっきりしない不安感」が本症を支配するので，「いじめられるので不安」というように明確な対象でなく，「何だか判らないが心の中から沸き上がってくる」不安が主役になります．これが極度に出現すると，最近では「パニック障害」，慢性に続くのを「全般性不安障害」と呼びます．元来自律神経系が不安定な子どもに多く，身体症状で現れ，治療が進むにつれ「不安な気持ち」の存在が認識される場合もあります．

　不登校の初期の身体症状をはじめ，小児科を受診する子どもの中に本症が認められるので，身体症状への適切な対応と共に，根底に不安がないのか考えます．種々の身体症状に対する薬物を対症療法的に使用すると共に，抗不安薬，SSRI，睡眠導入薬，時には抗精神病薬を併用します．

●パニック障害

　きっかけなく，突然「死ぬのでは」と思うほどの恐怖心を感じるもので，主に動悸・頻脈・息苦しさですが，子どもでは典型例が少ないように感じます．

■ 強迫性障害

> 要点：難治性のものが多く，専門的対応が必要である
> 　　　自覚しており，無意味と思っているが止められない

　私たちが日常，習慣的に行っていること（朝の排便，同じ時間の出勤，寝る前の歯磨きなど）は，ある意味で強迫行動であり，細菌が食器に付着していないか気になるなどは強迫観念になります．不安障害の場合と同様，軽度の強迫は多くの人に「こだわり」や「確認したい」気持ちとして認められます．この言動が極端に強くなり，日常生活に支障をきたして本人や周囲も困るのが本症です．

　本人自身が自分の言動を「無意味／不合理／根拠がない」と違和感をもち，止めたいと思いながら，強迫行動あるいは強迫観念が出現してしまうのが最大の特徴で，根底に几帳面・完全癖があります．症状は行動と観念に分けられます（表1-22）．

　強迫症状は自分で確認する自己完結型と，家族（特に母親）を巻き込んで自分の代わりに確認させる巻き込み型があり，子どもでは後者が多くなります．行動が止まり，一見ボーッとして何も考えていないように見えると，欠神発作（てんかん）と誤診される場合もあります．

　チック（117頁）は本症の子どもに多く出ます．児童・思春期の統合失調症（150頁）の初期症状として出る強迫行動や強迫観念，PDDやAD/HDをはじめ発達障害（159頁）に多い固執との鑑別は，こだわりに苦痛を感じているか否かの差であり，本症では感じています．中枢神経疾患（腫瘍・出血・梗塞など），代謝疾患・内分泌疾患・膠原病などの身体疾患の部分症状としてみられる場合も稀にありますから，一応の注意は必要です．

　薬物治療の効果はあまり期待できず，SSRIや抗不安薬ではレキソタン（ブロマゼパム），時には向精神薬も使われますが，専門医に紹介する病態です．

表1-22 強迫症状の内訳

強迫行動：洗手強迫（手を何度も洗わないと気がすまないなど） 　　　　　確認強迫（外出時に鍵が閉まっているか何度も確認しないと気がすまないなど） 強迫観念：ある考えが浮かんできた時，馬鹿な考えと思うので，気にしないようにと思うが，そう思えば思うほど気になってしまう

■ 抑うつ状態

> 要点：子どもにも比較的多く，医師の得意な激励はよくない
> 薬物が効果的である

　従来は神経性抑うつといわれ，精神病としての「うつ病」ではなく，環境因子に大きく影響され，落ち込み・悲哀感・空虚感・不安・焦燥感といった，誰もがもつ感情が強く出る場合や，思考の制止・行動の抑止などが一過性に来した状態を指します．幼児期では行動や身体症状で現れる場合もあります．

　乳幼児期に特有なうつ状態として，母子分離によるものがあり，依存性うつ病(anaclitic depression)と呼ばれます．親から十分な愛情を与えられなかった場合や，与えられていたものがなくなった場合に出現します．愛情遮断症候群(416頁)や被虐待児症候群(182頁)にみられる状態も，同様なものと考えられます．

　前思春期頃から几帳面・感受性の高さ・完全癖といった素因に，多くは学校での些細なストレスが加わり，過剰に反応してうつ状態に陥ります．ストレス直後から落ち込んだ様子が目立つと判りやすいのですが，身体症状や問題行動(不登校)が主訴の場合は，見逃す場合もあります．注意して日常生活の状態を尋ねる姿勢が必要です．

　子どもはあらゆる年齢で，母親の愛情や関心を失ったと感じてうつ状態を示します．客観的にみた母親の愛情や関心の程度よりも，子ども自身の主観が大きいことに注意し，その子どもの素因に配慮した対応が大切になります．うつに限らず心理治療の基本は，子どもの素因に合わせた対症療法が初期に必要で，医師は「そのような弱いことでは駄目」といった言葉はかけないようにします．その後，症状が消失すれば，子どもの弱さを鍛える根治療法が必要ですが，これは専門家に任せます．多くの親は症状が消失すると治療意欲を失くしますので，これをいかに専門家に繋げるかも大切な治療です．

　薬物は抗うつ薬が効果を発揮し，SSRI(SNRI)の登場で，治療はやりやすくなっています．

■ 対人恐怖症

> 要点：思春期に多くなる日本人的不安障害である

　わが国特有の神経症として知られており，精神風土や文化的(293頁)な面から

論じられます．子どもでは思春期後半から出現し，「赤面恐怖」「視線恐怖」「自己臭恐怖」「異形恐怖」といった症状で出現します．共通する特徴として，自分に重大な欠点があるという妄想／劣等感(自尊心欠如)あります．専門家に任せるものです．

■ 心気症(身体表現性障害)

> 要点：転医(医師の梯子)が多い
> 　　　彼らの希望に沿いながら，心理的に診ていくかが重要である

　些細な身体変化・変調を捉え「何か重篤な身体の病気に罹っている」と確信し，執拗に訴えて医院・病院巡りをする状態で，「身体疾患に対する執拗なこだわり」がある状態を言います．幼児期・学童期では少なく，思春期以降にみられ，幼児期ではむしろ親の方(多くは母親)が子どもの些細な身体の変化・変調を捉えて心気的になり，それに子どもが巻き込まれていく悪循環が形成されていく場合もあります．

　アレルギー体質や，感冒といった身体変調がきっかけとなる例が多くあり，「乳幼児期に大病をした」という主観的な親子の思い込みや，医師の説明が悪くて／誤解して，「医原性」(417頁)に出ている場合もあります．微熱(15頁)や全身倦怠感(18頁)が多く，「身体疾患にしてほしい」願望が基本にあり，親子で「医師が見つけてくれない」と確信します．最初は親に引きずられていた子どもが，親と同じ確信をもつようになる場合もあります．

　身体疾患との鑑別は当然ですが，一方で親子の行動観察を慎重に行います．訴える内容が常識では考えられない場合は，うつ病や統合失調症特有の可能性もありますから，精神科に紹介しますが，彼らは精神科と聞いただけで別の医師に転医しますので，難しいところです．

　身体面での主訴に対する丁寧な診察と，時には不要と思われる場合でも「身体に侵襲の少ない」いくつかの検査の実施が必要で，これが治療に繋がります．「身体的に異常がない」という診断は禁句で，執拗な訴え(思い込み)の根底には，それが何らかの不安の代償として必要になっていると考えます．

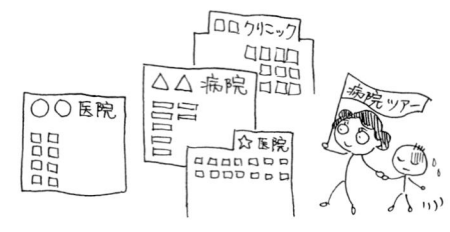

「思われるほど重症でなく(一応，症状を認める)お母さんのお子さんへの思いが強い(肯定的に言う)ですね」「何らかのストレスも関係しているかもしれない」と柔らかく心因の関与をほのめかします．その後も身体症状を否定せずに，身体症状に対する対症療法的薬物と抗不安薬・抗うつ薬を処方し，現実生活を促すための具体的な方法を考えていきます．このような例での医薬分業による薬物説明は治療を特に阻害します(194頁)．本症は心理的対応が求められますが，医療・医師へのこだわりが強いので，ある段階までは医師が診ていかなくてはなりません．基本は「普通生活をして治していこう」という提案を納得させることです．

■ ヒステリー

> 要点：子どもに多い
>   多彩な症状を身体疾患と誤診しがちになる

不安や心理的葛藤を起こさせる嫌なことに直面した時，自分自身も周囲の他人も「無理だからしなくてよい」と思えるように，「無意識」にさまざまな症状を出す状態がヒステリーです．DSM-IV(73頁)ではこの疾患名は消え，演技性人格障害／身体表現性障害／解離性障害に分類されます．身体医学では考えられない多彩な身体症状(転倒／失立・失歩／視覚・聴覚異常などが子どもでは多い)や過度な心理的症状(健忘)が出ます．「意識して症状を出す」詐病(143頁)が「演出」的であるのに対して，ヒステリーは無意識に出現しますが，子どもではヒステリーと詐病は状況や時期によって混在し，無意識か意識の鑑別よりも，子どもの性格と反応を誘発させる環境要因に目を向けます．

表1-23 ヒステリーの症状

```
1. 転換症状(無意識的な葛藤が身体症状に転換)
  1)運動系：失立*，失歩*，運動麻痺，けいれん*，不随意運動，失声など
  2)感覚系：感覚脱失，異常感覚，疼痛，視覚障害*，難聴など
  3)自律神経系：過呼吸*，呼吸困難・咽頭圧迫感(ヒステリー球)*，チアノーゼ，動悸，
    咳嗽，腹痛，腹部膨満，嘔吐，めまい，頭痛，発熱，頻尿など
2. 解離症状(人格や意識の統合性が失われ解離する)
  意識障害，健忘*，遁走，知的機能低下，多重人格，抑うつなど
3. 行動症状
  家出，徘徊，怠慢，かんしゃく，暴力，虚偽性行動，性的逸脱など
*子どもに比較的多い症状
```

表1-23のような症状で，誰かが見ている場所で出現し，転倒・意識消失といった行動は安全な場所で起こります．ヒステリー球は咽頭に何か詰まっている／引っかかる／飲み込めない／呼吸がしにくい／何か腹部から突き上げてくるなど，症状は多彩で，子どもに比較的多くあります．視覚異常や聴覚障害(129頁)はしばしば慢性に経過し，「教室で黒板の字が読めない」「返事をしない」といった訴えや行動で気づかれます．

　症状から考えられる身体疾患を想定した問診，診察，検査施行は必要ですが，身体疾患のみを考えた診療は，更なる症状形成に加担し，悪化させていく場合があります(医原性)．「身体疾患を見逃してはならない」という医師の使命感が，次々と「誘導的な」問診や検査を繰り返す悪循環に陥り，頻回の受診や入院が当然のごとく行われていく場合もあります．誤解を恐れず言えば，ほとんどの医師は「ヒステリー」を知識としてもっていても，臨床で身体症状を診ると，目の前の症状のみに目が行き，頭の隅にある「ヒステリーの知識」は浮かび上がりません．しかし，注意深く診ていくと，症状が同じような状況で繰り返す／何らかのストレス状態の直後に出現／大げさであるが致命的障害は出ない，などから比較的はっきり診断できます．身体医学的には理解し難い症状で出現する場合も多く，症状による日常生活の障害は「疾病利得」に通じています．

　多くはヒステリー性格といわれる大げさ・見栄張り(負けず嫌い)・空想的・依存的・自己中心的な子どもに出現します．このような性格も，時には「頑張り屋で，指導的な子」と，親をはじめとする周囲の人からの評価を得ているので，ヒステリーは「問題のある子」と思い込んでいると，誤診します．

　症状で周囲(医師も含め)の関心を上手に引きつけるので，大げさな反応(周囲が騒ぐ，過剰な医療対応)をすると，更に症状は固定して悪循環に陥ります．てんかんの誤診が一番多く，転医を重ね，長期の入院の後，大学病院でなければ付かないような稀な疾患にされている例(22頁)もあります．

　対症療法は上記の特徴を理解し，症状を無視せず，しかしあまり関心を示すのもよくなく，難しいのですが，中立的な対応が必要です．詐病と区別がつきにくい場合も，鑑別に勢力をそそぐのは意味がなく，「そこまでして」現状を回避したい子どもの心情を理解します．更に適切な環境改善を目指して，親を含む周囲の理解も大切です．

　根治療法は専門家に委ねますが，身体症状が前面に出ているので，これまで述べた注意を守り，適切な初期対応が求められます．薬物療法は時に抗不安薬を使いますが，漢方薬の半夏厚朴湯が唯一の適応と私は考えています．

■ 詐病

> 要点：「嘘をつく」「医師を騙す」悪い子と診ない

　「頭が痛い／お腹が痛い／体がだるい」と，子どもが嘘を言って親の関心を引こうとしますが，これがやや強く，病的になった場合が本症です．学校に行きたくないので，体温計をこすって熱を出す詐熱が最も多いものです．入院中に自分で採血して尿中に血液を混入させて血尿を，卵白を入れて蛋白尿を，砂糖を尿に入れて糖尿病を，それぞれ演出したような例も私は経験しています．ヒステリーに類似したもので，意識するか無意識(ヒステリー)の違いによります．何らかの目的(嫌なことを避けるなど)があり，意識して身体的・心理的な症状をつくり出します．年少児ほど周囲から見ると明らかに意図的であるのが判りますが，それを指摘しても治るものではありません．まして，「親や医師を騙す'悪い奴'」と診ては，治療と反対の方向に行きます．「そこまでして現状を逃れたい」子どもの気持ちに共感する姿勢が必要で，例えば詐熱を疑って入院させ，監視検温をするのは子どもの心を診ていない身体医学的発想です．

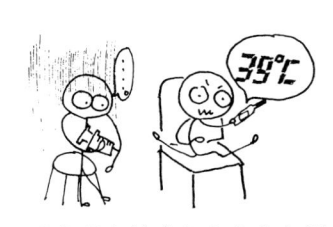

　医師や親が疑ってかかると症状が変化し，巧妙に隠すなど，更に状態を悪化させていきます．先に述べた特異な症例は，すべて医師が子どもを追い込み，症状を悪化させた結果です．初期対応を適切にすれば，そこまでは行きません．親への説明も大切で，「わが子が嘘をついている」と信じたくない親は転医し，信じた親は子どもに怒りを感じ，更に子どもを追い詰めて行きます．

　医師は子どもが置かれている現状を確認し，嘘をつく必要がないようにするためにはどうすればよいかを考えます．症状が消失して改善された後には，子どもの素因や環境に関しての根治療法が必要になるのは当然ですが，必ずしも専門家である必要はありません．ただし，次の人格障害が隠れている場合もあるので注意します．

■ 境界性障害(境界性人格障害)

> 要点：当初は「普通」「好ましく」みえる
> 精神科医でも難渋する病態である

　従来は精神病と神経症の境界線上にあるものに付けられていた病名(72頁の図1-10)ですが，DSM-IVでは境界性人格障害という一つの疾患概念とされています．思春期例や親に時にみられるので，疑わしい場合は精神科医に紹介します．

　この疾患の根底には自己否定感があるので，自己破壊衝動を繰り返して自傷行為や自殺企図が出ます．人生を送るために最低限必要な自己肯定感(自尊心)が育っていない問題のためで，生直後からの母子間の感覚・情緒欠如(204頁)が大きな原因です．このため，痛みや出血で自分の存在を感覚で認識し「自己の存在」を確認します．常に自分は周囲から見捨てられるのではないかという不安と恐れがあるので，治療者にも「自分だけの先生」を求めます．

　この病態が20年くらい前から成人に増加しており，母親が本症の場合があります．医師と受付職員への態度が大きく異なる，極端に医師を理想化するような場合には要注意です．更に，医師と他の職員の関係を混乱させるように仕向けてくる時もあります．本症の特徴をDSM-IVの診断基準に基づ

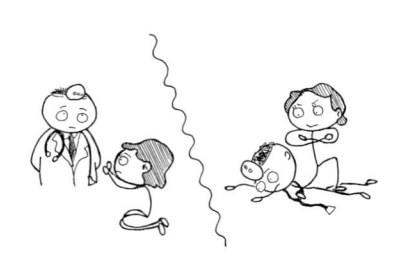

表1-24　境界性人格障害の特徴

1. 見捨てられたくないので異常な努力をし，些細なことで見捨てられたと被害的になる／激怒する
2. 不安定で激しい対人関係．些細なことで全能の神のように崇め過度に理想化する／極端に蔑み，価値下げをして敵意を向ける．一人の人間に両方の価値観を異なった時期にもつ場合や，二人の人間関係を混乱に陥れる言動をとる
3. 多彩な神経症的訴えや，時に幻覚・妄想など精神病様の症状が出現する
4. 自分が「何者」であるか自己同一性(416頁)を捜し求め，さまよっている状態が続く
5. 価値観や目標が突然に変化し，少しでも安定するとそれを破壊する
6. 些細なことで衝動的に行動し，手首殺傷・暴飲暴食・大量服薬・自殺未遂・性的逸脱行動など自己破壊的行動を繰り返す，これらは別離や諦めなければならない現実，責任をとらねばならない現実を突きつけられた時に生じやすい
7. 対人関係のストレスに対して怒りやパニックなど極端な反応を示す
8. 慢性的な空虚感に苛まれている

き示します(表1-24).

　このような病態が増加するのは，我慢や耐えることを知らない時代(265頁)に，過敏な子と，子育てよりも家庭外に興味をもつ母親との組み合わせが影響しているように思えます.

　表のような特徴をもつので，信頼されていると思って診ていると些細なことから激怒し，180度逆転した不信を突きつけられ，医師側の善意が踏みにじられます．治療者を魅き付ける独自のものをもつので，「自分しかこの患者を救える人間はいない／何としてでも自分がしてあげたい」と思い込む場合があり，治療者にはいつも冷静さが求められていることを認識させられます．

■ 手首自傷(リストカット wrist cut)

　従来は境界性人格障害によくみられる行動と考えられていましたが，最近では一種の流行になり，少し悩むと子どもまでが簡単に行います．過食・嘔吐や薬物の過量服用に類似する衝動的行為で，軽いものが増加しています．重度では動脈や神経が切断される場合もありますが，大部分は皮膚を軽くかする程度で，手首以外にも前腕・上腕から足にまでみられます．

　これも PTSD(147頁)，多重人格(152頁)といった病態と同じく伝染していく現象で，試みにインターネットで「リストカット」を検索すると，平成17年(2005)12月現在で80万件近くが出る異常さです．平成21年(2009)には2倍近い140万件に増加しています．これはこの言葉を使ったブログ(Blog Weblog の略)がいかに多いかを示し，主に若い女性の病的な自己表現が増加した一現象と考えます．ここにも現代日本社会の若者の病根が表れていると私は考え，これを現象面から云々するより，3章で述べる問題の基本からみなければならないと思います．

　子どもでは境界性人格障害，摂食障害，ヒステリーが基本にある場合が多いのですが，流行に乗り遅れたくない意識から，軽度の悩みや神経症的な場合でも出現します．切る時に痛みは感じずに，存在感確認や空虚感を埋めるような心情が働きます．重症例では繰り返されますが，軽いものでは状況が好転すると収まります．

　治療は背後の疾患によって薬物療法・心理治療を行いますが，専門医に紹介する状態でしょう．

■急性ストレス障害

> 要点：事件や災害の衝撃性に幻惑されず，個々の素因に注目する
> 出現して当たり前で，出現しない方が問題

　衝撃的事件や強い自然災害直後に出現する心の変化で，不安や恐怖，あるいは心身症的症状が出ます．出現して当然なもので，何らの反応も出ない場合は，衝撃度が強すぎて，その子どもの許容量を超えていると考え，むしろ注意が必要です．

　一過性に出現する初期の不安・恐怖反応は，睡眠障害(134頁)といった神経症的反応，不定愁訴(8頁)，過敏性腸症候群(120頁)などの心身症があり，子どもに特有なものは，赤ちゃん返り／便所に行けない／留守番ができない／母親の寝床にもぐり込むといった行動で表現されます．これらを十分親が受け入れていけば，多くは消失し，特別な治療は必要ありません．一過性の不安・恐怖が強くても，それまでの親子関係がよければ，ほとんどの子どもは早く回復します．症状や行動が非常に強い場合のみ，短期の薬物療法を考えます．

　災害直後では多くの不定愁訴や心身症は身体疾患として扱われる場合が多いので，医師は心身症として診る目をもつようにします．直ぐに「心のケア」と心理面だけに焦点を当てる最近の風潮は，実際的ではありません．

　慢性疾患児では病院に通えない／薬がない／生活制限や養生ができないといった，基礎疾患を悪化させていく可能性があり，心理的配慮が必要になる場合もあります．アレルギー疾患(気管支喘息，アトピー性皮膚炎)では，環境因子，特に吸入抗原の多さや，除去食を摂れないといった環境悪化や，不自由な生活への不満が症状を増悪させる一方で，厳しい日常生活が本人の弱さを克服させる機会になり，軽快する時もあります．心因の複雑性を考えさせられ，ここでも物事の二面性(419頁)を感じます．

●自然災害に関する社会的考察

　わが国の母性的・集団主義的精神風土(293頁)は，集団で罹災する自然災害に対し，善い作用が働き，相互扶助的思考が強く出る上，「皆で一緒に被災した以上，仕方がない」という諦めが強く出て，本症や次に述べるPTSDはあまり発生しないと，私は阪神大震災の被災地に居住していて実感しています．これは阪神大震災直後に大暴動や略奪が起こらず，世界中が驚嘆したことで判る，わが国特有の文化，あるいは民族性によっています．本書執筆中に米国で未曾有の

台風被害〔平成17年(2005)秋のニューオーリンズでのハリケーン・カトリーナ Hurricane Katrina〕が出現し，直後からの暴動・略奪の凄まじさは，根底に人種差別や貧富の差があるものの，母性社会のわが国と父性社会の米国の差をよく示していると感じます．

米国では略奪・暴動が起こるから，本症やPTSDも多く出現すると考えれば判りやすくなります．関東大震災でも世界は日本人の災害後の秩序正しさと，黙々と復旧にかける活力に阪神大震災と同じく驚嘆しました．朝鮮人殺害が一部にあり，こればかりに焦点が当てられるのも自虐史観(315頁)の最たるもので，当時のわが国と朝鮮との関係や，現代よりも情報が乏しかった状況が原因で出現したものと冷静に分析し，基本的なものに目を向けないと，大切な点がみえなくなります．

現実には阪神大震災直後から，突然報道を中心に災害後の「心のケア」「PTSD」が叫ばれ始めました．専門家によるカウンセリング(counseling)が必要と叫ぶのは，「災害に遭えば，心に傷をもって当然で，PTSDになる！」と決め付ける作用があり，本来なら立ち直れる人も「弱い人」にしてしまいます．社会では災害や事故だけでなくとも，心に傷がつくことも多く，そこから回復して，8～9割の人はそれなりに人生を送ります．我慢のできない人間が増加している時代(265頁)ですから，「心のケア」が叫ばれるという面もありますが，これ以上，弱い人間をつくらないように，専門家は考えるべきではないでしょうか．

自然災害でない人為的災害でも，集団で発生したO-157事件，砒素カレー事件，学校内での小学生殺傷事件など，すべて報道主導の騒ぎが，本当に被害者の子どもの立場に立った心身医療を阻害している面があります．災害直後の最も有効な心身医療は「『心のケア』が必要である」と声高に叫び(342頁)，専門家が出かけて積極的に心理治療(カウンセリングなど)を行うのでなく，不自由な生活に対する物質的・人的援助や，あるがままの状態を被災(害)者や親しい仲間・家族間で語り合い，時間の経過を静かに待つのが，民族性に最も適した対応になると私は実感しています．

■ PTSD(posttraumatic stress disorder)〔(心的)外傷後ストレス障害〕

要点：阪神大震災以降に急に言われ始めた障害である
　　　報道や一部の専門家が煽っていないか
　　　災害の衝撃度に惑わされず，子どもの素因や家庭環境に注意

　生命を脅かされるような心理的外傷体験を契機に，1ヶ月以上続く，あるいは1ヶ月以降に現れてくる種々の心理的問題が一般生活に支障を来す場合をDSM-IVの診断基準(73頁)で本症と診断します．平成7年(1995)の阪神大震災までは，わが国では精神科医でもほとんど認識していなかった障害です．米国以上に天災が多い(292頁)わが国で，認識されていなかったのは，それほど多くない病態だと考えるのが常識ではないでしょうか．米国の医師が気づいて，日本の精神科医が知らないほど，わが国の精神医学は遅れていないはずです．需要のあるところで対応・対策が進み，ないところでは生まれないという単純なことを忘れて，「わが国は遅れている」と言わないようにしたいと思います．

　特に未来に生きる子どもは，災害における恐怖は強く感じても，その後の生活への不安は成人に比べて低いので，本症はそれほど多くありません．むしろ，周囲の大人(親)の姿勢に影響される面が大きいといえます．

　アンケート調査で「被害者(子ども)は今も心に傷をもつものが多い」と報道され続け，10年以上が経過してきましたが，設問の仕方や結果の解釈で，「傷がある」と「ない」のいずれの見解も出るのが，この種のアンケート調査です．

　私たちの臨床経験からは，人為的災害(交通事故からいじめまで)によるもので，周囲に気づかれず，本症と考えられる状態が進行している例が若干あります．不登校で発症し，治療経過の中でPTSDと診断してよいと考えられるような例ですが，多くはありません．

　本症は他の心因反応と同じく，個人的資質が大きく関与しています．ですから，学校での些細な出来事で不登校になる子どもがいるように，災害や事件でPTSDになるのは，資質の過敏性(脆弱性)が大きく関与しているのです．従って災害直後から直ぐに本症の可能性に言及するのは，報道でも専門家でも差し控えるのが，真の意味で子どもの立場に立っていると考えます．

　更に，自然災害では急性ストレス障害で述べたように，日本人の場合「皆と同じなのだから仕方ない」と認知できる場合が多く，成人でもあまり発症しません．一方，人為的災害の方が「なぜ自分だけが／回避できたかもしれない」

と考え，発症しやすくなります．子どもの場合は親が状況を受け入れられないと，加害者への攻撃や自分自身への自責感が大きくなり，問題を複雑にする場合もあります．年齢が低いほど親の影響を受けるので，親が状況をしっかり把握・理解し，立ち直る姿勢があれば問題があまりないと思います．

あらゆる心因反応は子どもの素因(79頁)や年齢・家庭環境(生育歴)・社会(学校)環境などの要因が複雑に絡んだ準備状態に，刺激(ストレス)が引き金になって症状が出現するという鉄則(3頁)を，特にここでは強調したいと思います．災害では自然・人為的を問わず引き金が強烈で，直後は皆がほぼ同程度に影響(146頁)を受けるので，発症の経緯の中で個々に異なる素因・年齢・家庭・社会環境が無視され，騒ぎを大きくします．

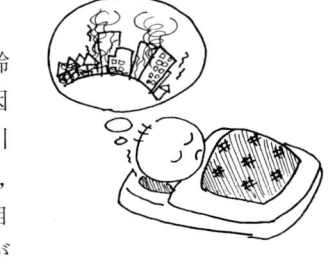

災害によって自分にとって大切な人との別離や，大切な物(物質的なものから身体の統合性まで)を失うことによる対象喪失(416頁)には十分注意する必要がありますが，これは災害に限らず，親の離婚・病死もあり，外傷で身体の一部を失った場合にも起こります．

診断基準で本症と推測できる子どもには，ストレスになった原因が天災か事故か，親からの虐待，長期にわたる学校でのいじめ，致命的疾患(157頁)の罹患などによるものかの違いを考え，原因に応じて治療を考えます．女子の思春期の頻尿，二次性徴への不安や恐怖は，幼い頃に痴漢に遭った体験による場合も多く，ある意味で本症と捉えてよい場合もあります．

恐怖の対象がはっきりしていて，子どもが積極的であれば脱感作法(245頁)を施行します．あるいは，思い出した辛い体験を言語化して，それを聴いていくことで，治癒に向かいます．

1-3-4 精神科的疾患

　精神科的疾患は一般の医師が診るものではありませんが，不登校や摂食障害の中に精神科的疾患が含まれている場合があります．したがって，医師は初期症状や特徴を一通りは知っておく必要があります．

　児童期・思春期の精神科的疾患は初期には判りにくく，詳しい問診や丁寧な経過観察でようやく判るので，慎重に診て，少しでも怪しいと感じた時には，専門医に紹介します．しかし，精神科受診はしばしば拒否されますので，いかに精神科へ繋ぐかが一般医にとって最も重要な仕事になります．

■ 統合失調症（精神分裂病）

> 要点：最も基本になる精神科的疾患である
>   初期・思春期前では診断に苦慮／不登校として受診することが多い

　平成14年（2002）から日本精神神経学会が名称変更を正式に決め，統合失調症と呼ばれるようになりましたが，名称が変わっただけで病態が変ったわけではありません．

　本症を疑うのは子どもを診た時の「何となく感じる違和感」です．異星人と話しているとでも言えばよいのでしょうか．この変な感じには子どもと親の訴えと診察での違和感も含まれますから，訴え以外の日常生活の崩れ（急に入浴しなくなるなど）を尋ねながら判断していきますが，なかなか難しいものです．もちろん空笑・独言，幻聴・幻覚を思わせる陽性症状が出現すれば，本症を第一に考えます．また，活動性・意欲・関心の低下や，自閉的な陰性症状のある場合もあります．

　10歳以前の発症を多くの精神科医は否定しており，思春期から青年期に発症し，男子に多く，3～5割に何らかの遺伝素因を認め，発症が早期のものほど重い場合が多くなります．不登校として気づかれる場合もあり，通常の不登校がほとんど不定愁訴で始まるのに対して，「なぜか登校できない」悩みを訴え，よく尋ねると上記のような症状の存在する場合もあります．本症はロールシャッハ（Rorschach）検査（237頁）が鑑別に有用です．

ほとんどの場合，精神科受診を拒否して，適切な治療が遅れます．一般医としては早期の専門医受診をいかに納得させるかが重要です．相談できる精神科（病院・診療所）との個人的な連携を日頃から心掛け，「精神病の可能性もあるので，いつも相談に乗ってもらっている先生に紹介する」と言い，親子に「自分が今診てもらっている医師からの紹介」という形で，敷居を少しでも低くさせるようにしておきます．

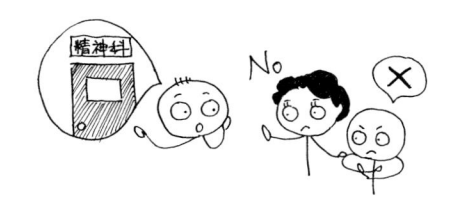

家族歴に精神科的疾患がある場合は，「もしや」と心の準備ができている場合と，かえって頑なに拒否する場合があります．子どもがその事実を知っていると「精神病恐怖」を抱き，親以上に嫌がる場合もあります．

治療は子どもでも抗精神病薬（189頁）が基本ですが，周囲（学校も含め）の理解や対応も重要です．医師や学校関係者の「命令型の対応」は禁忌で，薬物療法に加えて，日常生活全般を含めた総合的医療が必要です．

■ 大うつ病性障害

> 要点：子どもにも最近は多いと言われているが，疑問である

これまで内因性うつ病と呼ばれていたもので，最近では子どもにも多くなっていると盛んにいわれています．私の臨床経験では，米国で多くなっているのに影響され，神経症としての「うつ」状態（139頁）が過剰診断されていると考えます．

文字通りうつ状態を呈するのですが，長期間の引きこもり，自己価値観の低下・将来への絶望・自殺念慮を抱くのは，14～15歳以上です．

うつ状態が自律神経系や内分泌系などの不安定状態を伴うため，立ちくらみ・めまい・嘔気・朝の調子が悪い・食欲不振・頭痛・腹痛など不定愁訴で出現しますが，成人の「仮面うつ」と少し異なる印象をもちます．統合失調症と同じく，無気力・引きこもりから不登校が前面に出る場合も多くあります．本症も精神科に紹介する疾患であり，統合失調症で述べたことがそのまま当てはまります．

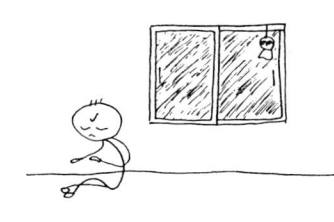

■ 双極性気分障害

> 要点：おとなしい，暗いと思われていた者が急に意欲的になった時に注意

　うつ状態と躁状態が交互に，一定の周期で来るもので，「躁うつ病」と呼ばれていましたが，子どもではあまりみられません．大うつ病性障害で述べた状態に，一定の周期でくる多弁・多動を主訴とする躁状態（異常に積極的になる，落ち着きがない，刺激性・衝動性の亢進，不穏など）が加わります．学校でこれまで「おとなしい」と思われてきた子どもが，急に積極的になってきた場合，本症をも念頭に置く必要があります．

■ 解離性障害

> 要点：子どもに多いが，多重人格は「煽られている」のでは

　従来は転換性障害と同様にヒステリー（141 頁の表 1-23）として分類されていました．転換性障害が主に運動障害と感覚障害として出現するのに対して，解離性障害は意識障害が主となっている状態を示し，表 1-23 のように朦朧状態・解離性健忘・解離性遁走・憑依（417 頁）・解離性同一性障害（二重人格・多重人格）が含まれます．脳腫瘍・てんかんの精神運動発作（複雑部分発作）などとの鑑別のために，脳波や MRI の検査をする方がよい場合もあります．

　児童期や前思春期には願望充足的な空想の世界にあまりにも入り込み，現実と空想の区別が不明確になる状況が持続し，思春期には抑圧されたストレス状況を表すように「怖い男の人の声が聞こえる」「たくさんの子どもが騒ぐ声が聞こえる」「女の人の霊が見える」などと表現する場合もあります．また思春期以降には手首自傷（145 頁）で傷つけたことを「覚えていない」と言ったり，摂食障害の過食・嘔吐状況で吐いたことを「覚えていない」と言う場合は，本症の併発を認められるようにみえます．

　医療機関に治療を求めるまでに，呪術師や宗教で症状を消失させようとする親がいるのは，わが国の宗教的雰囲気（308 頁）でしょう．

　また虐待（182 頁）が予測された場合には，関係機関と連携をとり，一層慎重に対応します．

● 解離性同一性障害（多重人格）

　最近，虐待や性的外傷の体験が契機になって，米国で増加し，わが国でもや

や散見されるようになった障害で，以前は多重人格と呼ばれていました．多くが虐待(特に性的なもの)に起因するので，虐待の多い米国(182 頁)に比べて，わが国ではそれほど多くない現象で，子どもでは特に少なくなります．しかし，テレビや本などで取り上げられるのに影響され，いわゆる「憑依(417 頁)現象的に増えているのでは」という印象があります．

■ 性同一性障害

> 要点：教師(性教育)原性・医原性の本症が多過ぎる

　今後増加するのではないか，と懸念しています．それは本当の意味での増加ではなく，親の「男児・女児願望」による服装の強要，幼児・学童期の「男勝り」「細やかさ」などの特性や，異性になりたい願望，あるいは思春期の「同性に憧れる」気持ちを，「理解ある」教師や医師が本症にしてしまう「教育原性」「医原性」(417 頁)ともいうべきものです．既にこのような状態が，私の知る範囲でも散見されるようになり，学会にも私から診れば「擬似」としか言えないものを，本症と確定的に診断・発表し，それを聴いた参加者(医師)にも同じような考えの広がる傾向があります．

　子どもの心理発達段階を理解しないまま，スカート嫌いの女子生徒や運動部の先輩に憧れる男子を，教師が「同性愛」と決めつけたり，それを「困ったこと／是正すべきもの」と捉えずに「自分らしい生き方」と肯定したりすることが，この状況を促進させています．更に驚いた親が子どもを医師に受診させると，医師までもが詳しく心理発達や性格など考察せずに本症と診断し，日本精神神経科学会で決めた成人の治療手順・治療基準を直ぐに適応するのが現状です．

　これらは，すべて本書で私が繰り返し述べている「迎合(265 頁)」「表面的優しさ」「報道の影響(280 頁)」，それにジェンダーフリー教育(357 頁)が大きく影響しています．PTSDや心のケアで述べた(147 頁)のと同じく，時代の雰囲気にのまれ，深く考えないで「精神的に健康な者を病気にしていく現代」の怖さを，私はひしひしと感じる今日この頃です．

　平成 18 年(2006)5 月，兵庫県で小学 1 年生を大学の「専門医」が本症と診断し，教育委員会も認めたと報道されました．子どもの精神発達を考えず，時流と独善による医療と教育分野の愚考(行)だけでは済まされない問題と，私は思います．新聞では学会の代表までが「珍しい」，と言いながら肯定しており，こ

こでも何が基本なのかを忘れ，物事の表面だけを安易にみる現代の風潮を表していると，改めて感じています．

■ 月経周期に影響される精神異常

> 要点：女子の性周期を常に考慮しながら診る

主に思春期の女子に，ほぼ月経周期に同期して，うつと躁が交互に現れる状態で，全身倦怠感・頭痛・腹痛などの身体症状を伴う時もあり，一般医を受診する可能性があります．リーマス（炭酸リチウム）が著効を示しますが，精神科に紹介する病態です．

■ 自殺企図

> 要点：大人の感覚の「死」でなく，軽いものが多い（思考を変えて診る）
>   仮想現実（virtual reality）世代の特徴
>   軽くても「死に至る」場合もあるので注意する

精神科的疾患（特にうつ病）や重症の神経症，あるいは心身症の摂食障害では，時に自殺企図があります．基本にあるのはうつ感情や絶望感など「自己否定」によります．一般医は身体疾患に「頑張れ！」というのが口癖ですから，いたずらに励ますのは禁忌です．

仮想現実（268頁）の時代で実際の「死」を知らず，心象（image）の中で死を美化して自殺を企てる／死を簡単に口にする子どもが増加し，親や教師に対する「腹いせ」や，感傷的で自己愛的・自己顕示欲による自殺願望も増加しています．これらは深刻でない動機で，子どもが未熟で「死」の意味が判らない，あるいは「そこまでしたら解決できる」と安易に考えているようですが，弾みで死亡する可能性もあるので注意します．（271頁）

自殺未遂では，本人や周囲の者（主に親）から情報を得て，自殺手段を検討すれば，深刻なもの（例えば首吊り）か，子ども特有の軽いもの（手首自傷など）かがある程度判り，次の予防が考え易くなります．自殺する可能性が高いと感じた場合は，次回の受診は必ず来るようにと約束させると，防止に役立ちます．幸いにも，子どもの自殺は衝撃的に報道されますが，現実的にはわが国ではあまり多くありません．

1-3-5 慢性疾患における心身医療

> 要点：身体病変だけでなく環境にも目を向ける
> 　　　環境とは親子，兄弟，学校から周囲の疾患への偏見までと捉える
> 　　　子どもの年齢と親子の性格を考慮した診療が重要

　先天性，後天性を問わず，闘病が長期間にわたるものは，日常(学校)生活の制限や，頻回の通院や入院といった不自由な生活に対する配慮が必要になります．しかし，悪性腫瘍のような致死的疾患は，医師，特に専門医ほど原疾患の医学的側面に目が向き過ぎるので，個々の子どもや親の性格，あるいは環境への配慮に欠ける傾向があります．疾患そのものによるストレスと慢性に経過するために出現する二次的ストレスに医師が目を向けるだけで，原疾患も改善する事実に気づいてほしいと思います．

　多くの慢性疾患では，専門医にしかできない特別な治療に加え，日常生活を支え，勇気づけ，悩みに耳を傾け，不安を取る心理的(12頁)関わりが大切になります．慢性疾患を診ていく時，表に示したような点に留意して診ていくだけでも心身医療になります(次頁の表1-25)．何気ないところから根気よく疾患への配慮を助言していけば，親子は信頼し，それがまた原疾患の改善に繋がります．

　疾患の説明を親子一緒にするか別々に行うかは，年齢や性格，あるいは疾患の性質によって異なりますが，あまり深く考えられていないのが現状です．子どもが傍にいることに配慮せず，「どうせ理解できないだろうから」と親のみに説明をするのは好ましくありません．子どもにも年齢や理解力に応じて段階的に説明し，疾患名よりも疾患を克服／付き合っていく前向きな指導が大切です．医療に理解ある心理士の助けがあればなお理想的です．

　親には「わが子の病気〔EBM(65頁)〕」と「病気をもったわが子〔NBM(66頁)〕」をいかに受容し，理解させるかが出発点になります．特に，病気になったのは親のせい(特に遺伝疾患)ではないことを強調し，親に罪責感をもたせないように配慮します．母親の中には，遺伝的でなくても自分が「このような子を生んだ」と思い込み，一人悩む場合もあります．一般的に罪責感に苦しんだ

表 1-25　慢性疾患の心身医学的問題

```
1. 疾患によって起こる心理
  1）制限の多い生活への不満・苛立ち→時に自暴自棄
  2）将来への不安→自己不全感，無力感
  3）疾患のせいにして，できることもしないわがまま・依存傾向
  4）思春期では深く自己洞察している例もある
2. 周囲から受ける影響
  1）疾患自体，あるいは治療による身体の形態異常（髪が抜けるなど）によるいじめ
  2）外観から判らない疾患の場合→理解や協力を得にくいストレス
  3）周囲から過保護に扱われる→わがまま，依存傾向の増幅，経験不足からの自信喪失
3. 親の心理
  1）「自分のせい」という罪悪感→母親に多い
  2）将来に対する不安，諦めの感情
  3）手のかかることによる心身の負担
  4）何としてでも子どもを守るという心理→過干渉・子どもの自立阻害など
4. 同胞が受ける心理的影響→特に思春期に現れる
  1）親や兄弟の苦しみを理解して「よい子」になり過ぎて，うっ積した不満が心身症や神経症を引き起こす→かなり多い
  2）自分に注目を集めたいので，親を困らせる問題行動を起こす（175 頁）
5. 核家族では，長期の入院で母親の付き添いなどから家庭機能が麻痺していき，種々の弊害が生じ易い（405 頁）
```

親は，しばしば過保護／過干渉か無関心／拒否という相反する養育態度をとり，時には両親がお互いに怒りを向け合い，祖父母まで絡まり，子どもの病気から離れた騒動の出現もあります．このような二次的障害をできるだけ予防するためにも，医師には心身医療的思考が求められます．

■ 軽度に経過する疾患

腎疾患・心臓疾患・てんかん・生活習慣病・低身長では，「元気なのになぜ薬を飲まなければいけないのか／なぜ種々の制限を受けなければならないのか」という子どもの苛立ち／不満／不信があります．特に思春期に強くなり，拒薬・怠薬傾向が多くなります．この時期をうまく乗り越えるためには，親の安定および医師と親子の信頼関係が必要です．

■ 先天奇形・染色体異常

親子共に「障害受容」できるように支援します．診断時の親の衝撃は計り知れませんが，これを少しでも和らげ，障害受容を進めるような配慮です．一般に父親の立ち直りが早く，母親がその姿をみて自分も障害受容に向かっていく

時もあれば，違和感を抱き，気持ちが離れていく例もあります．一方，医療機関へ子どもと共に受診する機会の多い母親は受容が進み，父親が取り残される例もあります．個々に異なる NBM（66頁）が心身医療だと考えざるを得ません．

　疾患によっては「親の会」「患者の会」があるので紹介します．身体疾患の自助グループは多くが効果的に働きます．

■ 進行性疾患・致死的疾患

　進行性筋ジストロフィー症をはじめ，確実に早期の「死」がある疾患や，「死」と隣り合わせになる白血病などの悪性腫瘍では，心身医療は絶対に必要ですが，最近，少しは関心がもたれているものの，未だにほとんど行われていないのが現状です．これは，本来の身体への治療でさえ，担当する医師に過剰な負担を与える現行の医療制度で，求めるのが酷とさえいえます（これが日本の医療の現実です）．心身医療への認識の足りなさは，医学教育や医療制度に，根本的問題が横たわっているのです．親の方に「心」よりも「命」という切実な思いがあることも一因になっています．

　これらの疾患における最も大きな問題は，子どもや家族が直面した死への恐怖，および死別後の喪の作業（417頁）ですが，キュブラー・ロス（Kubler-Ross, E.）によるものが有名で，何かと参考にされています．しかし，米国と日本の精神風土（291頁）差や時代的背景（262頁）をしっかり見据えて，参考にしなければならないと思います．専門医療の場で心身医療がほとんど自覚・実行されていないわが国で，米国式の対応は，3章で文化面から論じる米国追従の弊害と質は異なるものの，やはり問題があります．

　私は昭和58年（1983）頃，大学病院で白血病の心身医療を，学外の相談員の無償の協力を得て細々と実施しました．長い付き添いで心身の疲労を来している親の中には，医師以外の治療者の援助を歓迎する一方で，そのようなことより，もっと身体治療をしっかりしてほしいと訴える親もいて，さまざまな反応を経験しました．私は子どもが表面的に「わがまま」と思われていても，内面的には心理的成長を年齢以上に遂げている例があるのを知り，この方面への心身医療が組織的・継続的に行われる必要性を痛感しましたし，ここでも NBM を大きく感じました．残念ながら，この心身医療は個人的に行ったことで，私が大学を辞した時点で終わってしまいました．現在でも大学病院をはじめ，ほとんどの医療機関で，極めて一部を除き，この面への配慮はされていません．

　なお，対応する心理士や相談員は日常的に「死」への関与が少なく，彼らの

心理的負担の大きさは，実施して初めて判りました．先の医療制度だけでなく，難問が山積している分野です．

■ 病気の説明・告知の問題

　子どもに病名を伝え説明するのは重要ですが，疾患の軽重によって正反対になると考えます．軽度のものでは積極的に説明をして，薬物服用や日常生活での制限を，よく理解させる方がよいと思います．てんかんでは，親が子どもに病名を知らせずに，服薬や定期的脳波検査を受けさせている例も多く，親子のそれぞれの言動や心情に無理があり，不信感が生じます．医師は親の意向に沿いながらも，常にその点に関して話し合い，少しずつ解決していく努力をして，遅くとも思春期には病名告知をするようにします．

　これに対して，多くの人が死を予測する疾患では，病名告知は死を意味しますから，逆に知らせない方がよいと考えます．米国に倣って，わが国でも成人から子どもに至るまで，最近では病名告知が一般化してきていますが，これも米国の表面的真似（298頁）によるように思えます．

　「子どもは気づいている／知っているようだから」といった解釈や捉え方で，病名告知は行うべきでありません．人間はほぼ確信していても，「人生の終わり」を告げるものであれば，どこか否定したい気持ちがあるのが普通です．まして，通常であれば未来が無限にあると感じる子どもです．自分の身体を治そうとしてくれている医師や信頼する親が否定してくれれば，芽生えた不安・恐怖が幾分和らぐ効果は大きいと考えます．

　最近は我慢のできない人の多い時代で，告知を希望する親の中には病名を隠す苦しさを放棄したい心情を「米国は進歩的である」といった理屈に置き換えているだけの場合があるように感じます（私は25年以上前に既にそのような例を大学病院で経験しました）．このような場合，苦しさを抱え切れない親を，強く受けとめる心理治療が求められますが，先に述べたようにわが国の現状では無理でしょう．

　また，現代ほど誤った権利（354頁）が声高に叫ばれている時代はなく，「知る権利」ばかりが一方的に強調され，それを誤解した病名告知もあります．子どもにはその発達年齢で「知らないでいる権利」もあれば，「希望をもつ権利」もあるのではないでしょうか．

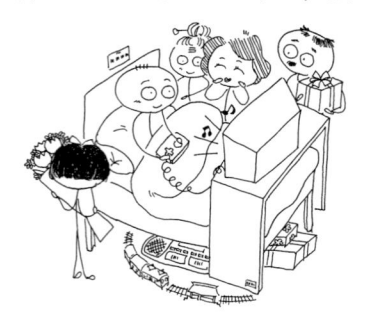

1-4 行動の問題

1-4-1 発達障害

> 要点：診断は難しい／経過中に診断名の変わる場合もある
>   適切な療育を第一に考え，連携（特に家庭・学校）が最重要である
>   薬物治療が有効な場合もあるが，漫然と与えない
>   二次的障害（自尊心欠如）の防止が大切である

　15年くらい前までは，極めて少数の児童精神科医が，細々と研究・診療をし，ほとんど注目されていない分野でしたが，この数年の関心の高さは，医療分野から教育分野にまたがり，一種の流行（boom）と言ってよい状況です．それまでは自分たちが診るものでないと思っていた小児科医も関心をもち始めています．いかなる分野でも流行よりも地味な研究や診療が根付いてほしいと思います．

　少年による凶悪事件で，加害者がアスペルガー，注意欠陥／多動性障害（AD/HD）といわれる場合もあり，関心をもたれるようになったと思います．報道が世間に与える影響（280頁）は大きく，衝撃的なことが注目されるのは仕方がないと思いますが，学問や医学の世界までがそれに踊らされたり，逆に踊らすように仕向けたりするのでは困ります．似たようなことは，多重人格やPTSD騒ぎ（148，152頁）にもみられ，学者や医師が一般の人々を煽ってはならないのです．

　私は今から35年余り前に，児童精神科の勉強をしようと，自閉症施設に勤めましたが，当時，小児科医でそのような施設に行くのは，かなり「変わり者」と先輩・同僚からみられました．それが，この数年は，ほとんどの小児科医は少しでも知識を得ようとしますから，講演会や研修会，あるいは学会で発達障害が取り上げられると超満員の盛況です．この社会状況からみても，この問題を扱うには，「なぜ，急激に脚光を浴びるようになったのか」を考えることで，少し違った面から病態に迫れるのでは，と考えています．

表1-26 発達障害の種類

> [従来は精神遅滞・自閉症・微細脳損傷(MBD)の3つに分類されていた]
> 1. 精神遅滞(MR：mental retardation)
> 2. 高機能広汎性発達障害(HFPDD：high function pervasive developmental disorder. PDDと呼ばれる時もある)[自閉症スペクトラム(spectrum)とも呼ぶ]
>   自閉症・高機能自閉症・アスペルガー障害が含まれる
> 3. 注意欠陥/多動性障害(AD/HD：attention-deficient/hyperactivity disorder)
> 4. 学習障害(LD：learning disorder)
> ＊2～4を軽度発達障害と言う場合もある．この場合の「軽度」は知的能力の低下が軽度という意味で，病態が軽度という意味ではない

■ なぜ増加し，関心がもたれ始めたか―増加の分析

1. あらゆる分野で学問の発展・研究が盛んになると，そこから一般への啓発がなされ，それまで一般には知られていなかったところに注意が集まり，意識の向上がみられます．大阪弁で言えば「しょうない子やな！」と済まされていた子どもも，「発達障害では」と疑問をもたれ，医療の場に連れて来られるようになったと考えられます．つまり，生来，子どもがもつ言動の特徴に診断名を付け／特別な子どもとみて療育するのか，それとも正常からのズレとして養育や教育に少し配慮すればよいのか，発達障害に関して最も心すべき点でしょう．

医療分野からの啓発は，同時にその疾患への不安障害(いわゆる「癌ノイローゼ(Neurose)」が有名)を何割かはつくっていきます．もちろん，啓発によって早期発見・治療に結びつく割合の方が大きいのですが…．成果には，必ず負の部分があるという二面性(419頁)です．専門機関に連れて来られる子どもの何割が，実際に「障害」なのか疑問です．

2. 先の「しょうない子」も，家庭教育がしっかりなされ，地域社会が生きていた頃は，彼らに一定の「枠」をはめ，軽度のものは矯正・是正されていた，と私はみています．戦後教育は子どもを縛る枠はすべて「悪」と，個性・自由・権利の履き違え(354頁)で，わがまま気ままな子どもを大量生産し，その子どもが今や親や祖父母になっています．適切な躾(枠)を初期にすれば「歪み」は是正され，「病名」が付けられるほど悪くなっていないのでは，と思います．

3. 専門家は自分の学問領域に関して，特にこれまであまり認められてこなかった分野の場合，少し注目が集まると，その機会を捉えて強く訴えたくなります．自分にとって最も重要だと考え，興味をもち研究・診療している分野なので，その重要性を広く知ってほしいという思いが，一面で一般を煽って，潜在的なものを増加させていく作用があるのです．これは発達障害だけでなく他の分野

でもみられるのは何度か指摘しました．啓発の弊害を専門家は認識しなければならないでしょう．自戒を込めて強調しておきます．

4．周産期医療の進歩は超未熟児を助けますが，「機能が未熟な」状態で外界へ出ると，降りかかる刺激は想像以上に厳しく，それに不適応を起こし，結果的に発達障害が大なり小なり出現すると考えられます．この事実も冷静にみる視点が必要だと思います．

5．女性の飲酒・喫煙が胎児に与える影響は大きく，従来から指摘されていますが，最近の若い独身女性によくみられる飲酒と喫煙は，結婚・妊娠後にも続けば気になります．

6．先進国，発展途上国を問わず，食物に含まれる残留農薬・抗生物質や，服用している薬物の増加，各種廃棄物・受動喫煙の問題など，因果関係を厳密に証明されないものの，明らかに胎児に障害を与える可能性のあるものが増加しています．環境ホルモン，ダイオキシン(dioxin)には不明な点も残されており，報道のように軽々しく恐怖心を煽りたくない(280頁)のですが，有害物質であるのは間違いないでしょう．

かつてのサリドマイド(thalidomide)や砒素ミルクによる障害例から推測すると，これら有害物質は軽度の発達障害を生み出している可能性は十分あります．ヒポクラテス(Hippokrates)は「人間は自然から遠ざかるほど，病気に近づく」と言っています．致死的疾患の減少が医学の進歩で成し遂げられていく一方で，このような軽度の障害が生み出されているのは，科学の進歩の弊害と考えなければなりません．

7．人間は歩けるようになると，大地に足をつけ，自分の存在を実感します．この時，足の裏が感じる地面の触覚・歩く律動(rhythm)・戸外で日光に当たる行動は，脳内のセロトニン(serotonin)に重要な働きをします．この機会減少が，発達障害を促していないでしょうか．これは発達障害にセロトニン代謝に影響を与えるSSRI(SNRI)(190頁)がしばしば効果をみせることから推測できます．

8．フェミニズム(276頁)は「女性の自己実現」という，育児を重視しないどころか，煩わしいと思う傾向を強くさせていきます．母性が乏しくなれば，基本になる対人関係(205頁)に問題が生じますから，種々の心の発達に障害が出やすくなって当然です．

9．米国で急激に増加している事実から，乳幼児期の快い刺激(触覚)の減少／悪い感覚刺激(痛みや恐怖)の増加が(204頁)大きく影響していると推測されます．わが国でもその傾向が年々強くなっており，増加に繋がりそうです．

10. 被虐待児・青少年の自殺や凶悪事件，発達障害の増加は，すべて欧米型先進国共通で，特にその先頭を走る米国で顕著(275頁)です．わが国でも近年は増加傾向がみられ，先に8.で指摘した育児環境悪化に加え，幼児期から学童期にかけては電子機器の発展による仮想現実漬け(268頁)がそれを更に増悪させると思います．

11. 成人の精神病でも統合失調症やうつ病が軽症化しているように，自閉症も軽症化しています．これに反比例して，軽度発達障害が増加してくる現実があります．重症型の減少と軽症型の増加という反比例は，1.で指摘した早期発見で重度のものが早く適切な療育を受けることで軽症化すると共に，潜在的なものが掘り起こされ，そこから「軽症の増加現象」が起こるのではないでしょうか．

12. 情報化時代(280頁)では物を作る第一次・二次産業に価値が置かれなくなり，対人関係を強く求める流通や情報の第三次産業が主流になるので，対人関係の苦手な者はやりにくくなりました．偏屈だけれど腕は確かといった職人気質が通用しなくなったのです．高度経済成長と共に，誰もが高学歴を求め(364頁)，勉強の嫌いな者にも無理矢理勉強させるようになって久しくなります．このような時代，従来なら「腕のよい職人」として生きる道が開かれていた者が，軽い発達障害と分類されていく可能性が大きくはないでしょうか．

発達障害の多くは先天的要因が大きいので，ある一定数の発症が時代や地域差に関わらず常にありますが，最近の異常な増加は，指摘したような種々の環境因子によると考えられ，人類の行き着く先の「不自然さ」が生み出すAIDS(後天性免疫不全症候群)や，寄生虫駆除によるアレルギー疾患増加や，豊かな食環境が生活習慣病や摂食障害を増加させていく「西洋文明の病(340頁)」と同じ病根があるように思えます．

■ 予防

私は，自閉症を含む発達障害が欧米に比べてわが国では少ないという持論をもっています(EBMではありません)．それは，子どもに優しい母性社会の「甘え(身体ごと預ける)」「依存」が子どもを自閉的にすることを防いでいると思うからです．なぜなら「自閉症は甘えられない・周囲(特に親)に依存できない」面が強いので，父性社会の欧米に比べ，母性社会ではそれを強く与えるので，軽い場合は改善していくのではないか，と推測するからです．最近の増加は9.で指摘したように，わが国でも乳幼児期のそれが少しずつ減少していくことと

連動していると考えます.

　私たちは「赤ちゃんを背負う／川の字に寝る」に代表される母子間の触覚を大切にする，わが国の伝統的子育て(279頁)の善さに注意を向ける必要があるのではないでしょうか．西洋的価値観では泥臭く感じる「背負う」はほとんど見られなくなりましたが，今も「川の字に寝る」風俗は残存している状況に，若干の希望を抱いています．

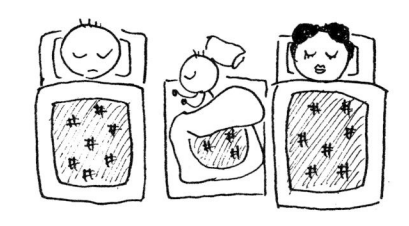

　軽度の発達障害を予防するには，この昔からの日本的育児を大切にする以外に方法はないと私は考えています．少なくとも2歳までは，欧米の育児を真似てはならないように指導すべきです．母乳を与え，背負い，べたべた可愛がるといった「古臭い」育児の重視です．貧しい時代，わが国の育児が世界中で最もよかったと評価されるのは，子どもが可愛がられながらも，貧しさが厳しさを自然に与えていたからです．

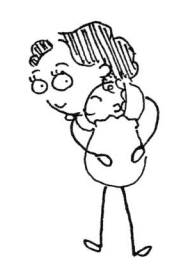

　これらは，従来からいわれてきた自閉症の予防ではありません．あくまでも軽い自閉傾向の子どもを含む発達障害児を増やさないためと，発達障害の子どもを育てる際に気をつける点を，私の経験から述べたものです．

■ 乳幼児期の訴えから推測する

　外来では何かのついでに親から尋ねられる質問や疑問の中に，あるいは診察室での子どもの言動を注意して見ていると，発達障害を強く疑うものがあります．ただ，親が尋ねないのに医師側から言い出すのは，時にこちらの善意が通じなくて，親の怒り(わが子を障害児扱いした)を誘う場合もあります．難しいところですが，子ども本位に将来の発達を考えれば，一度は「少し気になるが」と指摘して，少しずつ親に「疑いをもつ理由」を述べて，専門機関を受診・相談させるようにしていきます．

　親は気にしながらも，異常を指摘されたくない両価的な(ambivalent)(416頁)気持ちをもっていると考え，いたずらに脅かす必要はありませんが，適切に対応できるように心がけます．特に医師があまり確信をもてないのに「少し様子をみよう」といった言葉でお茶を濁すと，それを「大丈夫と言われた」と親は診断的に捉えます(24頁)から，十二分に注意します．

最も求められるのは慎重な診断（判断）です．典型例は判りやすいのですが，多くは個々に変異があり，そのうえ障害は重複する場合も多いので，あくまで「疑い」として経過をみながら確定診断するぐらいの慎重さが必要です．専門医や専門機関が極端に少ない現状では，個々の医師の誠意だけでは如何ともし難いので，それだけに慎重な対応が求められます．

■ いわゆる発達障害の考え方

あらゆる生物は生まれ落ちた瞬間から未知の世界と関わり，高等動物，特に人間では心の発達が大きく，「どのような世界か（すなわち知能・理解から認知の問題）」と，自分がそこに「どのように関わるか（対人関係あるいは社会性）」が大切な能力になります．発達障害は簡略化すれば，この2点に種々の障害が現れ，本人が生きるのに困難を感じているといえます．

発達障害はそれぞれ重複した部分があるので，経過を診ていく中で，専門家でも診断が変わる場合があります．一般には，四つの障害の中で，知的障害と学習障害が重ならない以外，すべてはお互いに重なる可能性があります（図1-19）．

相互関係は滝川の図が判りやすいので，少し改変したものを示します（図1-20）．縦軸に対人関係の習熟度をとり，横軸に知識の習得度をとります．健常児は両者が均等に成熟していくので，図の45度の線になり，ある年齢に応じた知識とそれを使った対人関係がとれます．

これに対して，精神遅滞は知能の発達が遅れるので，45度よりも角度が高い線上に来ます．自閉傾向は対人関係の障害が主になりますから，45度より低い線上に

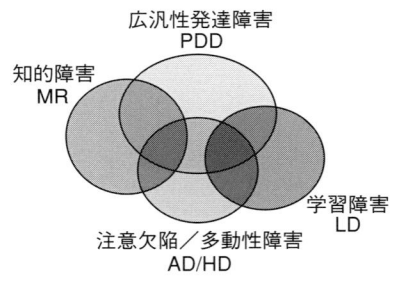

図1-19　一般的な発達障害の考え方

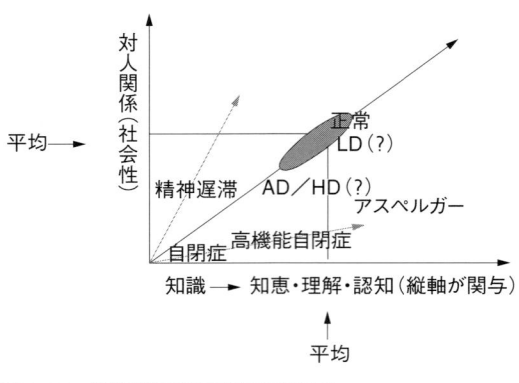

図1-20　発達障害を統合的に捉える

表 1-27 発達障害の3つの現れ方（宮本）

- 遅れ（delay）：知的発達障害（精神遅滞）
  通常母集団で期待される（90%）達成年齢より遅い達成年齢
- 偏り（deviation）：注意欠陥／多動性障害
  通常母集団で期待される行動の量・質の幅を超えた行動
- 歪み（distortion）：自閉症
  通常母集団では見られない行動

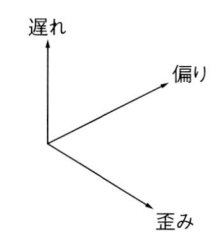

図 1-21 発達障害の現れ方を3軸で示す

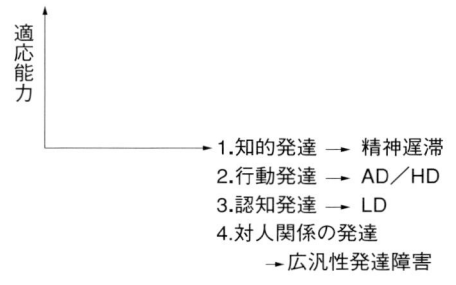

図 1-22 発達障害をみる時に必要な2軸

1. 知的発達 → 精神遅滞
2. 行動発達 → AD／HD
3. 認知発達 → LD
4. 対人関係の発達
   → 広汎性発達障害

来ますが，知能の差で，自閉症→高機能自閉症→アスペルガー障害と診断名が変わります．これらは連続したもので自閉スペクトラム（spectrum）とも呼ばれます．AD/HDは知能的にやや落ちる例が多く，対人関係も自閉症とは質が違いますが，難しいので，図のように90度より少し角度を下げた位置にしてみました．LDは知能的に問題がなく，対人関係にやや問題があるので，同じく図のように僅かに90度より下げた位置にしました．これは私の考えでそれほど確定的でないので，（？）を付けています．

その他にもそれぞれの関係を図示したものがありますので，紹介しておきます．宮本の表では発達障害を「遅れ」「偏り」「歪み」の3点から捉え分類しています（表1-27）．私はこれを90度に交わる3軸に置き換えると，ある子どもの障害が3軸の空間のどこかに位置すると考えられ，障害の程度や重なり具合が図示されることで，理解しやすくなると考えます（図1-21）．

また，横軸に知的，行動，認知，対人関係の軸を設定し，それぞれの障害が縦軸の適応能力に障害を起こしているという図示もあります（図1-22）．

これらを総合すると，発達障害のそれぞれの特徴から，重複や相互関係がある程度理解しやすくなると思います．

❶ 成人の発達障害

発達障害は早期発見と適切な療育が重要なので，幼児期に焦点を当てなければならないのですが，最近は思春期から成人を診る時にも「発達障害（主にPDD）

ではないか」と考える必要があります．思春期に詳しい精神科医によると，自分たちが以前に成人で精神病として診ていた例の中に，発達障害の視点で診れば，納得がいくものもあるとのことです．発達障害の問題は，今や心因性疾患の中で大きな位置を占めるようになり，年齢を問わず，適切な診断と指導・治療が広く求められる時代です．成人では療育は関係ありませんが，社会（会社・家庭）での人間関係を中心に，自分も困り悩んでいる場合があり，援助の手を差し伸べられる場合もあります．こども心身医療研究所でも，時々，成人の方から「自分は発達障害ではないか診て欲しい」と電話がかかり，実際に診療後に薬物療法を中心にして，対人関係を改善させられた例があります．私が先に列挙した増加要因以外にも，何らかの重要な要因があるようです．

❷ 精神遅滞（知能障害）

知的能力に遅れがみられる，つまり図1-20の横軸に問題が大きくある障害です．知的な遅れでは対人関係や社会的な適応能力も育ちにくいので，結果的には双方に障害をもつようになります．

精神遅滞の程度は知能指数（intelligent quotient : IQ）の値によって分類されますから，これは知能検査（234頁）で判ります．中等度から重度の場合は，誰にでも直ぐに判り，医師が診断する必要はありませんが，軽度から境界領域の場合には難しい問題があります．親はわが子を「精神遅滞」と思いたくないので隠す傾向があり，医師も一般外来では指摘しにくく，公立の小学校では平等を言い過ぎて（355頁），結果的に中学校でやっと問題が表面化して，診断を受ける例があります．

早期に適切な子育てや療育が大切で，本当は「疑わしい」時点で幼児期に発達検査（DQ）（233頁）検査を行い，その結果をみて，専門機関に紹介して行動観察を実施してもらうようにします．親にとってわが子が精神遅滞であると認めたくない心情を理解しながらも，正確に状態を伝えて，可能な限り適切な療育を早期に行い，親も障害を認めて対応していくように指導します．当たり前のことですが，早くから障害に気づいての子育てや教育は，子どもの発達を促します．逆に放っておいたり普通に対応したりすると，伸びるものも伸びず，時に神経症・心身症の発症を促します．

ただ最近は，最初に述べたように発達障害の相談が多いので，公的機関は手一杯の状況で，軽度の場合「しばらく様子をみましょう」といった対応が多くなっていて，なかなか対応してもらえないのが現状です．

知能指数によってどのような療育を行えばよいのか，米国では厳しく示され

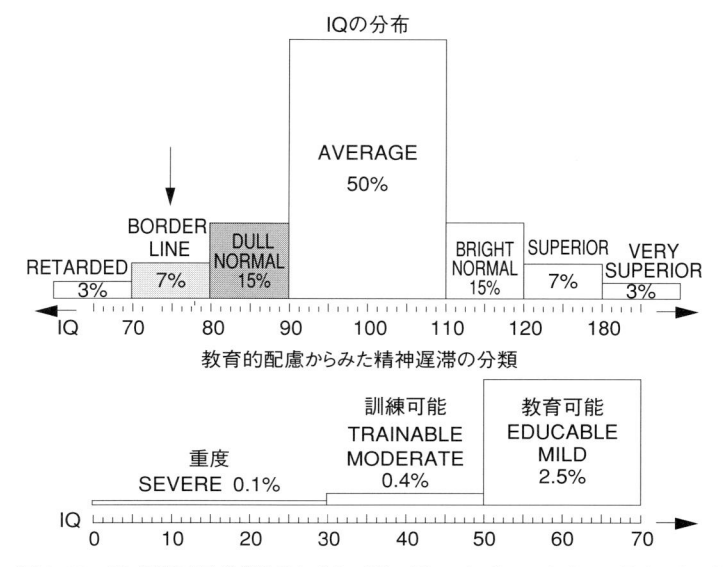

図 1-23 IQに関する分類(Woltaich ML : Mental Retardation. Behavioral Pediatrics. p.314-323, Springer-Verlag, New Tork, 1991)

ています(図1-23)．わが国では区別さえも「差別」と捉え，「曖昧」にして，適切な療育の遅れる例が多くあるのは困ったことです．本当の優しさや親切は，障害の程度を適切に知らせ，「これから何をしていけばよいのか」を指導することです．統合教育(障害児も普通学級に入れる)は，境界から軽度の障害には有効ですが，中等度以上では弊害の方が多くなります．

　就学時に養護学校か，普通学校の養護学級に進むべきか，あるいは普通学級に通わせるのかの判断は難しいので慎重にします．少なくとも養護学級や養護学校に行かせるのが差別で，普通学級に入れるのが「善い」といった偽善は排除し，子どもの障害に応じて，少しでも発達を促せる環境に進ませるようにします．

　なお，最近は精神遅滞を「LD」と言われている場合が多いので注意します．親が精神遅滞よりも英語でLDという言葉を好む(298頁)気持ちがあり，専門機関でも親を落胆させないようにそのように言うからです．しかし，あらゆる障害は可能な限り正しく診断(難しい場合もありますが)して，その障害に最も適切な療育をしていかなければ伸びるものも伸びないのは，先に指摘したとおりです．子どもから伸びる機会を奪っては，親切でも心優しいのでもないので，

この種の偽善を，少なくとも教育・医療・心理の場ではなくさなければなりません．

❸ 自閉症

　典型的自閉症とは，外界（親を含む他人，状況，事物）に対する反応性に歪みがあり，情緒的関わりができない複雑な発達障害をもつ病態で，図1-19での縦軸に障害があると考えます．横軸にも障害がある知的障害を伴うものを従来は自閉症と呼んでいました．言葉があり知的能力が普通の自閉症は，高機能自閉症／アスペルガー障害と呼ばれます．言葉をもたない場合が典型的な自閉症になりますが，もったとしても，それが対人関係の手段（感情交流のある会話）としては使われ難いのが特徴で，アスペルガー障害では情緒の伴わない会話になります．この自閉を示す障害の相互関係を表すには図1-24もよく使われています．

　早期に発見して適切な教育を受けることが大切で，この視点から注意を述べておきます．

　①**言語の障害**　発語の遅れが大きく，一時出ていた言葉が2～3歳頃消失する場合もあります．また発語があっても，それはオウム返しや宣伝文句を憶えるような機械的なもので，対人関係としての会話ではありません．会話ができるようになっても，人称の使い方などが混乱します．

　②**対人関係の障害**　乳児期には「おとなしい」「手がかからない」「視線が合わない」「抱き上げても丸太を抱えているようだ」という状態で，1歳を過ぎる頃になると「呼びかけても振り向かない」「公園で遊んでいても，他の子どもが来ると逃げる」という対人関係の奇妙さが明らかになってきます．一人遊びを好み，幼稚園など集団の規則が理解できないため席に座っていられない，勝手に教室を出て行くといった行動が目立ちます．年齢と共に社会体験を積むと，

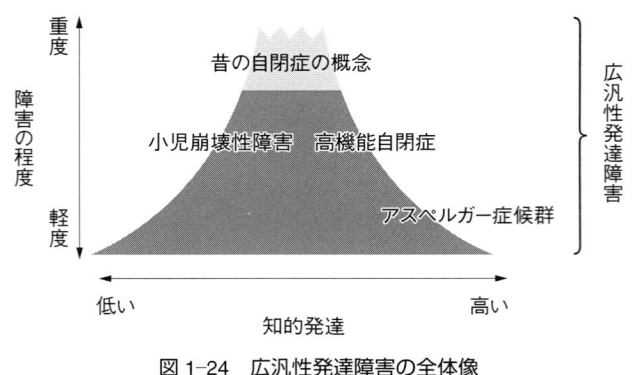

図1-24　広汎性発達障害の全体像

他人や集団に合わせる行動は増えていきますが，個人差があります．基本的に他者の立場からものを考えることができない（171頁）共感性の発達障害です．高機能自閉症やアスペルガー障害では思春期に達すると，周囲と自分との違いを意識するようになり，なぜ違うのかが判らず，神経症的な訴えや妄想的症状を呈し，受診する例もあります．

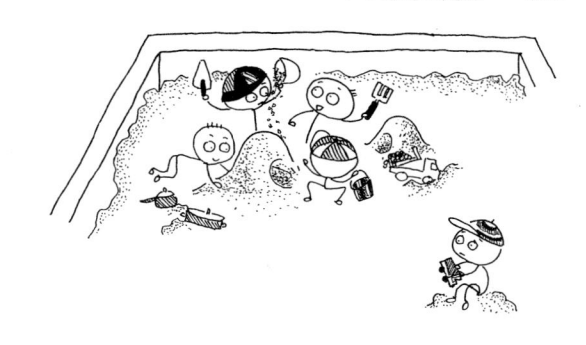

③**認知の障害**　物や字の形・数字の認知や記憶が突出して優れていますが，抽象的理解や思考ができません．アルファベット・漢字，自動車の型や出来事・事件の年月日を正確に憶えていたり，数桁の暗算を行えたりするのに，簡単な文章題ができないという不均衡があります．これを親が「頭がよい」から心配ない，とみてしまう場合も多くあります．

④**行動障害**　目の前で手を揺らす，身体を前後に揺らす，つま先足で歩く，

★　意見／異見　**障害児を映画で学ぶ**　★

　障害児の診断は親の訴えや彼らの言動から行います．臨床像の把握は経験がないと難しいのですが，判り易く教えてくれる映画がいくつかあります．最も有名なのは『レインマン』〔昭和63年（1988）米国〕でしょう．多くの映画祭で賞を取ったことも優れた内容を示していますが，ダスティン・ホフマン（Dustin Hoffman）が1年間をかけて役つくりに没頭したという「自閉症」ぶりは，誰にでも自閉症という特異な像を理解させるのに役立ちます．

　『タイタニック』で有名になったディカプリオ（DiCaprio）が障害児に扮した『ギルバート・グレイプ』〔平成5年（1993）米国〕も，障害児にいかに関わるかを教えてくれる作品で，映画的にも『レインマン』に劣らず優れていますが，あまり話題にはなりませんでした．

　日本映画で山田洋次が4本監督した『学校Ⅰ～Ⅳ』で，『Ⅱ』は北海道の高等養護学校を，先の米国映画同様に出演者の巧みな演技と不自然さのない描写で描き，米国の有名な2作品同様に，観終わって暗くならず，すがすがしく自然な感動が残ります．『Ⅲ』の主題は職業訓練校の中年男女の物語ですが，女主人公の息子が自閉症児で，これもよく描かれています．障害児とは直接関係ありませんが，『Ⅰ』は夜間中学を描き，『Ⅳ』は不登校児の旅の話になっています．

くるくると回るなど，無意味な身体運動が見られ，日除けを手で触って感触を楽しむといった感覚的動作を好みます．道順や予定が変わると混乱し，決まった行動に強迫的にこだわるのも特徴です．

自閉症に代表される PDD は，代謝疾患や精神遅滞のように，顔つきで判断できない場合がほとんどです．また，「男の子だから言葉が遅れて当然」と親は思い込む傾向にある（自閉症は男子に多い）ので，これにも注意します．そして，繰り返しますが，親の「異常を認めたくない／否定したい」気持ちを汲みながら，疑わしい場合は専門機関に紹介します．

〔一般医のできる指導〕

テレビを消すようにし，できるだけ家庭内での会話を増やし，子どもを大人の会話に誘い込むようにします．これは普通児が直ぐに大人の会話に口を出したがる点から，それができない異常さと考えます．最も困るのは，テレビが1日中ついている，食事もテレビを見ながらで，会話がない家庭状態です．公園などに連れて行き，苦痛にならない程度に他児と交わるように促し，種々の体験をさせていきます．また，父親を育児に参加させるようにします．父親的育児（384頁）の重要性は，母親一人が心配して子どもをみる弊害を取り除きます．たとえ父親が忙しくて，何も特別なことができなくても，母親の不安に耳を傾けるだけでも，子どもの環境はよくなります．

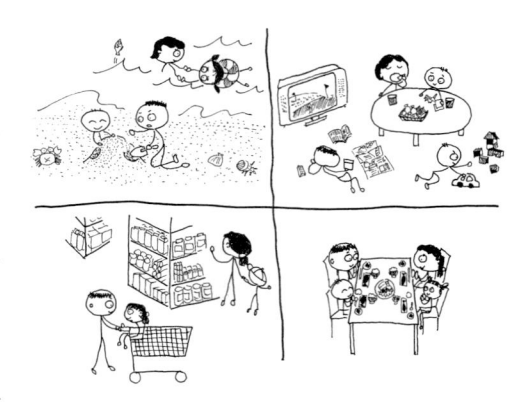

❹ 高機能自閉症とアスペルガー障害（高機能広汎性発達障害）

最近，少年事件と関連して，急に注目を集めるようになった面があり，知能指数（IQ）が70以上の言葉のある自閉症で，表のような特徴があります（表1–28）．高機能自閉症は言葉に少し遅れがあり，アスペルガー障害は言葉に遅れがない場合と分けていますが，区別は曖昧です．流暢にしゃべっていても，表の5.に示したような特徴があり，むやみに難解な言葉を使ったり，地方でも標準語を使ったりします．つまり情緒の伴わない会話，自分の思いだけの会話になります．これがいじめ（177頁）を受けやすい要因になります．

表 1-28 高機能自閉症およびアスペルガー障害の特徴

1. 幼児期には言葉の遅れがないため見過ごされやすい
2. 児童期は個性的な子どもとして意識されやすいが，徐々に社会性(対人関係)の障害が目立ってくる
3. 社会性の問題から AD/HD や LD と間違われやすい．しかし AD/HD の子どもたちと比較すると孤立する(閉じこもる)傾向にある
4. 思春期になって周囲との違いを意識し，神経症・精神病的状態になって医療機関を受診することもある
5. 会話にぎこちなさと人称の倒錯，奇妙な口調などの特徴がある．

(冨田和巳：小児心身医学の臨床．p.152,診断と治療社，2003)

〔心の理論(サリーとアン課題)(図 1-25)〕

心の理論というのは「他人の立場に立って，その気持ちを推測する機能」で，絵に示したような課題の検査が有名です．子どもは4歳を過ぎると，この課題に大体は答えられるのですが，自閉症の子どもでは年齢が上がっても答えられません．Ⓒが被検者の子どもでⒺが検者です．

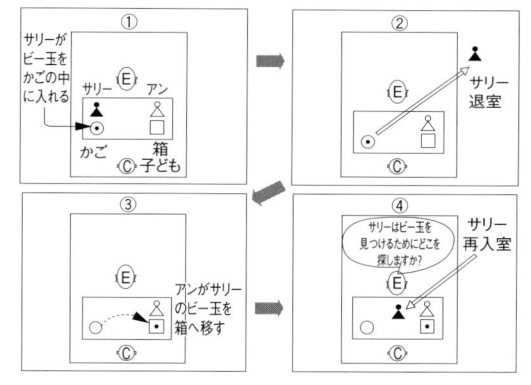

図 1-25 心の理論の有名な実験

サリーがビー球を自分の目の前のかごに入れて(①)，部屋の外へ出ていきま

★ |意見/異見| 天才・偉人には「障害」をもった人が多い★

有名な話ですが，タレントの黒柳徹子は恐らく AD/HD，ピカソ(Picasso)は LD，ニュートン(Newton)やエジソン(Edison)はアスペルガー障害であったといわれ，その他にも学者，芸術家には発達障害と思われる方がいます．凡人の及ばない比類なき才能を開花させるのも，障害の一つの表現と考えると，発達障害を文字通り「障害」と決め付ける問題があります．しかし，彼らは親を含む周囲が上手に育て，時代や環境が彼らの優秀性を活かせたので，天才の面が強調されたともいえます．

「後天的に与えられた環境」抜きで，障害児を「将来大物になる！」と好き放題に育てては，彼らに不幸が待っている可能性もあります．子どもの資質を的確に捉えて上手に療育していくのが，親・教師・医師・相談員・社会の勤めです．

す(②).悪戯好きのアンはサリーの入れたビー玉をかごから取り出して,自分の目の前の箱に入れます(③).サリーが部屋に戻ってきた時,Ⓔが©にサリーは「ビー玉がどちらに入っていると思いますか」と尋ねる検査です(④).4歳以上の子どもで©はほとんどがかごに入っていると答えるのですが,自閉症児では箱に入っている事実を言います.彼らにとって,状況や相手(サリー)の立場に「思い至らない」のです.自閉症でも答えられる場合もあり,この実験は絶対視できませんが,自閉症のものの考え方を理解するにはよくできた課題です.

❺ **注意欠陥／多動性障害**(attention deficit/hyperactivity disorder:AD/HD)
基本的に四つの特徴を持ちます(表1-29).
　多動は年齢と共に徐々に消失し,思春期前後には落ち着く場合が多いのですが,不注意は残り易いようです.幼児期は「元気がいい」「やんちゃ」と肯定的にみられ,年齢が上がるにつれ,困った子に変わってきます.多動・過動は診察室でもある程度判りますが,衝動性や不注意は,親に尋ねないと判りません.
　親は子どもの障害に困惑し,常に叱責や体罰を加えている場合が多く,親子共に心身の疲れがあり,親への指導が重要になります.この障害こそ長期の療育が必要で,医療(薬物)・教育・心理の3分野で本当の意味での連携(51頁)が求められ,特に二次的障害(自尊心の欠如,反抗心)の予防が大切になります.また,虐待によって一見,本障害のようにみえる例もあります.
　コンサータ(メチルフェニデート)やストラテラ(アトモキセチン)の著効する例も多いのですが,十分注意して使用します(192頁).SSRIが適応になる例もあります.使用する場合,親と学校の担任,それに本人の感触を尋ね,効果判定を客観的に行い,投与を続けるか否かを判断

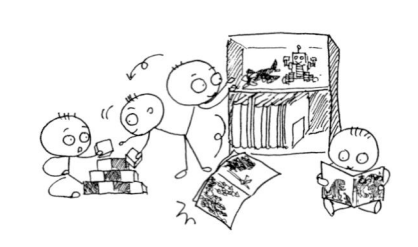

表1-29　AD/HDの特徴

1.多動:一番よく目立つ行動で,走り回り危険なことをしがちで,幼児期はすぐに迷子になる.児童期は授業中に席を立ってウロウロする
2.過動:1ヶ所で身体を過剰に動かす.座っていても手足を動かす／身体を揺さぶる.落ち着きがない
3.衝動性:直ぐ「キレ」る.他人に対しての邪魔や妨害を平気でする
4.不注意:一つのことに集中できず,継続することができない.物忘れや紛失が多い.授業中ぼんやりしていることも多い

します．効果は直ぐに判るので，慢然と与え続けないようにします．

❻ 学習障害〔learning disorder(disability)：LD〕

知的水準は正常範囲で，情緒的にも対人関係にも問題ないのですが，一部の教科の学習過程に障害がみられます（表1-30）．つまり，知的能力に個人内差（一人の子どもの中での種々の能力間の差）が大きいのが特徴で，表のような障害が考えられます．なお，先に指摘していますが，「精神遅滞」を「LD」と言い換えて安心を得たい親が多いので，親が「LD」と言っても，精神遅滞の場合が多いのに注意します．

図1-22（165頁）で示したように，AD/HDが行動異常で，LDは認知障害と考えられますが，両者の合併は4割程度といわれ，LDでもAD/HDに似た行動がみられます（表1-31）．

学校に行くまでほとんど障害は気づかれませんが，学校へ行き始めると，普通に勉強ができるのに一部の能力が極端に劣り，努力が足りないと教師や親に言われ，不適切な叱責を受けるようになります．障害に対して特別な教育計画を考え，一般的学校教育の場と教育系の専門家との連携が不可欠になります．子どもは一部の基本的学習が理解できないので，強い自己不全感をもち，周囲からのいじめ，親や教師からの叱責が加わり，心理的に負担を感じているので，精神的援助も必要になる場合があります．

表1-30 LDの知的能力の問題

1. 読字障害：文章は読めるが意味が理解できない
2. 書字障害：考えていることを書いて表現できない（作文ができない） 　漢字の書き取りができない 　似かよった文字を区別できない（さ→き，め→ぬなど）
3. 計算障害：暗算で計算ができても時間がかかり，書いてできない 　縦書きの計算に困難を示し，途中で桁がずれる

表1-31 LDの行動問題

1. 多動：幼児期や低学年に目立ち，成長とともに落ち着いていくことが多い．AD/HDとの鑑別が必要
2. 注意障害：さまざまな外的刺激すべてに反応してしまうため，勉強していても集中力に欠け，持続しない．これもAD/HDとの鑑別が必要
3. 不器用，協応運動能力の偏り：巧緻運動（絵を描く，ハサミの使い方など，手先における協応運動）が不器用
4. 衝動性：「過敏で動揺しやすい」「カッとなって自制心を失い易い」「衝動的に行動し易い」などで，これらもAD/HDとの鑑別が必要

教育的対応が最も適切な治療になりますが，行動面に問題がある場合はAD/HDに準じた薬物療法も試みます．

■ 発達障害への治療

多くの試みがなされており，行動療法が主流の時期，遊戯療法が盛んな時期と，ある意味で試行錯誤で行われてきました．基本は障害（診断）名より，表現されている問題に対して，親や教師がどのように関わり，友達に理解を求めるかが中心になります．薬物療法や個々の技法より，総合的・息の長い療育を重視しなければなりません．

最近注目されている療法を簡単に紹介しておきます．

❶ 感覚統合

触覚（205頁）の発達に障害（素因と外界からの刺激の両方）があると考え，はっきりした感覚的刺激を身体に与えていく方法で，以前から一部で行われてきた方法です．

❷ 動作法

元来は脳性麻痺の治療であったものですが，現在は発達障害に始まり心身症や神経症にまで応用されています．人が意図して実現しようと努力して身体運動が出現するまでの過程すべてを「動作」と考え，神経症でも言語表現の下手な子どもに動作で治療を行います．

❸ ティーチ（TEACCH）

Treatment and education of autistic and related communication handicapped children（自閉症及び関連する対人関係障害の子どものための治療と教育）の略で，米国のノースカロライナ州で実施された自閉症児への州を挙げての総合的取り組みで，自閉症児が大人になった時に最大限の自律性を獲得できるように援助する大規模な試みです．最近，わが国では言葉が先行しているきらいがあり，本法の一部を採用しただけで，「ティーチ以外の治療はない」と思い込んでいる専門家も多いようです．ここにも単純な米国追従の思考（299頁）をみる思いがします．

1-4-2 子どもの問題行動

> 要点：行動化の時代で，今後相談を受けることが多くなる
> 心身症や神経症などの心因性疾患も行動化の傾向にある

　報道される少年凶悪事件も含め，最近はあらゆる点で子どもの「行動化」が顕著になっています．

　児童期の盗み・いじめや，思春期の反社会的行動(以前は非行と呼ばれた)は，医療に「診察」として持ち込まれませんが，時に親から「話は違いますが…／こんなことを尋ねてよいでしょうか」と相談される場合はあります．また，初期段階のものや，将来危険性をもつ可能性のある子どもが外来に来ていますので，注意すれば医師にも予防できる分野となります．

　具体的に医師が相談を受ける／予防できるであろう，広義に反社会的行動と解釈できるものは，集団行動がとれない・盗み(盗癖)・いじめ(特にいじめる側)・性的逸脱行動(下着泥棒，痴漢，覗き，ストーカー的行動)・暴力(恐喝，詐欺，窃盗，傷害，放火，強姦など)があります．

　このような視点から，反社会的行動を把握しやすいように三つに分けて考えます(表1-32)．

■ 予防的役割を担う病態
❶AD/HD

　適切な療育を受けないと，年齢が高くなってから反抗挑戦性障害(ODD：oppositional defiant disorder)(417頁)を合併するようになり，そのうちの3割程度が行為障害(CD：conduct disorder)(416頁)に移行すると米国で言われているように，少年凶悪犯罪増加の背景として注目されています．一般的にはAD/HDの1割程度がCDに進んでいくようですから，必ずしも比率が高いものではありません．この場合，本人の自尊心の有無が大きく関係しますから，医師が日常の親の苦労や子どもの自信喪失に配慮し，専門家と連携しながら，彼らの自尊心を損なわないように，親や周囲を支えます．

　多動・衝動性は反社会的行動に繋がりやすいのですが，最近は障害によるも

表1-32 医師の関与できる反社会的行動

1. 予防的役割を担う重要な病態
   1) 多動・衝動性をもつAD/HD，自閉症や知的障害（軽度も含む）の発達障害
   2) 不登校・詐病・ヒステリー反応など情緒的・性格的問題
2. 初期に芽を摘む役割を担うもの
   1) 盗み，2) 虚言，3) いじめ，4) 喫煙，5) 飲酒
3. 時に相談を受けるもの（本格的反社会的行動）
   1) 薬物乱用・中毒，2) 性的逸脱行動，3) 暴力
   （1～2の一部が反社会的行動になる可能性があるという意味で，列挙したもの自体が反社会的行動ではない）

の以外に，躾の欠如（386頁）も多くあります．いわば「素因」によるものか，「（躾をしない）環境」によるものかの鑑別が必要になり，異なった対応が求められます．障害に躾の欠如が重なった例もあります．学級崩壊（361頁）は一種の反社会的行動の結果ですが，AD/HD児が起こす場合も，躾の欠如による子どもが中心の場合もあります．その意味で，日常診療の中で親に適切な躾をするように助言するのが大切な医師の役目になっています．

❷自閉症

一般的社会生活（特に学校）で，こだわりや執着に対して，阻止されると混乱を起こし，これが反社会的行動に繋がる可能性もあります．

❸軽度の精神遅滞

非行傾向の子どもにそそのかされやすく，思春期に反社会的行動に引きずり込まれる機会が多くなります．面白半分に誘われ挑発されると，適切な判断ができない上に，仲間外れを恐れ行動に及びます．

障害児をもつ親は，わが子の能力を少しでも伸ばしたいので，できた点を誉めるより，できない点を叱責・非難する傾向があります．この結果，知らず知らずに子どもの心を傷つけ，自尊心をなくさせ，子どもは親からの「見捨てられ不安」を植えつけられていきます．これが仲間に所属したい気持ちを高め，非行傾向の子どもの命令に従っていきます．このような彼らの心情を親に理解させるように心掛けます．

■ 医師が芽を摘む役割を担う反社会的行動（表1-32）

❶盗み

従来から多いのは，幼児期の親の愛情不足を物質で代償する行為です．年齢が高くなると友人関係の崩れを恐れ，集団万引きに走ってしまう対人関係に起

因するもので，これは先に述べた軽度の精神遅滞児によくみられます．社会的に許されない行為であるという厳しい姿勢（禁止・叱責）と，行動が出る心理背景を受容する両方の姿勢をもち，周囲の大人（親，教師など）の理解を深めるようにします．

物の溢れた時代には，周囲の者が持っている品物を買える状況になるまで待てない我慢のできない子どもも多く，これも躾の問題になります（265頁）．「他人の自転車に黙って乗って行ったり，他人の物を盗んだりするのはいけないことだ」という常識が消えつつある状況も盗みを増やしています．社会を構成する人間がそれなりの良識をもつという常識が，「自由・権利」の前に消えているようにみえます（262頁）．

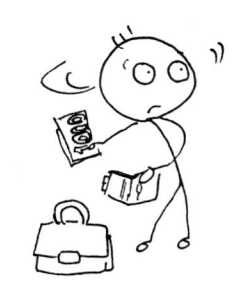

❷虚言（嘘つき）

年齢に応じて許される範囲で，真実を曲げて表現するのは社会性の一つですが，時に空想の世界と現実が，本人の中で交差している精神病的なものもあります．「虚言は悪」と単純に考えるのではなく，多角的に判断します．

❸いじめ

始まりが「ちょっかい，いたずら」で，かなりの頻度で「ふざけ／笑い」の要素が多い点に注意します（図1-26）．一般にいじめは「陰湿」という概念で捉えられているので，この視点でみる限り初期を見逃してしまいます．ちょっかいや悪戯がいじめになり，集団暴力（lynch）にまで行き着くのは仮想現実時代（268頁）の特徴ともいえます．実体験の乏しさで実感としての危険性が双方にないた

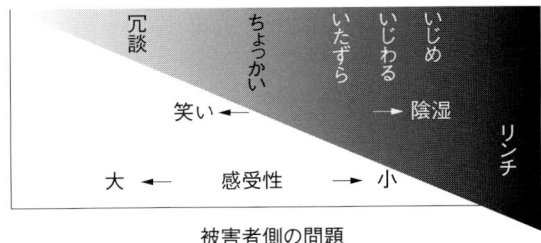

図1-26 いじめの客観的程度（冨田和巳：小児心身医学の臨床．p.156, 診断と治療社, 2003）

め，過剰な暴力に進む加害者と，逃げない被害者が出現します．時にこれ以上は「何としてでも逃げる」という実感がなく，自殺に追い込まれた例が，10余年前に大々的に取り上げられました．もちろん死に対する正常な感覚の欠如(271，272頁)も仮想現実が関与しています．

　ただ，最初のちょっかいや悪戯も，加害者がそのように思っているだけの場合もあれば，客観的にみるといじめよりも集団暴力に近い場合もあるので適切な判断(いわゆる鑑別診断)が求められます．人権の履き違え(354頁)と教師が毅然とした態度がとれない(356頁)ので，学校が放置したような対応になり，被害者が極度に苦しみます．加害者に厳しい対応ができない学校現場と，加害者が適切な家庭教育を受けてこなかった現実は，共に戦後教育の産物(352頁)です．

　私はいじめ相談を通して，年々学校状況が悪化していくのを，呆然とみていくだけの毎日になっています．3章で私が指摘する戦後教育の抜本的改革なくして，子どもの問題も学校現場の再生も，何一つできないと痛感しています．

　いじめの構造　人間には「いじめたい」特性が何層にもあると考えると，単純に「いじめを根絶しよう」などという標語はつくれないし，対応も変わってくるのではないでしょうか(図1–27)．

　1．一番奥にある動物的本能は，弱肉強食の世界で生存していくために強い相手の弱点を突いて攻撃する行動で，いじめに通じます．また，動物は「ツイバミ本能」と呼ばれる単純に相手(同種族や獲物)をいたぶり，いじめる性癖ももっています．

　2．いやな誰かが困難な状況に陥れば，内心「その状態が続けばよい」と思ったり，時には密かにその状態を悪化させるように加担したりする気持ちが人間

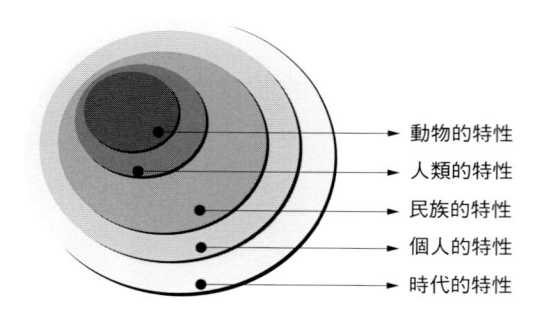

図1–27　「いじめたい」特性(冨田和巳：小児心身医学の臨床．p.157，診断と治療社，2003)

にあります．これもいじめを生む特性です．

3. 母性社会(300頁)の民族(日本人)特有の特性で，「平等であるべき」思想が強いために，無意識に相手に妬み／恨み／僻みをもちやすく，これがいじめに繋がるのは日常的にあらゆる場でみられる現象です．

4. 個人的特性では親から感情的・否定的に叱られて育つと，常に恨みをもち，自尊心が芽生えず，自己否定・劣等感をもち(172頁)自分を過剰に守る意識が芽生え，些細なことで他人を攻撃していくので，いじめを生みます．

5. 最終の層は現代社会のあり様で，秩序・責任・義務を伴わない個性・自由・権利重視の教育(354頁)が，わがまま気ままな人間を育てたので，少しでも気に入らない相手をいじめます．

このように，人間はいじめたい願望を5層ももつと考えると，いじめに関しては単純な対応や対策ではなくすことができないことが判ってきます．大切なことは，各層を少しでも減らす家庭・学校教育になります．

❹喫煙

好奇心による「試し喫煙」から習慣化し，カッコ良さ／権威に反抗／大人として扱われたい／友人や家族に影響される／ストレス解消が原因になります．また，隠れての喫煙による失火は，反社会行動に繋がるともいえます．最近は家庭で子どもの喫煙を許すのが，民主的で物分かりのよい親と錯覚している例が増加しています．「いくら禁止しても吸うから」と親が容認するのと，「吸ってはいけない」と禁止されて吸うのとでは，子どもの内面への影響は根本的に異なります(386頁)．この何でもない感覚の差が社会生活や規範にとって大切であるという点を，戦後教育は教えなかった，というか無視したのです．これが喫煙に限らず，あらゆる反社会的行動の増加に繋がっています．

❺飲酒

大人が軽い気持ちで勧め，親しむきっかけをつくるものです．一気飲みなどの強要から急性アルコール中毒になれば，生命に危険が及び，これは非社会的行動の面から喫煙同様，親など大人が厳しく禁止する姿勢をもつようにすることが大切でしょう．

なお，現代よりも昔の方が，むしろ大人からの勧めは行われていたのですが，そこだけに留まったのは，他の躾・社会規範の教えが十分であったからです．現代では社会生活での規範の

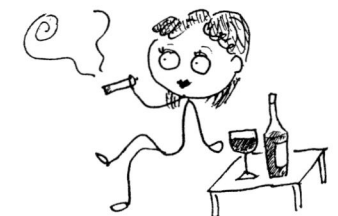

乏しい親子が多くなり，なし崩しに種々の問題に繋がる歯止めのなさ(386頁)が多くなり過ぎています．

■ 時に相談を受ける本格的反社会的行動
❶薬物乱用・中毒

健康の問題は当然として，社会生活を破綻させやすいので，医学的立場から身体面の弊害を強調しなければなりませんが，多くの例では説教・叱責を恐れて受診しません．優しさ／厳しさの両面の対応が必要で，私の乏しい経験では基本的に親の子どもへの愛情が欠けている例が多く，子どもはもちろん，親も

★ 意見／異見　少年法の問題　★

昭和23年(1948)につくられた少年法は，少年凶悪事件が多くなるにつれ，刑罰や適応年齢に関して「時代に合わない」と問題提起がなされ，若干の修正が最近になって加えられています．しかし，少年法の基本は「刑罰を与える」ことではない点が，しばしば認識されないまま，見当違いな論議がなされています．少年法の基本理念は「子どもは罪を犯したとしても，環境改善と適切な矯正で'立ち直る'」ことにありますから，私たち治療者は諸手をあげて賛同しなければならない法律です．ですから「罰する」のを目的にしていない法律に対して，「刑が軽い」と非難するのは基本をみない表面的反応です．

しかし，これは社会全体が貧しいけれども，社会規範(386頁)も厳しかった時代につくられた点で，最近のように物質的に豊かで，恥の文化(419頁)・道徳・規範を失った時代には不適切な法律であるという視点をもたなければなりません．戦後の劣悪な環境で子どもが犯罪に走ったというような，それなりに理由が判る時代につくられた法律は，現在では抜本的見直しが必要です．

従来の常識が通用しない時代(262頁)には何よりも「罰せられる／刑は厳しい」と子どもに思わせ，少しでも犯罪を食い止める予防的働きをもたせなければなりません．このような意見には，一部に刑を厳しくして(究極は死刑)も「犯罪防止に役立たない」という反論が出ますが，私の臨床経験からは，厳しい裁きを受ける可能性を知らせれば，無軌道な子どもにも多少の歯止めをかけられ，善良な多くの子どもを凶悪事件から守れると思います．

治療者としては，子どもの矯正を最も重視すべきなのは当然だと考えながらも，時代・世相を考え，罪もない子どもが，理不尽な事件の犠牲者にならないように，予防を最優先したいと思います．ある尊属殺人事件で，犯行前に少年が「自分は14歳になっていないから大丈夫」と級友に言っている事実を，関係者から私は聞いています．現代の子どもは精神的未熟でも，損得勘定(386頁)だけはよく判っているのです．

❷性的逸脱行動

ストーカー(stalker)行為，わいせつ行為，痴漢，下着泥棒など，多くは男子の問題ですが，ストーカーは女子にもあります．女子で多いのは「援助交際」と呼ばれる少女売春です．乳幼児期の母子関係に問題のある子どもに多いのですが，最近の性教育を含む戦後教育の負の部分が大きく影響しているのは後に指摘する(357頁)とおりです．個々には彼女らなりの要因があり，治療者はその心情を認める必要もありますが，その行為を社会的に認めることとは異なります(101頁)．

なお，援助交際の「援助」という言葉は「努力している人を助ける」意味があり，このような行為に付けるのは最も不適切な使用になります．些細なことで古くからある言葉を「差別している」と叫ぶ'民主的／善意'の人々も，この言葉は受け入れています．ここにもわが国の物事を深く考えない，表面的で偽善に満ち溢れた風潮(351頁)が映し出されています．

❸暴力

一般的に暴力といえば，家庭内暴力(109頁)を含まない，家庭外での暴力になり，主に学校でのそれになります．医療機関では被害者の相談はあっても，加害者の相談はほとんどありません．家庭内で父親が暴力を振るっている(いわゆるDV)場合や，自尊心を失くすような育て方をされていると，出現しやすいようです．素因が大きな要素になり，AD/HD(172頁)を含め，衝動性が大きな役割をします．

もしも相談を受けたら，親が真剣にこれまでの育て方や自らのあり方を反省し，積極的に努力していく限り，解決への道が出てきますので，それを応援します．私の経験では，親がそこまでできない場合がほとんどで，中途半端に終わります．子どもの問題への親の影響を，ここでもつくづく感じます．

1-4-3 親の問題行動

> 要点：生育歴に問題のある親が増加しているので，親の育て直しを考える
> 医師のみで対応できる病態ではない（積極的連携の必要性）
> 「最悪」にみえる親にもそれなりの理由があるので，初期の受容が大切
> 子どもに最悪の事態が出現する可能性を常に考えておく

■ 被虐待児症候群

　虐待には四つのものが考えられ，主に親からなされる場合を言います（表1-33）．最近，わが国でも注目されているのは1.の身体的虐待で，一般外来に受診した子どもの中に，不審な外傷のある場合に疑います．子どもは自分から親の虐待を訴えないので，医師は疑った時点で児相・福祉事務所などに通告します．この場合，守秘義務はありませんし，確定診断も要りません．虐待を確定するのは通報された機関の仕事です．親の態度や状況説明に不審なところがあるか否かも重要な情報になります．2.の性的虐待は表面にあまり出ず，米国に比べると，わが国ではそれほど多くないと思っていますが，杉山によると相当潜在しているようです．兄弟からの悪戯的なものでも，被害者側にとっては虐待になります．3.の養育放棄も安易な時代（264頁）になり，少しずつ増加していますが，1.が積極的虐待であるのに対して，いわば消極的虐待ともいえ，それほど顕著な症状がないので，見過ごされる可能性が高いようです．4.は相当あると思われますが，これも表面的には判りません．最初に1.を中心に述べますが，多くの子どもの心因性疾患の中に，経過の中で「3.や4.があったのではないか」と

表1-33　虐待の種類

1. 身体的虐待：内臓損傷，骨折，頭部外傷，乳幼児に多い揺さぶられっこ症候群（shaken baby syndrome），擦過傷，挫傷，皮下血腫などの外傷，火傷や熱傷
2. 性的虐待：発見は難しい―若年の妊娠・外性器の外傷など．性的虐待は4.が強く出る
3. 養育放棄（neglect）：体重増加不良／やせ／低身長などが生じる．汚い衣服，予防接種の未接種
4. 心理的虐待：多くの親が第一反抗期以降で時に子どもを否定的に言うことが強くなる

思われる例も増加しているように思いますので，項を改めて述べます．

いずれの虐待も，心理的に大きな影響を子どもに与え，行動上の問題(175頁)が増加していき，子どもの嘘／反抗／無視などが更に親の怒りを買い，悪循環を形成していきますので，あらゆる手段で止めることが大切です．最大の問題は，成人後に自らも虐待する親になる再生産です．

診察室での子どもの言動を心身医学的に診る(7頁)と発見しやすくなります．無表情で些細な指示に硬い表情になる，診察に対して不自然に怯える，聞き分けが良過ぎる，相手構わずに甘える，年齢不相応に落ち着きがないといった特徴があります．

親の訴えに不自然さがある／受傷後受診までの時間が長い／発症に関する説明が矛盾している(例えば，歩けない乳児が「目を離した間に一人で転んで腕を骨折した」と言うなど)／第三者(兄弟や友人)のせいにする／病状や外傷の程度を気にしない／治療について任せきりで無関心／重症でも入院を拒否し，早期の症状消失を要求する／診察医に対して挑発的・被害的な態度をとる／さまざまな医療機関を頻繁に受診しているなどは要注意です．親自身の能力や性格に問題があり，養育能力が欠如している場合や精神病を病んでいる場合もあります．

心の発達(203頁)で述べるように，子どもに自己肯定感や信頼感が育っていないので，自ら援助を他人に求めない場合が多くなります．子どもに尋ねても親を庇うような発言もあり，自らのせいにするので，答をそのまま信用していると見逃します．

虐待は「疑わしいのでは」と思わないと見逃しますが，疑っている素振りはみせないようにします．医療機関がある意味で親が最も接触しやすい場であると認識して，彼らが受診や治療を継続できるような雰囲気をつくり，疑わしき場合には再診を勧めて考えていきます．しかし，このような穏やかな対応が悲劇を起こす例(396頁)もあるのが虐待です．発達障害(159頁)があると，親子関係に問題があるように見えると同時に，実際に虐待になっている場合もありますから注意します．

明らかに虐待していると判っても，決して親を非難・叱責せずに，親が医師に受け入れられたと感じられるようにして，子どもへよい影響が表れるようにします．子どもの健全な育成に努力していく援助を気軽に受けるように説得します．多くの親は心因性疾患(神経症から精神疾患まで)を抱えている／社会的に孤立／経済的に困窮／社会性が育っていない(増加傾向)／育児に自信をもてない・過度の体罰を躾と誤解している／発達段階を無視した要求をする／親自

身が虐待を受けて育ったといった問題が山積しています．親もまた苦しんでいると考え，親子の「育て直し」という視点をもつようにします．専門的に関わる必要がありますが，心理治療や施設での対応を嫌がる傾向がありますから，関係機関への報告や専門機関での治療を提案していきます．

身体的虐待が疑われた場合，受診と同時に「入院」させるのが医療機関の取り得る最も有効な治療（予防）で，身体症状の重症度だけで判断しないようにします．たとえ親が診察室で親身に介護していても，帰宅後の保証がないのが虐待だと認識する慎重さが必要です．入院設備のない医療機関や満床の場合は，理解してくれる病院に紹介するくらいの積極的な行動が必要です．

■ 養育放棄（neglect）／心理的虐待

心因性疾患を診ていると，被虐待児ほど深刻ではないのですが，「この親はある意味で養育放棄（neglect）あるいは心理的虐待をしていたのでは」と思われる例に，時々遭遇します．家族のところで述べる兄弟葛藤（389頁）の要因と同じく，一方の子どもを偏愛する／自分のできなかった「習い事」などを子どもに強制する／母親が家庭外での仕事に没頭する／子育てを好まず育児を嫌う／感情だけで一貫性のない躾など，多くの親の姿勢から出現します．先に述べた消極的虐待です．

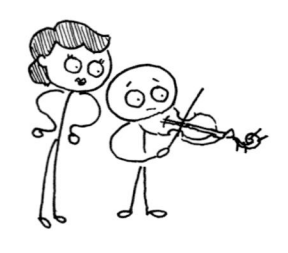

現代では，乳幼児期の子育てをこのような「やや疑いの目」で尋ねていく問診も必要になってきたように思います（元来，医師の行う問診は疾患を疑って行うので当然といえるかもしれません）．身体的虐待のように，何となく親に問題があるようにみえず，むしろ熱心そうにみえるので注意します．

このように，育児放棄／心理的虐待が疑われる例では，身体的虐待と同じく，人間に対する基本的信頼感が育たず，子どもに自尊心欠如や表現が拙くなり，適切な対人関係が育たない場合もあり，心因性疾患や問題行動を出し，場合によっては成人になった後も問題を出し続けます．

幼児期からの受験勉強の強制や，子どもの意向を汲まない親の特殊な価値観による習い事の強制なども，親子の性格の組み合わせでは心理的虐待になり得ます．特に現代は「少なく生んで，大切に育てる」意識が，かけがえのない子どもへの思いが強くなり過ぎて，逆説的に虐待を生んでいるようです．これもある種の不自然（337頁）であり，矛盾になると考えます．

■ 代理ミュンヒハウゼン症候群(Münchauzen's syndrome by Proxy：MBSP)

　Münchauzen's syndrome は，ドイツのほら吹き男爵の名前に因んで命名されたものです．派手な身体症状や精神症状を繰り返し訴え，意図的に異常所見をつくり出して検査や治療を受ける詐病(143頁)の一種で，心気症(140頁)の重症型と考えられます．子どもの場合は保護者が子どもを代理とする場合が問題になります．子どもは抵抗できない乳幼児に多く，虚偽の症状で不要な処置や治療を受けさせ，不適切な看護で症状を悪化させ，医療処置を虐待の手段として巧妙に利用する特異な小児虐待の一型とも考えられます．

　本来，子どもの診察においては，保護者からの訴えを尊重し，疑わないようにすべきですが，本症の子どもに対して保護者の求めるままに治療や検査を行うのは，治療上無意味なだけでなく，不要な侵襲を与える点で危険な行為になります．保護者は医学的知識に詳しく，一見よい保護者に見えるので注意します．子どもの全身状態と比較して親の訴えがかけ離れている場合，適切な治療にも関わらず「改善しない」と訴えて，更に検査や治療を求めてくる場合，入院すると症状が劇的に改善する場合は，本症を疑います．

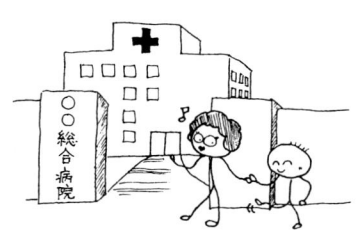

1-5 薬物療法

> 要点：恐れず使用し，漫然と服用させない
> 　　　対症療法だが，根治療法をやり易くする

■ どのように考えるか

　対症療法である薬物によって，現在の苦痛がすべてとは言えないまでも，いくらかでも取り除かれると，自ら現状を打開したい意欲が出て「現状からの逃避（例えば不登校状態）」が解消されていきます．これで，子どものもつ自然回復力が芽生えれば，根治にさえ到ります．つまり，薬物は対症療法の役割しかもたないのではなく，子どもに使う欠点を認識して適切に使う限り，精神科医以外でも積極的な使用を考えてよいと思います．

■ 向精神薬の子どもへの与え方

　向精神薬の使用に際しての最大の問題は，保険医療での適応疾患と，臨床での適応疾患の「ずれ」です．更に子どもの場合には，ほとんどの薬物で「小児への安全性は確立されていない」と断っていることも加わります．つまり，処方はほとんどの場合，違法になる点は，各自の医療への姿勢・信条で解決していく問題になります．薬物の一般的使用上の注意を表1-34に示します．

■ 投与量に関して

　向精神薬を子どもに使うのはほとんどが思春期からですが，衝動性や多動といった行動異常への使用は，場合によっては幼児からになります．量の決定は他の一般的薬剤（抗生物質など）と基本的に同じで，子どもの体重によって成人量の1/3～2/3を使用します．散剤やシロップ剤が少ないので，錠剤の場合には多少大まかになり，例えば1日3回投与のものを1～2回から始めるといった方

表 1-34　薬物の子どもへの使用

1. 親子の同意が必要．適切な説明で勧める努力は必要であるが，一方（親または子ども）の同意や意欲があっても，他方の拒否があれば使わない
2. 副作用が少なく，子どもに使い易い薬物を選ぶ（本書で紹介しているものを中心に）
3. 副作用の説明は不安にさせないように，親にのみして，注意深く観察させる．何か気になることがあれば直ぐに連絡するように指示し，副作用の程度を聞きながら納得させて続けるか，薬物中止を決める．そのために投薬が週の後半になると，間に日曜日が入り，問題が出た時の連絡がうまくいかないので，週初めに開始するようにする
4. 量は最低量から始め，適時，増量していく
5. 時には子どもに内緒で，シロップ剤などを食べ物に入れて投与する方法もあるが，慎重に適応を決めなければならない
6. 親のみの受診で，薬物療法が適応であるように判断できる例や，親が子どもの状態に困って希望する場合でも，子どもを診ないでの処方は絶対にしない．薬物で症状や事態が明らかに好転する可能性が極めて高い時には，種々の状況を考え慎重に行う場合があってもよい．心身医療は「個」の医療（66頁）である
7. 不定愁訴への対応
   1）基本的にはすべての身体症状を認め，訴えに合った薬物を対症療法的に使用する．
   2）身体症状に応じた対症療法的薬物に加え，抗不安薬，漢方薬を組み合わせ，飲み方を工夫して与え，安心させる．「第一の薬で効果がなければ，次の作用の異なる薬を飲ませる」ように説明し，2〜3種の薬の組み合わせを作成する．子どもも親もいくつかの薬があることで，心理的に安心する
8. 精神科医に指導を受けるようにする．紹介した子どもへの精神科医の処方を尋ねて，症状の軽快度を確かめ，知識を増やしていく．

法もとります．時には錠剤を砕いて使用する場合もあり，その時には微妙な調整も可能ですが，飲みにくくなるものもあります．年齢や体重から成人量の何割程度と服用量を決めても，個人の薬剤への感受性の方が実際には大きく影響するので，少量から始め，副作用を観察しながら量を上げていき，成人量から換算した標準量に達した時点で効果がなければ中止するのが実際的です．

症状と適応を慎重に判断した後は，あまり怖がらずに使用すると共に，効果がみられないのに漫然と投与しないようにします（子どもでは成人よりも早く効果が出ます）．また，投与初期に効果がみられても，経過を診て，継続していくか否かを常に判断しながら，止める時期を考えます．

■ 向精神薬の種類

主な薬物は表 1-35 のように分類されています．表に沿って私が子どもに使用している向精神薬について，主なものを解説していきます．

❶ 抗不安薬──いわゆる緩和精神安定薬（minor tranquilizer）

使い易い薬物で，多種類の製品が発売されています．基本的に抗不安作用，催眠作用，抗けいれん作用，筋弛緩作用を併せもち，作用時間（半減期）も幅がありますから，目的に応じて使い分けます．目的とする作用以外は副作用になるので，各薬物の作用一覧（いくつかの製薬会社が作成しています）をみながら考えます．目的とした作用がうまく出現し，心理状態が改善されると，副作用はあまり感じなくなるのもこの種の薬物の特徴です．逆に副作用が目立つと，目的としている効果がないと判断できます．習慣性の問題がありますので，子どもに長期連用をないように，注意は必要です．

①セディール（クエン酸タンドスピロン）　ベンゾジアゼピン系のものと異なった構造式をもち，睡眠障害が少ないので第一選択薬になりますが，効果は弱い印象があります．

②リーゼ（クロチアゼパム）　吸収と排泄が早いので眠気・ふらつきといった副作用の出現が少なく，効果も穏やかで使いやすいものの一つです．

③セルシン，ホリゾン（ジアゼパム）　代表的な薬物で，効果発現が早く作用時間も長く，種々の作用が比較的均等に出る薬物です．特に注射（筋注・静注）も可能なので，けいれん時や急性の不安時に使用します．坐薬もあります．

④デパス（エチゾラム）　抗不安作用はセルシンの3～5倍で，熟睡効果も強く睡眠薬としても使われます．うつや強迫にも使われ，現在，成人領域で最もよく使われている抗不安薬です．睡眠薬として使うくらいですから，副作用として眠気があります．特に習慣性に注意します．

⑤レキソタン（ブロマゼパム）　強迫症状にも効果が少しあります．

⑥ソラナックス（アルプラゾラム）　抗不安作用が強いので，パニック障害（137頁）に効果があり，急激に出現する不安に頓用で使用すると，心理的安心も加わり効果的です．いつも持参させて，不安が出そうな時に噛み砕いて飲むように指示しておきます．

⑦メイラックス（ロフラゼプ酸エチル）　抗不安作用が強く運動系への抑制が少ない上，半減期が長いので1日1回投与でよく，眠前に服用させると，夜間に睡眠作用が働き，昼間には抗不安作用が働きます．このように理想的な効き方をすることは少ないですが，試してみる価値はあります．

❷ 抗精神病薬──いわゆる強力精神安定薬（major tranquilizer）

主に精神病に使うもので，一般医師には抵抗感がありますが，意識障害を起こさずに，興奮，幻覚，妄想などを抑制する働きがあり，精神科医は向不安薬

表1-35　向精神薬の種類

| 1. 抗不安薬：いわゆる緩和精神安定薬(minor tranquilizer)
| 2. 抗精神病薬：いわゆる強力精神安定薬(major tranquilizer)
| 3. 抗うつ薬
| 4. 睡眠薬
| 5. 抗てんかん薬
| 6. 中枢神経刺激薬
| 7. その他(抗躁薬，気分安定薬など)

(冨田和巳：小児心身医学の臨床．p.47，診断と治療社，2003)

より使いやすいというのを参考に，慎重に使用すると効果的です．

　①**定型抗精神病薬(古い型)**　子どもに使う代表的な薬物はトゥレット症候群や重症のチックに使用するセレネース(ハロペリドール)，自閉症の興奮を抑えるオーラップ(ピモジド)，少量では内科領域で抗潰瘍薬としてよく使われ，抗うつ薬としての作用もあるドグマチール，アビリット(スルピリド)などがあります．ドグマチールは摂食障害(88頁)や心因性の強い胃炎に小児科でも使い易いのですが，プロラクチンが増加するので，女子では時に生理不順や不正出血に注意します．

　②**非定型抗精神病薬(新しい型)**　この15年間で，この範疇の薬物がいくつか出され，古い型の薬に比べ副作用も少なく，不安(不穏)，焦燥感，衝動(攻撃性)，混乱，うつ，強迫といった症状を，個々の薬物によって差はありますが，改善させます．しかし，保険適応疾患はすべて統合失調症ですから，よく説明して処方しないと，薬物情報が氾濫しているので，不信感をもたれたり，信頼関係が壊れたりする場合もあります．小児科領域では鎮静効果を期待してリスパダール(リスペリドン)，同じく穏和な作用を持つセロクエル(クエスティアピン)や，自閉傾向や引きこもりに活動性を高めるジプレキサ(オランザピン)やエビリファイ(アリピダゾール)などが使われています．通常の使用量では古い型のように抗パーキンソン剤の併用は不要です．精神科医に相談した上で使用し，経験を積み重ねて実感を掴むようにします．

　リスパダール，エビリファイにはプラスチック容器に入った携帯に便利な水薬が，ジプレキサにはサイディス錠(口腔内崩壊錠)があります．常に携帯させて，先のソラナックスで述べたような頓服使用は，突然の不安／焦燥感／攻撃性／暴力などに効果的です．服薬後に眠気が出ますが，前もって伝えておけば，問題はないようです．

①の古い型では，副作用としてはほとんどの薬物に共通して，鎮静・筋緊張低下による眠気／ふらつき／脱力感／だるさがみられ，錐体外路障害（パーキンソニズム parkinsonism：振戦／筋固縮／動作緩慢／姿勢・歩行障害，正座不能，ジストニア dystonia：早期にみられる眼球上転／斜頸／舌突出，遅発性ジスキネジア dyskinesia：遅く現れる舌を中心とする不随意運動）もあります．パーキンソン病治療薬であるアキネトン（塩酸ピペリジン），アーテン（塩酸トリヘキシフェニジル）の併用が望ましいのですが，極めて少量の場合には併用しなくてよい時もあります．

❸ 抗うつ薬

抗うつ薬は10年余り前から登場したSSRI，SNRIが使用の幅を広げ，実際にも使い易くなっており，発達障害から不安症状・強迫症状にも積極的に使用され，一定の効果をあげています．確かに使い易い薬物ですが，慎重に使用する必要があるのは当然で，「発熱→解熱薬」のように，「うつ的→抗うつ薬」のような使用は慎みます．従来からの三環系，四環系抗うつ薬も，慎重に使えば効果があるのは当然です．

①セロトニン再取り込み阻害薬(selective serotonin reuptake inhibitor：SSRI)

1. デプロメール・ルボックス（フルボキサミン）：うつ病，強迫障害，社会不安障害が適応で，子どもでの安全性も証明されています．最大の欠点は初期の消化器症状（特に悪心・腹痛）で，子どもでは多く出現し，数日で慣れるのですが，我慢できず続けられない例も多く，時には治療目標の症状まで悪化させることもあります．食後に服用させて，初期にはプリンペラン（メトクロプラミド），ナウゼリン（ドンペリドン），ガスモチン（クエン酸モサプリド），六君子湯，五苓散を併用します．

2. パキシル（塩酸パロキセチン）：うつ病，パニック障害，強迫障害が適応ですが，強迫や多動・衝動性にも効果があるのでAD/HDなどにも有効な時がある一方で，衝動性を高めることもあるので慎重に使用します．1日1回投与でよいので使いやすいのですが，中止するときに漸減していかなければ離脱症状様の「中止後発現症状」が出現する場合もあります．フルボキサミンと同じく消化器系の副作用がありますが，若干少ない印象をもっています．最近になって子どもの「大うつ病(151頁)」では自殺を防げないとの英国の報告から，わが国でも一時禁忌になり，その後慎重使用に変更されました．この報告以来，子どもに使用するのが禁忌と誤解されていますが，これはSSRI全般にいえることです．

3. ジェイゾロフト（セルトラリン）：穏やかな効果が期待され，副作用が軽い印象なので，初期や軽症に比較的使いやすい薬物です．

②セロトニン／ノルアドレナリン再取り込み阻害薬(serotonin/noradrenaline reuptake inhibitor：SNRI)

1. トレドミン（ミルナシプラン）：SSRIの作用に加えてノルアドレナリンの再取り込みも阻害する薬物で，適応はうつ病のみです．鎮静作用は弱く，賦活作用が高くなり，消化器系の副作用の出現頻度はSSRIより少なくなりますが，効果は弱い印象をもちます．うつ感情には第一選択になるように思います．

2. サインバルタ（デュロキセチン）：新しく販売されたもので，意欲低下や不安にも効果があります．

子どもでのSSRI(SNRI)の使用経験では，成人に比べて服用直後から効果発現がみられる例が多く，親子の納得が得られれば，一度試してみる薬物ですが，先に述べた消化器系の副作用は，成人よりも出現しやすいようです．また，うつや不安が軽減されて，例えば摂食障害での過食が「気軽に食べられるようになる」といった反応の出る場合もあります．先の自殺に関しても，このような機序によっているのかもしれないと思います．この薬物に限らず，薬物の効果は慎重に種々の点から分析し，使用には細心の注意を常に払います．

③ノルアドレナリン・セロトニン作動性抗うつ薬リフレックス（ミルタザピン）
SNRIと同様ノルアドレナリンとセロトニンに作用しますが，再取り込み阻害ではない形態です．眠気が出るので就寝前に服薬しますが，初期には昼間に眠気を持ちこす欠点が1週間程度続きます．睡眠障害の強いうつ状態に使います．

④その他の従来からある抗うつ薬　これまで使われてきた三環系では，夜尿症の治療薬としてよく使用されているトフラニール（イミプラミン）があり，静注の可能なアナフラニール（塩酸クロミプラミン）は作用の発現が早く，自殺予防といった即効を期待する時に使用します．いずれもうつ症状だけでなく，強迫やパニック症状にも効果があります．副作用として抗コリン作用（口渇，便秘）が注意すべきもので，子どもに出現しやすいのは低血圧[OD症状(116頁)]です．

その他の抗うつ薬としては四環系のルジオミール（塩酸マプロチリン）やテトラミド（ミアセリン）もあり，三環系に比べ，抗コリン作用などの副作用や，循環器系への影響も少ないようですが，効果も弱い印象を受けます．

❹ 睡眠薬—超短時間作用の導入薬と睡眠薬

睡眠導入薬では超短～短時間作用型（2～4時間）のハルシオン（トリアゾラム），アモバン（ゾピクロン），マイスリー（酒石酸ゾルピデム）の3種がありますが，

離脱の難しさをはじめとして種々の問題があるので，安易な使用は控えます．現時点ではマイスリーが最も作用時間も短く（2時間），子どもに使いやすい薬物です．

一般的な睡眠薬は作用時間が6～8時間のレンドルミン（ブロチゾラム），ユーロジン（エスタゾラム），ロヒプノール（フルニトラゼパム），リスミー（塩化リルマザホン）などがあります．作用時間からみても，起床時に多少眠気が残ります．なお，最近，時差呆け予防として使用されている睡眠リズムを司るホルモン，メラトニン（本邦未発売なので業者によって輸入されて使用されている）がしばしば使用されて効果のある例もあります．このメラトニンを調整する新しい入眠導入薬として，ロゼレム（ラメルテオン）が，本邦で発売されました．従来の製品よりも子どもに適切かと思われますが，現時点での使用経験は乏しく，明快な説明はできませんし，製薬会社は子どもへの適応を勧めていません．

また，抗不安薬の代表であるデパスも睡眠薬としてよく使用さるのは先に紹介しています．その他，さらに作用時間の長いものがいくつかありますが，子どもの睡眠障害（135頁）では，あまり薬物に頼らない生活習慣改善の指導を主にしますので，使用しても基本的には導入薬を短期間とします．

❺ **抗てんかん薬**

一般に抗てんかん薬としてよく使われる薬物にも精神症状に使用できるものがあり，精神科領域ではよく使われています．主なものは下記の2種類です．

①**テグレトール（カルバマゼピン）** 思春期で興奮・衝動性が強く，家庭内暴力などの強い時には第一選択になります．感情調整に有用な薬物ですが，副作用（薬疹，眠気など）の出易い欠点があるので，あまり信頼関係ができていない初診時からは使用しない方がよいでしょう．しかし，暴力や衝動性で周囲が非常に困っている場合は，よく説明して慎重に少量から使用します．

②**デパケン，バレリン（バルプロ酸ナトリウム）** てんかんに伴う性格行動障害（不機嫌・易怒性）にも使い，抗躁薬として有用なので，感情調整の作用を期待できますが，カルバマゼピンより効果は穏やかです．

❻ **中枢神経刺激薬**

①**コンサータ（塩酸メチルフェニデート）** 6～18歳のAD／HDに限定された治療薬で，処方は原則として小児科学会の認定医と精神科医で，その上，講習を受けた者にのみ認められ，調剤薬局も指定されています．

徐放剤ですから，朝に飲めば夕方まで効果があり，使いやすくなっている反面，カプセル剤のみになり，散剤しか飲めない子どもには使えません．18 mg錠

と27 mg錠の2種があり，これを組み合わせて適量を処方します．個人差があるので少量から始めますが，効果は直ぐに現れ，多動・衝動性・注意散漫の改善があれば周囲も見る目が変わり，本人に自信・自尊心の回復がみられます．効果がなければ，一般量まで増量した後，改めて判定し，継続か中止を決めます．担任や親からの情報と，本人の感じを重視して総合的に判断します．覚醒剤ですから十分注意し，休日の休薬を心がけます．副作用は食欲不振（特に昼食時）が比較的よくみられますが，他の副作用は一般にいわれているほど多くないようです．

②**ストラテラ（アトモキセチン）** 6～18歳のAD／HDに限定されていますが，誰もが処方できます．0.5 mg/Kgで開始し，1.7 mg/Kg程度まで1週間毎に増量していきます．効果出現までに1～1.5カ月かかるとされていますが，1週間で感触のつかめるような例では，最高量まで上げる必要はありません．価格の高いのが最大の難点です．

明らかなAD／HD症状を示す例には，数回の使用（3～5日）で直ぐに効果が判るコンサータが第一選択でしょう．月曜日から学校のある5日間処方し，効果を本人，教師，親の3者に尋ねて判定します．効果が無ければ中止し，ストラテラを試みます．情動的問題が強く，PDD的症状を含む例では，ストラテラの方が好ましい印象をもちますから，第一選択にします．両方ともSSRIで紹介し

★ 意見／異見　**政府と製薬会社は患者のことを考えているのか？** ★

　AD／HDの治療薬として臨床的評価が高かったリタリンは，わが国では保険で認められていませんでしたので，多くの医師は医学的良心から，あえて法律違反をして処方していました．ところが，平成19年9月に，正式通達もないまま，AD／HDに突然認められたかと思うと，3か月で中止され，コンサータが登場しました．まさに朝令暮改です．リタリンを覚醒剤として不正使用するのを防ぐ目的ですが，急激な決定と変更に，多くの医師は戸惑いを覚えました．その上，コンサータはリタリンの約30倍の価格で，長期に飲まなければならないので，親は負担増です．

　政府は以前「ゾロ品」と蔑称していた安価な後発品の使用を，日本人好み（298頁）のカタカナ「ジェネリック」と言い替え，強く勧めていますが，これとの整合性はどうなるのでしょうか？以前から専門医は学会などを通じて，リタリンをAD／HDに認めて欲しいと陳情していましたが，薬価が低いのと乱用の問題で，製薬会社も政府も積極的対応は何も行わず，高価で微妙な調整の難しいコンサータを突然許可したのです．本書で私が繰り返して言う，物事の基本を本気で考えないわが国の社会の本質が，ここでも見事に表れています．

た薬剤を併用し，消化器系の副作用を防止します．

　AD／HD には一方で効果がない場合には，他方を試みるべきですが，効果がはっきりしないものを長期間処方することは避けるようにしてください．効果がみられないのに，専門機関でさえ，漫然と処方だけ行われている例がかなりあり，困ったことだと思っています．

　この2剤は現在18歳未満にのみ使用可ですが，臨床ではその年齢に関わらず使用されているようで，実際にも少しずつ緩和されていくようです．

❼ その他〔抗躁薬，気分安定薬（mood stabilizer）など〕

　①リーマス（炭酸リチウム）―気分安定薬　躁状態を抑える薬物ですが，うつ状態も引き上げるので気分安定薬と分類されています．

　②グラマリール（塩酸チアプリド）―感情調整薬　本来は退行期の焦燥や子どもの発達障害に使われるものですが，感情調整薬としての効用が期待でき，前出テグレトールと併用して使います．

　③ピレチア（塩酸プロメタジン）やアタラックス（塩酸ヒドロキシジン）などの抗ヒスタミン薬　精神安定作用があり，特にこの二つはよく使われ，後者は子どもの睡眠薬としても有用です．

■ 薬物の副作用

　不安が高く被暗示性も高まっている親子では，副作用を前もって知らせると，かえって誘発する場合もあります．医薬分業による薬局の説明が，機械的・一律的に行われ治療を阻害する面もあります．さらに医師向けのような情報が一般に与えられ，インターネットで偏った薬物情報（41頁）も発信され，薬物療法が阻害されます．治療上必要な「あえて薬の名前や効能を言わない治療」が難しくなっています．また，心因性疾患の子どもの親は，しばしば自身が心因性疾患（精神科的疾患も含む）である場合も多いので，薬物の説明には親の状態も考えて十分に注意します．

　個々の薬物に出る副作用の代表的なものは既に述べましたが，この種の薬物のもつ特別な副作用には注意しておくべきものがありますので，以下に解説しておきます．

　1．稀に目的と反対の作用が出る奇異反応（paradoxical reaction）があります．薬物を飲むとかえって不安を高めたり，興奮，錯乱，不眠，焦燥，せん妄，けいれん，自殺念慮などが出たりします．これらは直ぐに服薬を中止すれば，それほど問題はありません．

2. 治療早期の薬剤性パーキンソニズム，薬剤アレルギーと，長期投与での遅発性ジスキネジアにも注意して，出現した場合には直ぐに服薬を中止します．
3. 稀な副作用も出現することがあります．私はアモバン（ゾピクロン）によって幻覚や朦朧状態が出現し，それを好ましいと感じた例や，それが自殺願望の引き金になったように推測される思春期例を続けて2例，体験しました．製薬会社に問い合わせると，数例の報告はあったとのことでしたから，慎重な観察はこの種の薬物では常に求められてます．
4. 重篤なものとして，肝障害，造血障害，色素性網膜症，悪性症候群，セロトニン症候群があります．
    ① **セロトニン症候群**　従来の抗うつ薬で起こりやすく，錯乱／発熱／ミオクローヌス（myoclonus）振戦／協調異常／発汗などが出現します．薬剤中止と対症療法的処置をすると，2〜3日で軽快します．
    ② **悪性症候群**　薬物の使用量には関係なく，出現しやすい条件として若年者や精神遅滞があげられています．前駆症状は発熱で，動きが鈍い，喋らないなどがあり，ICUへの入院治療が必要になります．高CPK値が指標になり，薬剤中止と末梢性筋弛緩薬のダントリウム（ダントロレンナトリウム）静注を行うことで回復しますが，手遅れになると死亡します．

■ 漢方薬と心身症

漢方薬は医学の発達していなかった2000年も前の時代に確立された治療体系を基本にしていますが，それ故に「人間をまるごと診て」処方する点で，心身医学的です．効果的に使用するためには，漢方独自の診察と診断が必要ですが，西洋医学の思考によっても，ある程度経験的に使えるのは当然です．私の経験から西洋薬よりも時には効果があると思われるものをいくつか紹介しておきます．詳しくは専門書をご覧ください．
① **五苓散**　一般の小児科臨床でも嘔吐によく使われ，心身症や神経症でも有用で，他の神経症的愁訴に効果のみられる方剤です．
② **半夏厚朴湯**　ヒステリー（141頁）に適切な西洋薬はないので，唯一の処方と考えられ，特にヒステリー球に効果がある印象をもっています．
③ **抑肝散・抑肝散加陳皮半夏**　いわゆる「子どもの癇（肝）の虫を抑える」処方で，チックや不安症状に使いやすい方剤です（117頁）．
④ **甘麦大棗湯**　精神的興奮に使用して，時に効果がみられます．漢方薬として比較的飲み易い味なので，漢方薬の味見として試用できます．

⑤**桂枝加芍薬湯**　過敏性腸症候群によく効きます．

その他に一般的によく使われている小建中湯（漢方でいう虚弱児に使用する代表の薬），柴胡加竜骨牡蠣湯（比較的体力のある者の不眠や不安に適応），桂枝加竜骨牡蠣湯（体力の衰えた者の不安に適応）など，種々の心身症や神経症に適応のものがあり，経験を積みながら使用していきます．

思春期の女性の月経などにまつわる不定愁訴にも漢方薬が効果的です．

漢方薬では飲みにくい場合も多いのですが，先の甘麦大棗湯は飲み易く，他の漢方薬でもシナール（アスコルビン酸）のようなビタミン C を混ぜると，酸味が漢方薬に甘味をもたせ，飲みやすくなります．このような使用は保険適用ではありませんが，一つの試みとして有用です．

■ 代替（補完）医療

漢方治療を含め，代替医療が注目を集めています．米国で complementary and alternative medicine（CAM）として平成 5 年（1993）に発表された後，急に「権威づけ」られ，脚光を浴びたようです．医師が西洋医学の限界や欠点を認識し，それを文字通り「補填」するために，基本を勉強した後に実施するのは，治療の幅を広げるのによいと思います．心身医療の分野ではヨーガ・鍼灸といった東洋的療法は以前から行われ，子どもにも適応され一定の効果を得てきました．対象を選べば，西洋医学で治り難いものに効果がありますが，最初からそれのみに頼るべきではないでしょう．

最近は商業主義と結びつき，栄養補助食品（サプリメント supplement）・健康食品などが多数販売されており，神経質な親が自分だけが飲むのでは飽き足らず，子どもにも飲ませています．一方的に「無駄」と言って止めさせるのは，親の心理を考えると逆効果ですから，上手に説明して止めさせる方向に導きます．

2
心を多角的に考える

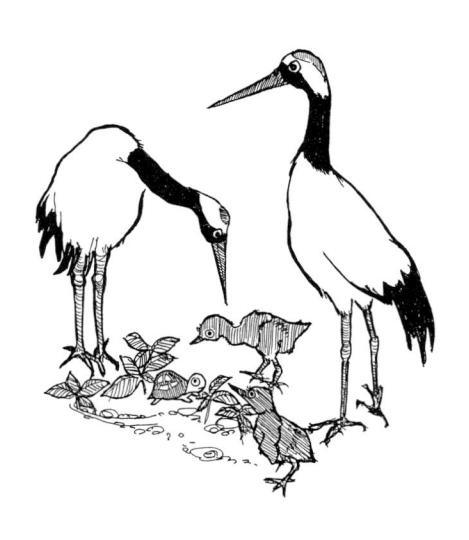

2-1 子どもの心身の発達
（地球の誕生から心の誕生まで）

> 要点：心の誕生を宇宙の起源から考える
> 　　　自尊心，認知・表現力で芽生える対人関係の重要性
> 　　　すべてを素因(気質)と環境から考える

■ 大前提・心は判るのか

　30年以上も前に，私がこの分野に入った時，物珍しさも手伝ってか，多くの同僚・先輩医師から「心なんて判るのか」と怪訝な顔で何度か尋ねられました．確かに身体は細胞や分子段階まで解明され，遺伝子解析さえできるのに比べて，心は今も暗箱(black box)(416頁)の状態です．しかし，一方で「無意識は本人が知らないだけで，他人から直ぐに判るもの」と言われているように，観察眼があれば，素人でも相手の心の内は判ります．漠然として目に見えない心も，実はある程度のところまでは「手にとるように」判るのです．

■ 心を身体から考える

　子どもを診る医師にとって，子どもの身体的発達に関する知識は，首のすわり(頸定)や独り立ち，独歩などが何ヶ月目かは，誰もが覚えていますが，心の発達となるとそれほど確かでなく，臨床経験から漠然と知る範囲に限られます．「心の発達」をピアジェ(Piaget)などの本で勉強しようとしても，馴染みのない専門用語と，その詳しさに諦めてしまいます．

　運動や芸事は「身体で覚えろ」としばしば言われますし，実際に運動は一度習得すると，長年していなくても，基本は身体が覚えています．試験勉強でもただ本を読んでいるだけでは，あまり頭に入らないのに，手を動かして書くことでよく頭に入ります．つまり「ものを覚える」という心(知)の作業も，身体を使う方が確実なようです．この事実から，「心」を単独で取り出すより，「身

体」との関連で考える方が，理にかなっているようにみえてくると同時に，命に関わる身体を診る仕事をしている医師にとって心が身近に感じられないでしょうか．

身体や命の延長上に心があり，その介在役としての「感覚」を含めた視点で考えるのが，医師に心を理解してもらうよい方法と考えて，図説仮説をつくりました．これから心をこの図説に沿って述べていきます．

■ 人間の基本を考える

最初に私たちの存在の根源を考えてみます．

私たちは地球上に住んでおり，地球は太陽系に所属し，それは銀河系の一つで，大きな宇宙に存在しています．つまり私たちは宇宙という空間に「もの(者)」として存在し，目に見えない時間の流れの中で生きています．

「空間はどこに始まり，どこに終わるのか」

「時間はいつ始まり，いつまで続くのか」

これは考えれば考えるほど判らなくなり，明快な答えは出ないまま，結果的に哲学的問題に行き着きます．しかし，私たち「人間」は「物(質)」から成り立っており，「命」が宿り，「心」まであるので「物」から「者」になっているのは事実です．私たちの基本は「物」で，物の始まりは宇宙の始まりと考えるのが妥当でしょう．

人間は死亡して命が消滅しても肉体は残りますから，人間を構成する基本は命でなく物質(肉体)です．物質の起源は，100億年前にエネルギーの塊が大爆発(Big Bang)を起こして，宇宙ができた時にあると一般には考えられています．やがて46億年前に太陽系の地球が生まれ，38億年前にそこに生命の芽生えがあ

★ 意見／異見　**宇宙とは** ★

『淮南子(えなんじ)』という中国の書物では「四方上下これを『宇』と言い，往古来今これを『宙』という」とあるように，宇宙とは漢字圏では「空間と時間を表す」言葉です．アインシュタイン(Einstein)(390頁)の相対性原理は時間と空間の相互関係を述べています．

英語の宇宙(cosmos)は秩序・調和を表し，混沌〔chaos(語源はギリシャ語のKhaos)〕の反対語で，universeはラテン語の統一・統合された全体を表す調和の意味があります．宇宙の捉え方，あるいは語句の使用にも東洋と西洋(キリスト教)の違い(306頁)があります．

(地球の歴史)
宇宙誕生(物質) ──→ 地球 ──→ 生命 ──→ 生物 ─────────→ 人間
100億年前(Big Bang) → 45億年前 → 38億年 → 有性生殖(9億年前) → 200万年前

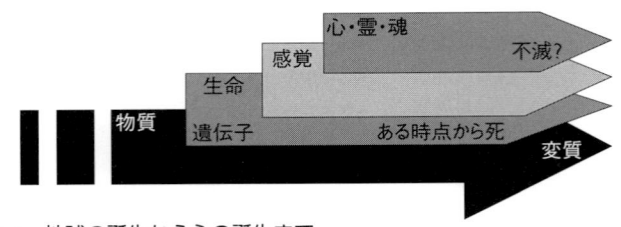

図 2-1　地球の誕生から心の誕生まで

★ |意見/異見|　身とは ★

　私はこれまで「からだ」を「体」と書かずに常に「身体」と書いてきました．「体」とだけ書かれている文章を読むと，何か居心地が悪く感じていたのです．それは「体」が，デカルト(Descartes)の言う二元論での「心(mind)」に対立するbodyだからです．「体」に「身」が入って「身体」になると，心も体も含めた東洋的思考が芽生え，どこか安らぎを感じます．一般的に「身」はどちらかいえば体を表しているようですが，体だけでなく，人間全体を表すものがすべて入っています．ここで「身」について市川の見解を紹介しておきます．

1. 中身が詰まっているものを示す―自然的存在：木の実(み)
2. 生命のない肉体：魚の切り身
3. 生命のある肉体：お尻の身
4. 生きているからだ全体―肉よりもう少し「生き身」：身持ち
5. からだのあり方：半身に構える
6. 身に着けているもの：身包(ぐる)み―身包み置いていけ(裸の身は要らない)
7. 生命：身代金
8. 社会的生活存在：身売り，身すぎ世すぎ
9. 自分：身のため
10. さまざまな人称的位置：身ども・おん身
11. 社会化した自己：身内
12. 社会化した自分の地位・役割・立場：身の程
13. ほとんど心と同じ：身にしみる，身をこがす
14. 全体存在を表す：身をもって知る―全身全霊で時には生命の危機をかけても

日本語(漢字)のもつ深い意味が読み取れ，同時に私たちは心と体を分けない文化(293頁)を大切にしなければとつくづく感じます．

りました(63頁).生命は生物をつくり,内部に種々の臓器が形成され,人間にまで進化したのが200万年前です.これを図示すれば基本にある物質から生命が芽生え,それに乗っかるように「心」が芽生えたと考えられますが,生命と心の間に「感覚」を入れてみます(図2-1).

医師は**肉体**の修復が職業で,常に**命**を扱い,そのために行う診療は「触覚(触診)」「視覚(視診)」を主とした**感覚**が重要な位置を占めます.つまり図示した四つの段階のうち,三つまでを主に扱う職業が医師です.しかも,これらはそれぞれが先に出現したものより上位にあるようにみえるものの,下が充実していなければ存在できません.それぞれはお互いを制御する・される相互依存にあり,単独に云々するより,全体を丸ごと考えるのが理にかなっています.ですから,心理だけを扱うよりも,肉体・生命・感覚の三つを扱っている医師が,もう一つ心を加えることで,他のいかなる職業の者よりも,より総合的に「心」も診られると考えます.私は多くの医師が「心理は苦手」と言う前に,実は「最も『心』を扱うのに相応しい職業・位置にいるのではないか」と考えてほしいのです.

更に,最初に述べたように,心理も観察眼を養えば,誰でもある程度判りますから,「体」のみを診るだけでなく,毛嫌いせずに,視点を変え,心も排除せずに親「身」に付き合えば,よりよく「身体」も診られるようになると思います.

■ 心の芽生えと発達

人間は「物質である肉体に生命が宿った」身体として,母体内で受精した時に自然界に出現します.胎児は急速に各器官が発達形成されていき,4～5ヶ月になれば,未熟ながらも感覚が身体内に芽生えてくることが,最近の脳科学では判っています(図2-2-①).

その後,感覚も成長していきますが,胎児では外界と直接接触していないので「心は育っていない」と仮定します.私の図示仮説では出生後,心が芽生えると考えます.

胎児は母親から胎盤を通して,酸素や栄養を得て成長していきますが,生まれ落ちた直後に泣き始め,自ら空気を吸って生きていくため,肺呼吸に転換します.その次に,身体を維持し成長させるために必須である食物(母乳)を得たいので,やはり泣いて空腹感覚を母親に訴えます(215頁).

また,種々の欲求「空腹／抱いてほしい／おむつを替えてほしい」が,すべ

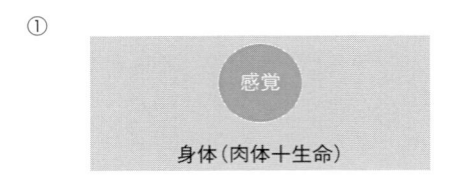

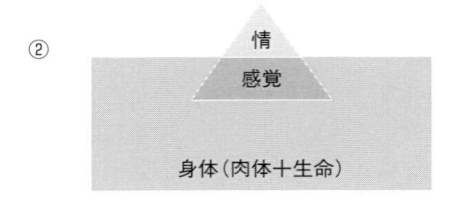

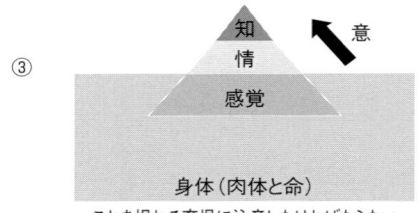

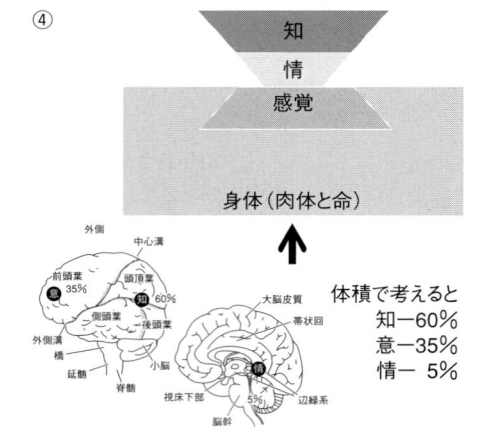

て同じ「泣く」という表現で母親に伝えられます．ほとんどの母親は最初に少し戸惑っても，子どもへの愛情や，冷静な判断と，微妙な泣き方の違いや時間から，子どもの違った欲求に応じていきます．子どもは自分の欲求や感覚の区別を，母親の対応の違いから覚え，自分の表現方法が正しかったと思い，自分の思いを適切に表現することを学んでいきます．

同時に，赤ちゃんは母親の乳房を通して伝わる心地よい触覚と，授乳という好ましい対応を受け，空腹感を満たされ満足感を得ていきます．この満足感である「心地よさ」は「情動(情緒)」の芽生えにつながり，「生まれてきてよかった」という**自己肯定感**，すなわち**自信**であり，**自尊心**に繋がります．これらは親密な母子関係から芽生え，相手を**信頼**する対人関係の基本になり，母親（乳房）を「自分にとって善いもの」と**認知**します．

さて，日本語で心を表す言葉に「知情意」という言い方があります．赤ちゃんに芽生えた「情動」は，この心を表す言葉のうちの「情」になりますから，感覚を土台にして「身体という確固たる土台」に接触して「心」が出現していくと考えます（図2-2-②）．この身体所属の感覚と情が密着しているのが，この仮説の中心

図 2-2　心の芽生えと発達

2-1 子どもの心身の発達（地球の誕生から心の誕生まで）

表2-1　人生を送るために最も基本になるもの

1. 自尊心〈自己肯定感・自信→信頼感（愛）〉
2. 認知力と表現力〈周囲からの刺激の受取り方と出し方〉
3. 対人関係〈集団内で他人と適切な関係をもてる，1と2が関わる〉

になります．

　こうして，「泣く（表現）」「認知」「自尊心」「対人関係」という社会生活を送る上で最も基本になるもの（表2-1）が，誕生直後，母親によって赤ちゃんに形成され，それが心の芽生えの第一段階になります．

　赤ちゃんは空気と母乳を吸いながら，情緒が満足され，出産と環境の激変からの疲れが取れ，落ち着くと，知的好奇心が活発に働き，自分の周囲へ興味をもち始めます．「知」の芽生えで，「知」は「情」の上に乗って出ると考えます．「知」も触覚・聴覚・視覚を通して育っていきますから，まさに感覚は心の芽生えと成長に大きな力をもちます．この赤ちゃんが好奇心を次々と満足させ，「知」を豊かにする方向に「意欲・意思」が働くように人間は創造されていますから，「意」は上向きに働く力で，心が身体感覚を土台にして「情→知」の方向に向かい，豊かな心が成長していくと考えます（図2-2-③）．図で判るのは，身体という最も重要な土台の中に存在する感覚の上に，情が大きくがっしりと一体化して存在し，それに知が乗ってピラミッドのようになると，心身の発達が安定した望ましいかたちで達成されます．

　ところが，実際に人間の脳機能を体積から考えると，「知情意」の比率は頭でっかちな不安定な形逆ピラミッドの（図2-2-④）になっています．人間は他の動物にはない賢さ，「知」を手に入れた時から，その心が不安定になっていき，時代の進歩につれ，ますますそれが増強されていくのが，この図からよく理解できます．ですから，よけいに小さい頃に感覚や情緒をしっかり芽生えさせ，「頭でっかち」の「重い知」を身体にがっちり乗せるために，感覚と情の結びつきを強化しておかなければなりません．

　主に母親による乳幼児期の育児に失敗すると，後年，精神的に不安定になるのがよく判りますし，現実に多くの子どものみならず，人間の問題はこの過程の失敗に由来します．最も大切な人間形成に母親の役割は，極めて大きいのです．

★ 意見／異見　先進国の育児—感覚問題行動を図示すると……　★

　摂食障害の子どもを診ている経験と，日本語で「心」を「知情意」と言い表せることから，私は図2-2の仮説を考えつきました．ですから，心身症の子どもの病態について最も適切に説明できる図説になるのですが，現代の子どもに問題行動・衝動性・無気力が出やすい状態も，この図から説明できます．

　乳幼児期の母子関係が希薄になり，好ましい感覚・情緒の芽生えが減少する傾向〔母親の就労・フェミニズム思考（276頁）〕がある上に，育児の「楽しみ」より「苦しみ」の側面が強調されていく風潮が，感覚と情緒の初期の結びつきを軽くします．更に現代の子どもは幼児期から知的育児（情報の氾濫）が強制され，教育ビデオから，大きくなると，時に有名小学校受験が待ち構えます．その上，泥んこ遊びなどの感覚体験をする機会が乏しくなり，感覚が適切に育ちません．「情・意」が軽んじられる中で「知」が強制され，子どもの意欲・意志・意気は削がれていきます．これで適切な知が生まれないのは当然でしょう．やがてテレビ・ビデオ・テレビゲーム・インターネットを通じて，感覚を伴わない，どちらか言えば「好ましくない」刺激（268頁）を多く受け，更に加熱気味の受験勉強を通して「意」を無視した「知」が与えられ続けます．ある意味でほとんどの子どもが下の図で示した混乱状態になります．

　こうして，現代の育児・教育では「快い感覚・情緒」「年齢に相応しい知識」「積極的な意欲・意思・意気」のバランスが崩壊する傾向にあり，混乱した心身状態が，衝動性，無気力，問題行動増加に繋がると考えられ，この弊害は米国ではっきり証明されています（277頁）．

　下の図のような人間が増加すると，彼らから成る社会は病みだすようになり，その社会が創る文化も病んでいきます．現代世界を支配する西洋型文明・文化は「知」が歪んで発展し過ぎ，私たちのもつ健康な動物的身体や感覚を無視，対人関係に大切な情緒を排除し，混乱しているのです．文化は人がつくるものである以上，西洋文化の行き詰まりもこの図は示しているのですが，私とほぼ同じ発想で，岡本幸治が文明論を述べているのには驚きました．

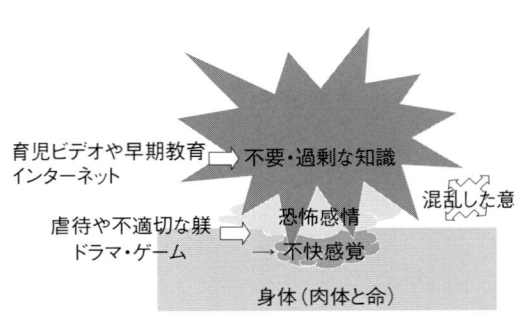

育児ビデオや早期教育　→　不要・過剰な知識
インターネット
　　　　　　　　　　　　　　　　　　　　　混乱した意
虐待や不適切な躾　　　恐怖感情
ドラマ・ゲーム　　→　不快感覚
　　　　　　　　　　身体（肉体と命）

現代欧米型先進国の子育ては混乱している

■ 自尊心，認知・表現，対人関係の重要性

人という字は「互いに支え合う」形になっており，人間は「人の間」と書くように，独りでは生きていけないことを示しています．多くの動物は共同体をつくって生きており，高度な文明・文化をもつ人間では，更に他への依存度が大きく，お互いが複数の相手と一緒に過ごし，協調することが大切です．最初は一対一の母子関係に始まり，次に父親が加わる三者関係から，複数の人との関係に発展し，社会が形成されるのです．

社会を形成することで，一人で生きるよりも快適な生活を過ごせる一方で，我慢をして，一定の規範を守る必要があり，他人と共同生活するには，対人関係を適切に築くことが重要になります．この大切な対人関係は，先に述べた母子関係に始まり，結果的に人間が社会生活を送るための最も基本的な能力になります．

表2-1に示した三つ以外に「明るさ」「優しさ」や「芸術的能力」「スポーツが上手」「勉強ができる」など，備わっている方がよい能力もありますし，逆に誰もが多くの欠点ももっています．しかし，基本の三つが育っていれば社会生活は十分送れ，欠点は経験を重ねることで改善されていきます．これはほとんどの人が欠点をもちながらも，社会生活をそれなりに送っていることからも明らかです．ですから，この三つを基本にした子育てや教育が大切で，これは成人するまで続きます．逆に言えば，問題行動やあらゆる心因性疾患は，この三つがうまく育っていないために出現するのです．

■ 触覚の重要性

ここまで述べたことで，人間に必要な基本的能力は母子関係でつくられ，それには触覚が極めて重要な役割をしていると判ります．

いわゆる五感は視覚，味覚，聴覚，臭覚に，触覚です．触覚以外は特定の器官がそれを感じ，しかも能動的に自分が感じるのみですが，触覚は全身に受容体があり，「触れる／触れられる」つまり能動・受動が同時に起こる唯一の感覚です．このこと自体，自分と相手が共に感じる対人関係そのもの，あるいは対人関係の基礎を形づくる感覚です．社会生活を送る上で大切な対人関係は，赤ちゃんと母親の間で触覚を基礎に形成されますから，すべての人間関係の基本は母子関係に始まり，それは触覚を通して得られます．このことはもっと認識されなければならないと思います．

その後も，子どもにとって触覚が大きな役割を担っているのは，子どもが雨上がりの水溜りを見つける（最近では道路も舗装されたものばかりで水溜りがありませんが）と，そこに入ってピチャピチャするのを好むことや，昔からの遊びである「押し競饅頭」「馬乗り」の遊びを子どもが好んだことからも判ります（270頁）．

■ 自然に出る母性性（母親の重要性）

繰り返しますが，人間の心の在りようで最も大切なのは，母親ですから，この重要性を少し別の視点から述べます．

哺乳動物は母乳がなければ生きていけないので，出生直後から母乳をくれる母親が「何ものにも代え難い存在」になります．その上，人間は「未熟児で生まれる」とか「10ヶ月の早産だ」とかいわれているように，むしろ母親の胎内にいてもよい未熟な状態で生まれますから，生後1年間の生存のすべては母親に委ねます．これは母親と別の個体になっても，心身共に一心同体が望ましい状態を表しています．この「絶対的に依存しなければならない母親」という刷り込みがなされることから，世界中の言葉で「大切なもの，恵みを与えてくれるもの」には自然に「母」なる枕詞を付ける「心」が形成されます．

地球も国も学校も大切なので，日本語では「母なる大地（地球）」「母国」「母校」と呼び，英語では「mother land」「mother country」「alma mater（語源はラテン語）」と呼びます．あるいは「母なる大河」というように，恵みを与えてくれるものにも「母」が付きます．

閑話休題．女性は思春期を迎え二次性徴が出現し，異性を好きになり，結婚，妊娠，出産の生理的・環境的変化によって，自然に母性性（64頁）が芽生えてくるように身体が創造されています．母親にとって腕の中のわが子は，いかなる能力があろうとも，あるいは，なかろうと気にはならないように創られてるのです．これを河合は「わが子はすべてよい子」と説明しているように，「平等」が母性の大きな特徴です．もし能力差が気になると，母親は可愛い子，あるいはできる子だけを一所懸命に育てようとするかもしれないので，育たない子どもが出る可能性があり，それを防止したのでしょう．被虐待児の発生（182頁）にはこの母性の欠如が大きく関与しています．子どもは母親の母性溢れる愛情を一身に受け，何の心配もなく母親の腕の中で育っていかなければならないのです．

■ 困った母性（母性のもつ二面性）

　この何ものにも代え難い大切な母親が，一方でいつまでもわが子を自分の手もと（腕の中）に置いておきたいと思う気持ちを強くもち，子どもの自立を妨げる怖さがあります．これが母親の子どもの成長を阻止する無意識の怖さです．子どもの数が少なくなり，家事労働が楽になるにつれ，この悪い面が特にわが国では強くなってきています．

　山姥という民話に登場する怪物は，山に棲んで里へ降りてきて子どもを食い殺します．「母なる」大地の盛り上がった所（山）は，象徴的にいえば乳房で，昔の人々は母性の象徴に棲む怪物を創り，その怖さを教えてくれたようです．外国でも，例えば『白雪姫』の基になった民話では「娘を殺すのは実母」であり，初版ではこのままでしたが，その後，子どもへの影響を考えて，継母に変えられました．つまり，母性には子どもを「精神的に殺す」怖さが潜んでいるのです．普通の性格や生活環境から，この怖さは出ないのですが，母親の悩みが強くなったり，劣悪な環境になったりすると，時には出現して，種々の問題が生じます．実際に米

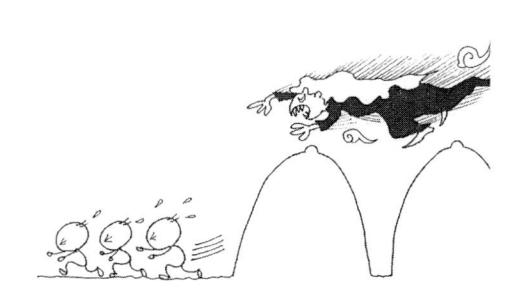

★ 意見／異見　筋が変わり抜け落ちる精神性 ★

　民話や名作とされている童話には，人間の根源的な心の動きが秘められていますし，そのようなものが子どもの心にも響くので，長く語り伝えられ，読み継がれてきました．これを本文で紹介した『白雪姫』ように変えると，大切なことが抜け落ちます．

　昔から米国映画の結末は常に「幸せに暮らしました」と終わるのが有名で，そのために悲劇的名作もしばしば改変されて映画化されました．有名な『フランダースの犬』は子どもの重なる対象喪失(416頁)を扱った名作ですが，米国で昭和32年(1957)に製作された劇映画では，結末でネロの描いた絵が一位になり，アロアとの仲も認められるような筋になり，名作の精神性は無残にも踏みにじられました．

　有名な『第三の男』〔昭和24年(1949)英国〕でも，監督は英国人でしたが，ハリウッドの資本が入ったので「幸せに暮らしました」版を製作者はつくらせました．幸いにもこの版は没になり，映画史上5本の指に入る傑作になりました．

国の虐待では，継母よりも実母によるものが多いという現実があります．

■ 現代の困った母親

更に困ったことには，家事労働の軽減から母親に時間的余裕ができた上に，少子化や女性の高学歴化が進んだ結果，子育てに完璧を期する母親が増加してきました．彼女たちの多くは子どもの資質に関わらず「世間でいう立派な子」に育てたい一方的な思いで，技術的教育(知恵・知性でなく知識重視)をしようとします．その結果，純粋な愛情よりも育児書を片手に，子どもを調教的に育て，授乳の時間や量を機械的に行い，求める前から子どもの要求を満たし，早くから幼児教育ビデオや教育玩具を使います(269頁)．これでは子どもが自分の感覚を適切に自覚し，自らの欲求を表現するのをやめ，知的意欲をなくしていって当然です(204頁)．

一方で，育児よりも「自分の楽しみ」か，「家事よりも外で働くことが大切／面白い」を優先する母親も増加し，子育てを煩わしいと思う傾向も強くなってきました．これを煽っているのがフェミニズム(276頁)です．このような母親にとっては，子どもは煩わしい存在になり，子どもの欲求に適切な対応ができません．適切な母子関係構築が難しい時代になっています．

この二つの型(過剰と過少)の母親は正反対の対応をしていますが，共に子どもの表現と対人関係を育てません．ここでも中庸(358頁)の大切さを感じます．

■ 幼児期の環境(父性の重要性)

母性の山姥的怖さを切るのが父性，具体的にいえば母親の潜在的にもつ怖さを止めるのが，父親の力であり，役割でしょう(これは逆も成り立ち，父親のもつ潜在的怖さを止めるのが母親の役割)．現実には母親の知的／理性的なもので，父親がいなくても怖さは制御されますが，基本的なことを理解するために，ここで母親には父性がないと考えます．そうすると，子どもが大きくなり母親の腕の中では窮屈になって外へ出たいと思った時，母親は子どもを抱きしめ離さないので，子どもは窒息しますから，父親が助けなければなりません．父親は象徴的には母親の腕を「切って」子どもを解き放つのです．

母親が子どもをしっかり腕の中に抱きしめるのに対して，父親は「肩車」「高い高い」

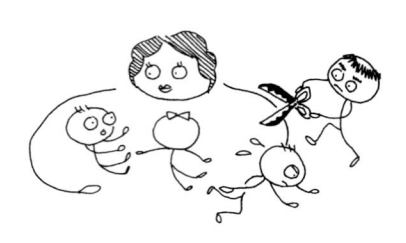

をするように，子どもに少し危険性があっても視野が広くなり，遠くまで見えるようにします．共に子どもが成長していく上に大切で，与え方の時期や比率が大切です(385頁)．

子どもが何の不安もなくいられる母親の腕の中から，外へ出ていくには，厳しい現実に向かい，それをうまくやり遂げるために，自分の能力を客観的に自覚させなければなりません．これには子どもの能力を客観的に親が把握し，優れたところを更に強化すると同時に，劣っているところを補う育児が必要になります．子どもの能力に差があると認めるのが，母性の「平等」に対する父性の「区別」と言えます．河合は同じく父性性(父親)を「可愛い子はわが子」と言っています．ここでいう「可愛い子」というのはできる子，強い子という意味ももち，社会で力強く生きていけることを表しており，そのような子どもを父性(父親)がつくるという意味です．

母性はメスならば，哺乳動物以外でも多くの動物はもっています．これがないと子どもは育たないので，生来のものですが，父性は極めて一部の動物と人間しかもたず，社会化された後のいわば文化であり，それは努力して育てないと自然に芽生えないのです．ここに基本的に父親による育児の難しさがあり，母性社会・日本(300頁)では特に顕著になります．

● **症例 一人っ子** ●

一人っ子の小学5年生．不登校と歩けないが主訴です．これまで積極的に何でもする子が，学校の体育の時間に転倒した後から歩けなくなり，救急病院でMRIをはじめ多くの検査を行った後，入院で機能回復訓練(rehabilitation)も続けたのですが，一向に治らず，知人から当所を教えられて，親は半信半疑のまま車椅子に乗せて子どもを連れてきました．

結婚後，長く子どもに恵まれず，やっと生まれたわが子を，「一人っ子はそれ自体が病気」「一人っ子は三文安」と世間で言われるようにしてはならないと，母親は必死で厳しく育ててきました．その甲斐あって，彼は自立した何ごとも積極的な子どもに育ち，「理想の鼻高々の子ども」でした．しかし，子どもは常に他人から「一人っ子で可愛がられてよいね」と言われるのに，現実には厳しい母親で，それに不満をもっていました．

この不満が思春期の自立を迎えた時，些細なきっかけでヒステリー発作(141頁)を起こさせたのです．

徹底的な赤ちゃん返りを促すように指導し，母親も常に「子どもを厳しく育てる」自分の姿勢に内心は不満をもっていましたから，「治療者のお墨つき」をもらい，喜んで応じたので，比較的早く回復しました．

これまで述べたことを図に示します(図 2-3). 2 歳頃まではとにかく可愛がり(母性的育児), 2 歳を過ぎれば, 少しずつ厳しく育て, 母性的育児を減らし, 父性的育児を加えていきます. わが国は母性社会のため, 強い母性が子どもの自立を妨げ, 欧米では母性が乏しく父性が強いために, 違った問題が出ます〔264(表3-1), 274, 300 頁〕.

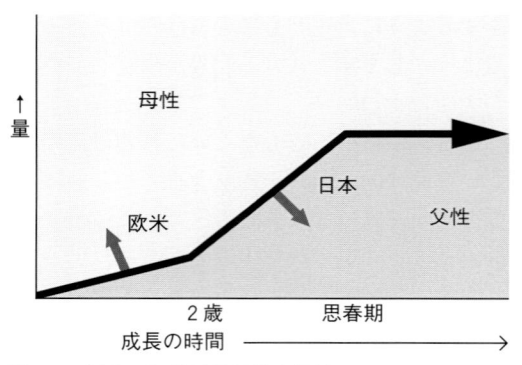

図 2-3 子育てにおける母性と父性

思春期は自立の時(223 頁)ですから, ここから母性・父性は等分に与えられていくのが理想的であるのは説明不要でしょう.

■ 2 歳の重要性

人間は「未熟児で生まれる」「10 ヶ月の早産である」とよく言われるのは, 他の哺乳動物に比べても約 1 年は早く, 未熟なままで生まれることを表しています. この理由として二つの説があります. 一つは他の動物にない賢さを手に入れた頭脳が, 大きくなり過ぎ(202 頁の図 2-2④)て, 身体が外界で生活できるように成熟するまで母体内にいると, 頭が産道を通れないというものです. 他の一つは, 賢くなるためには, 少しでも刺激の多い外界に早く出さなければならないというものです. いずれにしても, 1 歳までは母体の中でいる方が, 動物としては自然な状態です. 実際に 0 歳の赤ちゃんは, すべてを母親に依存し, 母親がいなければ生きていけません. ですから肉体的には分離していても, 実体は母子一体でなければなりません(216 頁).

1 歳を過ぎると, 母乳以外でも柔らかいものであれば食べられるようになり, 少しは意思表示も可能になり, 独りで立てるようになります. しかし, これでやっと他の動物の誕生時点と同じ条件になっただけですから, その後も生きていくために母親に依存しなければなりません.

2 歳になると, 親の言葉がほぼ理解でき, 自分の意思も伝えられるようになります. とりわけ走れるようになることで, 動物が基本的に自分の身を守るため, 危険から逃れる能力をもてます. 生きるための最低限の能力がやっと獲得でき

2-1 子どもの心身の発達(地球の誕生から心の誕生まで)

るのが2歳です．ですから，ここまでは母親べったりでよく，母性的育児が大切になります．ここから人間として社会性を付けるための躾が行われ(父性性)なければなりません．「三つ子の魂，百まで(279頁)」は，これを適切に表現した英知の詰まった諺です．なお余談ですが，躾という字は日本でつくられた和字で，「身」を「美」しくするという意味で，日本人の美しい心が読みとれます．これが失われつつある世相を残念に思うと共に，社会の問題(261頁)は，まさにこの日本人の心を失くしていくにつれ，増加しているように思えます．

■ 素因と子どもの身近な環境

　ここまで心の発達の基本を，心理学でなく，私の心身症を診ていく中で考えた図示仮説から述べ，母親と父親の象徴的役割を強調しました．親の対応が悪く，社会的に問題があって理想的な育ち方をしていなくても，多くの子どもは健全に育っている事実もある一方で，理想的にみえる家庭でも，何らかの問題を出す子どももいます．悪影響をあまり受けない子どもと，受け過ぎる子どもがいる現実です．それは子ども自身の素因(気質＋体質)によっていると考えなければなりません．素因は生まれながらにして親から与えられた気質(心の元)と体質(身体の元)から成り立つ遺伝子の問題で，どのようにも変えられないので，子どもの責任ではありません．例えば過敏や鈍感，あるいは衝動性などは気質で，アレルギーは体質になり，いずれも生まれつきの素因です．

　気質はいくつかの要素に分けられますが，3軸に分けて立体的に考えると判りやすいと思います(図2-4)．「外向⇔内向」「おおらか(気にしない)⇔神経質(繊細)」「温和(おだやか)⇔衝動的」がそれぞれ独立した軸で，90度に交差しています．したがって，ある個人の気質は図の三次元空間のある一点に位置します．一般的に衝動的な子は，外向的で気にしない性格とみられますが，衝動的でも繊細(神経質)で内向的性格の場合(例えば神戸の児童連続殺傷事件の加害者など)もあり，三つの尺度でみていくと，子どもの言動の基本にあるものがよく理解できます．育て方が気質に大きく影響し，子どもの性格が形成され，事件を起こす場合もあれば，皆から好ましいと思われる人格に変わっていく場合もあります．子どもを冷静にみて，欠点

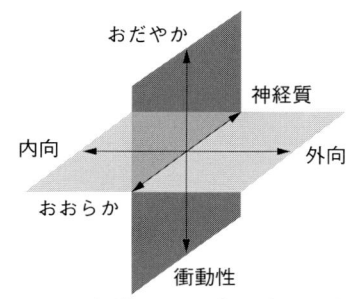

図2-4　気質について(冨田和巳：小児心身医学の臨床．p.254，診断と治療社，2003)

を補い，長所を伸ばす子育て・幼児教育を医師は助言していく必要があります．

　子どもは生まれると，先に述べたように，まず母親との関係の中から，最初の「心」が芽生えます．次いで父親やその他の家族と接し，更に社会が広がるので，子どもの成長を時間的経過で考えると（図2-5），芯である気質の上に家庭環境の層が被さり，成長に伴って，この層は厚みを増しながら，子どもの気質に種々の影響を与えていきます．几帳面さが増し融通が利かなくなり，強迫症状を呈するようになっていくのも，几帳面さがうまく育てられ，他人から信用され信望が厚くなるのも，この家庭環境の層が芯である素因にいかに働きかけるかで決まります．衝動性の高い子どもの気質を理解しないで，子どもを叱責ばかりして育てると，自尊心がなくなり劣等感に苛まれ，事件を起こすようにもなります（172頁）．

　このように，生後しばらく，主に家庭環境からの影響を受けた後，次第に友だちの家や公園へ行くなどして世界を広げ，家庭環境の層の上に社会環境という層が被さっていきます．都会の団地（これも低階層と高層で異なる）か，自然が残されている地域に住んでいるか，あるいは近

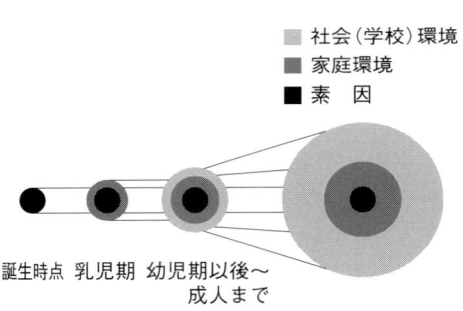

■ 社会（学校）環境
■ 家庭環境
■ 素　因

誕生時点　乳児期　幼児期以後～
　　　　　　　　　　成人まで

図2-5　気質から性格が形成される（冨田和巳：小児心身医学の臨床．p 254，診断と治療社，2003）

★ |意見/異見|　モーツァルト（Mozart）の父親は教育パパの元祖 ★

　モーツァルトの父親は「教育パパ」の元祖のような人で，モーツァルトの天才的素因が見事にこれに応じましたが，その早期教育によって，彼の社会生活を送るのに必要な能力はかなり歪められたようです．やや劇的に脚色されているにしても，映画『アマデウス』〔昭和59年（1984）米国映画〕はそのあたりを上手に描いています．

　ベートーベン（Beethoven）の父親はモーツァルトの例にならって，わが子をモーツァルトのように「神童」の評判を得ようと試みるのですが，二人の気質の違いが，父親の試みを失敗に終わらせます．もちろん，音楽に対する才能は共にもち合わせたので，楽聖と呼ばれるのにふさわしい存在になりました．この二人の天才音楽家は，音楽に対する才能と父親の試みは同じようでありながら，それぞれ素因は異なったので，音楽の質も生活も大きく変わったのです．

　素因と環境は複雑な組み合わせで，人となりをつくっていきます．

所に遊び仲間がいるかなどで子どもが受ける影響も異なり，それが子どもの性格や能力の形成に関与していきます．子どもが成長し，やがて集団生活（保育所・幼稚園から学校まで）を始めるにしたがって，この社会環境の層は徐々に厚くなっていきます．

社会環境の層は多くの矛盾や歪みをもち，表面を覆っているために目につきやすく，私たちはともすれば子どもの問題を，この表層のみから判断してしまいます．特に事件報道でこの傾向が強く，平成9年(1997)の神戸児童連続殺傷事件で，加害者の通う中学校で体罰があったと判るや，まるで「体罰が彼の犯罪の原因でもある」と言わんばかりの初期報道がなされたのは，その典型です．加害少年の気質と家庭環境が，犯罪に走らせた最大の要因であり，彼の通学している中学校に問題があったとしても，僅かなものであったはずです．

3層からなる球は芯の大きさは変わりませんが，家庭環境と社会環境（幼稚園や学校）の2層は子どもが成長するにつれて厚みを増し，芯をしっかりと包み込むので，芯にある素因を見えなくさせる場合さえあります．「氏より育ち」という諺で示される状態です．しかし，「蛙の子は蛙」という諺もあるように，芯にある素因の重要性にも注意しなければなりません．

客観的にみて気質も家庭環境もよいのに，問題の多い社会環境（幼稚園や学校）にうまく適応できず，登園拒否・不登校になる場合もあるので，3層を常に見る

★ 意見／異見　有名人の言葉に騙されない ★

著名な複数の作家が「自分の家庭では両親がいがみあい，悪い環境だったから，人間観察をする目が芽生え，現在の職業についている．だから，あまりにも子どもによい環境を与えることはよくない」と発言されているのを読みました．彼らがそのような環境からでも，人間を見つめる目を得たのは，それを利用できる才能（素因）に恵まれていたからです．

確かにあまりよ過ぎる環境が人間から厳しさを失くさせるのは，日本を含む現代の先進国の現象（204頁）としてありますが，だからといって悪い家庭環境が子育てによいとはいえません．彼らのように特異な才能のない，多くの凡人（世の中の8～9割）にとって，やはり家庭環境はよいのにこしたことはありません．

芸術家の多くは貧乏で環境は悪かったのですが，メンデルスゾーン（Mendelssohn）は例外的に恵まれた家庭に生まれ育っています．彼は多くの優秀な作品を残し，埋もれていたバッハ（Bach）の作品の紹介をはじめ優れた仕事をしています．歴史に「If」がないように，人の生涯にも「If」がありませんが，メンデルスゾーンが貧乏な家に生まれて，同じような業績をあげることが可能であったのか，考えさせられる話です．

ようにしていけば，比較的，適切に子どもの問題が把握できます．

モーツァルトやベートーベンと同じく，天才や特異な才能を発揮できた人々は，類稀なる素因(才能)をもって生まれたため，その後の家庭・社会環境に大きく影響されなかったと思われますが，【意見・異見】で紹介したように，ある程度は影響を受けたのです．あるいは，悪い環境も，それを反面教師としてよい方向に能力を伸ばしていく素因をもった者には「禍を転じて福となす」になるのです．一方で，多くの平凡な素因の人々の場合は，家庭・社会環境の悪い面に直ぐに影響されますから，子どもにはできる限り善い環境を与えるようにする必要があります．

あまりにも平凡な結論ですが，多くの凡人にとって人生は平凡に送るのが幸せに通じるのです(387頁)．視点を変えれば，天才や特異な才能を発揮した人は，平凡な幸せから外れる可能性もある素因をもっていたとも解釈できます．

■ 素因(障害)と環境の関係

環境と素因の関係を，問題(障害・疾患)出現という視点から図2-6のように考えてみます．あらゆる素因(障害)の程度は重度から0に近いものに至るまで連続して変化し，重度であれば必ず障害が出現し(図2-6の線(1)の左領域)，軽ければ性格の偏りの範囲(線(b)の下)に納まります．環境も理想的なものから最悪まで連続して変化するので，この素因と環境を重ねると，できあがった四角形の縦の長さが問題出現を示します．線(1)の左領域は民族や時代などで多少の差はあっても，ほぼ一定の割合で障害が出現する程度の素因(障害・脆弱性)を示し，線(2)の右領域はほとんどの子どもに問題を生じさせる最悪の環境です．また，環境は線(a)より上程度の悪さは仕方がなく，線(1)(2)(a)(b)に囲まれた中程度の障害は，環境が悪化すれば発現すると考えます．

最近の発達障害の急増(160頁)や，心因性疾患から反社会的行動まで，あらゆる問題の増加は，環境変化(261頁)による，という私の考えを理解しやすいように図示しました．

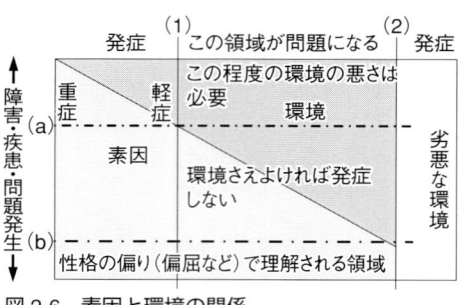

図2-6 素因と環境の関係

2-2 心理学的にみる心の発達

> 要点：心の発達を精神分析的視点で概略する
> 阿闍世コンプレックスとエディプスコンプレックス

　子どもの心の発達について，精神科医フロイトの精神分析学の理論を軸にして概略を述べます．心の中は自分でも判らない上に，「しゃべってくれない」子どもでは，明確なものではありません．そのため，多くの学者がそれぞれの視点から述べているので，興味をもたれたら専門書〔一般の新書や文庫本でもユング（Jung）をはじめ多くのものが出版され，専門書より判りやすいと思います〕をお読みください．

■ 口愛期（0歳〜2歳前後）

❶ 新生児期（0〜1，2ヶ月）—母子一体の時期

　生まれたばかりの子どもは生来備わった原始的反射に支配され，本能的に乳房から母乳を吸おうとします．母親はその欲求に応じ授乳を行います．新生児期は自分が空腹なのか不快なのか，母親は誰なのかという認識はまだ育っていません．この時期の子どもにとっての世界（環境）は単に「乳房」であり，子ども自身はその乳房と自分が一体化していると受け止めているようです．ここで使われる「乳房」は，母乳・人工乳のいずれを問わず，子どもが授乳時に経験する，母親との触覚（205頁）を通じて得られる心地よい感覚，母親の匂い，言葉かけなど，感覚的なものすべてを包括しています．ですから，人工乳でも哺乳瓶を赤ちゃんの口にくわえさせればよいのでなく，抱いて語りかけて

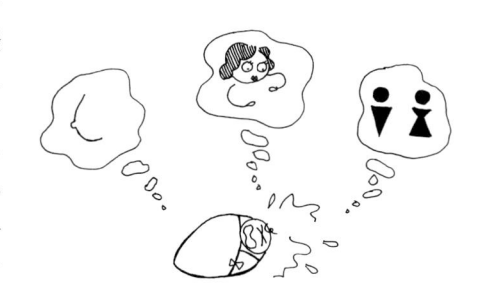

飲ませるのが大切です．

　母親は子どもの「泣く」という表現から，適切に対応することは先に述べました(202頁)．この母親の**共感**的態度は，子どもに深い安心感・**信頼感**を芽生えさせます．この安定した状態を，子どもは自分でつくりだしたと思っているので「世界は全て自分の思いどおりになる」という**万能感**が形成されていきます．

❷ 乳児期(1, 2ヶ月〜4, 5ヶ月)──良い体験と悪い体験がばらばらである時期

　やがて，子どもは認識能力が発達するにつれ，自分の快／不快を区別できるようになります．空腹感は不快感で，徐々に自分から母親の授乳を要求し，母親が直ぐに授乳させてくれると，子どもは自分に起こる出来事を「良い」感じと認識します．空腹時，母親がいない場合は「悪い」状態です．この時期，子どもの認識能力は未熟なため，「悪い」体験を自分の体験として認めるのに耐えられず，「良い」体験だけを受け止めていると思われます．

　人間が「現実世界」を知るには，自分にとって「良い／悪い」の両方を含んだ世界を認識することですが，この時期の子どもは「良い」場合しか認識できず，世界を部分的にしか捉えていないようです．

❸ 乳児期後半から幼児期初期(4, 5ヶ月〜1歳半または2歳)
　──自分と母親，母親と母親以外の世界があったことを知る時期

　子どもの認知能力が発達し，母親を特定の相手として見るようになると同時に，**母子一体感**は次第に薄れ，自分は母親と別という感覚が育ち始めます．この頃に「人見知り」が始まります．自分の安心は母親でないと保証できない，と主張する子ども側の態度です．この認知能力が発達すると「悪い」場合を無視できなくなり，自分を不快にさせる経験(母親が傍にいない)が自分に起こっているという現実を認めざるを得なくなります．

　この経験は子どもにとって大きな衝撃です．今まで母親は常に自分の傍にいて，自分を守ってくれるという安心感を寄りどころとして世界をみていたのに，「現実は違う」と突きつけられた衝撃です．この頃から，子どもは柔らかく暖かさを感じる毛布やぬいぐるみを舐めたり，触ったりします．これらが「良い」母親，「良い」世界の代わりをして安心感をくれるのです．子どもは母親の代理物に慰められ，現実の辛さに耐えていくので，この代理物をウィニコット(Winnicott)は**移行対象**と名付け，これからの厳しい現実世界に移行していく心の準備として重要なものとしました．有名なマンガ「スヌーピー(Snoopy)」に登場するライナス(Linus)という男の子が肌身離さない毛布が移行対象にあたりますし，ほとんどの子どもが寝る時に何かを持っていることでも判ります．

こうして辛い体験をする一方，認識能力や運動機能（歩行）の発達で，更に豊かになった「良い」世界の認識が「肯定的な自分」を育てていきます．特に歩行の段階に入ると，この世界がなんと興味に満ちたものであるのかを体験し，関心の向いたものをしきりに指さし，感動を母親と共に分かち合おうとします．

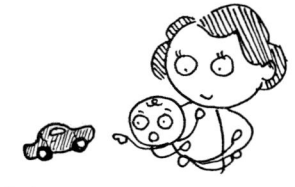

「移行対象」によって慰められながら，一方で世界の素晴らしさを全身で受け止める頃から，いよいよ母親からの最初の精神的自立が始まります．そして，この頃から，積極的に「イナイイナイバー」遊びを好み始め，遊びを通じて，母親の不在＝「悪い母親」＝嫌な状態にある「悪い自分」を克服していきます．しかし，まだ母親が傍にいないと大きな不安に襲われます．この時期は母親の存在を忘れ走り回っている子どもが，急に母親の不在に気づくと，母親を探し，見つけると安心し，また遊びに出かけるという行動がよくみられます．子どもは母親が必ず傍にいる，いなくても捜せば見つかる，少し我慢して待てば必ず母親は現れることを学んでいきます．

子どものもつ「良い」部分的世界観から，「良い／悪い」を含む世界という総合的認識が育つ基礎になっていきます．

❹ 肛門期（2～3歳過ぎ）―禁止を知る時期・排泄の自立

この時期は排便訓練（toilet training）の時期としてよく知られています．今まではオムツの中で排泄し，不快感を訴えてオムツを代えてもらうだけでよかったのが，この時期はおまるで排泄するように教え込まれていきます．うまく排泄しないと母親に叱られ，うまくいくと母親に喜ばれ誉められる経験をします．この経験から「人間は本能的欲求を制御しなければならない」，決められた所で排泄し「規則を守る」ことを学びます．

ここで子どもは叱る母親＝「恐い母親」＝「悪い母親」に出会う経験をします．この経験を自分に起こった出来事として正面から受け止め，母親に怒られたくない気持ちが芽生え，更にうまく排泄したいという気持ちに繋がります．こうした現実に立ち向かう子どもの基礎的力は，先の時期に「悪い（不在の）母親」に耐える経験から生まれたものです．この「恐い母親」心象は，後に発達する**超自我**（251頁）の基本となります．

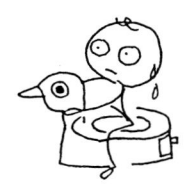

このような経験を通じて理性が鍛えられると同時に，認識能力の発達，言語の発達にも磨きがかかります．その結果，母親のさまざまな姿―炊事をしてい

る／テレビを見ている／父親と話している──や，時々の表情の多彩さに気づき，そのいずれもが同じ母親であると認識していきます。これまで「良い／悪い」という単純な面しか感じなかった母親に，いろいろな側面を発見し，同時に自分にもさまざまな状態があると認識していきます。そして，母親と自分は違う存在であるのを更に明確に感じ，母親不在からくる不安に対しても，「心象としての母親」で対処し始めます。こうして，子どもは心の中にしっかりと母親の像を定着させ，常に母親が目の前に存在する必要がなくなります。これが基礎となり，**自我**（251頁）が芽生えていきます。

❺ **社会的存在への準備期（3歳〜11歳）**

男根期（エディプス期）（3歳前後〜4，5歳）

子どもは現実に母親が傍にいなくても，心の中に母親の像が定着して不安に耐えられると，家庭内で母親以外に父親や兄弟姉妹（祖父母）が存在し，母子関係だけでない人間関係に気づいてきます。「母子」の**二者関係**の中で自己を発達させた時期から，母親以外の人との関係，つまり**三者関係**の中で自己形成していく階段に入ります。

こうして，一人で世の中に出ていくための心の準備をすませた子どもは，更に家庭以外の人間関係にも興味をもち始め，近所の子ども（親）と触れ合う機会が増えていきます。この時期の子どもが一般的に幼稚園に通い始め，家庭と違った厳しい現実に出会うのは，発達的に重要な意味をもちます。厳しい外の世界に出ていくために，母親の腕を「断ち切り」，その子のもつ能力によって「区別される」父性的な厳しさが求められます（208頁）。子どもは父性のもつ「断ち切る」厳しさに出会い，初めて母性性の支配する，自分の要求がそのまま通る世界から抜け出ていくのです。そのために社会で通用する自分の能力をそれなりに自覚すると共に，しっかりと「自分」という認識が必要になります。

この自分を認識する基礎になるのが，自分は「男性なのか女性なのか」という区別です。これは子どもにとっては最も判りやすい自己認識の指標で，これを表現するのにフロイトは「男根期」と名づけました。男の子が父親とお風呂に入って，父親の性器に興味をもち，それを見て触りながら，自分と父親が同性であると認識し，反対に女の子では自分には男根がないので，父親と違った性であると認識していく状況を思い浮かべると，この「男根期」という名称が理解できるのではないでしょうか。

この時期まで，子どもは年齢が上がるにつれ，少しずつイド（id）（251頁）の部分が抑えられてきましたが，3歳以後の課題は自我の芽生えと超自我の完成と説

明できるかもしれません．フロイトは「男根期」を自我と超自我がある程度完成していく時期と考えました．ここに有名なエディプスコンプレックスという心性が芽生える必然性があります．

(1) **エディプスコンプレックス(Oedipus complex)**

「エディプス」はギリシャ神話「エディプス王」の物語に由来しています．また，「コンプレックス」は複合という意味で，人間はそれぞれ複合した（複雑な）心をもっていることを表しています．一般にコンプレックスは「劣等感」の意味で使っていますが，劣等感は inferiority（劣等）complex になり，「自分が劣っていると考える種々の複合した考え」の意味になります．したがって，コンプレックスは専門的には単に「複合した考え」という意味になります．

さて，「エディプス王」の話ですが，エディプスは小さい頃に事情があって捨てられたため，実の父母を知らず，誤って自分の父（王）を殺し，自分の母（王妃）と結ばれます．息子と通じたことを知った母は自害し，王となったエディプスも事実を知り，自分の目を潰し放浪の旅に出ます．この物語に登場する三人は二人が死に，一人も目が見えなくなり放浪の旅に出るという，救いようのない悲劇的結末をたどります．この話は社会には絶対的に守らなければならない掟があり，これを破って罪を犯した者は「罰せられ，罪の償いをさせられる」ことが示されています．フロイトはこの話を精神発達理論に採り入れました．

男の子が「男性」を自覚し始めた時に，母親と「べったりした関係」をいつまでも持続させておくと，近親相姦に行き着きますから，これを「人類の禁忌(taboo)」として，父親から「いつまでもこのような関係を続けることは駄目，自分の忠告を守らなければ，男根を切ってしまうぞ」という脅しが，子どもに与えられます．**去勢不安**です．子どもは母親との密接な関係を続けたい願望と，

★ 意見／異見　**エディプス王**　★

　エディプス王の物語は『アポロンの地獄』〔昭和44年(1969)イタリア映画〕が有名で，20世紀初めのギリシャに始まり，古代ギリシャ，そして現代と3部に描いた力作です．この映画を監督した監督のパゾリーニ(Pasolini)は同性愛者であったので，フロイトが注目した「人類の禁忌」なる心情にまつわる複雑な思いに共感したのだと思います．同性愛者は男性の場合，マザコン(382頁)が強いとつくられる場合が多く，母親との結びつきが強いために，母親以外の女性と親密になれない心情になるのでしょう．

　音楽でもストラビンスキー(Stravinsky)が歌劇聖譚曲(opera oratorio)という独自の形式でこの話を合唱曲にしています．

父親が自分と母親との間に入り込み，母親を取る男になるので，これに敵意（殺意）を持ち，そのことから罰せられる不安，更にこのような考えをもって罰せられるのではと思う罪悪感，という複合(complex)した気持ちが生まれます．

ここでは社会生活を送るために，子どもの権利より父親の権利が主張され，大人側の価値観が子どもに押しつけられます．そして，子どもは絶対的に守らなければならない規則（社会の掟）を教えられ，それを破ると罰せられると脅かされるのです．こうして**超自我**(251頁)が完成されます．父性社会(293頁)の厳しさです．

(2) 阿闍世コンプレックス

エディプスコンプレックスに対して，古沢平作（精神分析学者）は日本人の根源的な心性として阿闍世（アジャセ）コンプレックスを唱えてフロイトに提出しました．

これは仏典から取られた話で，舞台はインド．ある王妃が自分の容姿の衰えから，夫である王の愛を失うのを恐れ，子どもを生むことでこれを回避しようとし，予言者に相談すると，3年後に森に住む仙人が死んで，代わりに子どもを身ごもるという神託を受けます．王妃はこの3年が待てず，仙人を殺し，早く子どもをもとうとし，期待通り妊娠するのですが，途中で自分のした行為に罪悪感をもち，流産しようといろいろ試みますが，結局，子ども（阿闍世）は生まれます．

成人した阿闍世は自分の出生の秘密を知り，母親への幻滅から殺意を抱き，殺そうとします．阿闍世は自分の行為に対する罪悪感で，流注という悪病にかかり，悪臭のために誰も近づかなくなりますが，そのような彼を看病したのは母親であったという話です．

ここでは，母親に対する子どもの気持ちの複合した気持ちが主題になります．子どもにとって母親は「父親の妻（女）」であるより，自分を第一に考えてくれる理想的存在であってほしいという思いです．母親は子どもを望んで産んだのではなく，自分のために産んでいます．子どもがこれを知る時が訪れると，「母親に裏切られた」という幻滅の気持ちと，「なぜ，自分の母親でいてくれないのか」という怨みの気持ちが子どもを襲います．

日本で「家庭内暴力」(109頁)の子どもが，母親に暴力を振るいながら「なぜ自分を生んだのだ」と叫ぶのも，その深層には「お父さんとお母さんとの性的行為の末に自分が生まれた」という，子どもが両親を男女として認めなければならないことに対する怨みが含まれています．しかし，やがて子どもには実の

母親に怨みを抱くことに対する罪悪感が生まれてきます．

　阿闍世は自分を看病してくれた母親の気持ちを察して母親を許し，自分の行動に対して心から悪かったという罪悪感が生まれてきます．母親も悪臭のために誰も近づかない，そして，夫を殺し，自分をも殺そうとした阿闍世を無心に看病するという，わが子のためにはどのようなことでもできるという理想の母親役になり，母親自身の利己心(ego)からの煩悩による苦しみを，阿闍世に許してもらいます．このような「許し―許される」互いの関係によって母子一体感が回復されるというのが，古沢版の阿闍世コンプレックスの流れです．

　エディプスコンプレックスは「罰せられて罪を意識」し，阿闍世コンプレックスでは「許されて罪を意識」する大きな違いがあります．この差も日本と欧米の精神風土の差(210，216，295頁)に繋がります．あるいは「罪の文化」「恥

★ |意見/異見| **阿闍世コンプレックスを映画に観る** ★

　阿闍世コンプレックスは日本人の根源にある心情で，昔から小説や映画の主題に少し変形されてしばしば使われてきました．最も有名なのは『瞼の母』（番場の忠太郎，として有名な長谷川伸の戯曲）ですが，その後も種々の物語で扱われ，国民的映画とされた『男はつらいよ』でも，第2作〔昭和44年(1969)〕では寅さんが幼い頃に別れて夢にまでみた母親に会って失望し，和解する話として，最後が締めくくられました．

　この説を広めた小此木は，バタ臭い話である森村誠一の『人間の証明』（昭和52年(1977)映画化）でも根底にあるのは，この心情だと指摘しています．平成8年(1996)に公開され，地味な内容ながら絶賛を浴びた英国映画『秘密と嘘』は，英国伝統の家庭劇です．これも私は阿闍世コンプレックスの変形版とみていますが，それが私たち日本人によけいに感動を与えたのかもしれません．エディプスコンプレックスと阿闍世コンプレックス，父性社会と母性社会(300頁)，この厳然たる西洋と日本の「心のあり方」の違いを超え，根底に流れる人間の心が求めるのは，洋の東西を問わず共通していると，映画で感じる経験が少なくありません．

　女性の自立を謳った『クレーマー・クレーマー』〔昭和54年(1979)米国映画〕も，基本は親子の絆や母性性を描いていたと思います．同じ頃に公開された『愛と喝采の日々』〔昭和52年(1977)米国映画〕でも，若い頃にバレリーナとして活躍した二人の女性が，一方は家庭に入り，子どもの成長をみつめる母親になり，一方は自分の仕事をやり遂げ，再会した時を等分に描きながらも，根底は家庭生活(母性性)の大切さを訴えていたように私には思えました．

　人間の心のあり方は世界中で同じで，家庭や個人の幸せ度が基本的に最も求められるのですから当然でしょう．

の文化」(419頁)〔ルース・ベネディクト(Ruth Benedict)〕と呼ばれて区別されるのも同じです．日本人にはエディプスコンプレックスよりも阿闍世コンプレックスの方が理解しやすいのは当然ではないでしょうか．

　例えば，子どもが炊事の手伝いをしていて，食器を割った場合を考えます．母親は割った行為に対して「不注意」を叱り，子どもに反省させるのが「罰せられ型」罪意識です．これに対して，瀬戸物が割れるのは仕方がないと子どもの行為を許し，それで「子どもが自分のしたことを悔いる」のが「許され型」罪意識です．日本人には後者が判りやすく，実際にもこの対応が多くあります．わが国で「誉めて育てる」養育論(387頁)が強いのもこの思考によっているようで，ある意味で「甘い」社会といえますが，昔の貧しい厳しい時代では，この優しさが子育てをうまくできるようにしていたように思います．

潜伏期(5歳頃～10歳頃)―社会の基礎を知る

　これまで子どもの心は親子関係を中心に発達してきましたが，この時期は幼稚園から学校を中心とした友だちや教師との関係が重要になってきますので，一見，親への関心がなくなったように見え，**潜伏期**と呼ばれます．親への関心が潜伏する結果，社会生活に関心が向きやすくなります．

　例えば，子どもにとってそれまで「一番偉い」存在であった両親以外に，学校で「先生」という「偉い人」に出会います．自分のことだけを考え対応してくれる「偉い人(両親)」から，他の大勢の子どもにも愛情をもって対応してくれる「偉い人(先生)」の登場です．発達的にみると，学校における権威的存在(もちろん専制的な権威ではない)の教師が必要なのです．教師の労働者宣言(352頁)は，教育する者が自分達の権利を叫び，「子どもの精神発達を損ねる」のに気づいていないのです．

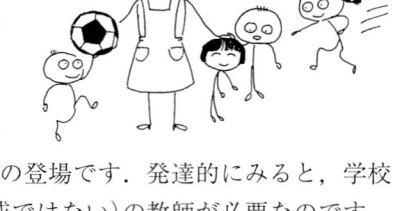

　子どもが「偉い人(先生)」に守ってもらうためには，「大勢の中の一人」として「他の人と合わせていく能力」が必要になってきます．この能力をつけるためにも，遊び仲間の存在は重要になり，仲間との中で悪の世界を経験すると共に，規範(規則・道徳)のある社会を経験し，それを守る力が強められます．子どもは「自分を安定させるために，今は何をして，どんな規範を守ればよいのか」を考えるようになります．これも現行の学校では「子どもを縛るものは悪い」式の考え(350頁)が主ですから，正常の発達を歪めています．

このような学校における勉強，友だちとの遊び，教師の期待に応えようとする頑張りを通して，子どもの**理性**の部分（つまり自我の部分）が磨かれ，自分で考え行動していくという主体性の基礎がつくられていきます．

次の思春期では，親からの分離（第二反抗期）が起こり，子どもの心に大きな動揺をもたらしますが，潜伏時期に自我が十分に育ち鍛えられていると，大きく逸脱をせずに通過できるので，小学校低学年から中学年での学校生活は思春期への窓口として大切な時期といえます．

このように子どもは家から社会へ向かっていきますが，同時に母親は子どもが離れていく寂しさをじっくりと味わう必要があります．しかし，その寂しさが強くなると，子ども側もそれを敏感に察知し，**分離不安**（56頁）が出て不登校に代表される心因性疾患の出現する要因となります．

❻ **思春期―自立への思いと依存欲求が揺れる時**

二次性徴

思春期は二次性徴が始まり，それが完成されて精神的に自立するまでの期間をいいます．概ね10歳前後から18歳頃までの期間を指しますが，現在では身体的思春期の始まりは早くなっていながら，精神的自立は遅く，このズレが多くの問題を出現させています．中心になる二次性徴による身体変化も，それに伴う／必要な心の発達が遅れるので，異性に対して関心を寄せ，同性の友人とは異なった感情で，親しみを感じていく能力を高められない場合もあります．

現代では親や教師に代表される権威に反抗することで自立心が育ち，これまで与えられてきた価値観を否定し，子ども自身の価値観をつくり始める正常の発達にも，歪みが出る傾向にあります．我慢することが育っていない（265頁）ために，性衝動が直ぐに行動に結びつき，権威への反抗も基盤になるものがないまま，衝動的に節度のない形で出現します．精神的成熟は遅れながら，自立したと錯覚し，それを時に肯定し，迎合する大人（265頁）が登場するので，ますます若者の精神的成長が望めないように感じます．

男子と女子の性成熟には2年くらいの差があり，男子の方が遅れる点も重要です．女子で初経や乳房の膨らみなど身体が意思に関係なく自然に二次性徴として出現し，毎月そのことを否応なく知らされるのに対し，男子の変化は夢精から自ら射精するようになる，いわば自分の意思で「性」が満足されていく点にも注意が必要です．最近の性教育（357頁）は，2年の差を無視し，男子の「性器の満足」に焦点が当たったような形で行われているように思えてなりません．学校までもが「性器」を満足させるだけの性教育を行い，性の乱れ（369頁）を助

長しているかのようです．

　一方で，厳しい超自我(251頁)を形成した男子は，自分の制御外で性的な興奮を伴い変化する性器を極端に否定し，射精に対して強い恐れを抱く場合もあれば，女子では女性性を否定する神経性食欲不振症(88頁)に繋がることもあります．

自立への葛藤──親への複雑な思い

　二次性徴に伴い自分の肉体へのとらわれが強くなると，かえって社会場面における自分の評価や位置付け，また他人の行動・状況を強く意識し始めます．この状態は，幼児が初めて外に向かい，自分だけの体験を増やし始めた時期と同じで「いつまでも親の元で守られたい，しかし自分の世界も広げたい」葛藤を生じさせます．幼児期と同様の心理状態になるので，この時期を**エディプス葛藤の再燃**と言います．このことから，この時期の子どもは，身体こそ大人に近づいていますが，ある面で幼児と同様という視点が必要になります．しかし，幼児期と違って不安に襲われ，素直に親の元に戻って甘えられないので，更に母親への思いが募り，心の中の母親心象はむしろ強くなり，そこからの脱出がますます困難になってきます．そこで強く「反抗」して親への思慕を振り払うのですが，これは反抗することで，親との関わりを

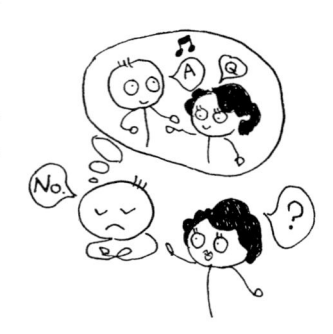

★　|意見/異見|　『草原の輝き』〔昭和36年(1961)米国映画〕　★

　思春期を扱った映画はそれこそ無数にあります．ここでは比較的知られていない名作『草原の輝き』を紹介します．『エデンの東』〔昭和29年(1954)〕で有名なエリア・カザン(Elia Kazan)の監督作品で，相思相愛の高校生が大恐慌時代の前後に，種々の周囲での出来事を通して成人していく物語です．原題はワーズワース(Wordsworth)の詩の一節「草の輝きも花の盛りも／もう戻ってはこない／だが嘆くのはよそう／奥に残っている力を見出そうではないか」から取られており，映画で重要な役割をしています．狂おしい思春期から青年期を過ごし，精神的成長を遂げた女主人公の耳に，かつて高校時代に習ったこの詩が聞こえてくるところで映画が余韻をもって終わります．ここでは思春期の恋と性，結婚，父子関係，家庭の問題が実に上手に描かれています．

　精神的成長を損ねるような男女関係(41，370，395頁)が増加している現状に，この映画を勧めたくなり紹介しました．

増やし，関係を繋ぐ側面もありますから，「けしからぬ」とはねつけ，裏の思いに気づかないのは，反社会的行動に追いやる危険性もあります．親や教師は「子どもの反抗」をこの時期の重要な発達課題として，上手に付き合い続けるのが重要です．これは決して彼らの言動をすべて認めたり，許したり，時には誉めたりすることではありません．

社会化―対人関係の変化

この時期から対人関係の拙さ(2, 164頁)が大きな理由となる心因性疾患・問題行動の増加がみられます．親から離れて自立するのに必要な，新しい自分をつくるために，親以外の人との対人関係が特に重要になるからです．

親密さへの欲求対象が同性から異性へと変化し，「他者との親密な関係への欲求」「性衝動と関連した欲動を満足させる欲求」「不安を回避し安全を求める欲求」の三つを満足させようとしていきます．これは直接異性を受け入れていくのが困難なために，同性の親友同士で性や異性に関する話題や，憧れの異性を芸能界に求める言動から，異性への告白を親友にしてもらうことまで出現しますが，最近では一直線に性行動に走る傾向が多く，ここにも最近の発達の歪みが現れています．

また，部活動での上下関係のように同性の縦の関係を通じて，自分の生き方の目標を取り入れ，異性関係を相談するようにもなります．異性への関心は異性を愛する能力を育て，男子は母親から，女子は父親からの精神的自立の契機になっていきます．さらに同性の年長者が，親とは異なる生き方や考え方の目標になり，親からの受け売りだった価値観からの脱出を助け，自分なりの価値観をつくる契機になります．

この重要な発達を成し遂げる時期に，彼らの混乱を適切に受け取らないで否定するのは困りますが，最近はむしろ表面的言動を肯定し，時に迎合する(356頁)ので，結果的に子どもを不幸にします．

思春期に好ましい成長を遂げた子どもは，青年期でさらに自尊心や自己愛を満足させる体験を積み上げ，親からの精神的離別を確立させていきます．

❼ 青年期

思春期後半から青年期に入っていきます．成人に移行していく最終段階で，自分が自分として存在している実感(**自己同一性**)と，自分が所属している社会の人々と共通している実感(**役割同一性**)の二つを備えた**自我同一性**(identity)(416頁)の確立が最重要課題になります．この確立までの期間を「**心理社会的猶予期間**(moratorium)(417頁)」と呼びます．幼児期からここまで標準的精神発達がで

きない者の増加が，現代社会最大の病根で，引きこもり，フリーター，NEETと呼ぶ一群の青年を出現させたのです(112頁)．3章で述べる学校・家庭教育の失敗と，根本を見つめずに，子どもに迎合し過ぎている社会(265頁)が更に子どもの精神発達を歪めた結果でしょう．

　異性への関心が前面に出て，昔であれば複数の交友関係から，特定の異性との一対一の交際へと移行していきますが，最近では既に一対一の関係が思春期から始まり，「男女交際即性行為」なる現象になってきました．古い考えでいう「成熟した男女関係」に入れず，「できちゃった結婚(395頁)」から「安易な離婚」を推し進めているようです．

　異性を愛する能力は，後の結婚・出産といった家族をつくる営みに発展していきますが，これは同時に親からの精神的離別を意味します．今まで親に依存してきた感情がここで離れていき，子ども時代との別れになり，悲哀感情が生まれます．これは意識化されることは少なく，抑うつやイライラで感じ，何かで埋め合わされなければなりません．これを埋めるのが若者独特の趣味や運動を介した仲間付き合いです．そうした中で，若者同士の友情や感情の高揚，学問，趣味や運動技能の向上などが**万能感**(216頁)を高め，これに勇気づけられて「自分は親と考え方が違う」といった気持ちになり，両親からの価値観の受け売りは放棄され，自分なりの価値観をもって生きていくようになります．

知能発達

　知能発達を考えるために，ピアジェの理論から概略を述べます．知能の発達を大きく3段階に分け，過去の段階は新しい段階の素地となって発展し，段階を上がるごとに物事の抽象的思考が可能になる，というものです．

■ 感覚や行動で思考する時期(0歳〜2歳頃)
❶ 受動的反射から目的指向的行動へ(0歳〜4ヶ月)

　誕生直後から吸啜反射で乳首を吸うのが巧みになると，種々な物を口に入れて好奇心を満足させていきます(205頁)．これは口の感覚(触覚)で「世界」を体験しているのです．やがて，最初は原始的反射(生来備わっている無条件反射)に種々の条件が加わることを知り，体験を重ねるうちに目的指向的行動に変化していきます[条件反射(246頁)の形成]．4ヶ月を過ぎる頃は身体の傍にある

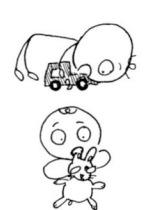

玩具に手を伸ばすなど，探索心・行動も旺盛になります．

❷ 遊びの発明と活動範囲の広がり（5ヶ月～12ヶ月頃）

この頃は種々の遊びを発見し，それを何回も繰り返しては喜びます．例えば，新聞の意味は理解できませんが，広げる時に生じるガサガサという音に興味をもてば，その音を聞きたいがために，新聞を振り回してガサガサと音をたてて喜びます．子どもは生活場面で，遊びを自ら開発し，生後7ヶ月～12ヶ月頃になると這うようになり，移動範囲の広がりと共に遊びの対象も広がります．

❸ 実験と試行錯誤の体験を経て心象ができ上がるまで（12ヶ月～24ヶ月頃）

つかまり立ちが可能な段階まで成長すると，今までの寝ていた姿勢とは違う世界を体験し感動します．この感動は歩行が可能になると，最高潮に達します．こうした感動に支えられながら，子どもはいろいろな遊びを始めます．それは当然ながら親の困ることも多く含まれていますが，禁止されると，別の似たようなこと繰り返し行います．

やがて，母親の日常的行動を真似始め，物事や行為の多様性に面白みを見つけていきます．この時期の困った行動は危険なことを除き，ある程度容認していくのも大切です．こうした行動が後に続く「ごっこ遊び」の原型になっていきます．

また，この時期は言語の形成から2～3語文まで言えるようになる時期です．言語は外にある事物を代表させます．例えば，子どもが好きな車は「ブーブー」で代表され，車を見た経験が「ブーブー」と言いながら，積み木で遊ぶことで再現されます．これらの経験が繰り返されて，経験が心象として頭の中に蓄えられていきます．

■ 心象（image）で思考する時期（前操作期）（2歳～7歳頃）

幼児は身体を動かし試行錯誤を重ね，経験の枠組みを頭に叩き込み，思考の基礎を形成していきますが，この時期になると言語が発達するので，さらに思

★ 意見／異見　　『私は二歳』（昭和37年(1962)）★

　小児科医の松田道雄の一世を風靡した育児書を題材にして，奇才市川崑（305頁）が監督した作品です．文字通り2歳の赤ちゃんが主人公で，淡々と日常生活を描きながら，当時の社会批判も含めており，キネマ旬報でその年の最高傑作に選ばれました．この年，市川は島崎藤村の『破壊』（白黒の撮影が素晴らしい）も映画化し4位をとり，最も脂の乗り切っていた時代です．

考の発達に磨きがかかります．言葉によって特定の物が規定され，言葉を思い出し，記憶から経験を取り出しやすくさせ，時と場に縛られていた経験が，言葉によって時空を超えていきます．これが玩具で遊ぶ時に，種々のことを空想する能力を鍛えます．

4〜5歳頃には幼稚園や保育園に入り，友だちと「ごっこ遊び」に夢中になります．これは生活経験の再体験に繋がり，見立て遊びの延長線上にあるもので，こうした遊びを通じて子どもたちの空想力が更に強化されていきます．

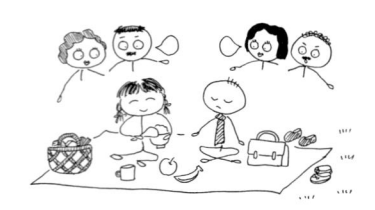

小学校に入学する時期になると，こうした遊びを残しながらも，今までより集団の規範や教師との関係が厳しくなるので，自分だけの考え方が通らない場面に遭遇し，この経験が新たな思考様式を発展させる機会を提供します．ですから，あまりに子どもに迎合した最近の小学校(356頁)は，子どもの知能発達を阻害している面が，先の情緒発達同様みられるのです．

この時期の思考形態で中核となる特徴は「自己中心的思考」です．これは「わがまま」という意味でなく，外界で起きていることを常に自分に結びつけて考える傾向を指しています．詩や童話にこうした表現が多いのは，感性で主観的に捉える時期を示し，大人のように論理的に考えられないからです．やがて次の段階で客観的な思考形態に移行していきます．

■ 言語で思考する時期（操作期）（7歳〜12歳頃）

物事を正確に認知していくためには，周りの出来事と自分の感情，経験とは「別のもの」であるという主体と客体との区別(171頁)ができなければなりません．物事が判るために，周りの世界を自分の経験や感情からだけではなく，距離をとって眺める姿勢が必要です．それが可能になると，抽象的な物事の捉え方に発展し，この段階に至ってはじめて操作的な世界の捉え方ができていきます．

小学校で抽象的世界の経験は「分数」との出会いです．数の計算はそれ自体抽象的ですが，実際の物で数えるという具体的な経験から出発して，やがて，頭の中に数を思い，数のみの計算に慣れ，少しずつ抽象の世界に入っていきます．また，分数で1/4というと1個のケーキを4つに割って，そのうちの1個という考え方までは，まだ具体的な捉え方（この段階の捉え方が，ピアジェのいう

「具体的操作」）ですが，この1/4に1/3を加えるという問題になると，抽象的な思考が求められます．この段階での理解が充実してきた時が，抽象的な観念の中で問題を解決していく段階に入ります．

「具体的な操作」を数多く体験することで概念化できる能力のことを，ピアジェは「命題的操作」（頭の中で抽象的な仮説を立てて，その解決法を探る操作）と命名しました．現在，分数でつまずく子どもが多く，高等教育を学ぼうとしながら，分数が判らないのは，「算数・数学」の問題というよりも，基本的には「国語」の問題であり，それは精神発達の問題に行き着くと思います．

● **集中的思考と拡散的思考**

人間の知的能力は，大きく「集中的思考」と「拡散的思考」の2種類に分けられます．

集中的思考 あらかじめ解答が決まっている課題を「時間内に正しく処理」する能力で，知能検査（235頁）で測れます．知識を暗記し，何通りかの課題解決法を覚え，それを時間内に記憶から取り出して回答するという点で，現在の入学試験で求められる能力に近くなります．もちろん，こうした能力は受験勉強だけではなく，通常の生活で出会う課題解決にも大切です．

これを新しい電気製品の使用説明書に頼って操作していく手順で考えていきます．まず手引書を理解するためには「言語理解能力」が必要になり，どのような操作をすると，思ったことができるのかを知る「記憶能力」が必要です．次いで，ぎこちなく操作する過程で，思ったように機器が動いてくれない場合，その働きがどのようなものか理解しているから判るので，そこには「判断能力」が活用されます．しかし，それでも思うように動かないと，操作のどこが悪かったのか考え，間違った操作の可能性を想定しながら，手引き書を見直します．ここには，「状況を分析する能力」が使われます．こうした種々の知的能力を，ギルフォード（Guilford）は「集中的思考」と呼びました．

私たちの日常生活では，こうした何かに適応するために知的能力が使われている場合が多く，生活の大半を占めているのも事実で，重要な能力です．

拡散的思考 解答のない課題に対する解決能力で，創造性を示します．答が一つではなく，解決方法が何通りもある課題への対応や工夫で，発明・発見に結びつく創造能力です．発明・発見とまではいかなくても，この能力が世の中で求められる場面が多くあります．創造能力は感性的（感覚的）思考で，この感性が働くことで，「人への思いやりや優しさ」などが生まれます．それらが基盤となって，思春期に顕著である対人関係，恋愛や親との対立の機微が生まれま

すが，これも最近の若者では育ちにくい問題があり，早期から与えられ過ぎた「知」（202 頁の図 2-2-④）の弊害が出ている可能性があります．

　勉強はできても対人関係が下手，勉強はできなくても対人関係は上手，勉強に興味をもてなくても，好きなことには難しくても集中できるといった能力や個人差は，「拡散的思考」が大きく関与しています．単なる「勉強」での能力だけでなく，人間関係にも深く関わる能力で，知能検査では測るのが難しいものです．

2-3 医師に必要な心理検査の概要

> 要点：医師でも簡単に実施できるものがある
> 実施した後，専門家に解釈してもらえるものもある

　現代医学は種々の検査で成り立っている面があります．そのため，検査が常に患者の状態を正確に知らせるものでないのに，診察所見よりも検査結果を重視してしまいます．それが「数値」や「画像」のもつ魔力です．心理検査(性格検査)は患者の自己申告〔質問紙法〕と，潜在的な心をみる「曖昧」な要素を含む投影法の二つがあります．共に完全な客観性はないのですが，「数値」として出されると，身体の検査と同じように，客観的と捉えられてしまいます．特に子どもや親への説明で，「私はこのように思う」と言うより「検査でこのような結果が出ている」と言うと説得力が出ます．検査は問診や診療と違った面から情報を得られるだけでなく，このような効果もあります．

　心理検査は「物」として測れない人間の能力・行動・認知力・感情などを，ある「物差し」で測るように工夫したもので，健康とされている集団で実施した後，統計的手法で処理し，平均値(標準値)を出して，これを個々の患者に使用して，標準からのズレで病態を知ります．この手続きを「操作的定義」と呼びます．心理検査の発想はすべてこの人為的操作により，結果は「人のある側面」を「ある視点」から捉えた「もの」です．絶対的なものでなく，あくまである検査上での評価で，現実場面での評価と微妙に異なります．しかし，治療者の判断の主観的な部分を是正し，新たな視点を与えてくれる面もあります．各心理検査がどのような側面から「心」を測った物差しなのかを判った上で，子どもたちの理解と有効な援助を「補助する道具」として利用するようにします．

　よほど専門的に診療を行うのでなければ，医師が心理

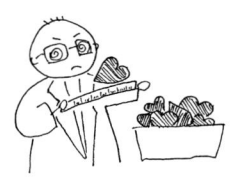

検査まで行いませんが，少し解説書を読めば医師にもできるものと，概要を知っておく方がよいと思われる検査を紹介します．

■ 検査を依頼する時の注意

　適切な心理検査の選択は，長年経験を積んだ後にはじめて可能になりますから，むしろ専門家に相談するなり，任せます．検査の中でも投影法は，被検者に心理的負担をかける場合もありますから，心理的動揺が激しい時や，精神病が確実と思われる場合には直ぐに実施しないように慎重に対応します．血液検査で「あの項目も付け加えておこう」というような発想は禁忌です．このようなことを考慮した上で，適切な検査を実施すると，診療場面から得られるものと違った重要な情報が得られます．

■ 検査実施の説明

　身体の検査を実施する場合，その必要性を説明するのと同様に，心理検査に関しても，同じ姿勢が求められます．子どもは心理検査が理解できない場合や，自分の秘密を明らかにされるのではないか，といった不安がある場合もあり，「心理状態をみて，今後，どのようにしていくのがよいのか判るので，受けてみないかな」と導入してみます．年齢が低い場合には，適切な説明が難しいので，親の同意が得られれば，説明なしで実施します．この場合，担当する心理士が，子どもを緊張させないように，遊び感覚で行うようにします．拒否された場合には，その行動自体がある程度問題を示していると捉え，その情報が得られただけでよいと考えて，無理に実施する必要はありません．

　扱っているのは子どもの問題であっても，親に病的・心理的・環境的問題がある場合が多い(29頁)ので，時には親に検査を実施したくなります．この場合，そのまま「親自身に問題があるから」と言うと拒否されるので，「親子関係の問題を知りたいので，検査を行いたい」と説明します．

■ 検査結果の説明

　検査の結果を本人に説明するには，これから治していく気持ちや希望をもたせる言い方を心掛けます．親にはできるだけ正確に伝えますが，悪く言われると冷静に聴けない／落ち込みが強そう／直ぐに子どもにそのまま言ってしまいそうにみえる親の場合は，伝え方を工夫します．

　例えば親子関係検査(238頁)で「過保護・過干渉」という結果が出た場合，そ

のまま「育て方が悪い」式でなく，親の子どもへの思いが強過ぎ，「過ぎたるは及ばざるがごとし」になっているので，「この点を少し考えてみましょう」というような言い方をします．親が最も嫌うのは自分の「よかれ」と思ってきた養育を全面的に否定されたり，「薄々問題かな」と思っていたことを鋭く指摘されたりする場合です．

　知能検査では実際の指数を言わないまでも，正確に伝えます．低い場合にごまかした／曖昧な言い方は，「優しい／親切」でなく，子どもの成長していく機会を減らす危険性（166頁）があります．たとえ親を一時的に失望させ，落ち込ませても，親への精神的支えを十分に行いながら事実を伝えるようにします．「これから障害をいかに軽減させいくか」について希望的に話し，その後の療育を適切にできるような施設への紹介や，学校で気をつけてほしいという視点で伝えていきます．

■ 検査の種類と組み合わせ

　一つの検査だけでは限られた能力や特性しか判定できないので，標準的なものを2～3個行います．発達の遅れや歪み，知的なものの高低を診たい時には6歳以下では発達検査を行い，6歳以上では知能検査を施行します．情緒的問題がある場合には性格検査を行います．知的なものに問題がないと判断できれば性格検査のみでよく，逆に知的なものが重要であれば知能検査をまず行います．

❶ 発達検査と知能検査

　発達検査は乳幼児の運動・言語・社会・適応行動・認知の仕方を，生活場面から捉える目的で，親にいくつかの質問に答えてもらい，その結果を採点して，発達年齢（developmental age：DA），発達指数（developmental quotient：DQ）として表します．親が記入するので，日常生活の場からの判定になる利点と，親の不安や「気にしない」性格によって，結果が変わるのを考慮しておきます．

　知能検査は6歳以上に行え，精神年齢（mental age：MA）や知能指数（intelligent quotient：IQ）を算出します．

❷ 性格検査

（1）質問紙法

　あらかじめ用意された質問項目に対して回答し，性格を自己評価するもので，医師にとって手引書（manual）をみれば，採点や解釈が簡単にできる利点があります．代表的なものはYG性格検査・エゴグラムです．

(2) 投影法

曖昧な刺激（インクの染み・絵・書きかけの文章など）を見せ，それにどのような反応をするかを判断し，性格を捉えます．質問紙法に比べて意識的に変えられないので，被検者の深層部分まで読み取れます．しかし，解釈には専門的な知識と熟練が必要で，実施と解釈する心理士の能力や経験も重要になります．代表的なものはロールシャッハ検査です．

❸ 精神作業能力検査

単純な作業の繰り返しを行い，作業能力がどのように変化していくかをみます．ある種のストレスがかかった状態で，どうような心的反応をするのかをみるクレペリン検査が代表で，子どもにも実施できます．

よく使われる心理検査

それぞれの検査で最後に示した難易度（★の数で表す）は，医師が実施する場合の目安を私の基準で示しています．★は直ぐに手引きをみて実施できるもので，★★も少し「やる気」があれば可能なものです．★★★はかなり熱意がある場合には可能でしょう．★★★★以上は専門家に任せた方がよいものです．解釈は難しくても実施が簡単であれば，後日まとめて専門家に読んでもらう方法も可能です．

■ 発達・知能検査

いずれの検査でも，知能の全容を明らかにするものではありませんが，少なくとも学校の試験に必要な能力はほぼ正確に判ります．また，子どもの心理状態で悪く出る場合もある（よく出ることはない）ので，診療での印象と異なる時は，環境が子どもに持続したストレスを与えていないか考察し，改善がみられた後に再検査してみます．検査結果だけをみるのでなく，検査者と子どもの関係や，子どもの検査に取り組む姿勢も大切な情報です．

津守式乳幼児精神発達診断法（適応年齢：0歳～7歳）［★］

日常の子どもの状態や，乳幼児の標準的発達の概略が判ります．いくつかの項目ができなくてもほぼ全体ができるならば，しばらく様子をみていきます．先に述べたように記入者（母親）の性格でかなり結果が変わります．

グッドイナフ人物画検査（Goodenough draw-a-man test：DAM）
（適応年齢：3歳～10歳）［★★］

子どもが描いた人物画から知的発達を評価する方法です．絵が描ける年齢か

表2-2 本章で紹介した主な知能・心理・性格検査

形式			検査名
知能	発達検査		津守式，グッドイナフ，絵画語い
	知能検査		ビネー，ウェクスラー，K式
心理(人格)	質問紙		エゴグラム，YG
	投影	表現	樹木画，HTP
		視覚	ヴェンダー，P-F
		言語	文章完成
		玩具	箱庭(療法)
	作業		クレペリン
その他	親子関係		不安尺度
			親子関係
	心身の問題		CMI

ら実施可能であり，言語や聴覚に問題のある子どもでも可能です．家庭で描かれた絵を持参させても採点できます．

絵画語い発達検査(picture vocaburlary test：PVT)(適応年齢：3歳～10歳)[★★★]

4枚の絵の中から，検査者のいう言葉に最もふさわしい絵を選択させ，言語理解力をみる検査で，短時間で測定できます．

■ 知能検査

被検者との信頼関係(対人関係)が結果に大きく影響します．子どもに実施する場合には，検査者の年齢・性・性格に加え，施行する場所(診察室か遊戯室か)・時間への配慮も必要で，子どもが安心して，気分よく受けられる雰囲気をつくって実施するのが大切です．

ビネー(Binet)式知能検査 (適応年齢：1歳～成人)[★★★★]

明治38年(1905)に発表された世界初の知能検査で，何度も改訂され，現在のような形式になっています．日本語版では田中ビネーがよく使われています．検査項目に多種多様なものがあり，各項目は困難度に応じた年齢級に割り当てられています．

ウェクスラー(Wechsler)式知能検査[★★★]

被験者の年齢によって3種類に分かれます．

WPPSI(Wechsler preschool and primary scale of intelligence)(適応年齢：3

歳10ヶ月～7歳1ヶ月）

WISC-Ⅳ（Wechsler intelligence scale for children）（適応年齢：5歳～16歳11ヶ月）

WAIS-Ⅲ（Wechsler adult intelligence scale）（適応年齢：16歳以上）

　知能を言語性と動作性に大きく分け，この二つの能力差から器質的疾患の存在や発達障害をみて，領域別の得意・不得意といったバラツキを調べます．得点評価だけでなく，検査中の行動観察（判らない問題への対処の方法：真面目に取り組む，投げ出してしまう，検査者に助けを求めるなど）から，性格特徴も観察できます．

新版京都児童院発達検査（新版Ｋ式発達検査）（適応年齢：3ヶ月～13歳未満）[★★★★]

　遊びのような雰囲気で行える検査ですが，施行に時間がかかります．領域別の発達（得手／不得手）や個々の項目の像が明らかになるので，今後の発達を促す方法が考えられます．

■ 性格・人格に関する検査

　一般に心理検査といわれているのが，この範疇に入ります．

❶ 質問紙法

エゴグラム（egogram）（適応年齢：小学1年～成人）[★★]

　交流分析（242頁）で使われる検査で，本人の性格や家族関係を分析できます．比較的簡単に実施でき，結果は視覚的に表わせるので，子どもでも理解し易くなります．

矢田部・ギルフォード（Y-G）性格検査（適応年齢：小学2年生～成人）[★★]

　抑うつ性，回帰性傾向，劣等感，神経質，客観性，協調性，愛想，一般的活動性，のん気さ，思考的外向性，支配性，社会的外向の各項目で性格を測ります．結果は視覚的に示せるので理解し易くなります．一方，「悪くみられたくない／よくみせたい」「このようにありたい」といった願望が出て，意図的な操作を誘発し易い欠点があります．検査結果と面接での印象や，他から得た情報とにズレが生じた場合，そのズレも子どもの問題と考えます．

❷ 投影法

樹木画検査（適応年齢：幼児～成人）[★★★★]

　「バウムテスト（Baum test）」が有名で，Ａ4の画用紙に4Ｂの鉛筆を用意し，患者に「実のなる木を描いて下さい」と指示し，その描き方から判断します．

教示は簡単ですが，判定は専門家に委ねます．ほぼ同じ考えで，「家・木・人検査（HTP : house tree person test）」もあります．B 5 の画用紙 3 枚に「家」「木」「人」の順に描いてもらいます．統合型 HTP では 1 枚の画用紙（A 4）に「家・木・人」を一緒に描いてもらいます．樹木画と同じように判断しますが，より総合的に子どもの思いが判定できます．

P-Fスタディ（絵画欲求不満テスト）（適応年齢：児童用 4 歳～14 歳）[★★★]

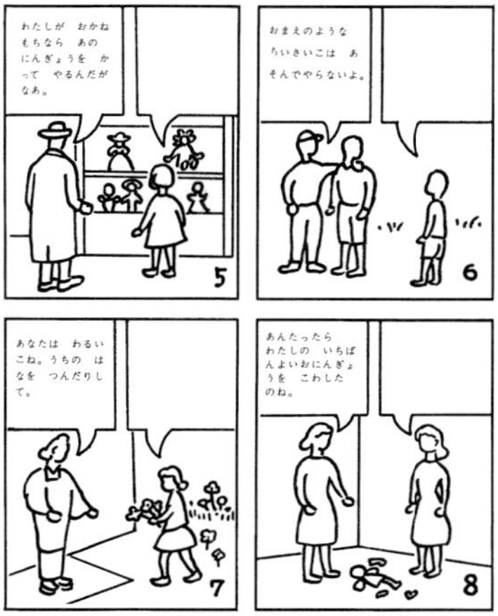

図 2-6 P-Fスタディ

「まんが」のような検査で，子どもは興味をもってやりますが，現代に合わない絵もあります．具体的に欲求不満を起こさせるような場面（24 種類）の絵を見て，子どもに会話の一方を記入してもらいます．絵は線画を使い，人物の表情や態度は省略されているのは，絵から受ける刺激で特別な反応を誘発しないように配慮されているからです．比較的作為が入りにくく，子どもの本音が出やすい検査になります．あらかじめ分類された回答のどれに当てはまるのか（最も近いもの）を，記録票に記入した後判定します．

文章完成法検査（sentence completion test：SCT）（適応年齢：小学高学年～成人）[★～★★★]

書きかけの文章を提示し，その後を続けさせて文章を完成させます（多くの場合，文頭の主語や句が書いてあります）．完成された文章をそのまま読んでも，子どもの心理・性格・環境の情報が得られますが，本格的に解釈するためには，文章を詳しく検討して，そこに含まれる多くの情報を読み取ります．この場合は面接と同様に検査者の洞察力や熟練度が重要になります．

ロールシャッハテスト（Rorschach test）（適応年齢：8 歳～成人）[★★★★★]

最も有名な検査です．漠然とした左右対称の 10 枚のインクのしみが描かれている図版を見て，いかに具体的なものを想像するか，「何をどのように見たか」を重要視します．自我構造（自我の強さ），病態水準（精神病，神経症，脳器質疾患の疑い），対人関係の特徴が大きく判ります．特に病態水準を知るのに有用ですが，図版を通して無意識を刺激するので心理的負担は大きく，検査後相当疲れる場合があります．不安が高い，精神病が考えられる場合は，実施するか否

かに十分注意します．

■ その他の心理検査

子どもの態度，親子関係や家族の状況を知るための検査です．

CMI 健康調査（Cornell medical index health questionnaire）（適応年齢：14歳以上）[★★]

身体の健康調査として実施でき，心理検査に抵抗のある人にも使えます．主に身体面と心理面の両面の自覚症状を調査するもので，既住歴や家族歴についての項目も用意され，問診の補助手段としても有効です．結果が視覚的に表示できる利点もありますが，質問数が多く，質問内容も大人向けになっています．

視覚・運動統合検査　ベンダーゲシュタルトテスト（Bender's Gestalt test：BGT）（適応年齢：幼児〜成人）[★★★★]

描き出された模様から人格特徴を捉えようと考案されたもので，発達過程，ゲシュタルト機能（認知や知覚）の成熟の度合いや運動学習などの段階，大脳皮質の器質的障害，精神病を鑑別するための補助手段として利用されています．9枚の幾何学模様の図版を提示し，この図形を正確に1枚の紙に描き写してもらうだけで，実施は簡単ですが，採点は専門的になります．

不安尺度（manifest anxiety scale：MAS）（適応年齢：16歳〜成人）[★]

不安を短時間で客観的にみることができ，作為的な回答を誘い出す質問が挿入されていますから，回答の信頼性や妥当性が明らかになる利点もあります．信頼性や妥当性がないという結果でも，「そのように回答してしまう」という情報が得られます．

田研式・親子関係診断テスト〔適応年齢：小学中学年〜成人（小学中学年以下は親にのみ実施する）〕[★★]

家庭での親子関係を知り，その改善の手掛かりにします．小児科領域ではよく利用されますが，親子共に回答を操作できるので，その点を考慮する必要があります．子ども用と両親用に分かれ，拒否，支配，保護，服従，矛盾不一致という領域を，それぞれ二つの型に分け，全体で200の質問から調べます．

内田クレペリン精神作業検査（適応年齢：幼児〜成人）[★★★]

作業量から性格・行動特性を捉えるもので，意図的な操作ができにくく，数字の加算ができればよいという非言語的検査で実施しやすいのですが，判定は専門的になります．

2-4 心理治療

要点：医師の心理治療は普通の診療を「心理的」に行うことである
　　　エゴグラム（検査）と自立訓練法は修得できる
　　　種々の技法は知識としてもっておく

■ 心理治療が具体的に目指すもの

　予防接種でほとんどの子どもは医師に好意をもちませんが，予防の効果が出ます．身体疾患でも子どもが医師に好意をもたなくても，原則的に治療は成り立ちます．身体の治療は症状の成り立ちを診断し，病因が判れば，多少方法に違いがあっても，子どもの苦しみを治療していく基本はほぼ決まり，効果が出るからです．

　しかし，目に見えない「心の歪み」への治療は，信頼感・好意がなければ絶対に成り立ちません．心理治療では治療者と子どもの関係を重視し，症状を「共感的に理解」することから出発しますから，子どもから好意をもたれなければなりません．それは病因を特定できない理由にもよりますが，子どもが自ら治っていく力を重視するからです（28頁）．

■ 身体症状を心理的にどのように考えるか

　子どもに多い「吐く（14頁）」という症状を例にして，医学的・心理的治療の違いや複雑性を考えます．

　身体医学の捉え方は説明の必要がありませんが，心理的捉え方には以下のようなものが考えられます．

　1．「不快なものを吐きたい」「嫌なものを受け付けたくない／取り入れたくない」という文字通り「気持ちを吐き出したい」表現で，不満が充満している
　2．「周囲を困らせたい」恨み，「自分に注意を向けさせたい」願望の表現

3．今,「吐いている」行動そのものの効果として「母親の心配を期待／母親の注意を引きつけたい願望」「症状のために学校を休める／母親が優しくなる」直接的願望

吐くという表現の背景が，個人の性格や生育歴（過去）から来る場合や，環境（主に家庭）への不満，本人がそのような表現をせざるを得ない事情を深く知り，言葉で表現できない（67頁）子どもの苦しみを理解し共感していきます．1～2はほとんど無意識で，3になると疾病利得（142頁）が多少は意識化されている場合もあります．子どもは身体症状で苦しんでいる以上に心理的に苦しい状態であり，原因を過去の育ち方や子どもの性格など内なるものに求めるか（1～2），現在の言動の是正を考えるか（3）の違いで，治療技法も異なります．

■ 心理治療の簡単な考え方

心理治療は先に述べた姿勢をもって，心に潜む葛藤の解決や，精神的成長の促しを子どもと共に行っていきます．葛藤そのものに向かい合うのが子どもの望む方向で，それを乗り越え，押し込められた感情の発散／遅れている情緒発達を促せば，内面に迫る**精神分析的**な手法になります．これが年齢や能力で無理な場合は，現実での適応を先に解決していく，いわゆる外面を扱う**行動療法**が有効になります．日々成長している子どもへの心理治療は，基本的に情緒的発達を促進させる姿勢が必要で，実際は現実適応（対症療法）と心理的・情緒的発達（根治療法）の両側面から行います．

医師にとって通常の診療の延長上にあり，最もやり易い，あるいは無意識に行っているのは，いわゆる「ムンテラ（Mund Therapie）（417頁）」を発展させた**カウンセリング**です．子どもを診ていると，しばしば親や家族全体に目を向けざるを得なくなりますが，これは**家族療法**的発想になり，不登校の子どもに少しでも学校に近づける方法を考えるのは**行動療法**です．被害的なものの見方ばかりしている子どもに，少しものの見方を変えさせるのは**認知療法**になります．以下，医師が一般診療の場でも，概略を知っておくとよいと思われる技法を紹介します．

■ 主な心理治療の紹介

❶ カウンセリング（counseling）

基本的には相談や面接を指して使われる用語で，不安や悩みをもつ人に対して，原則として1対1で面接して相談相手になります．医師はムンテラの延長

線上にあるように考えますが、医師の得意な「命令・指示・禁止」ではなく、基本は相手が自ら気づくように助言・指導を与える行為です。相手の気づきを促すのですから、ある程度年齢と心身の健康度が必要になり、低年齢や重度の神経症・心身症や精神病では無理です。

　子どもでは中学生ぐらいから可能ですが、言語能力が求められます。最近の子どもでは言語能力の未熟さが種々の問題を引き起こしていますから、カウンセリングよりも、教育・指示・命令が効果を出す場合が多くなっています。親の場合でも、日本人は一般に「権威」から言われて実行するのに慣れた民族(293頁)ですから、心理士による受容・共感より、時に医師の指示・命令が有効になります。この場合でも身体疾患での指示・命令よりも控えめにし、親の言うことを聴く姿勢が基本になります。

　医師は子どもや親の発言に対して、うなづきや応答を用いながら傾聴するように心掛けます。どうしても、医師は問診的に尋ねる姿勢をとりがちですが、子どもが「おかしい」ことを言っても、即座に否定せずに受容していく姿勢が

★ |意見/異見| **カウンセリング不要な国の幸せ** ★

　私のような仕事をしている者は、しばしば「わが国では心が大切に扱われない」と叫びます。私も本書で医療制度に何らの配慮・考慮が払われていない(39頁)と嘆いています。しかし、何かあれば精神分析やカウンセリングを受けることが一般化している米国は「需要が高いからではないか」と思うと、別の考えが出てこないでしょうか。

　米国事情に詳しい松居は「米国は不幸せ」だから、そのような職業が盛んであると断言していますし、私も阪神大震災の体験を通して、同じ考えをもつに至りました。つまり、親子兄弟、近隣の者といった「親しい間柄」の何気ない会話で、しばしば心の悩みが解消されていく文化を私たちは古くからもってきたのです。それが近代化の過程で、地域社会崩壊や核家族化や各自の忙しさが加わることで、あるいは教師と生徒(親)の信頼関係が薄れる(失う)につれ、相談を職業とする者(カウンセラー)が登場したのではないか、と気づく必要があります。

　私たちは常に欧米の真似をしながら生きてきたので、欧米化するにつれ、その悪い面も取り入れ、それが「悪い」と認識できない現実に気づかなければならないのです。そして、他でも繰り返し述べているように、悪い部分の真似をしない英知が必要だと思います。

　「だからわが国は遅れている」というような見当違いの発言をしないで、カウンセリングが不要であった国で、それが大きく求められる現代を鋭くみつめる必要がないでしょうか。

必要です．更に「子どもの発言と同じ内容を医師が繰り返すことで，子ども自身が何を感じ，言っているのか意識させていく鏡のような役割」は，重要な技法です．例えば「どうして○○になるか判らない」と子どもが言った場合，医師であれば「それを考えよう」「××と違うかな」と応じなければならないと思いますが，「どうして○○になるか判らないんだね」と子どもの言った通りを繰り返します．この技法は直ぐに答が見つからない場合にもとりあえず使える言葉にもなりますが，単なる「機械的オウム返し」ではないことに気づいてください．子どもの立場になって理解する共感的理解の姿勢をもった上での反復で，それが子どもに自分で考えることを促します．この対応は思い付きの答を排除できるだけでなく，子どもに「自分の苦しみ・悩みを判ってもらえた」「自分で考えよう」と思わせます．

　治療関係ができるにつれ，これまで抑圧し表現できなかった感情が，医師による受容で表現でき，子ども自身が明確に意識するようになると，神経症的こだわりから解放され，現実的な問題解決にも心を向ける余裕が生まれます．直接的な助言や指導は，子どもが自ら解決に向けて動ける場合は必要ではありませんが，決断や実行力に欠ける場合には，ある程度の促しが必要です．

　カウンセリングは基本的に「医療」と「心理」における発想の違いを認識しなければなりません．物事を深く洞察せずに，表面的な状況を単純に変えるような指示を出さないようにし，単に聴いているだけに終わる危険性に注意します．常に多角的に考えるのが大切で，無理な助言は慎むようにします．

　心理領域で有名なロジャース(Rogers)の「クライアント中心療法」も，このカウンセリングとほぼ同じと考えてよいと思います．

❷ 交流分析

　簡易精神分析法で，簡単な質問紙に自分の精神状態を記入し分析し，それを具体的に望ましい方向へ意識して是正するのを目的にしています．主に親子，先生と子どもといった二者間の相互関係(交渉)を具体的に判断する一助になります．

　表 2-7 は子ども用で精神分析の「超自我・自我・イド(251 頁)」を P(parent)，A(adult)，C(child)の三つに分け，質問は 10 題ずつあり，(P は CP，NP で 10 題ずつ，C も FC，AC で 10 題ずつで，合計 50 題)現在の自分の行動や感情の状態を点数化して表に折れ線で図示します．

#エゴグラムの見方

1. P(parent；親の自我状態)：個人が出生以来影響を受けてきた親の言葉・行

1	わたしは、なんでもげんきよく、はやく、うまくできる。	26	わたしは、うまくいいわけをする。
2	わたしは、すなおでうそをつかない。	27	わたしは、「～しなければならない」ということがある。
3	わたしは、ほかのひとがばかのようにみえるときがある。	28	わたしは、じっとしているよりうごきまわっていたい。
4	わたしは、ほかのひととなかよくできる。	29	わたしは、きめられたことをきちんとまもる。
5	わたしは、むかしからのきまりをまもる。	30	わたしは、ほかのひとにたのんでもらうことがある。
6	わたしは、ほかのひとのよいところをほめてやる。	31	わたしは、ほかのひとのためになることをやってあげる。
7	わたしは、ほかのひとのきもちがよくわかる。	32	わたしは、おもったことをなんでもいえる。
8	わたしは、よくかんがえてからきめる。	33	わたしは、いろいろなことをいったりみたりしてかんがえる。
9	わたしは、かんじたことをすぐかおにだしてしまう。	34	わたしは、わがままである。
10	わたしは、よいことわるいことをはっきりきめる。	35	わたしは、「すみません」といってあやまる。
11	わたしは、えんりょばかりして、ひっこんでばかりいる。	36	わたしは、じぶんのきもちをいれずにかんがえる。
12	わたしは、ほかのひとのためにしてあげることがおおい。	37	わたしは、めずらしいものがすきだ。
13	わたしは、いやなことはあとまわしにしてしまう。	38	わたしは、まわりのことをきにしない。
14	わたしは、たのまれたことはきちんとする。	39	わたしは、みんなきょうをもってどりよくすればいいとおもう。
15	わたしは、かおをみながらはなしをする。	40	わたしは、なにかするまえにしっかりかんがえてからする。
16	わたしは、いいたいもんくがいっぱいある。	41	わたしは、おこったりながらはなすことがない。
17	わたしは、ほかのひとのせわをたくさんする。	42	わたしは、こまっているひとのためになぐさめてやる。
18	わたしは、ほかのひとのきげんをみながらはなしをする。	43	わたしは、ひとのためにすることがすきだ。
19	わたしは、「どうして」とか「なぜ」とかんがえることがおおい。	44	わたしは、じぶんのおもっていることをはっきりいう。
20	わたしは、よいことだけをしている。	45	わたしは、かんがえずにすぐなんでもする。
21	わたしは、よくかんがえてきめる。	46	わたしは、こまったときいろいろじゆうにかんがえてやる。
22	わたしは、よくびっくりして「わあ」とか「へえー」という。	47	わたしは、ほしいものはなにがなんでもほしくなる。
23	わたしは、ほかのひとがしっぱいするとひどくおこる。	48	わたしは、ほかのひとがしっぱいしたらゆるしてやる。
24	わたしは、うちでよくおてつだいをする。	49	わたしは、だれとでもうまくはなす。
25	わたしは、おもっていることをなかなかいえない。	50	わたしは、ほかのひとからたのまれるとなんでもする。

図2-7 エゴグラム(小学生用)の質問項目(赤坂ら)

動・価値観などが，どのように自我に組み込まれているかをみます．これを批判的な親(critical parent = CP)と養育的な親(nurturing parent = NP)の二つの要素に分けます．

　CP：厳しい父親イメージ(父性性)－理想，努力，責任，批判

　NP：やさしい母親イメージ(母性性)－共感，思いやり，保護，受容

2．A(adult；大人の自我状態)：事実を客観的に把握しようとする要素．情報収集を的確に行い，現実的に判断する力．理性的なものでコンピューターと考えると判りやすいでしょう．

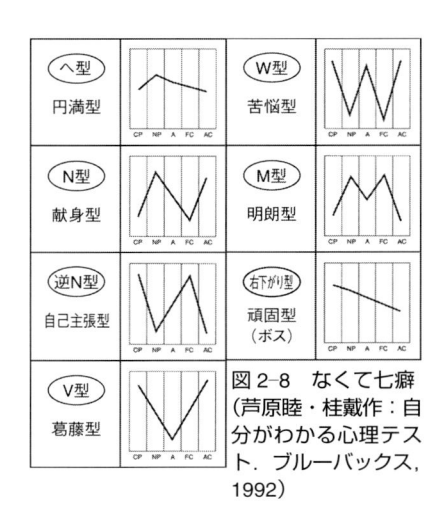

3．C(child；子どもの自我状態)：もって生まれた本能的な，自由な子ども(free child = FC)と早期の対人(親子)関係で得た気遣いをもつ順応した子ども(adapted

図2-8 なくて七癖
(芦原睦・桂戴作：自分がわかる心理テスト．ブルーバックス，1992)

child ＝ AC）に分けます．
　　FC：生まれたままの子どもらしさ－創造，直観，自己中心，わがまま
　　AC：小さな紳士，淑女（心身症に多い，いわゆるよい子）－従順，依存下手，
　　　　過剰な配慮
　PAC は社会生活を送る上で，円満な人格では図 2－8 の「ヘ型」に，性格によって種々の型となります．芦原の判りやすい分類を紹介しておきます．
　＃交流形式の分析
　例えば親子で実施して，互いの PAC のやり取りがどのようにされているかを分析し，葛藤を起こす原因となっている拙い関係を調整すれば，比較的判り易い指導ができます．相手ならどのような対応をするかを想像して書いて，自分が具体的にどのように振舞えばよいのかも考えられます．採点も簡単で，視覚化されているので理解しやすい方法です．
　❸ 認知療法（cognitive therapy）
　私は家庭を顧みない父親の不満を多くの母親から聞きますが，夫婦関係の調整が難しい場合，母親に「1ヶ月間に限り，夫と思わず，下宿人と思えば」と提案します．夫であり父親と認知している（正しいのだが）から不満が出るので，母子家庭に力強い下宿人がいてくれると思えば，文句どころか「感謝するようになりませんか」「毎月きっちりと下宿代は払ってくれ，時には休みの日には子どもを遊びに連れて行ってくれ，時間があればたまには家で『力仕事』もしてくれる，これほどの下宿人はいませんよ！出て行かれないようにもっと大事にしましょう」と私．
　これに同意し実行した方は，確実に夫婦関係が改善されていきます．それは仕事で疲れて帰ってきた夫に，不満顔で文句ばかり投げかけていた妻が，一転して（実際にはそれほど劇的にいかないが），夫に優しく感謝の気持ちで接すると，ほとんどの夫も「自分は家庭や子どものことは何もしていない．少しは関わらなければ…」と妻や家庭への認知を変えていきます．この夫の変化に妻は喜ぶと，更に夫への気持ちが変わるので，また夫も変わり，どんどん良い方向に歯車が回転していきます．うまくいかない家庭や夫婦関係は，知らず知らずにこれと反対方向に歯車を回転させているのです．この場合「夫への認知」を母親が変える，すなわち認知療法の変形です．
　本来はうつ病の治療として考え出された方法です．うつ病の場合，物事を必要以上に悲観的に認知するので，その結果，更に状態を悪くしていると考え，良い面からみるようにさせるのです．適用できるのは自己観察ができる中学生

ぐらいからですが，上記のように両親の夫婦関係改善にも有用です．

❹ 行動療法

　精神分析法と対照的に考えられている治療法で，過去の体験を問題にせず，現在，何ができないか（例えば学校へ行けない），何に困っているのか，というように，現在の問題や問題行動のみに焦点を当てます．その子どもにピッタリ合えば，問題行動がすぐ消失する技法ですが，使い方を誤る弊害（下に紹介する症例）もあります．適応を考えて専門家が使えばよい方法です．

　不登校の子どもに，「今日は制服を着よう」「次の日は玄関から出てみよう」という風に，少しずつできることの段階を上げていき，最終的には学校の教室まで入れるようにしていくのはこの技法になります．

　本格的に行うには子どもの現状を適切に行動分析して，不適応行動を消す訓練をするか，好ましい行動を新しく作る訓練を行っていきます．

　①**系統的脱感作法**　アレルギー疾患でかつて盛んであった減感作療法の心理版と考えると判りやすく，不安や恐怖を取り除くのに有効な治療法です．

　②**トークンエコノミー(token economy)法**：一定の課題（例えば夜尿を止める）を正しく実行できた時に，あらかじめ約束しておいた条件に従ってトークン（代用貨幣）を報酬として与え，治療的に望ましい行動を形成する方法です．暦(calendar)に子どもの好きなシール(seal)を貼ると決め，連続何回かシールを貼ることができたらご褒美をあげるという約束をします．

　③**レスポンスコスト(response cost)(負の強化＝罰)**：問題行動が見られた時に，それまで得ていた報酬（正の強化因子）を取り上げ，結果的に問題行動がなくなるのを目的とした罰の技法で，トークンエコノミーの逆です．併用して行うこともありますが，専門家が症例を見極めて実施します．

● **症例　拒食症の女子中学生** ●

　ある病院の小児科に入院した拒食症の女子中学生．医師が体重の増加に応じて，行動制限を緩め，目標体重を達成できれば退院する「行動療法」を設定しました．そして，順調に体重が増加し続け，彼女は退院しました．退院後，体重以外に何も変化していないことを心配した親が，私の所に娘を連れてきました．

　私との面接が進むにつれ，彼女は前の病院で，腰に10円硬貨を巻いて体重を増やして退院したと教えてくれました．成人領域では行動療法全盛時代の二昔前の症例ですが，機械的に行動療法を実践しても，適切な行動観察・評価をせず，子どもとの信頼関係もなければ，何もならないという例です．

＊行動療法の基になった条件反射について
〔レスポンデント反射〕
　ほとんどの人が知っているパブロフ(Pavlov)の実験「犬にベルの音と餌が同時に提示されると，ベルの音だけで唾液分泌が起きる」という有名な現象が条件反射です．ベルの音に唾液を分泌させる作用はないのですが，餌に付随したベルの音が，餌と同じ分泌刺激になったので「条件刺激」といい，唾液分泌は「条件反射」と呼びます．
　ある出来事が次の出来事の引き金になると考えれば判りやすいでしょう．ミミズにも単純な条件反射は形成され，人間のように高等動物では条件反射が積み重なって日常行動があると考え，行動の分析もこの反射で説明できます．

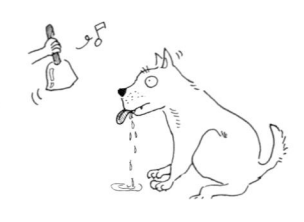

〔オペラント反射〕
　スキナー(Skinner)の鳩の実験で知られる心理学的要素の強い反射です．レバーに触れると餌が出る仕組みにした箱の中に鳩を入れて置きます．たまたま鳩がレバーを踏んで餌が出ると，鳩のレバーを押す回数が自然に増え，餌を自分の意志で得ようとするようになります．この時レバーを押す行動を強化するのが，出てくる餌であり，自発的な行動を説明する一つの原理になります．
　勉強をしっかりすれば良い成績がとれるので，しっかり勉強するというのもオペラント条件付けです(正の強化)．逆に成績が悪いと怒られる刺激があるので，そのようにしないのも条件付けになります(負の強化)．人間の行動の多くはこのオペラント行動・反射であり，この視点から行動分析を行います．

❺ 認知行動療法
　行動修正を通じて認知の歪みを正していく方法で，その名のごとく認知療法と行動療法を組み合わせています．以前は摂食障害をはじめ行動療法が使われた疾患でも，認知行動療法で更に成果があがっています．

❻ バイオフィードバック法(bio-feedback technique)
　医用電子機器を用い，ふだん意識することなく制御されている生体機能(血圧・心拍・皮膚温・筋電図・脳波など)の変化を，判りやすい視覚刺激や聴覚刺激として子どもに与え(feedback)，生体機能を子どもが意識的に制御するように促す方法です．機器によって得る新しい情報から，自分自身の生理的状態や変化を知り，それを制御する方法を練習し，最終的には機器の助けを借りずに自分の力で生体機能を安定させるように制御するのが目標です．自律訓練法(247頁)

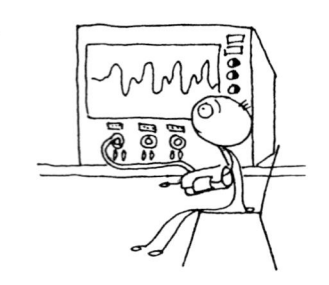

や弛緩訓練（249頁）などを併用して行います．

❼ 解決志向アプローチ（solution focused approach）

短期治療が可能で最近注目を浴びており，医師向きといえます．基本的には症状が消失して調子がよくなった状態を想像させ，少しでもそれに近い状態に自分を近づけていく催眠的な技法で，治療者や子どもにも理解しやすい質問や指示が定式化されています．

「調子の良い状態を10点とすると今の状態は何点ぐらい」と尋ね，「こんなに大変な状況で7点とは，よく頑張っているネ．どんな工夫をしてやってきたの」というように，問題に対して少しでも自分で解決をしてきたことを自覚させる効果と，その時に有効で現在も使える対処法を探し出していきます．

「奇跡の質問（miracle question）」として，症状が消失した時の行動を想像させ，肯定的な自己像を強化し，その行動の中で少しでも実現できるものを探していきます．調子のよい状態の時の行動を観察させ，それを継続させるように促します．うまくできた行動や対処を賞賛し，自己効力感を強化します．

❽ リラクセーション法（relaxation training）

緊張緩和療法と訳せばよいもので，筋弛緩を促して，生体機能の変化から心理的沈静の回復をはかる方法です．不安・緊張が高い場合や，心のことを話すのに抵抗のある子どもに適用しやすく，特に肩こりや頭痛のある場合に有用です．自律訓練法とジェイコブソン（Jacobson）の漸進的弛緩法が有名です．

(1) 自律訓練法（autogenic training：AT）

催眠と似た状態を自分でつくる療法とも言える生理学的訓練法で，一般書も出ていて，習得しやすいものです．医師は自分のために覚えても有用な技法ですから，習得した後に，子どもに実施してはどうでしょうか．

子どもでは小学4年生ぐらいから可能ですが，意欲がないと無理なので，強制はしません．私は以前に子どもに教えたくて，親子同時に教えたところ，親の方が気に入り，自分の精神状態が落ち着き，子どもに熱心に勧め始めると，更に頑なに子どもが拒んだ例を体験しています．心理治療の難しさです．

私はこの技法を保険で500点ぐらい評価すれば，長い目でみて医療費節減に大きな効果があると思いますが，実現しないでしょう．

【具体的方法】　診察室のベッドに子どもを寝かせて，私が考えた図（図2-9）を使って説明し，導入していきます．「私たちは常に緊張して生活しています〔具体的に例をあげる．例えばその子どもの緊張している事柄（登校など）をあげる〕．このため筋肉が緊張し，その間に挟まっている血管はいつも筋肉に押されて細

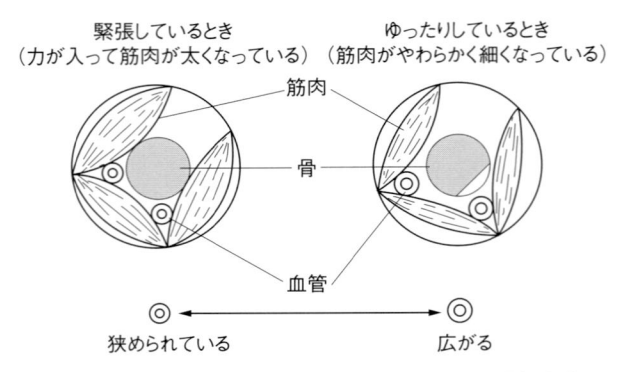

図 2-9 自律訓練法を行うときの説明図(冨田和巳：小児心身医学の臨床．p.209, 診断と治療社, 2003)

くなっています(力こぶを例にあげる)．ここで力を抜いて緊張を取ると，筋肉が柔らかくなり，押さえられていた血管は太くなります．当然，血液は多く流れるようになるので，多く流れる血液をこれから感じます．今，長く正座をしていて，足がしびれた時を想像してください．このとき，足を投げ出すと，血液がしびれていた足に流れ始め，しびれとは違った少し『だるいような』『暖かいような』それでいてしびれと似たような感じを味わいますね．これは正座で血液の流れが減少していたところに，血液が普通に流れ出した感覚です．つまり，血液がそれまでより多く流れると，このしびれの回復と同じような感覚が出るのです．この感覚を今，『重たい』と表現します」「さあ，これから血液が多く流れるように筋肉を緩める練習をしましょう」．

公式言語の標準練習　閉眼で寝かせ，「気持ちが落ち着いている……右手が重たい……右手が重たい……右手がとても重たい」というように，まず背景公式と第一公式をゆっくりとした口調で4～5回繰り返します．この場合，利き手から始め→左手→両手→続いて右足→左足→両足と進んでいきます．1回の時間は3～5分であり，初回は「右手が重たい」だけで終わり，次の段階は2回目以降に，その子どもの習得に合わせて行っていきます．

本法が習得されるにつれ，意識水準が少し下がるので，最初の訓練時から，終了時には必ず消去運動を行うように指示しておきます．「手指を開いたり閉じたりし，次に肘を伸ばしたり曲げたりしましょう」とそれぞれ3～4回動作をさせた後に，「全身にしっかり力を入れて背伸びをしましょう」と背伸びをさせ，

開眼させます．これを行わせる習慣を付けておかないと，後に頭痛などが出る可能性もあります．公式は6まであり，詳しくは専門書を参照してください．ここに述べた第1～2公式を習得しただけでも，効果があります．適応は心身症と神経症すべてです．禁忌は喘息発作中，潰瘍で出血している時ぐらいで，ほとんどの例で使えます．特に「しもやけ」には身体的効果があります．

(2) 漸進的弛緩法（progressive relaxation）

これはまず筋肉を緊張させ，その後，力を抜いて，その部分の脱力感を得させる方法です．自律訓練法と同様，できるだけ弛緩しやすい環境で行い，大きく4段階に分けることができます（表2-3）．

【具体的方法】「軽く目を閉じて下さい．精一杯，心も身体もくつろがせましょう．十分にくつろいだところで，右手でしっかりこぶしをつくり固く握り，その部分が緊張している感じを味わってみましょう．ぐっと握りしめて，手と前腕の緊張を感じましょう．それから，握りしめた右手を緩めます．力を入れた時と，力を抜いた時の感じの違いをよく味わいましょう」．

同様に左手，両手を行い「次は両肘を曲げて，腕に力こぶをつくるようにします．うんと固く緊張させて，緊張感をよく味わいましょう．次に腕を軽く伸ばして緩めて下さい．緩めた時と緊張した時の感じの違いを，手指の時と同じように味わって下さい．更にもっと腕を緩めてください．もう一度腕を強く曲げて力こぶを緊張させ，それを続けて緊張を注意深く味わいましょう．次に腕を軽く伸ばして緩めます．できるだけ精一杯緩めましょう．そして，うんと緊張した時と緩めた時，それぞれの感じの違いによく注意をしましょう」．この後，両腕を上に強く伸ばし，緩めるように続けていきます．

表2-3 漸進的弛緩法の4段階

1	腕の弛緩（所要時間4～5分）
2	顔面・頸・肩・上背部の弛緩（所要時間4～5分）
3	胸部・腹部・下背部の弛緩（所要時間4～5分）
4	臀部・大腿・下肢・全身の弛緩（所要時間4～5分）

（冨田和巳：小児心身医学の臨床．p.210，診断と治療社，2003）

■ 概念を知っておくべき治療技法
❶ 精神分析療法

　精神医学の基本になるもので，子どもの育ち方や親の問題を考える時に，自然にこの理論を使っています．精神医学の元祖フロイトが考案し，心の構造を表2-4のように3層で表現します．本能的欲求の「イド」と，それを抑える「超自我」はいつも緊張・対立関係にあり，この緊張や対立を不安として感じ，それを避けるために「自我（意識）」が心理的防衛を働かせ，一見平穏に生活しています（このイドと超自我が無意識で，自我が意識）．この防衛機制が強過ぎ，うまく働かないと，心因性の症状が発生すると考えます．いわゆる神経症（69頁）です．

　人は誰でも「表現すると自分が辛い状態になる」などさまざまな理由で，自分の欲求，願望，感情を抑えて人生を送り，そのような欲求，願望，感情があったのを忘れています．しかし，それらは消えてしまうのではなく，無意識の領域へ閉じ込められた状態で存在し，誰しも日常の何気ない振舞いや言い間違い（失錯行為）の中や，夢の中で表現しているのですが，本人は気づかないのです．「無意識は本人が判らないだけで，他人にはよく判る言動」と最初に述べたように（198頁），人の言動を詳細に観察すれば，心理的素養はなくても，その人のもつ無意識は判ります．この無意識領域にあるものを，執拗に意識化せずにいる

★ 意見/異見　　米国は精神分析が盛ん ★

　米国では精神分析が盛んですから，映画にもしばしば分析を受ける場面があります．

　精神分析が重要な役割をする映画で最も有名なのは，ヒッチコック（Hitchcock）監督の『白い恐怖』〔昭和20年(1945)米国〕です．白いものに恐怖を示すグレゴリー・ペック（Gregory Peck）をイングリッド・バーグマン（Ingrid Bergman）の女医が分析で治していきます．あまり知られていませんが，『去年の夏突然に』〔昭和34年(1959)米国〕も精神分析を主題にしています．こちらは脳外科医のモンゴメリー・クリフト（Montgomery Clift）がエリザベス・テイラー（Elizabeth Taylor）を分析し，異様な筋の展開が始まります．

　ユングのペルソナ（Persona）をそのまま映画題名にしたのは，イングマール・ベルイマン（Ingmar Bergman）監督の『ペルソナ』〔昭和42年(1967)スウェーデン〕です．ベルイマンには北欧独特の暗い雰囲気の中で人間の心理を鋭く描く作品があり，老医師の過去と現在，夢と現実などを描いた『野いちご』〔昭和32年(1957)〕が代表作ですが，いずれも難解です．

表 2-4　心の構造

イド(id, Es)：誰もが生まれつきもっている本能的欲求(欲動)で，多くは社会から認められていないもので，快楽を求める傾向にある．
超自我(super ego, Uberich)：いわゆる道徳的な良心や外的な規則で，イドを押さえる働きをする．通常は罪悪感として漠然と感じている．全面的に従うと破壊的に働くこともある．
自我(ego, Ich)：自由奔放なイドを超自我によって押さえ過ぎても，開放し過ぎてもよくないので，両者の関係を調停し，制御する機能である．

ために，意識と無意識との間で葛藤が起こった場合，さまざまな神経症的症状となって現れるとフロイトは考えたのです．

＊ユング派の分析療法

ユングはフロイトの弟子でしたが，途中で袂を分かちます．人間が社会に適応する時には社会的役割を演じて適応している(医師なら医師としての人格)とし，ペルソナ〔Persona(仮面)〕を付けて人生を送っていると考えました．ペルソナが人格のすべてではなく，その裏には正反対の人格があり，ユングは光と影のたとえを使ってその相補性が保たれていることが心の安定と考え，それが破綻した時に心理的問題が生じると考えました．

よく「普通の子がなぜ，事件を起こしたのか」というような場合には，この「裏の人格」が現れている場合とも考えられます．

❷ 遊戯療法(play therapy)

遊び(206 頁)を通して子どもは成長していくように，子どもにとって遊びは大切です．無心に遊ぶ子どもは心の内界をありのままに，思う存分発揮していますから，それを治療に応用した技法です．特に攻撃性・支配性・憎しみなどの日常では否定されやすい感情の表現も，遊びの中で，子ども自身も周りの人(親・教師など)も安心して受け止めると同時に，子どもはさまざまな感情体験をし，感情の制御を学んでいくのです．

遊びの中で子どもは自信と勇気をもち，現実的に外に飛び出す力，すなわち社会性を培い，成長していくともいえます．最近の子どもは幼児期の自然な遊びが少ないために問題が多く出ている一面もあり，これを遊戯療法で是正していくと考えてもよいでしょう．器物破損や自傷・他害行為といった危険な行為は止めますが，基本的には全てを受け入れます．

❸ 箱庭療法（sand play therapy）

砂箱と模型玩具を使って，一つのまとまった世界を表現します．遊戯療法の流れの中から考案された自己表現の技法で，子ども向けですが，大人にも行います．箱と砂に種々の模型玩具が必要で，費用がかかりますが，保険では便宜的に検査として 2,800 円が算定〔平成 18 年（2006）現在月 1 回のみ〕されています．

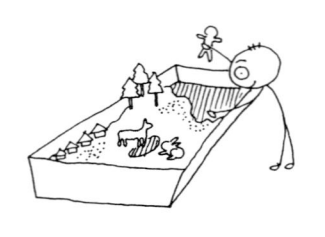

作られた箱庭の風景の分析や解釈にこだわらず，子どもが自由で楽しい体験ができる療法として始めます．治療者は箱庭を製作する子どもの横にいて，つくられる作品を静かに見守るのが原則です．できあがった作品は診断的価値がある一方で，継続してつくらせ，作品を物語として読み取っていく（NBM，66頁）と，問題としている主題が明確になると共に，子どもに自己治癒力が働いていきます．砂に触れる感覚的体験（触覚）（205 頁）により退行が促されると同時に，治療者や砂箱の枠という守りから得られる安心感から，攻撃・破壊・再構築などの表現が行われやすくなります．それが心像表現として行われ，治療者を直接的対象にしないため，相当激しい攻撃的表現であっても治療者が受け止め易いのです．そのような受け止めによって子どもの自己治癒力が高まり，治療が進むと考えられています．

❹ 芸術療法

身体感覚を直接刺激し，感情の発散や創造性の開発を目指していくもので，具体的には粘土，絵画，音楽，手芸，書道，文芸，ダンスなど種々の芸術の素材や方法を通して，治療者や仲間と心理的交流をはかることが重要です．

＃フィンガーペインティング（finger painting）

指に直接絵の具などを付けて，比較的大きな紙に描く絵画療法の一技法です．

＃コラージュ療法（collage）

コラージュとは「糊付け」の意味で，二次元的箱庭療法という考え方もできます．雑誌や広告・写真など，既製の紙切れを好きなように画用紙に糊付けし，1 枚の絵を作りだします．既製の「絵／写真」を使い，自ら描く必要がない点で，受け入れやすい技法です．

最近ではこれをコンピューターグラフィック（computer graphics）で行う研究があり，治療効果の実証的研究にも関心がもたれていますが，何か大切な「温もり」が抜け落ちるように感じます．

#スクリブル法（scribble method）

画用紙になぐり描きをしてもらい，それを絵に発展させて，最後に彩色して完成させる方法で，治療者と子どもで交互に行うことから意志疎通関係が築き易くなるという利点があります．この方法の特長は，遊びやゲーム感覚をもちながらも，「絵がへたで…」と拒否的な子どもにも比較的抵抗が少なく実施できる点です．

❺ 家族療法

家族内に種々の問題があるため，過敏な子どもが問題行動や心身症になると考えます（80頁症例）．例えば夫婦・嫁姑関係の悪さがその家庭では日常化し，表面的に問題が出ていないにも関わらず，感じやすい／心優しい子どもを悩ませ，母親を守らなければならないと感じ，症状を出しているような場合です．症状を出している子どもを治すのでなく，子どもに困っている両親や祖父母を含め，家族全体の問題として解決していこうとする治療法です．

さまざまな立場や方法論があり，基本的には家族全員を治療の場に参加させ，治療者が提示した課題について相互に話し合い考える中で，問題に気づかせていく方法です．家族全員が問題に立ち向かっていこうという力が必要になり，そこまでもっていくのが大変な例が多くあります．全員の参加が無理な場合には，一部の家族だけを対象にして行います．この技法は特に治療者に独自の技術が必要です．

医師は日々の臨床の場では，子どもだけでなく親をみているように，ある程度「家族をみる『くせ』」はできていますが，これをより技巧的に家族を「一つの体系（system）」として捉え，構造的に分析していくのがこの技法です．

■ 概念を知っておくべき治療技法

❶ 催眠療法

暗示を与えることによって催眠状態にし，ストレスを和らげ，態度や行動を変容させます．催眠を行う者の人格が大きく影響し，最近では本格的な治療の場ではあまり使われていませんが，商業的には今も使われています．

❷ 生体エネルギー法

腹が立った時に，小石を蹴ったり，愛玩動物や年下の子どもをいじめたりしますが，このように他に対して攻撃し，怒りを鎮めることは日常よくあります．これを治療として行うのがこの療法で，サンドバック（sand bag）やマット（mat）を叩き，怒りなどの感情を発散させます．

■ 東洋（日本）的治療技法

　低年齢の子どもにはあまり適応になりませんが，症例を選べば西洋的心理治療より効果があります．ただ，治療者の中には，しばしば反西洋医学的思考をもつ方がいて，薬物療法などを否定的に捉え，時にこちらの治療関係を壊される危険性もあります．難しいのですが，西洋医学を理解しながら補う思考の治療者を探し，連携するようにします．

❶ ヨーガ療法

　正しい呼吸法とさまざまな姿勢をつくり，身体の緊張した状態や弛緩した状態を感じ，身体を制御できるようにし，これが心の制御に通じていきます．母子で行う方法もあり，母子間の触覚を促す意味で，対象を適切に選べばよい方法です．

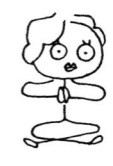

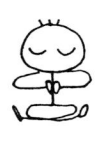

❷ 気功法

　人間は自然の一部であるという東洋思想（291 頁）が基本になります．本来，人間には生命力，治癒力，抵抗力が備わっていながら，反自然的生活（337 頁）によって弱まっているので，それを回復させるために，独自の動き・姿勢・呼吸をとる療法です．治療法として注目され始めたのは最近ですが，予防医学の中核になっていくと期待されます．

❸ 針灸療法

　身体の「こり」の状態が長く続くと，さまざまな症状が出てきますが，針や灸はこの「こり」を速効的に解決する療法です．子どもにも小児針を用いて行えます．しかし，これは一方的にしてもらう他者依存の療法なので，甘えが助長され，退行が過度に進む危険性があります．他の治療法と併用するのが望ましいと思います．

❹ 内観療法

　吉本伊信が創始した日本独自の心理療法で，幼児期からの自分と近親者の関係で「してもらったこと，して返したこと，迷惑をかけたこと」の 3 点を想起して現れる罪悪感や懺悔感を通して，人格が変容され，自然に症状が消失するというものです．特に集中内観では 1 日 15 時間，1 週間継続して行われ，最近では不登校や非行に対する治療法としても効果を上げていますが，子どもでは本人の意欲も大切な要因なので，適否を十分に検討します．

❺ 森田療法

　神経症は内向的で心身の変化を過敏に感じる傾向の人が，何かのきっかけである方向に感覚が過敏になり，注意がますますその方向に固定していくことによって起こると考えます．更に「高い理想をもっているため，実際の力を無視して努力するために挫折感を味わう」という，森田正馬が提唱した「森田神経質」に対する治療法です．このような「捉われ」から抜け出し「あるがままの自分」を受け入れるために，作業や日記指導を中心にした独自のプログラムを課題として指示されます．青年期以降の治療法になり，子どもには向きません．

■ 心理治療より教育が子どもに有効

❶ 集団治療〔day care／適応教室／フリースクール（free school）など〕

　主に不登校児を対象に，最近では各地の教育委員会や民間機関が行っている集団治療で，主催団体の思考で教育的なものから，生活習慣維持，学校に替わるものの提供と目的が変わります．私たちは対人関係の学習（205 頁），生活習慣（規律ある生活）の確立，学習の遅れ防止，家庭教育の後始末（365 頁）を目的に，25 年以上前から実施しています．基本的には決められた日課（時間表）に沿った規律ある生活をさせ，学校復帰を第一の目的に行う点が，一般のフリースクールとは異なります．

　フリースクールの中には，「学校教育の管理や画一性が悪」という趣旨で設立されているものもあり，子どもの自由（わがまま？）を尊重しています．一時的な参加は，このような場なら行ける子どもたちにとって有益ですが，いつまでもそこに安住する危険性に注意する必要があります．

❷ 野外活動

　遊ぶ場や時間のなくなった現代っ子にとって，野外で自由に遊ばせるのは重要な治療で，最近は各地の自治体や民間でも行われています．私たちも信州の山奥で「劇を創るキャンプ」を平成 8 年（1996）までに 10 年間行いました．1 日 24 時間，1 週間，子どもたちと治療者が付き合い得られる治療効果と，一つのことを集中して共同でする協調性，表現力，創造性を養うことで総合的な治療効果を生んできましたが，治療者側の負担があまりにも大きく，民間では続行不可能でした．

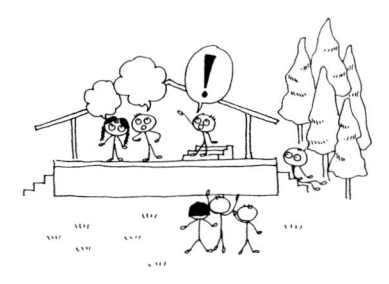

❸ 専門家以外による集団療法

最近では不登校や引きこもりの増加に伴って，山村留学をはじめ，牧場など多くの場が心因性疾患や問題行動の治療として登場しています．いずれも主催者の善意から出発したもので，適切な症例には効果的ですが，悪化する場合もあります．

どのような所がよいのか，判断は難しくなります．有名なのは30年前に一世

★ 意見／異見　素人がこの分野に参入する怖さ ★

　ある専門領域に素人が関わる場合，基本の勉強を実践と共に始め，謙虚に専門家の指導や助言の下に経験を積み，専門家の陥る欠点のどこに自分が関わり，専門外から何ができるのかを考え，実行しなければなりません．それができない／考えに至らない／無視する者が，心を病んだ子どもに対応するのは極めて危険で，本文で紹介した戸塚ヨットスクールをはじめ，これまでもいくつかの施設で不祥事が起こってきた原因はここにあると，私は考えています．事件にまで至らないものの，問題が多くみられる例が多くあるのが現実です．

　特殊な分野で超一流の腕をもつ専門家が，この領域に種々の事情から関わりをもつのは，当初は善意であっても，しばしば自分の専門分野の経験からだけで物事をみていくので，見当違いな言動になる危険性が大きいのです．

　多くの人々はその人の本来の専門性に敬意を払い，異なる場での言動も肯定する傾向にあるので，彼らも自分はその分野で「専門家以上の専門家」と思い込んでいくようです．それが問題を出すと共に，極端になると戸塚ヨットスクールのように事件にまで行き着きます．必ずしもすべての方がそうではありませんが，賞賛されると人間は天狗になりがちです．特殊な才能よりも，むしろ「平凡な者」が，可能な限り幅広い見識と常識に価値観を置き，子どもの指導や治療を行うのが最も危険性が少ないと私は考えています．

　この分野の専門家の中にも，しばしば「教祖(charisma)(308頁)」になって，それがある種の魅力になり，特定の者には治療効果が出ますが，大切な基本が忘れ去られ，独善が暴走し始めます．そうなると，誠実な常識を兼ね備え，悩みながら試行錯誤している者の姿は「愚かで無能」に見えてくるのです．

　もう一つの問題は，子どもを家庭から離し，隔離して指導・治療する機関は，焦点を子どもだけに当てがちになり，親は費用さえ出せば，あたかも「免罪符」を与えられたようになります．子どもの問題は家族（特に両親）の問題(377頁)ですから，それを抜きにして考えるのは，基本が抜け落ちていきます．もちろん，地獄のような状態をとりあえず解消して，解決の糸口を見出す場合もあるとは思いますが，そこまで状態を悪化させ，子どもを追い込んだ親の問題が更に大きいと，私は診ています．

を風靡した「戸塚ヨットスクール」です．これは当初，新聞・雑誌が不登校の治療として「専門機関よりよく治る」と絶賛し，死者が出ると180度評価を変えました．私はこの一連の騒動に新聞の体質(280頁)と，この種の民間治療機関の問題が露呈していたと考えています．すなわち，善意から出発した素人による治療は，専門家によるものよりも，適切な症例には劇的効果がある一方，合わない場合は極めて危険性が高くなる事実です．また，報道は常に公平・普遍的を装いながら，実は一記者の思い込みの記事が多く掲載されている事実です．

戸塚スクール以降にも，この種の機関の問題が時々話題になりますから，選択するには適切な判断が求められます．そのためには，むやみに専門家を悪く言う所，専門家が居ない所，必ず「治せる」と言う所，適切な料金設定がなされていない所(高過ぎるだけでなく安過ぎる場合もある)などは要注意と考えます．

誤解を恐れず言えば，専門家の治療は劇的ではありませんが，平均的効果が期待でき，素人のそれは極端になる良さと危険性が隣り合わせです．宗教(308頁)にも同じような劇的効果と危険性があります．

❹ 動物療法(animal therapy)

愛玩動物(pet)が子どもの心の癒しになるのは事実です．彼らは人間の命令や指示に従い，基本的に人間を裏切らないので，対人関係に傷ついた子どもの癒しとしては最適なものになります．

しかし，子どもの心身の過敏さは，アレルギー的に受け付けない／悪化させる場合が多いので，動物が好きで飼いたいと希望が出ても，当該動物が抗原になっている／飼い続けると抗原になる危険性を常に考え，医師として慎重に対応します．数年前から，この抗原の点を考慮してイルカを使用した療法が，主にアレルギー体質の子ども中心に開催されています．イルカは頭がよくて穏やかな上に抗原を考えなくてよい点で優れていますが，費用の問題があります．

■ 心理技法より医師の姿勢

「心」の治療は，身体と心の関係で述べたように，明快でなく漠然とした面があります(40頁)．これは本章でこれまで述べたことや，種々の技法のあることからも理解できます．ミラー(Miller)らは，心理治療の効果を構成する要因として表2-5のような項目とその比率をあげています．治療以外の要因で患者がよくなる率が4割，治療者との信頼関係が3割，技法は僅かに1割5分の役割しかないという結果です．これは例えば，ある専門機関を訪れた子どもが，混んで

表 2-5　心理治療の効果に影響する因子

治療外要因（周囲の出来事など）	40%
治療関係要因（馬が合うかなど）	30%
モデルや技法要因	15%
期待・希望・プラセボ(placebo)要因	15%

いて予約待ちになり，3ヶ月待っている間に，種々の環境変化で，何もしないのに治る率が4割もあることを示しています．また，治療者が「よくなって欲しい」と思って診る気持ちが，種々の技法と同程度の効果があります．

　医師は技法を実際に習得するまでに至りませんが，技法の概要は理解した上で，技法を使わなくても，子どもへの共感や「よくなってほしい」思いで相性(43頁)や環境要因に目を向けると，8割5分の治癒率が期待できると，この報告は教えてくれます．私のこれまでの臨床経験でも，それなりに納得できますから，可能な限り，親子の立場になって周囲の環境を適切に把握し，誠実で常識的対応と「治って欲しい」という思いが，医師に求められる「心理治療」と考えます．

3
子どもと社会

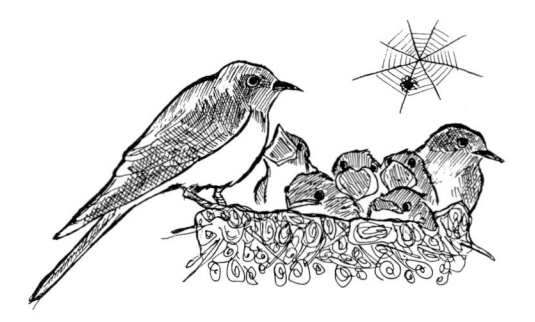

■ はじめに

　子どもの心身医学・心身症に関しての専門書は，身体の状態(疾患)に「いかに心が関与していくか」を論じ，それにほとんどの頁が費やされます．これまで出版されてきた書籍は一般書でも，すべてがそのような構成でした．

　しかし，私は身体を通して「人間を診る」医師になって45年，心に関心をもち始めて35年たった現在，自分の臨床経験から，子どもに関わる者は，まず取り巻く環境(社会)をみなければならないと考えます．不登校(97頁)はつい数年前まで，生徒数が減少しているにも関わらず，年々わが国にのみ増加し続け，先進国では摂食障害(88頁)も増加・低年齢化し，この数年，発達障害(159頁)は異常なほど増加しています．これらの現象は子どもの環境(社会)をみずに，根本にある問題を把握できません．少し年齢が上がりますが，青年期の「引きこもり」や和製英語(Japanglish)の「フリーター(freeter)」，ニート(NEET : not in employment, education or training)と語感のよい「働くべき状況で働かない若者」など(112頁)，未来を危うくする現象の増加も，社会を鋭くみない限り，本質はみえてこないように思います．

　そのため，本章では子どもを診るのに必要な社会・歴史・文化・教育を，かなりの頁を費して論じます．できればこのような考えを基に，心身医学や心身症など心因性疾患から問題行動までを考えていただきたいと思っています．

　平成17年（1996）の初版から5年後の平成23年春に4刷を出版しますが，前年の9月24日が「国辱記念日」になったのをみると，5年前の危惧は確実に進行しています．自国の歴史や文化を軽んじ，世界情勢を厳しくみない新聞や知識人の思想が，国を滅ぼす方向に拍車をかけています．これでは子どもに「輝かしい未来」どころか，「暗黒島国」しか残せません．いくら子どもの心身医療を適切に行い，彼らが健全に成長したとしても，成人になって住む「国の未来」が絶望的では「どうにもならない」と私はbio-psycho-socio-ecoethical medicine (62頁) の視点から考えています．

　繰り返しますが「何が本質的に社会を悪化させ，子どもに不幸をもたらしているのか？」．不遜な言い方になりますが，本章でこれから私が述べたような視点で，もう一度，子どもの問題を診ていただきたいと思います．医学書であるに関わらず，これだけの量を費やして子どもを取り囲む環境を論じる意を汲み取っていただき，これ以上，わが国の子どもに暗い未来を与えないようにするのが，医師に限らず，子どもに関わる大人全員の務めではないでしょうか？

3-1 現代社会から子どもを考える

> 要点：日本を含む欧米型先進国の社会は病んでいる
> 　　　社会が病むと，まず家庭と子どもに不幸が現れる
> 　　　欧米と日本の差と共通する点をみて，子どもの未来を考える
> 　　　欧米の民主主義と戦後民主主義を知る
> 　　　仮想現実の恐さに注意する
> 　　　米国社会の底力を見習う

　いつの時代にも社会を賑わす事件はありましたが，「何でそんなバカなことを」と思いながらも，加害者の動機や心情は理解できなくはありませんでした．凶悪で理不尽な動機でも，犯人の性格や生い立ちまで知ると，それなりに「仕方がなかったのか」と思われました(396頁)．

　平成9年(1997)に世間を震撼させた神戸の14歳の少年による児童連続殺傷事件を皮切りに，従来の価値観では「動機の乏しい／ない」ともいえる低年齢の殺人が散発し，平成16年(2004)には小学6年生の女子(それまでほとんどが男子による)による同級生の殺人が起こり，平成17年(2005)終わりには連続して小学生が殺害されています．「何かが大きく狂い始めているのでは」と思わせる状況をひしひしと感じます．インターネットで知り合った者同士の自殺も，今までの常識では理解不可能な事件ですし，引きこもりが主因と思われる殺人も散発し始めました．これらの事件は「短絡／遊び／衝動／凶悪／低年齢化」といった言葉で解釈されることが多いようですが，事件に限らず心因性疾患や日常的な子どもの言動にも，同様の特徴がみられるようになりました．

　一方で，このような事件や特殊な現象だけをみると，驚きながらも，どこか自分たちと関係のない，異常な世界のように思えるのも事実です．事件自体が，私たち多くの者に不可解なのですから当然かもしれません．報道を通じてなされる専門家の分析(286頁)ももう一つ「しっくり」来ない，大方には「何が本質

的な問題なのか」判らない状態で，結果的に騒ぎの大きさだけが残ります．

　しかし，よくみると，日常何気なく見たり聞いたりしている「身近なところ」や，自分たちの言動にも，昔の価値観のままでは気づかぬうちに，少しずつ異常が現れてきていないでしょうか．むしろここにこそ，大きな問題が隠れていて，それが突出したところに，先に述べた事件が起こっていると考えられます．

　子どもの問題を考えるには，この社会に通底するものを見極めることが大切になります．

■ 何気ない（ありふれた）日常に忍び寄る異常（昔の感覚では…）

　昭和60年代から町の中で「わがまま」という言葉を使った広告（例えば「わがまま旅行」や「わがまま部屋探し」など）が目立ち始めています．「自由に，自分好みで」というような意味でしょうが，それを「わがまま」と言うところに，やはり「戦後教育（354頁）が教え続けた『自由』は『わがまま』であった」と，妙に感心してしまいます．教育の大きな失敗をはからずも証明した一つの現象です．あるいは，街頭などで他人と接触したような場合，直ぐに会釈をして「ごめんなさい」「失礼」という言葉が出て，相手も「どういたしまして」と会釈する，このような風景もほとんど都会地では見られなくなり，代わりに相手を睨む／知らんふりが当たり前になっています．

　下の図は電車内風景を描いたものです．私は平成7年（1995）にまず右2/3をつくり，その後，化粧する女性，携帯電話を大声でかける人，直ぐに乗降口でもへたりこむ若者が目につくようになり，左1/3を付け足しました．最近では座りたい人のために広い隙間を詰めるのすら「いや」な顔をする人が増加しています．「他人のためには何一つしたくない」現代人の精神を顕著に表しています．

　年々，わが国の社会状況（対人関係，公衆道徳など）が悪化していくのが，特殊な事件の頻発だけでなく，このような日常的風景からも伺えます．

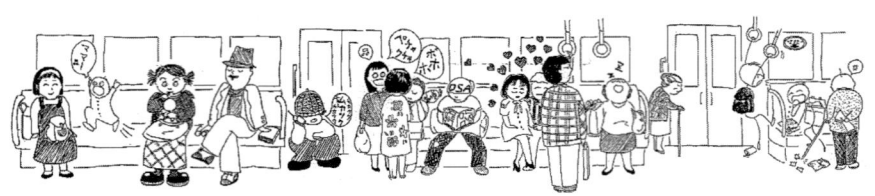

電車内風景（冨田和巳：小児心身医学の臨床．p.84，診断と治療社，2003）

この図を最初に描いた目的は，老いも若きも，自分の座りたい権利を主張して「立っている人も座りたいのでは」という，他人の権利を考えない／思いやれない現代人を表したかったからでした．昔の日本では当たり前の「譲り合いの精神」「恥の文化(419頁)」の消失と言ってもよいでしょう．中年の紳士も買い物帰りの主婦も，座席を二人分ぐらい占領しても平気で，「詰めればもう一人座れるのに」という発想はないようです．これが昔であれば，「今時の若者は…」と老人が顔をしかめて言っていたのが，最近は老若男女を問わず，他人のことを考えないのです．密着して座っているのは恋人同士ですが，これも公衆の面前では慎むのが昔のわが国では常識でした．子どもが土足で座席の上を走っても，若い母親は知らぬ顔．老人や障害者用の優先座席もありますが(右端)，気づかない者は平気で座り続けます．

ありふれた日常に忍び寄る怖さは指摘されない限り「問題意識をもたないまま」平気になり，そのような人々が多くなっていく異常を感じます．一時流行した女学生のだらしない靴下(loose socks)や，破れたジーンズ(jeans)のように「汚い」「だらしなさ」がおしゃれとして流行するのも，古い価値観からみると異常としか言いようがありません．

この現状の根底にあるものをみないで，表面的現象を云々していても，何らの改善や防止になりません．大切なのは，「このような現象がなぜ出現したか」，根本をみつめ直さなければならないのです．これが歴史(310頁)をみる目，文明や文化(289頁)に関心をもつことに繋がります．

■ 現代の子どもの問題(疾患から事件まで)

先の何気ない風景を生み出す現代社会が，心因性疾患の増加や，時に出現する少年事件に繋がると私は考えています．

最初に現代的な子どもの問題を大きく二つに分類して考えてみます．米国に十数年～数年の遅れで日本でも出現しながら，今も実数の少なさや内容が軽い現象(表3-1：Ⅰ-2～8)と，学級崩壊と援助交際のように，他の国にはほとんどみられないわが国独自の現象(同：Ⅱ)の2群です．

表3-1：Ⅰ-1の不登校は米国に20年弱遅れて出現しましたが，現在は原産地(？)以上に激増したので，Ⅱ群に所属すると考えた方がよいでしょう．Ⅰ群は欧米社会に出現した後わが国に現れた点から，欧米型先進国に共通の子どもの問題と解釈でき，後者はわが国に極端に多いので，固有の問題として考える必要があります．この現象差は文化の違い(293頁)から来ていると考えられます．

表3-1　現代の主な子どもの問題

```
Ⅰ．米国から輸入されたようにみえる現象
  1. 不登校*（当初：学校恐怖）
     昭和16年（1941）米国（Johnson）　⇒　昭和34年（1959）日本（佐藤）
  2. 校内暴力（学校の荒れ）
     昭和30年（1950）米国　⇒　昭和55年（1970）頃日本
  3. 摂食障害（当初：神経性食欲不振症）
  4. 手首自傷（wrist cut）
  5. 多重人格・PTSD・うつ病・性同一性障害**
  6. 被虐待児
     昭和37年（1962）米国（Kempe）　⇒　この十数年，日本でも増加している
  7. 麻薬　（当初，日本ではシンナー（thinner），最近は麻薬）
  8. 少年凶悪事件
     平成5年（1993）英国（6ヶ月遅れで米国）　⇒　平成9年（1997）神戸
                      【はっきりしたもののみ，年代を表記しています】
Ⅱ．わが国固有の現象
  1. 援助交際という名の「少女売春」
     貧しい国のものと根本的に異なり，物質的に極端に豊かな国の精神的極貧
  2. 小学校1年生から出現している「学級崩壊」
     かつては勉学に勤勉であった国では考えられないこと
 *「不登校」と「いじめ」は独自でないが日本に極端に多い現実
**専門家の一部と報道が煽っている（148,151,152,153頁）
```

米国からまるで輸入されたようにみえる問題が，これから述べる欧米型先進国の問題で，日本固有の問題は戦後教育（352頁）によると私は考えています．

欧米型先進国としての日本の問題

　昔から人類は少しでも物質的に豊かな環境をつくろうと努力をしてきました（337頁）．結果的に，それを実現した欧米型先進国が，家庭崩壊と子どもの悲劇を生み出しています．一言でいえば「物質的豊かさ」が「精神的貧しさ」を招いたのです．これから欧米型の国々が遭遇するようになった現代的問題を，わが国と主に米国の現状からみていき．先進国に共通した物質的な「豊かさ」と，それを推進した経済優先の思考に目を向け，どのように解決していけばよいのかを考えます．

■ 母性社会の行き過ぎ
　❶ 安易な（歯止め・節度のない）時代

後に詳述します(300頁)が，日本は母性社会で父性的に「切る」思考が乏しく，何も彼もが漠然と大きく包み込まれ，境界や枠がなくなりがちです．それでも厳しく貧しい時代では我慢しなければならないことが多いため，歯止め・節度が自然に働いていましたが，物の豊かな時代で，あらゆるものが簡単に手に入るようになると，精神的に歯止め・節度をなくした社会を出現させました．

例えば，後ろめたさを感じながら場末の映画館で見るポルノは，それなりに「やましさ」を感じさせ，好ましくないという歯止めをかけます．しかし，今やアダルトビデオ(adult video)を自宅の明るい部屋のテレビで，幼児を膝の上に座らせて見る父親が出現し，「ポルノ育ち」の子ども(41頁)がいるようになったのです．

未成年者が喫煙するのを禁止しても，「陰で吸うのなら」と許すのが民主的(386頁)と勘違いしている親が多くなりました．たとえ陰で吸うと判っていても禁止して叱れば，子どもに社会規範が入っていく，ということが忘れ去られています．このような風潮が，嫌と思えば席に座っていられない，教師の言うことを聴けない子どもや，小学高学年から「援助交際」(181頁)に走る少女を生み出しました．援助交際は暴力団が関与する場合も多いので，過剰な小遣いを得た少女が麻薬に手を出すというおまけまで付いてきています．

❷ 迎合する時代

母性社会は基本的に子どもに優しいのですが，❶で指摘したように物が豊かな時代がそこに重なると，その優しさゆえに子どもを甘やかすだけで足りずに迎合する風潮が出てきます．「子ども文化」「子どもに教えられる」といった言葉があちこちでみられるようになったのも迎合といえるでしょう．強制が本来である義務教育(346頁)も，厳しさを忘れて子どもに迎合し，社会(学校)には一定の道徳や規則があると躾けること(父性的行動)が少しずつ軽んじられていきました．

不登校が増加してくると，文部科学省は「高等」教育を実質的に修めず，あまり学校に出席しなくても高卒の資格を与える方向へと，種々の制度を改「悪」していきます(371頁)．最近では「学校に行かない権利／選択」とまで言われ始め，いずれ

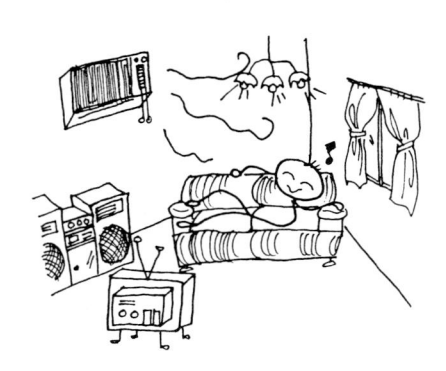

も子どもへの迎合と物事の本質をみない愚見が幅を利かせています．

　貧しく厳しい時代には，子育てに適切な厳しさ（躾）が自然に加わり，そこに母性社会の子どもへの優しさがうまく機能して，父性社会の欧米よりも子育てはうまくいき，結果的に子どもは幸せだったのです．現在の日本はまるで子どもの好む甘い物ばかりを，望むままに，否，むしろ望む前から与えて，虫歯だらけにし，子どもを不幸にしていると言えないでしょうか．

❸ 行動化の激しい時代

　❶❷の結果，子どもは我慢をせず気ままに振舞い，短絡的になり，行動化が極端な場合は衝動的犯罪にも行き着きます（204頁の図参照）．心因性疾患でも症状が行動化する傾向があり，病態が変わりつつあります．発達障害が増加（159頁）するのも行動が問題になる点で，同じ病根ではないかと考えられます．

■ 民主主義の行き過ぎた（中庸がなくなった）時代

　敗戦後，欧米の民主主義の本質をみずに理想化しすぎ，それが教育の場で広められた結果（354頁），次に述べる本来の民主主義がもつ危うさに，更に日本固有の問題が加わっています．

　21世紀に入った年に，民主主義の最先端を行く米国で，イスラム過激派による9・11テロ（terrorism）が発生しました．イスラム原理主義は民主主義（キリスト教圏）と対立する文明としての面（308頁）があり，ハンチントン（Huntington）が指摘したように，資本主義に対立した共産主義が，20世紀の終わりにほとんど滅びた後に，新たに目立つようになったようです．しかし，イスラム原理主義を単純に民主主義に対立するものとだけみるより，欧米先進国に蔓延した民主主義の行き過ぎに，極端化した形で「否」を突きつけた現代的意味があるのでは，と解釈できます．

❶ 欧米の民主主義（democracy）の本質

　チャーチル（Churchill）は「民主主義は最悪の制度である．他のいかなる制度を除いては…」と皮肉り，全体主義や専制・独裁政治よりは「まし」な政治制度で，欠点も多いことを指摘しました．民主主義は戦後教育が価値を置きましたが，決して最良の制度とはいえません．近代民主主義はフランス革命が急進化し始めた時期，革命を批判する側が「あれは制約のないdemocracyである」と指摘したように，根底に大衆の熱狂があり，ジャコバン（Jocobins）党の恐怖政治のそれを指し，決して善い状況に使われたのではありませんでした．「デマ（多くの人を欺く言葉）」はdemagogueryが日本的に短縮された語ですが，このdema

も democracy の demo と同じく「大衆・民衆」を表すように，democracy という言葉にそれほど善い意味はなかったのです．

　第一次世界大戦後，当時最も民主的といわれたドイツのワイマール憲法のもとでヒットラー(Hitler)のナチス政権が合法的に樹立されたことも，民主主義のもつ欠点を示しています．第二次世界大戦を「民主主義対ファシズム(fascism)」と定義づけた矛盾(333頁)から，イラク戦争の米国の大儀に至るまで，民主主義という言葉は常に都合よく利用されてきましたし，語源的にも，どこかある種の胡散臭さがあるのです．戦後教育でも，米国から与えられたような誤った解釈(327頁)があり，この言葉を無条件に賞賛する危険性に気づかなければなりません．

　民主主義は独裁者や専制君主に対して，力のない大衆(demo)が数で対立し，打ち勝つ制度ですから，社会を構成する大衆一人ひとりに，適切な責任感や使命感が欠けていれば，現代の政治が示すように「衆愚政治」に変化します．更に豊かな社会になると，行き過ぎが出現し，あらゆる場に力の対立を見つけて，弱者側の権利を声高に主張していきます．男と女では女を弱者とみて，同性愛者，不登校児など，いかなる問題でも「弱者(少数)」の側に立ち，「社会全体として本来どうあるべきか／善い方向に進むためにどうすべきか」という，大局的視点が抜け落ち，誰もが反対できない弱者側の権利だけが強調され，価値の転倒が出現します．衆愚政治をはじめ，日本を含む最近の欧米型先進国の多くの社会問題には，この行き過ぎによるものがあると私は考えます．

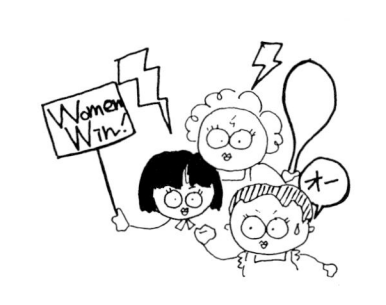

❷ 戦後「民主主義」

　個人主義・父性社会である「本家」の民主主義は，少数意見に価値を認めた上で，最終的に集団の利益を考え，「仕方なく」多数決で決め，決まった後は反対した者も快くそれに従うのが基本です．しかし，戦後「民主主義」は，多数決で決定することだけを重視するので，集団主義・母性社会の従来からの思考を「西洋風」に言い換えただけになります．わが国の民俗学を樹立した柳田国男が，江戸時代を「日本的民主主義」(319頁)と呼んでいるのは，西洋と違った精神風土であるにも関わらず，結果は同じような調和や協調があったことを指していると解釈できます．ですから，ある意味で既に民主的社会であった日本

に欧米の民主主義が加わることで(354頁の図3-19)，際限のないわがまま気ままを助長したのです．前述の「わがまま」という言葉を使った広告を思い返してください．

このように考えると，戦後教育の表面的な「民主主義」を最善とし，意味もなく有り難がる思考から脱却しなければならないことが判りますし，この行き過ぎが，社会の悪化に拍車をかけている面に気づかなければなりません．

■ 仮想現実(virtual reality)の隆盛

以前から映画という強力な仮想現実はありましたが，映画館という特別な場所で，限られた時間にたまに観るので，それは非日常の世界であると認識されていました．現代のテレビに代表される映像は，子どもたちが日常生活を送っている家庭で，長時間，浸ることが可能になったので，問題が顕著になってきました．幼少時から自然に触れず，群れをなして遊ぶ機会も乏しく，テレビ・ビデオで育った子どもは，やがてテレビゲーム(video game)，インターネット，携帯電話の世界にのめり込み，友達との実体験や，実感としての感情の揺さぶりを受ける経験が極めて乏しい中で成長していきます．
以下，テレビなど仮想現実の弊害を列挙します．

①**視力障害を促す**　走行線によるちらつき(液晶やプラズマでは軽減)，近距離から見る弊害は，これまでも指摘されてきました．

②**平面的な視覚**　人間の目は左右の眼で，「立体視」を学んでいきます．ところが，テレビ画面は平面ですから，この立体視の能力への刺激が少なくなります．この弊害を現時点で証明した資料はありませんが，視覚の発達を考える時，好ましい結果を生まないように思えます．

③**機械的な音**　スピーカーからの音は実際に人間が出す声ではなく，機械化された音です．これも現時点で資料はありませんが，暖かさや息遣いといった感覚が伴わない点で，よくないのではないでしょうか．

④**省略化した描写**　子どもは漫画を多く見ますが，省略化した描写による動きは，情緒的な面(例えば表情)での刺激を子どもに与えないように思います．あるいは現実的でない描写は，実生活を未だに多く体験していない子どもには，現実と想像世界の差を判らなくさせます．これも問題になりそうです．

⑤**過激な描写**　劇場用映画の描写は年々激しくなっていっています．暴力はもちろん，破壊の凄さ，性の描写など，本来は筋運び，役者の演技，美しい画面で楽しませるはずの映画が，衝撃的な描写で観客を楽しませています．テレ

ビでこのような映画が放映されるだけでなく，テレビ劇も同じような方向に向かっています．好ましくない画面からの刺激(不安恐怖，劣情)を子どもに与え続ける弊害は，最近の衝動的な凶悪事件の一因になっていると推測されるので，いずれも未熟な子どもには見せたくないものです．その上，確実に死ぬような場面でも主人公は死なないのが，最近の映画の特徴です．そこから子どもは死の概念を狂わせていきます(271頁)．

⑥不要な知識 不要な知識が安易に提供される問題も大きいと思います．幼児期に見せるビデオも「教育ビデオ」と命名され，教育学者の監修であっても，子どもが本来の遊びから得ていく知識とは違った，ある意味で強制され，詰め込まれ，型にはまった画面からの知識になります(204頁)．

年齢が上がり，特にインターネットから得る知識は，ほとんどが「困った知識」になります．学校ではパソコン(personal computer)教育がいかにも素晴らしいことのように推進されていますが，キーボードを押すだけで得られる知識は，「学問に王道なし」と言われた真理を，学校自らが否定しています．たとえ有用な知識でも，努力せずに得たものは身につきません．平成16年(2004)，佐世保の小学6年生女子による同級生殺害に，このインターネットが大きく関与していたのも見過ごせません．

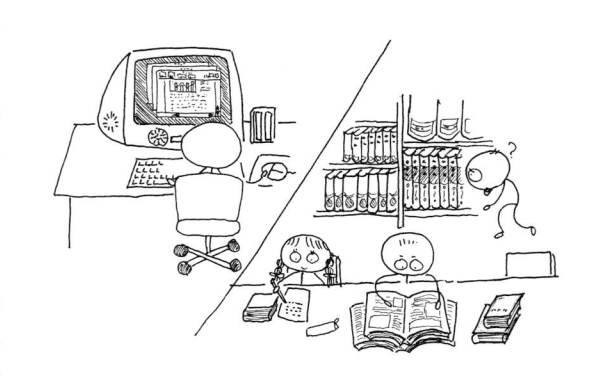

その上，子どもに相応しくない種々のサイト(web-site)を簡単に見ることで，過激な描写以上の弊害(204頁)が出ています．インターネットの世界は，言わば「悪人」がズカズカと子ども部屋に侵入する怖さがある，と考える必要があるのではないでしょうか．

⑦一方通行の刺激 子どもは群れをなして身体を使って遊び，種々の刺激を受けながら，自分もそれに反応して，自分なりの表現を学んでいきます．しかし，画面からの刺激は受身的で，受け手の表現(204頁)は不要になります．テレビゲームでも，たかだかボタンをせわしく反射的に押すだけの表現です．

子どもは遊びを中心に，多くの実体験から「刺激を受け，自分なりの表現を

相手に返し，それがまた自分に戻ってくる」循環で，心身の成長を遂げていきますから，自己表現不要の電子機器は，これを阻害する「怖い道具」になります．

　表現の基本は言葉ですから，言葉が出ない時期からテレビやビデオを見せていると，発語が遅れるのは当然です．ビデオが家庭に普及していなかった30年近く前に，既に受け身の視聴が，子どもの言葉の遅れから自閉症の要因になると警告したのは岩佐京子（心理士）ですが，「自閉症がテレビでつくられる」と誤解され，その警告は学問の世界から否定されました．

　現代では当時と比べ物にならない環境ですから，その弊害ははかりしれません．実際に調査を行うと，考えられないような「テレビ・ビデオ漬け」が乳児期から行われている実態（日本小児科学会　子どもの環境委員会）もありますので，極端な例では「自閉症もどき」の子どもが出現しても不思議ではありません．この点に関しては積極的に警鐘を鳴らすのが，現代では片岡直樹（小児科医）ですが，「個々の症例の寄せ集めでありEBMになっていない」「自閉症の親に罪悪感を与える危険性がある」と，反対の立場をとる小児科医もいます．私は本書で指摘しているわが国の「優し過ぎる（265頁）」点と，「EBM（65頁）がないと駄目」式の風潮が，反対派の意識にあると思います．テレビに限らず仮想現実の弊害は自閉症という言葉を出すと誤解を受けるので，「自らの表現が不要→発語の問題」として警告すべきでしょう．特に乳児から思春期まで，時間制限を厳しくすべきと考えていますし，それは結果的には躾の問題になります．

　⑧抜け落ちた触覚　昔から子どもの遊びは，基本的に身体を使うもので，これが成長に大切な役割をしていました．木登りや水溜りに入る，泥んこ遊びや押し競饅頭をするなど，すべては触覚（205頁）を刺激します．子どもが直ぐに裸足になりたがるのは，足の裏にしっかり大地（土の感触）を感じ，存在を確かめたいという自然の欲求のようにもみえます．仮想現実では成長に必要な触覚が確実に欠落し，確実に行動化や事件に結びついていくという恐ろしさがあります．

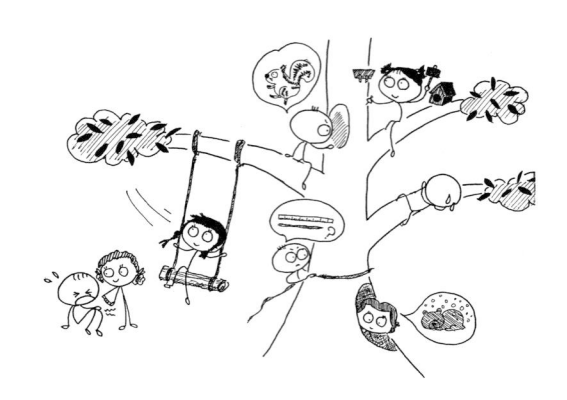

⑨ **制限・抑制のない遊び** 身体を使った遊びに比べ，ゲームは現実と少し違った空間になります．昔はお正月にするというような制限がある上，電子機器以前のゲームは複数の相手が必要でした．それが電子機器になると，相手が不要になり，その分よけいに制限や抑制もなくなりました．

成人でも競馬やパチンコに溺れ，家庭を潰す者が多いので判るように，ゲームはある種の麻薬的で，耽溺する要素が多々あります．未熟な子どもに電子機器を与えれば，この沈溺が出現するのは当然です．実際に多くの親は，わが子がゲームを制限なくするのに頭を痛め，不登校児は1日中これに没頭する例が多くなっています．不登校児とコンピューターやゲームは「鶏と卵」ではと思う例もあります．

更に，敵を倒しても，そこには痛みや後悔が残らないので，現実の友達との喧嘩とはまったく異なった感情の希薄な体験になり，⑤で指摘したのとは別の面から，死の概念を変えていきます．

⑩ **電源(入／切)だけで決まる** これが最も特徴的で困った問題です．群れをなして仲間と遊ぶには，それぞれがお互いの都合に合わせて，一定の時間を使うので，この世の中では，自分の思いだけでは事が運べないことを学びます．ところが，電子機器は気の向いた時に，僅かな時間でも自分だけで遊べるので，社会が共同体であることを認識させません．それでなくても，我慢のできない

★ 意見／異見 **死の問題** ★

現代ではほとんどが核家族で，子どもの数も少なく，弟や妹の誕生や祖父母の死も，それらが家庭の外(多くの場合，病院)でなされているので，子どもの前から「生」や「死」の身近な体験が失われています．このため，人生の始まりと終わりという「厳粛な体験」を子どもは知らずに育ち，あらゆる体験はテレビ画面やゲームの中だけで，仮想的に感じるだけになってしまっています．

平成8年(1996)秋に「自殺予告電話」が異常に流行ったのも，これを表していました．さすがにこれはその後あまりみられなくなりましたが，報道されないところでは少し続きました．

子どもが安易に「死」や「自殺」を口にするのは，すべて死の現実感の乏しさによります(154頁)．

最近の子どもが「死」を実感できないため，「命の大切さを教える(351頁)」と教育界で言われ始めていますが，人間が自然征服を極端にまで試みた西洋文明の行き着く先(340頁)には，意外に「生」が軽んじられ「死」に親和性が出る矛盾があるのかもしれません．

自分勝手な子どもが増加していますから，更にわがままを増やす作用があります．

⑪**死の概念の変化**　テレビゲームでは再起動(reset)すると，死者が元に戻ります．そこに⑤と⑨で指摘したことが加わり，「死への」錯覚／現実感消失が出現します．その上，ある劇では死んだ俳優が他の劇では生きているのも，子どもに死を実感として認識させません．最近の子どもが，死を私たち大人のように感じていない原因は，ここにあると考えます．

⑫**現実と接する時間の減少**　仮想現実に浸る時間が増加していくと，現実から学ぶ機会が少なくなります．常に仮想世界に住み，単純化した劇中人物を理想化し，感覚体験の減少で，複雑な現実が判らなくなり…大げさに言えば人間らしさが失われ，引きこもり(111頁)を促していくように思います．

私があげた以外にも種々問題があるように思えますから，テレビを早くから見せる・見せ過ぎる，テレビゲームやパソコン，インターネットを安易に与える，電子機器による現代の「子守り」「遊び」の弊害が判ります．これらを全面的に否定・禁止するのは今や無理ですから，与え方・時期・時間が重要になり，それを適切にできない親が増加している問題も加わります．

最近，米国やわが国の小児科学会が，相次いで幼児のテレビ視聴への警告を発表しています（表3-2）．米国のものでは2歳まではテレビを見せないようにと，更に厳しくなっています．

表3-2　日本小児科学会の提言

1. 2歳以下の子どもには，テレビ・ビデオを長時間見せないようにしましょう．
   内容や見方によらず，長時間視聴児は言語発達の遅れる危険性が高まります．
2. テレビはつけっぱなしにせず，見たら消しましょう．
3. 乳幼児にテレビ・ビデオを一人で見せないようにしましょう．
   見せるときは親も一緒に歌ったり，子どもの問いかけに応えることが大切です．
4. 授乳中や食事中はテレビをつけないようにしましょう．
5. 乳幼児にもテレビの適切な使い方を身につけさせましょう．
   見終わったら消すこと．ビデオは続けて反復視聴しないこと．
6. 子ども部屋にはテレビ・ビデオを置かないようにしましょう．

■不況がつくる子どもを目標にした商業主義の弊害

❶ 子どもを標的にする商業主義

　平成不況で消費が伸びない各企業は，子どもに甘いわが国の親の財布を狙って商品開発を行っています．世界に独創的商品を次々と提供した企業も，子ども向けのゲーム機で赤字から脱出し，携帯電話は若者好みの付属機能を次々付け，本来の機能以外で生産を伸ばし，「不要な会話」による通信費で業界が潤っている現実には愕然とします．次から次に発売される，高価で精神発達には負の効果しかない多彩な子ども向けの電子機器や，学校現場も市場と考えて，パソコン教育を幼稚園からさせようとする勢力などが，我慢のできない・実質の伴わない，反射神経と無駄な知識だけを詰め込んだ子どもを大量生産しているのが現状です（204頁の図参照）．

❷ 日本的経営の良さを失くすな！

　最近はわが国の経済界でも，「物作り」産業よりも情報を中心にした実体を伴わない「虚」産業が持て囃され，巨万の富を築く成功者が社会的話題を集めることが加わるので，実体験の乏しい子どもが，更に仮想現実の世界に親和性をもっていきます．

　日本の自動車産業が米国を代表する三大自動車会社（big 3）を脅かした20年ばかり前，これらの会社は労働者を一時解雇（lay off）しても，社長は億の給与を取っていました．それはこの困難な時の社長業の大変さに対する妥当な給与だという父性的思考（293頁）（労働者と社長は違うという差別社会）です．一昔前までの日本では米国と正反対で，不況になれば，まず給与の高い重役が賃金を削減し，労働者も上層部のその意気に応えて，一致して苦境を乗り越えたのです．この日本的経営こそが，戦後の経済成長を成し遂げた大きな要因で，民族性に合っていたのです．目先の利益に目を眩ませることなく，お互いに信義を重んじ，終身雇用や年功序列といった「家庭的」で独自の善い面〔悪い面もある（二面性，419頁）〕を活かしながら，「モノづくり」に精を出す産業と農業を重視するのが，いかなる時代でも日本的で柄にあっていると，私は考えています．

　ところが，戦後の急成長から，泡沫（bubble）経済の終焉で平成不況が始まると，息を吹き返した米国からの圧力もあってか，右に倣えとばかり，いとも簡単に日本的美徳を捨て，米国流の非情な経営が持て囃され，実行されています．global standard とよくいわれていますが，実は米国基準の非情な経営を行うということで，その先に money game と呼ぶ，資本主義の悪い面が強調される「虚」業が，

わが国でも時代の寵児になっていきました．平成18年(2006)1月にその一角に捜査が入り，その後経営陣が逮捕され，更に6月には同様の「虚」業経営者も逮捕されました．これが米国流に翻弄され「虚」に惑わされた現状から，日本的「実」に価値観を戻す機会になればと期待しています．

　これから本書では繰り返し「物事は基本や伝統を大切に」と述べていきますが，あらゆる分野でこれは必要だと考えますし，長い目でみれば筋が通るのではないでしょうか．民族性や伝統だけに捉われると戦前の悲劇を招来し，時代錯誤になりますが，基本をみず伝統を無視し，外国基準に従うのは，「戦後'民主主義'(267頁)」のように，弊害が大きく出るだけではないでしょうか．

　この十数年のわが国の危うさは，外交から教育に至るあらゆる場で，これが顕著になっているからだと思います．「和魂外才(290頁)」でなければならないとつくづく感じる今日この頃です．

　このような企業の戦略で健全な発達を阻害された子どもが不登校になると，種々の安易な「学校もどき」が設立され，それを文部科学省もまるで後押しているような制度をつくる困った現象(371頁)や，学生数減少による私立大学の首を傾げる対策(374頁)も，商業主義の弊害でしょう．

　これまで述べたような現状は，わが国に固有の面も多いのですが，根底に欧米型先進国に共通した問題があります．次に米国や欧米では格段に家庭崩壊や子どもの悲劇を生んでいる点から，この違いを検証して，更に子どもの環境を欧米先進国という視点から考えていきます．

欧米の社会と家庭・子どもの問題

　私は平成17年(2005)にイタリアのミラノで駐在員をしていた方の子どもの相談を受け，彼の地では12歳以下の子どもはいかなる場合でも親子同伴でないと外出してはいけない，留守番も一人でさせてはいけないという法律があると聞きました．登下校から友人の家に遊びに行く場合まで，常に親が付き添わなければならず，親の用事で近所に買い物に行く「お使い」も不可能な社会では，子どもの遊びは制限され，健全な成長が損なわれます．社会の治安が悪く危険が高い場合は，子どもの「未来」を「犠牲」にしてまでも，子どもの「現在」を守らざるを得ないようです．

　わが国でも子どもへの凶悪事件が起こると，その地域では集団登校に親が付

き添いますが，今でも稀で一時的現象です．イタリアでも比較的治安のよいとされていた北部ですらこの状態ですから，日本では考えられないほど，子どもの健全な発達を阻害する社会が，欧米に忍び寄っており，日本も確実に後追いしています．米国映画では，以前から小学生に親が付き添って登校している姿が常に描かれていたことも，イタリアに同じか，それ以上の悪化を示しています．

　40年近く前から米国の大都市，例えばニューヨークの治安の悪さは有名でしたが，最近の米国の少年凶悪事件や虐待される子どもの多さや，学校の治安の悪さは，日本で想像がつかない現状になっています．これは米国やイタリアだけでなく，西洋社会の根底にある問題として捉える必要があります．

　米国では離婚は5割近くみられ，学校で「今度のお母さんは…」といった会話が子ども間で日常的になっていると聞きます．母子家庭が1/4もあり，10代の母親は50万人/年もあると言われています．父親が最初から責任を放棄している婚外子(私生児)が約1/3あり，米国では離婚した父親が養育費を払わないと運転免許を取り上げる州もあります．そこまでしなければならないのが父性社会(293頁)での父性の消失です．今や米国では，学校がいかに「父親的役割」をとるかが重要な問題になっています．

　被虐待児(182頁)は近年，ほぼ年間100万件(届け出は300万件)の発生があり，その3～5％は死亡している現実をみる時，この国のありように疑問をもたざるを得ません．平成9年(1997)，米国司法省は「現状の水準なら赤ん坊の20人に一人が，いつか刑務所暮らしをすることになるだろう」と発表するまでになり，青少年の自殺(154頁)の多さは「孤独で絶望する子ども」の存在を示しています．

■ 欧米型・先進国の根底にある病根

　西洋(キリスト教)文明は，アダム(Adam)とイブ(Eve)が禁断の木の実(リンゴ)を食べた罰で，苦役として労働が課せられたので，「労働は卑しいものでしたくない」という思考が強く表れている文明です．これは「働きたくない」人間の心が，このような話を創造したともいえます(296頁)．したがって，西洋文明は少しでも人間の仕事を減らすのを最大の目標にして産業革命(340頁)へと突き進み，米国が黄金時代を迎えたといわれる1960年代(昭和35年から始まる)から「脱工業化時代」，つまり「物を作る」より「流通や情報」に価値を払う情報化時代(340頁)に入りました．これによって肉体労働より頭脳労働が重視され，女性の社会進出が容易になると同時に，家庭の外に出ることが経済優先政策で進められていきました．その上，人間の寿命が延びると，家庭・子育ての価値観

が大転換を迎え，私たちが大切に考えていた家族の繋がり(血縁関係)や未来を担う子どもへの養育が次第に軽視されるようになりました．

この頃から急速に犯罪率・離婚率・婚外子(私生児)出生率が欧米で増加し始めました．米国の誇る民主主義・個人主義が広まり，個人の自由・権利の主張を全面に出し，旧来の束縛をすべて取り去るヒッピー(hippie)に代表される運動や，「女性を弱者と決めつける」フェミニズム(feminism)〔当時はウーマンリブ(women's liberation movement を日本的に略した云い方)〕が，これに拍車をかけました．

洋の東西を問わず，男性と女性の能力(特性)の違いから，社会は男性中心に営まれてきたので，男性に有利であったことは事実です．しかし，そこから「女性は虐げられた」存在であるとする発想は，社会運動としてはある面，意味はあるものの，極端化してしまうと，上記の家庭崩壊や犯罪増加により，社会を殺伐とさせてきました．これは米国で最も顕著ですが，わが国も後追いしているというのが現実です．

人間にとって大切な家庭・社会生活は，基本的に「団体生活」ですから，個人の自由をある程度は制限し，我慢することで人間関係を円滑に運びます．これはまさに仏教(306頁)で諭す「生かされている」精神に通じますが，欧米流の個人の自立・権利を主張し過ぎると，自分本位になり，他人との協調性が家庭でも社会でも損なわれていくのは当然です．

統計の取り方で異なるようですが，少なくともこの10年は，わが国でも犯罪が増加しており，離婚や少年事件・被虐待児も米国の後追いをしています．それでも，家庭・子どもの悲劇が米国に比べて極端に少ないのは，自然と共存(291頁)し，血縁主義(家族主義)・集団主義の母性社会という東洋的なものが「家庭の健全性と子育て環境の善さ」を辛うじて残しているからだと私は考えます．これは日本のように経済発展をした「欧米型先進国」の台湾，シンガポール，韓国でも似た状況にあることからも判ります．欧米の思考からすれば，泥臭く保守的で伝統的家族(血縁)関係を重視する東洋は「封建的・古い・不合理的」思考・文化になり，民主主義も芽生えなかった後進地帯になりますが，そこには西洋文明の欠点を補う／歯止めをかける作用があったのです．

戦後，私たちは西洋，特に平和な国・スイスや福祉の国・スウェーデンを理想とみてきましたが，彼らの実体を冷静にみる目も必要です．スイスは国民皆兵制の国で，いわゆる「スイス銀行」といわれる裏面では，世界中の暗黒の資金を集めていますし，「福祉と性の開放」を進めたスウェーデンは，世界一の犯

罪発生率と婚外子出生率(生まれる子どもの10人に7人が婚外子)になっているのが事実です．高度に発展した西洋文明は人類に幸せをもたらした一方で，負の面も明らかになり，ここにも矛盾・二面性(419頁)をみるのです．

■ 米国の試みと立て直し

　米国の家庭や子どもの惨状は為政者にも危機感をもたせ，十数年前から政府も種々の取り組みを行ってきました．テレビで父ブッシュ(Bush)大統領夫人が，家庭生活や子育ての大切さを訴え，その後の民主党のクリントン(Clinton)大統領も一般教書で「家庭で親が子どもに本を読み聞かせる」ことをはじめ，家庭や子育ての大切さが国の基本になると提唱しました．いずれも20年ぐらい前までの日本では普通の家庭でよく見られていた光景ですが，赤ちゃんを一人で寝かせ，baby-sitter(他人による子守り)に子どもを預けて夫婦で出かける文化の国では「絶えてしていなかった」子育てです(294頁)．これらが子どもや家庭の不幸を生んだと，米国でも保守的な共和党は当然にしても，進歩的である民主党までが言い始めました．

　平成9年(1997)，わが国では到底不可能な大規模な全国調査を行い，思春期の子どもの情緒不安・自殺・暴力行為・薬物使用・性行為について，「子どもと両親や家族，あるいは学校との関係が好ましいほど，ほとんどの問題行動を防止している」「学業成績に関心のある家庭では問題行動が低い」「子ども自身の自尊心・宗教心などが，問題行動を未然に防いでいる」「躾が大切」「両親が子どもと家庭にいる時間や家事手伝いを子どもにさせる重要性」といった，極めて当たり前の古い価値観による家庭・子育ての健全性を改めて証明しました．更に「子どもの初体験に両親が批判的であり，ピルを許さない家庭の方が性体験は遅れ，若年妊娠も減少する」という，私たちの多くが米国に対して想像する「若者の性に寛容」な米国の誤りが指摘されました．

　家庭や子育て／教育という「先人の智恵を大切にして教える」行為は保守的なもので，古い清教徒(puritan)的家庭，あるいは日本的家庭のあり方や子育てこそが，青少年のあらゆる問題を防止するという単純な結論を，米国が大規模な調査から引き出したのです．あらゆる意味で世界の最先端を行く米国で，古い価値感による子育ての尊さが証明されたことに，わが国も注意を払うべきだったのですが，残念ながらほとんど注目されませんでした．

　平成10年(1998)には女性家族カウンセラーと女性弁護士が，凶悪事件を起こした少年と収監中の成人の生育歴・家族歴を調べ，寒々とした乳幼児期から思

春期までの家庭環境を浮かび上がらせた『育児室の亡霊』いう本を著し，ベストセラー(best-seller)になりました(日本語版は毎日新聞社から発刊)．その内容の凄まじさたるや，わが国で多発したように見える少年犯罪と桁違い(それも4桁ぐらいの差)の米国の惨状が紹介されています．

彼女たちの結論を簡潔に言うと次のようなものです．

1. 米国での収監中の成人の生育歴を探ると，6割以上が10代に逮捕経験をもち，彼らは高等学校で酒や麻薬に溺れ，犯罪者やその他の無法集団と関わりをもつ非行があり，学業成績は悪く，無断欠席が多い．また女子では家出・妊娠の経験も多い(これは周囲が問題に気づいていることを示している)のです．

2. 年代を遡ると，彼らは小学時代から既に行動・情緒・学習面で問題があり，多くが家族による虐待や養育の放棄や無視の経験をしていたことが判りました．

3. 更に遡ると，幼児期に適切な躾を受けておらず，その要因として親に精神

★ 意見／異見 「三つ子の魂，百まで」★

この諺は，数え年を使っていた昔にできたものですから，三つ子は満年齢では2歳になり，数え年は生まれた時を1歳とする，胎児期にも人格を与えている東洋思想です．本文で述べた「受胎した時から2歳までの優しい子育て」は，わが国では既に気づかれ，諺にまでなっていたのです(211頁)．

この諺は，人間が人間らしくなる2歳までの，主に母親によってなされる「母性的育児(215頁)」が極めて大切であり，それがその後の人生をほとんど決定すると教えており，反社会的行動に突き進むか否かも，ここで決まると警告しています．子どもを可愛がる母性社会では，昔から気づいていたことを，母性の乏しい米国では，最近の子どもの絶望的状況と医学的知見を積み重ねて，やっと気づいた点に注目する必要があります．

一方，英国や米国には「ゆりかごを動かす手は世界を動かす(The hand that rocks the cradle moves the world)」という諺があります．つまり彼らも，子育ての初期がいかに大切かは昔から判っていたのです．ある意味で父性社会らしく，子育ては未来の社会に繋がる，つまり社会的仕事であると認識していたようです．残念ながらこの大切な諺を忘れ，女性が家庭の外で働くことに価値を置きすぎた結果が，米国の家庭や子どもの問題を大きくしたようです．

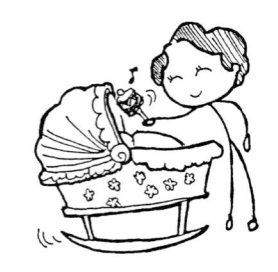

的・時間的に余裕がなく，母親の多くは夫に暴力を振るわれ，頼れる者のいない10代（275頁）であり，中流家庭でも家庭に問題が山積していたのです．

　つまり，犯罪者の生育歴を詳しく調べると，彼らの親自身の問題と出生前後からずっと続く悲惨な家庭状況が明らかになりました．それに最近の医学的知見を加味して，「受胎した時から33ヶ月間の優しい子育て」に気づかなかった米国の悲劇と結論しました．米国では妊娠期間を9ヶ月と計算しているので，33ヶ月−9ヶ月＝24ヶ月で，この結論は「受胎したときから2歳まで」（前頁の「意見／異見」参照）になります．彼女たちは言及していませんが，これこそ父性社会から，善き父性性も消えていく惨状がもたらした結果といえます．日本の母性社会の行き過ぎとは質の違いがあるものの，それ以上に母性の乏しい社会で父性までが失われていくのは非常に怖い問題です（210頁の図2-3）．

■ 米国の立て直しの成果

　母乳栄養が極端に少なかった父性社会・米国で，今や母性社会である日本を抜くほど母乳率が高くなり，母子関係の改善が政府や民間からの警告で，効果を現しつつあります．学校でも日本に倣い制服を採用することで，規律確立や犯罪防止に成果をあげ（354頁），毎年50人が校内で射殺されていたというほどの荒れは，毅然たる態度で臨むzero toleranceで成果をあげています．かつて，治安の悪さで有名であったニューヨークが，日本を見習って治安の回復を達成させたのは，知る人ぞ知る事実です．

　平成17年（2005）11月，文部科学省はzero toleranceを見習う方向を打ち出していますが，以前はわが国の教育や制度を欧米が見習おうとしていた（359頁）ことを思うと，隔世の感があります．アングロサクソンのもつ決断や復元力に感心する一方，「逆輸入」のようなことをするわが国の愚かさの一面に失望します．

　こうした現実をみると，進歩的意見（357頁）が教育分野や大手の報道機関で主流になっているわが国の状況を改めなければならないと思います．善き民族性・伝統・歴史を忘れ／無視して，欧米の悪化した教育や社会を表面的に見習おうとし続けている現状．何が基本で，どのように考えるのが「子どもに輝かしい未来を」残せるのかが，私たちに与えられた課題ではないでしょうか．

3-2 報道の問題

要点：報道は公器ではなく商品である
情報化時代の危険性を認識し，報道を適切に選択・解釈する
新聞記事を信用し過ぎる危険性
新聞記事の中には社の方針で恣意的報道もある

私たちは国の内外を問わず，報道を通じて種々の情報を得ています．最近はインターネットもその一端を担っていますが，今でも主流は新聞・テレビです．テレビの一般地上波は自由に選んで見られますが，新聞はほとんどの家庭で一紙だけが読まれているので，その新聞社の考え方に知らず知らずのうちに影響を受けていきます．

複数の新聞を購読すれば，時には「これが同じ日の新聞か」と思うほど，異なった紙面づくりがなされているのが判ると共に，異なった情報・解釈から「事実」を知ることができ，少し社会をみる目が違ってきますが，大方はそこまでしません．

例えば，図

予防接種禍 なお続く苦しみ
子の将来案じ 老いる父母
受け入れ施設不足
大阪高裁で16日に判決

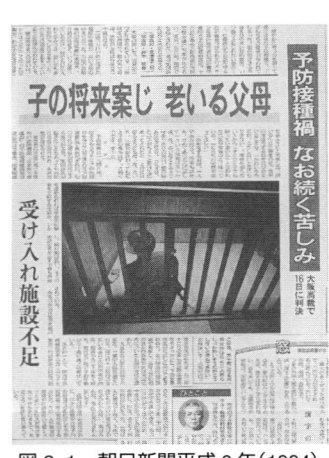

図 3-1　朝日新聞平成6年(1994)3月2日

「予防接種で感染」認定
B型肝炎訴訟 最高裁判決
国に賠償命令
除斥期間 起算点は発症時

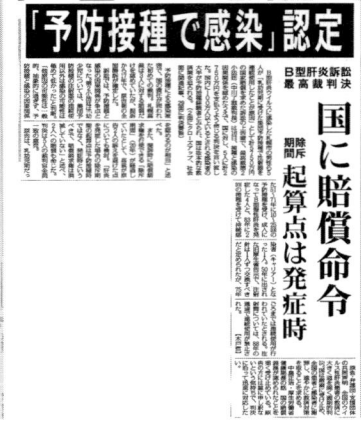

図 3-2　毎日新聞平成18年(2006)6月17日

3-1 は朝日新聞の一面を飾った記事ですが，これは他紙は扱っていませんから，かなり恣意的な記事です．障害をもった子どもの写真が大きく掲載されることで，多くの読者に予防接種への恐怖感を植えつけます．医療関係者ならば，稀な予防接種の副作用を，極めて情緒的に「恐怖感を煽る」ように報道しただけと冷静に判断し，新聞の姿勢に疑問をもつでしょうが，一般の人は新聞の一面に出たこの写真の訴える強烈さから，「予防接種が怖い」と誤解し，更には「予防接種反対」という動きにまで発展してしまうことがあります．平成18年(2006) 6月17日(図3-2)にも毎日新聞が一面に同じような記事を出しました．新聞記事の一部は，背景や状況を客観的に報道せず，ある側面だけを新聞社の方針に沿って恣意的に強調することがあり，誤りではないにしても，読者は歪められた情報を受けます．

私たちは，自分の専門分野での歪んだ報道には直ぐに気づき，記事は信用できないと思いながら，困ったことに専門外の報道はたやすく信じてしまう習性があります．医師も自身の専門に関する医療記事の歪みには気づきますが，専門外の記事はそのまま信用してしまいがちです．多くの読者もまた同様に，新聞社の方針が正論(常識)と信じて，気づけば物事の判断をかなり歪められ，自分がおかしいと感じても「自分の方が間違っているのかな」と思うのです．

■ 報道も商売である

新聞社にとっては販売部数が最も重要であり，テレビ局も視聴率に一喜一憂しています(ラジオはあまりこのようなものに縛られていないようです)．「公器・公共性」といわれている新聞・テレビも，実質は「少しでも販売部数を増やしたい・見て欲しい」商品であり，消費者の好みに合わせて上手に宣伝して売ろうとしています．他の商品だと不良品や不要なものは報道が攻撃しますが，自らのことは攻撃せず，間違いが明らかになっても，反省はほとんどの場合ありません．最近になって，新聞間で論争や社説の比較もみられるようになりましたが，積極的な新聞社と消極的なところがあります．

■ 報道の大きな権力と公平性

民主主義の国では三権分立といわれ，立法，行政，司法はお互いに独立して，権力の乱用を防止していますが，これに加える第四の権力としばしばいわれる新聞は，今や政治をも動かすほどの力をもっています．政府も知識層が読む新聞の論調を最も気にしていますから，現代は第四の権力が政府をも動かしかね

ない力をもっていると考えてよいでしょう．

　新聞は中立公正を謳っていますから，新聞に取り上げられたことや意見は正しいと，多くの読者は信じる傾向があります．その上，先に指摘したようにほとんどの人は1紙だけを読んでいますから，ますます偏りに気づかないか，鈍感になっていきます．裁判で国や大企業が敗訴するのを望む新聞は，勝訴すると記事はベタ記事にして読者の目に触れないようにするか，「非情な判決」と見出しをつけ，敗訴すれば好意的に大きく報道します．デモでも反対派のデモだけを大きく取り上げ，賛成派のデモを無視すれば「世間は反対の者が多い」と読者は信じるのですが，実は賛成派の参加者の方が多かったというようなことは少なくありません．

■ 報道は表面的である

　子どもの問題を扱う以上，社会現象に関心をもたなければならず，この点は報道に頼らざるを得ません．一方，報道は時間との勝負のため，どうしても内容が表面的になるので，その弊害を知っておかないと，事件から社会を適切に診る（あえて「診る」を使う）目が養えず，多くの場合，衝動的な第一印象のみ強烈に刻み付けられて終わります．この点については被虐待児の症例（396頁）で示します．

　多くの事件は警察の見解が発表されますから，それが報道されるのは仕方がないのですが，そこに前述した報道機関の恣意的解釈までが上乗せされると，読者には誤った解釈が与えられる危険があります．平成9年（1997）の神戸の児童連続殺傷事件のように，「学校で体罰があったから事件が起きた」と印象づけた某新聞の報道はその典型でしょう．

　社会の出来事に関心をもち，問題意識をもちながら，表面的・恣意的報道を冷静に見つめる必要があります．

■ 劇場化した側面の報道

　「犬が人を噛んでも事件にはならないが，人が犬を噛めば事件になる」と昔から言われてきたように，報道は何か読者や視聴者の興味を引く珍しいもの，衝撃的なものを常に探しています．これまであった新聞とテレビ・ラジオに，インターネットまで加わることで，当然のように「少しでも人の気を引く」ことを，できるだけ早く，他社を出し抜き報道するのが最重要課題になってきます．この状況は報道するに値するのか否かよりも，面白いか否かが重要になり，テ

「ご希望の方どうぞ。ただし1人3個以内」
あれこれ悩んだ
コンドーム配布
薬局に山積み
エイズ防止を最優先に
選手村で無料提供されるコンドーム
広島へ アジア大会まで あと11日

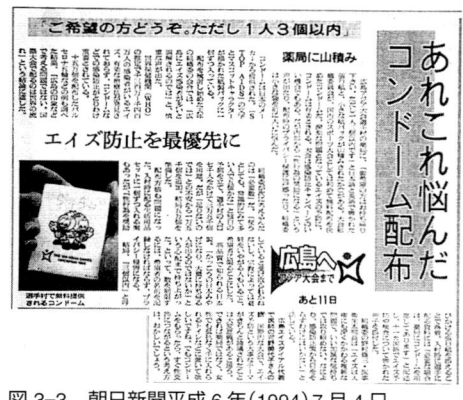

図 3–3　朝日新聞平成 6 年(1994)7 月 4 日

中学生、避妊授業に
「オーッ」「えっ」「…」
「他人まかせダメ」先生熱く説く
ベッドの男女平等
研究します
大阪女子大に
女性学センター
「男性がリード」は「つくられた」ものでは

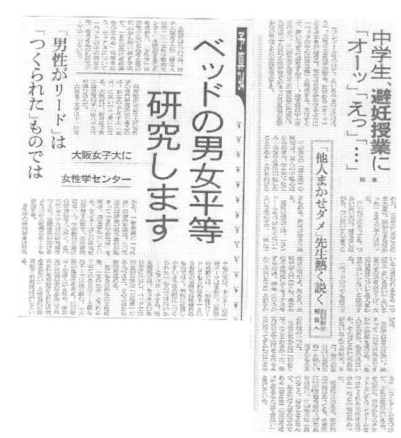

図 3–4　朝日新聞平成 6 年(1994)2 月 18 日

レビだけでなく新聞までもが，いわば娯楽性が追求され，そこに新聞社自らがの思考する物語を創る場合さえあります．

例えば，広告に男性週刊誌の裸体写真の掲載を断る「良識」を表面に出す新聞が，15 年余り前から読者に知らせる必要がまったくない性的記事を掲載し，密かに性を煽っているように私は感じます．選手村でコンドームを幾つ配ろうと（図 3–3），中学生に露骨な性交教育を進歩的女性教師が行っていようと（図 3–4），一般の読者に知らせる必要がまったくないものです．まして，大学で「学問とは程遠い」講座ができたのを，困ったこととしてでなく，まるでよいとでも言いたげな報道をし続ける新聞の意図は理解に苦しみます．

これらはすべて事実ですから誤った報道ではないのですが，新聞独特の恣意的な取り上げや扱いが大きいと考えます．最近の性の乱れは，一般的に非難を浴びやすい週刊誌の写真や記事よりも，むしろこのように間接的な性の記事や過激な性教育(357 頁)が，貢献しているのではないかと，私は思います．

■ 賢くならなければならない

私たちは常に視野を広げる努力をして，多角的に社会情勢をみる習慣をつけて，自分の頭で考えないと，「事実はどこにあるのか」が判らなくなります．「社会や家庭に悪影響を与える」進歩的(357 頁)イデオロギーに何となく同調し，結果的に子どもの将来を危うくしていることに気づかなければなりません．

例えば，教師が生徒に殺傷され，「気持ちは判る」という他の生徒の声や，子

どもに迎合する心理学者の発言が報じられると，事件に対して肯定的な印象を読者がもつように，秘かに促されていきます．

テレビの教育番組は多くの人が良心的と考えていますが，ここでも，同じような姿勢がみられます．未熟な考えの子どもを出演させて好きなことを喋らせ，したり顔でそれを「ヨイショ」するアナウンサー(announcer)や有識者が司会する番組はその典型です．放課後に子どもが大人や教師を勝手に批判するのは，思春期であれば当然ですが，それを電波に乗せて，「公共」とされている報道機関が「お墨付き」を与えるのは，未熟な子どもに迎合(356頁)する偽善と私には思えます．このような姿勢が「大人は子どもの声に耳を傾けなければいけない」式の発言にも繋がり，未熟な子どもが社会に出て行くために必要な我慢や節度，あるいは「公と私」「時と場」をわきまえないなど，大切なことを何も教えないどころか，芽生えそうなものをも刈り取っていきます．その上，放送されると，未熟な子どもに努力なしで「好きなことを言う」万能感を与え，視聴している子どもにも波及していきます．これが一見良心的な教育番組の一面です．

■ 同じ内容でも報道の仕方で変わる

図3–5は学級崩壊(361頁)に関して，答申が出たのを踏まえての報道ですが，朝日新聞の見出しは「生徒数が増加したから」とある一方，産経新聞では「教師の質を問いかけ」ています．研究会の報告のような厳然たる事実の報道であっても，それを「どのように読むか」は新聞社に任されているので，社の方針によって同じ結果の報道がかなり違ってきます．つまり資料や出来事は一つの事実ですが，その解釈は種々のものが可能になるのです．

これは今，医学界でも最も重視されているEBM(65頁)にも関連してきます．いくら検査方法や結論がしっかりされて結果が出ていても，解釈は研究者の恣意的になる可能性を示しているのです．

学級崩壊

担任の指導力不足

文部省「学級経営研究会」最終報告

複数教師 授業など 組織的対応を

学級崩壊こうして回復

誤りを大事にして学ぶ意味実感

学年合同授業で児童に落ちつき

学級崩壊 児童増が引き金

文部省委嘱の研究会最終報告

小学校150学級分析

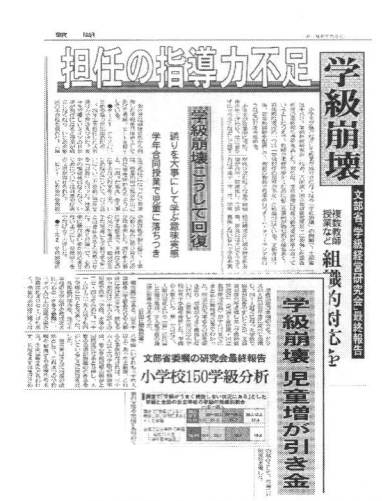

図3–5　産経新聞(上)と朝日新聞(下)の平成12年4月19日朝刊

■ 最近のある記事から

最後にごく最近の社会面に扱われた不登校の記事をとりあげ，報道の問題点を詳しく分析しておきます(図 3–6)．

「ある公立小学校の 5 年生の学級で「年賀状の書き方」の授業中，担任が生徒の住所など記載した資料を教室に張り出し，そのために母子家庭であることが級友に知れたことから，子どもが不登校になり，学校が謝罪したにも関わらず，親が納得せず，市を相手に訴訟を起こそうとしている」という報道です．新聞は明らかに親子側に立った報道をしているのですが，種々の点で現代世相とそれを煽る新聞の姿を顕著に表していると思います．

1．事件は「世情に疎く配慮の足りない教師のしたことに，過剰反応した親子と，それに伴う内輪もめ」で，わざわざ万人に報道する価値はまったくないものです．これまで述べたように，理性的にみえる新聞がいかに情緒的で，適切な判断を欠いているのかがうかがえます(その日に目立った事件がなかったというのが最大の理由だとは思いますが)．

2．個人情報の保護が杓子定規に叫ばれている現状は行き過ぎの面がありますが(360 頁)，担任の行為は十分非難されるものです．ですから教育の場は，社会状況や世間的常識をもつべきという論点で報道するのであれば，記事の価値もありますが，この記事は単純に「喧嘩」を報じているだけに終わっていますから，何らの進歩も改善も望めません．紙面はもう少し有効に使われるべきでしょう．

3．母子家庭は個人情報に違いありませんが，学級や友達間で「隠すべきことか」「隠したら判らないのか」「隠し続ける不自然さの心理的問題」など，多くの素朴な疑問が出ます．

4．母子家庭が判ったことで，子どもが不登校になると考えるのは，あまりにも短絡的で現実をみていません．それだけのことで不登校になる子どもの素因(211 頁)や，それを訴訟にまでもっていく母親の態度，あるいはそんな事態に至らせた学校側の対応など，より大切な点は何一つ報道されていません．心理的

朝夕刊セット1ヵ月3925円(本体3738円＋消費税187円)・朝刊1部100円夕刊50円(各消費税込)　〈第三種郵便物認可〉

名簿張り出され不登校

母子家庭の児童、ショック

大津の市立小

大津市の市立小学校で昨年十二月、教諭が児童の父母名など個人情報の記載された名簿をコピーして教室の黒板に張り出したため、五年生の児童（ ）が母子家庭であることを同級生に知られ、精神的ショックから不登校になっていることが十日、分かった。名簿は職員室で保管してあったが、コピーは禁止されていた。

学校側は児童と保護者に謝罪したが、保護者は「詳しい説明もなく、納得できない」として市を相手取り損害賠償を求める訴訟も検討している。

市教委などによると、名簿が張り出されたのは四、五年生の計三学級で、いずれも鉛筆などで字の書き方を練習する「書写」の授業。担当の教諭が年賀状のあて名書きの練習をさせるため、同級生の実際の住所を参考にしようと、クラス全員が載った名簿をコピーして張り出した。

名簿には住所や電話番号のほか、父母の名前が書かれた欄があり、児童は父親欄が空欄になっていることを同級生に指摘されてショックを受け、数日後から不登校になった。

児童の保護者からの抗議で事態を知った市教委は「個人情報の管理が不十分だった」として、校長を口頭で厳重注意。学校側も、校長や担当教諭が児童をはじめ授業を受けた他の児童とその家族に謝罪、名簿の父親欄と母親欄をなくして保護者一人の名前を書けばいいように変更するとともに、保管や取り扱いについて教職員に徹底した。

しかし、児童の保護者は「学校側は『反省している。わかってほしい』などといい、態度に誠意がない。子供は先生に不信感を持っている」と話し、訴訟の準備を進めている。

児童の不登校は今も続いており、市教委は「今回の事態は不適切だった。まずは児童の登校を最優先に考えていきたい」としている。

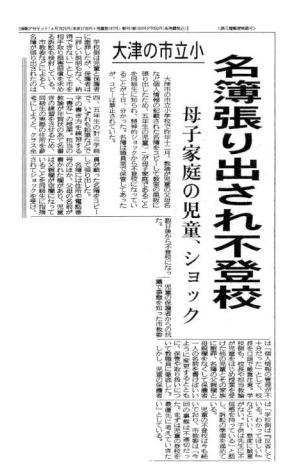

図 3–6　産経新聞
平成 18 年(2006) 2 月 11 日

と大げさに言わなくても，「母子家庭になった家庭状況の中に，子どもが不登校になった要因があるのでは」と考えるのが普通でしょう．

 5．学校の謝罪に応じない親――これこそスクールカウンセラー(53頁)の腕の見せ所と私は考えるのですが，それにも応じないとすれば，学校や親に何か根強い問題があると考え，その現象に考察を加えれば，現代の学校と親の問題を適切に捉えた報道になり，価値も出てくるのでは，と思います．

 6．以前に，単なるいじめが担任の不適切な対応によって，民族問題にまで発展し，報道が騒ぎ，最も傷ついたのが子どもだったという事件がありました．本件でも親と学校の態度が，結果的にあらゆる意味で被害者の子どもの心を更に傷つけている点に注意しなければなりません．

 7．学校が信用されない時代(353頁)ですから，このような記事は確実に多くの読者の学校不信を更に強め，教育悪化に拍車をかけます(344頁)．

 私はこの記事で，少なくとも上記の七つの点が気になりました．この記事に限らず，多くの表面的・恣意的な書き方は，新聞社は意図していないものの，読者を誤った思考へと少しずつ導き，結果的に社会悪化を促してしまっている，と私は思います．

 私たちは報道を心して読む必要があり，表面的に鵜呑みにしないようにしなければならないと，もう一度，改めて強調したいと思います．これは社会面だけでなく政治面から家庭面まですべての紙面にみられます．

■ 識者の一言(コメント)には注意する

 新聞は報道するだけでなく答も用意しますから，その新聞社お気に入りの識者の一言がつけられ，事件の「解釈」はこれが模範解答ですと，読者は更に強化されたご神託を授けられます．

 繰り返しますが，私たちは冷静に新聞を読むようにし，良心的と思われている新聞や放送でも，何が事実なのか判断しなければ，無意識に子どもの未来に影を落としかねません．

■ 子どもの雑誌にも注意

 ここまで新聞を主に取り上げましたが，私たちの目にあまり触れない子どもの雑誌にも問題が多くあります．「携帯電話を親に買わせる方法」というような「子どもの好み」に合わせた企画が多く，後に述べる過激な性教育(357頁)に劣らない「性交を煽る」ような記事も見かけます．

3-2 報道の問題

　「売らんかな」の商業主義は，子どもの雑誌や育児雑誌にも押し寄せ，社会の悪化を促す一因となっているようです．子ども向けの雑誌が「堅い記事だけでよい」とは言いませんが，現状を考える時，子どもに関わる使命感や教育的配慮を編集者はもってほしいと思います．

　現在は規制され，多少改善されましたが，15年ばかり前までは，中学生がたむろするコンビニ（convenience store—ちなみに台湾では「便利商店」と命名されています）の店頭に，思春期の女子向けのような題名と表紙で，中身は「ポルノ」か，それ以上のものが発売されていました．昔からこの種の雑誌は必要悪としてありましたが，表紙の図柄や題名が「いかにもそれらしく」，しかも本屋の奥にひっそりと置かれていましたから，これも恥の文化(419頁)，または節度(264頁)といえるでしょう．

　子どもは思春期ともなれば，この種の本を親に隠れて買ったり，友人から借りたりしたものですが，そこに規制がかかるので「後ろめたさ」を感じさせ，歯止めがかかるだけでなく，社会に認められない「枠」「規制」を体得していったのです(386頁)．それがコンビニの店頭で，誰もが羞恥心をもたずに買えるようにしたことで，後ろめたさという制限が失われたのです．この違いも結果的に子どもの発達や社会状況の悪化につながっていると，私は相談を通して感じています．

3-3 自分の国を考える──自然風土

> 要点：「国」意識の乏しい私たちの問題を鋭くみる
>   　　他国と異なった長所と欠点を適切に把握する
>   　　自然共存・母性社会・集団主義・島国の日本
>   　　自然征服・父性社会・個人主義・大陸国家との対比

　日本人ほど自分が他国から「どのようにみられているか」を気にする民族はなく，昔から「日本人論」が多く出されてきました．古くは『菊と刀』(ルース・ベネディクト Ruth Benedict)(418頁)に始まり，一世を風靡した『日本人とユダヤ人』(イザヤ・ベンダサン Isaiah BenDasan＝山本七平)(419頁)から現在に至るまで，多くの本が出版されています．いずれも，日本人のある側面を強調して論じていますが，基本にあるのは，独自の民族性によります．これから民族性・精神風土を考えていきます．

■ 自分の国を考える

　私たちの国はユーラシア大陸の東の端から海を隔てた，弓なりの小さな島国です．35年余り前になりますが『日本沈没』(小松左京)という小説(2回映画化)が評判になりました．特にこの数年の各地で起こる地震災害を経験すると，それが実感できるほど「危うそうな国土」です．しかし，一方でこの国土がこれまで常に幸いをもたらし，それが大きく民族性を形造ったといえます．
　古代から近代までは，この大陸の東に君臨した大国・中国から海を隔てたことで，征服されることもなく，文明・文化は入り，航海術が発達した近代には，西端の西洋諸国から極東(Far East)といわれるほど離れていたので，彼らの帝国主義の餌食になりませんでした．これには最近では死語になった「気概」「愛国心」や，しばしば仏語の流用で使われているノーブレス・オブリージェ(noblesse oblige＝高い身分に伴う義務)が武士階級を中心にあった(290頁)のも見逃せません．

■ 私たちが考えること

　文化が他の地域に伝わるには，征服や侵略によるものと，絹の道(silk road)のように平和的に伝わるものがあります．日本はその位置のおかげで，後者のような平和的に文明や文化が常に入り，土着の文化と融合され，独特な文化を育んできました．

　しかし，文明や文化は他国から入ってきても，その土地に結びついた「風土」だけは，いくら頑張っても模倣も輸入もできません．自然環境(風土)はその土地(国)固有であり，どのようにしても動かせず，それが民族の心を形成し，その国の文化の基礎になります．

　いくら欧米化され表面的変化が大きくても，日本人の根本には根強く変わらないものが，この風土によって創られたのです．この基本を適切に把握すれば，私たちはこの社会の問題に有用な回答を見つけることができます．残念ながら，現代は根本にあるものを見つめる作業が軽んじられ，表面的事象だけを追い求めるため，国の現状や方向性を混沌とさせています．

■ 日本独自の文明・文化

　冷戦終了後，国家間では共産主義や資本主義といったイデオロギー(418頁)による対立でなく，数多くの文明の単位に分裂し，相互に対立・衝突すると米国のハンチントン(Huntington)が指摘して話題になりました．それが21世紀の幕開けの年に，米国で発生した9・11同時多発テロ(308頁)で証明されたかのようにみえました．このような考え方は昔から一部にあったのですが，日本にとっては「肝に命じておく」論だと思います．彼は地球上の文明を「西欧文明」から「アフリカ文明」まで八つに分け，すべての文明には複数の国が含まれるが，日本文明だけは唯一の例外で，一つの文明が一つの国の中に留まっていると指摘しました．これは私たちが他のいかなる国とも共有できない，時には他から誤解される，独自で唯一の文化(思考)をもっているのを再認識させました．ハンチントンのこの説を「日本は周囲から浮いている」と悪く捉える意見があるのも日本的です．

　同じ東洋でも大陸国家(中国・ロシア)，半島国家(北朝鮮・韓国)，海洋の島国(日本や台湾)では，かなり民族性が異なります．また，同じ島国でも英国と日本では周辺環境の違いで，大きく異なった民族性をもちます．この違いも重要です(297頁)．

■和魂漢才から無魂無才まで

　学問の神様と言われる菅原道真は，遣唐使を廃止したことでも有名ですが，彼は「和魂漢才」という言葉によって，中国（漢）の優れた文明や制度（才）に習うのも大切であるが，わが国独自の大和魂でこれに対応するべきであると提唱しました．

　明治維新の時にも表面的に江戸時代を葬り去ろうとして，廃仏毀釈や鹿鳴館創設などもありましたが，心ある者は先に示した菅原道真の「和魂漢才」を「和魂洋才」とつくり替え，西洋に学ぶべきではあるが，わが国の伝統や文化・歴史を忘れない精神で行おうとしました．こうして世界で類のない平和革命（明治維新）が成し遂げられたのです（321頁）．特に注目すべきは，種々の改革が武士階級にとって自らの首を締める政策であるにもかかわらず，これを実行した点でしょう．まさに江戸時代に培われた「気概，犠牲的精神，我一人でも行かん」の武士道が生きていた（288頁）のです．

表3-3　和魂漢才から無魂無才へ

和魂漢才→和魂洋才→洋魂洋才→無魂無才

★ 意見／異見　文化と文明　★

　文化はラテン語の「cultura」に由来する「culture（栽培・耕作）」から創られた言葉ですから，環境からの歴史で述べるように（337頁），人間が最初に不自然な生活を始めた行為から出た言葉になります．その意味するところは，自然に手を加え，形成してきた物心両面の成果であり，人間固有の生活様式の総体を表し，自然に対比される「人間特有のあり方」を表したものすべてになります．

　文明はラテン語の「civis（市民）」に由来する「civilization（都市化）」で，同じく環境の歴史から考えると，次の段階，いわゆる4大文明発祥時点での都市化現象（339頁）になり，語源からみても文明は文化を基盤にして出現しています．これは生活水準が上がり，人権尊重と機会均等などの原則が認められてきた近代民主主義の西洋社会といった意味が付加され，個人の特性や教養を重視する，より高度な社会全体を含む意味と考えられます．

　このように語源的には，文化が基本で文明はその後についてくるものになりますが，日本ではドイツ式の考えで，文明は機会・技術・質的要素に関わるものとし，文化は価値観・理想や，高度に知的・芸術的・道徳的な社会の質に関わるものと解釈しています．

ところが，敗戦後は戦勝国である米国から大「和魂」が悪の根源と断罪(327頁)され，西「洋魂」が押しつけられ，日本人はそれに従い「洋魂洋才」になるように励み，それまであった欧米崇拝／劣等感意識を更に強く心に刻み込んでいきました．このため，戦後は「何もかも欧米(特に米国)が素晴らしい」という意識になり，洋魂になるため，古くから日本語として適切な言葉のあるものまで，わざわざカタカナに言い換える(298頁)など，気づけば自らの日本人としての精神的支柱や文化を葬り，魂も才能もなくして「無魂無才」(林秀彦による)になった感があります(表3-3)．

私たちが今，早急になさねばならないことは，母国を客観的に知り，そこに誇りをもつことです．そのためには「なぜわが国だけが独特の文化をもったのか」を考え，可能ならば「和魂外才」にならなければならないと思います．

■ 自然共存と自然征服

近代から第二次世界大戦までは「陽の没する所のない」と形容されるほど植民地をもっていた英国が，世界を支配していました．その後，現代までは，英国

★ |意見/異見| **国歌・国旗をどう考えるか** ★

平成11年(1999)2月末，広島・世羅高校の校長が自殺しました．その原因が卒業式で国旗掲揚，国歌斉唱について教育委員会と教職員組合の板挟みで悩んだからと推測され，同年8月に慌しく制定されたのが「国旗国歌法」です．A新聞は反対，M新聞は国歌のみ反対，S・Y新聞は全面賛成と全国紙でも賛否両論でした．

そもそもある国に住む場合，その国の慣習・文化として使われてきた国歌や国旗に反対するとか，「反対する自由や権利がある」という意見が出ること自体が，世界中で戦後のわが国のみであると認識しなければなりません．

よく「侵略で血塗られた」国旗と言われますが，他国の国旗も，ほとんど同様のことが言えます．しかし，いかなる国も国旗を大切にし，お互いに相手国のそれに敬意を表しています．

国歌は多くの国では戦争・戦いが歌詞になっていますが，「君が代」は平和的歌詞で，平和と自然を好む(294頁)民族らしくてよいと思います．しかし，一部の「平和を唱える団体」ほど反対しています．「君」を天皇と解釈し反対するようですが，「国の象徴」が栄えるのは国民の栄えになり問題はなく，また「君」は「相手」を指す使い方もあり，それにこだわるのも愚かなことで，国意識の乏しい島国らしい思考と思います(297頁)．

世界中の人々が共通にもつ，国旗や国歌を愛し誇りをもつ感情や思考を日本人がもてば，この国のあり様も，もう少しよい方向に向かうのではと考えます．

に替わり，米国が世界を支配しています．英国はアングロサクソンが主流で，米国も主流はアングロサクソンです．彼らの祖先はゲルマン民族であり，中欧で太陽の当たらない土地の民族です．このように自然が人間に恵みを与えてくれない土地では，知恵のある人間は自然を「征服しよう」と考え，工夫をしていきます．その上，台風や地震という天災もほとんどない土地なので，征服思想は強固に形成されます．

　これに比べ，日本は生きていくための基本になる「光(太陽)，水，肥えた土地，緑，適度な温度や四季」など，衣食住に関しては自然の恩恵を他のいかなる国にも負けないくらい受けています．その上，海という自然が強固に「隣りの大国(中国)」から守ってくれ，先に述べたように文明・文化だけは入ってくる状態でしたから，自ずから自然に感謝する思考が生まれてきました．一方で，地震や台風(雨という恵みもある)といった人知では防ぎきれない天災が多いのも特徴ですから，自然に畏れをもちます．この感謝と畏れが「自然と共存しよう」という心を生みました(表3-4)．

★ 意見／異見　**中国は日本とまったく異なる文化と民族性** ★

　東洋と西洋では，前者が自然共存文化で，後者が自然征服文化ですが，中国はその地形や歴史からみれば，時には西洋以上に自然征服文化の国です(過酷な自然の多い大陸国で，多くの国と国境を接するから当然のことです)．

　日本は漢字に始まり，孔子の思想(儒教)から漢詩，政治制度，都市構造など，多くのものを中国から輸入したので，中国を「同文同種」と誤解して，「私たちと同じ思考・文化をもつ」と思い込んでいます．

　よく使われる「君子豹変す」という中国の諺は，実はその後に「民は面を革(アラタ)める」という言葉が続きます．すなわち「革命で国(皇帝)が代わると，すべてが変わるが，庶民はそれに合わせて表面を変えても，本質は何も変えない」というのが本来の意味です．これこそ中国人の民族性を適切に表していると共に，新しい王朝は以前の王朝をすべて否定し，価値観は表面的に180度変え，歴史も徹底的に書き変えます．

　中国では歴史を塗り替えるのは当たり前で，歴史は断続し，正史が28もある点や，庶民が皇帝の意向などに無関係に，いつ王朝が代わるかもしれない不安定さの中で，したたかに生きる様からみても，根本的にわが国と文化が異なります．日本は戦前までは歴史が一つの正史しかなく，「お上」の意向に住民はそれなりに従ってきましたし，国が根底から変わる不安は常になく，戦国時代でも武将は天皇から認められることのみを目指していました．これがすべてよいとは言えませんが，とにかく民族性は180度異なると認識しなければなりません．

表 3-4 日本と西洋(その他多くの国)

日 本	西 洋
自然共存	**自然征服**
自然を詠う俳句・和歌・借景(自然な庭園)	人工化した庭園
虫の声を愛でる	虫の声は雑音
自然を表現する語彙の豊富さ	自然に対立
空間重視	時間重視
静的(定住)	動的(移動)
島国(海洋国家)	大陸国家(英国を除く)
優しい文明	**剥き出しの利己的文明**
命の再生と循環が世界観	森を破壊し,移動するので情報が重要
菜食のほうが穏やか	動物蛋白のほうが力強い
個の自立が妨げられる	個の自立が最優先
和の世界(協調)←耐える	個人主義(自立)←発散する
稲作魚撈文明 植物文化	**畑作牧畜文明 動物文化**
稲を徹底的に利用	動物を徹底的に利用
魚と稲(水の管理)	家畜と麦(天水農業)
(相互監視/欲望を抑える不自由)	(個人の欲望を自由に開放)
技術集約・労働集約(一所懸命―奴隷に任せられない)	労働の生産性(自分以外の労働―奴隷)
家畜も家族の一員	牧畜(家畜を支配)
徳治主義	覇権主義
労働に価値(神々まで働く)	労働は悪(エデンの園からの追放)
勤勉性(騙すほうが悪い)(性善説)	罠,おとりなど「騙す」ことを重視
	(騙されるほうが悪い)(性悪説)
友好(情報軽視)	密偵(spy)(情報重視)
平和的	闘争・戦争を厭わず新大陸発見*など征服
環境保全(ecology)	自然破壊
江戸時代の鎖国	植民地政策の巧みさ
原始的宗教のまま八百万の神	一神教(選民思想)
勤勉革命	産業革命
紋章は菊・葵など植物	紋章はライオン・鷲など闘争的
罪を憎んで人を憎まず	罪は罪(罪の文化)
謙虚が美徳(謝罪)	自己主張
恥じないように(人格に価値)教育―恥の文化	自立を重視する(能力に価値)教育
ごめんなさい	ありがとう
母性社会	**父性社会**
母親的暖かさ・情緒深さ	父親的冷たさ・冷静さ
平等(平均)	能力主義(階級・差別)
集団の利益/場の模範	個人主義/個人の責任
長いものには巻かれろ	われ一人でも行かん!
血縁・家族主義	民主主義
阿闍世コンプレックス	エディプスコンプレックス
赦され型罪意識	罪せられ型罪意識
感情的/主観的/受容	冷静/客観的/指示
文化系に能力	理科系に能力
芸術は質素(切り捨てていく)で小さいのがよい	芸術は華美(飾り立てる)で大きいのがよい
↓	↓
地球に優しい/環境を救う文明になり得たかも	遺伝子操作・クローン技術が世界を滅ぼしかねない

この日本と西洋(多くの国々)の決定的な思考の差は,あらゆる場で顕著であり,例えば,子どもの心の発達に最も大切な「触覚」(205頁)にも正反対の行動様式として出現します.私はこれを,西洋が「成人してから触覚を必死で求める文化」で,わが国は「乳幼児期に満足する文化」と命名しています.西洋では子どもは乳幼児期から一人で寝かせ,背負うこと(母子一体感と平衡感覚を学習する最良の子育て)をしないのに対して,わが国では乳幼児の添い寝(川の字に寝る)が当たり前で,かつては背負うもよくみられました.西洋では成人になると握手・抱き合う・キスなど人前でも「触覚を味わう対人関係」をもちたがりますが,わが国ではお辞儀をし,人前でべたべたすることは「はしたない」と考え,「触れない対人関係」でした.西洋と日本の子どもの犯罪発生率や被虐待児の数や内容(275頁)の差は,この乳幼児期の子育ての差によるためではないかと,私は考えています.

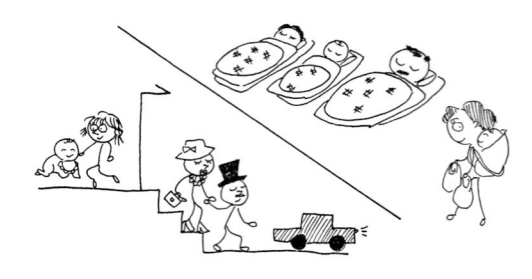

■ 自然共存の日本

自然と共存する日本には「自然治癒」という言葉があるように,自分たちの内部にも自然を感じ,秋になれば虫の声を愛でるのも,虫の声を左脳で感じるからです(西洋人は右脳で雑音として処理する).母音の多い言語も,俳句や和歌などで自然を詠んだ歌の多さも,いずれも自然と一体感のある民族性によっています.自然を表す言葉の豊富さも驚異的で,例えば「雨」を表す場合でも「時雨・五月雨・春雨・梅雨・氷雨・村雨」など実に多くあります.庭園を造れば自然をそのまま取り入れ,水は築山の高きから流れ落ち,木々は自然を模した配置になり,時には自然の風景を借景にしますが,西洋の庭園は必ず人工的な幾何学模様で芝生や花を植え,水も自然の流れに逆らって,下から上にあげる噴水にします(図3-7).ここでも自然征服思想はいかんなく発揮されているのが判ります.

平成15年(2003),米国の日本庭園専門誌 *Journal of Japanese Gardening* が,日本の389ヶ所の庭園から,足立美術館(島根県安来市)の庭園を「日本一」と決め,その後4年間常に1位を保っています(図3-8).この庭園は「枯山水で借景もある日本庭園」ですが,その際立った美しさは,幾何学的に造られてい

ることから来るもので,「表現形式は西洋化」しているためと私は理解しています.だから,米国で人気が高いのでしょう.

庭園に限らず,日本人本来の美意識は簡素・小さい・富と結びつかない・自然のままがよいといわれています.秀吉が利休の庭に咲く珍しい朝顔を見たいと訪ねた時に,見事に咲いたそれらをすべて切り落とし,茶室に一輪だけ活けていたという逸話があります.日本は茶室に代表されるように,飾り立てない簡素が美になります.一方,西洋の美は大きさ・華美・富と結びついたもので,ここでも正反対の特徴がみられます.また,【意見・異見】(292頁)で述べたように,中国も西洋的な面があり,漢字の「美」は羊の大きいことを示し,「麗」は鹿の角が大きいことを表していますから,大きさも美の要素です.

近代になり,日本の芸術に触れた西洋の芸術家は,自分たちとのあまりの違いに魅力を感じました.ゴッホ(Gogh)は浮世絵を模写し,

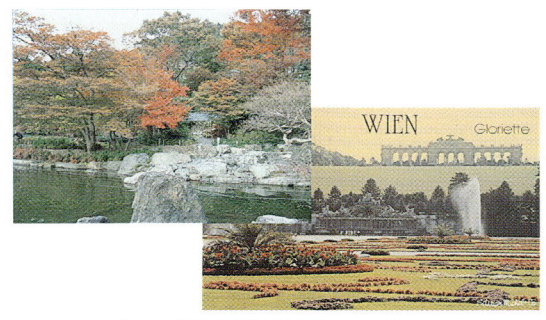

図 3-7　日本の庭園と西洋の庭園

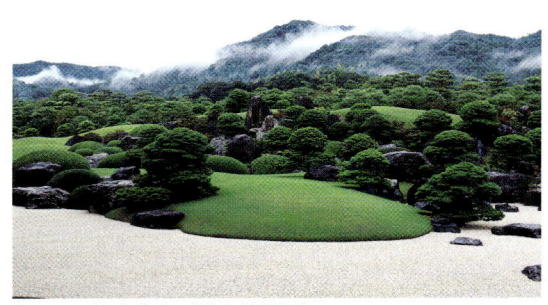

図 3-8　枯山水庭（足立美術館）

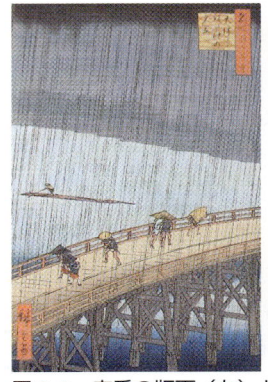

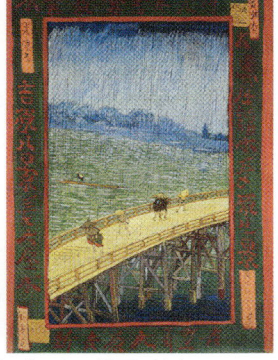

図 3-9　広重の版画（左）とゴッホの模写（右）

フランス南部で未だ見ぬ日本を思いながら過ごしました（図 3-10）．ゴッホの作品を好む日本人が多いことと，どこかに繋がりがあるのかもしれません．この話は，文化の違いは芸術分野での優劣差ではなく，基本にある風土差と，研ぎ澄まされた感性が共鳴する様を示し，文化の交流が新しい文化を生んでいくことを判りやすく教えてくれます．強調したいのは，日本が外国，特に中国や西洋に劣るのでなく，独自の文明や文化をもっていた点です．それを芸術家は純粋に感性から感じていました．

　自然に恵まれた土地では農耕が芽生え，土地に定着するのに対して，不毛の土地では狩猟と移動が主になっていきます．家畜を農耕の手助けとして，まるで家族の一員のように待遇してきたわが国に対して，家畜を放牧して効率よく管理し，食料の乏しい冬には殺して肉を保存し，徹底的に利用しようとする文明が栄えてくるのが西洋です．西洋人がほぼ世界の有色人種の地を征服し，植民地政策を成功させた（326 頁）のも，彼らは原住民を家畜と考え，効率よく支配した面があります．英国人が有色人種を動物並みに扱う冷徹さ・狡猾さを，会田雄次は自らの捕虜生活を通して，文化論として述べています（331 頁）．

　これは植物文明・家畜文明の違いとしてみることもできます（293 頁の表 3-3）．日本は稲と魚を主食にし，西洋は麦と動物を主食にします．稲作は棚田に見られるように水を共同で管理するため，協調性が何よりも重視されます．戦後の「戦前否定教育」によって，日本人の欠点は「没個性，従順性，集団主義」で，監視された窮屈な社会に住んでいたと強調されましたが，これらは稲作文明から芽生えた民族特性です．この欠点は一方で勤勉に働き，和を尊び協調性をもつ美徳につながり，神々まで「機（はた）を織り」働く文化が芽生えています．

　これに対して，麦は天水農業，すなわち天候任せで広い範囲を耕作するため，勤勉だけでは賄いきれないほどの大量の労働力を求め，奴隷を使う文明を生み出しました．禁断の木の実を食べ楽園を追放されたアダムとイブに，苦役として労働が課せられたと考えるキリスト教は，基本に労働をしたくない／労働は卑しいものとする思考（275 頁）から，これを奴隷にさせたとも考えられます．大航海時代はローマ法王がアフリカ大陸での奴隷狩りを奨励したのです．

　ある程度の文明をもち続けた国で，奴隷という発想がほとんどなかったのは日本ぐらいで，どこまでも優しさを「誇れる」文明だったのです．恵みを与えてくれる自然は，同時に天災も与えるので「耐える」文化を創り，これも勤勉に自らが働く民族性に繋がります．

　また狩猟は罠・おとりを使うので「騙す」面があり，欧米では一般に「騙さ

れる方が悪」く，わが国では「騙す方が悪」になる思考の違いがあります．最も感情を排して，客観的事実を審議する裁判で「情状酌量」が重きをなし，「罪を憎んで人を憎まず」なる諺を大事にするのも，私たちの民族性です．

　子どもを育てるのに，昔の日本では「恥ずかしくないように」と人格を重視したのに対して，西洋では自立を促し能力を重視しています．「人格」と「能力」が戦えば「人格」が負けるに決っていますが，それを負けないように考えるのが英知で，明治時代には英知があったのです．

　自然保全が大きく叫ばれ，西洋文明の欠点が表出してきた現代(340頁)では，わが国が環境を守り，地球に優しい文明・文化をもっていた事実(江戸時代まで)を思い起こす必要があります．自国の文明・文化の特徴や善さを認識すると，私たちの思考の基本になるものが判ってくると同時に，世界とどのように付き合うか，日本人は何をすべきかが見えてきます．

　明治維新以来，時代が求めたのも事実ですが，この日本的特徴を失くす方向に国を発展させ，非西欧社会で最も「西欧化」に成功した国になった事実．この善し悪しは簡単に言えるものではありませんが，その功罪を認識しておく必要があります．更に戦後は半世紀以上も，欧米の思想や制度や文化を，いたずらに有り難がり，自国のそれを無視して受け入れ続けてきました．この思考をそろそろ冷静に反省して克服し，国際化時代に進む道を見つけ，子どもの問題をはじめ，混沌とした現状を打破しなければなりませんし，できると思います．

■ 海洋・島国としての日本　(289頁)

　島国なので当然ですが，四方を海で囲まれているわが国は，自然の強固な要塞をもつので，いつ敵が周辺から攻め込んでくるか判らない大陸国家のような心配が，これまでほとんどありませんでした．あるいは，半島国家のように大陸国家の意向を常に気にして，時には攻め込まれる不安も覚えませんでした．これが「国意識」をあまりもたなくても(291頁)，存在できることに繋がります．万里の長城や，中国や西洋の主な都市が城壁に囲まれていたのが大陸国家の特徴です．これに対して，日本では城が城壁をつくっても，町には城壁の類はまったくなく，無防備でした．

　また，島国は海による隔離が他国との往来を少なくし，海の向こうの見えない国々に大きな好奇心や憧れをもちます．これが海の彼方からやってくる物に新鮮さを感じ，新しい文物を積極的に受け入れ，独自の文化を花開かせる面があると同時に，外国のものを特に有り難く思う思考を育てました．

■文化としての日本語

　本書は日本語にこだわっています(v頁)．私は日本語に造詣が深いわけではなく，言葉も漢字も知らない方ですが，昨今のカタカナ氾濫が「日本文化」を滅ぼす大きな力，あるいは無意識に文化を滅ぼす思考によっていると，考えています．私自身もこれまで日常会話や執筆した本で，あまり「意識せず」にカタカナを使ってきましたが，今や「意識して使わない努力が必要な時代ではないか」と考えます．日本語の本で「日本語で書き上げました」というおかしさ，シオラン(Cioran)の「私たちはある国に住むのではない．ある国語に住むのだ．祖国とは国語だ」という言葉を，噛み締めるべき時と考えます．

　私は「何もかも日本語でなければならない／カタカナは怪しからぬ」とは思っていません．舶来品を珍重し価値を置く文化が外国名に憧れ，カタカナ名の方が「高級・洗練されている」印象を与えるのは仕方がなく，それもわが国の島国文化(289頁)として認めざるを得ません．しかし，政府の政策や教育・医学といった地味で，内容そのものが大切な分野にまで，訳の判らないカタカナをつけたり（【意見・異見】次頁参照），日本語をわざわざカタカナに置き換えるのは，やはり文化を滅ぼす国の異常な言動ではないか，と危惧するのです．

　「お父さん」「お母さん」に比べて「パパ(Papa)」「ママ(Mama)」という語感は何とも軽く感じ，尊敬語が失われています．この言葉に限らず，日本語は「漢字と仮名」で読み書きすることで，重みや意味がはっきり出てきます．穿った見方をすれば，子どもが親を尊敬しなくなった，あるいは親が自分たちは偉くあるべき努力をしなくなった要因の一つとして，「パパ，ママ」が一役買っていないでしょうか．

　わが国は言葉にも「霊」が宿ると考える「言霊(ことだま)の国」で，例えば結婚式では忌み言葉があるように，言葉遣いに注意をしてきた文化をもっていました．このような文化の欠点として，言葉の言い換えで本質を隠蔽する悪癖が，戦争中に「退却」を「撤退・転進」，「全滅」を「玉砕」と言い換え，真相を隠すのに繋がりました．同じことはカタカナ使用でも出現し，フリーターやニートは「我慢の足りない若者」「定職に就かない若者／潜在的失業者」「ぶらぶらしている若者」「怠け者」の意味を消して，何となく耳に心地よいような響きを感じさせます．職業安定所をわざわざ和製英語で「ハローワーク(hello work)」と言い換え，某私鉄では駅の清掃員を「クリーンエンジェル(clean angel)」と呼んでいます．大阪の証券取引所の新興企業向け市場の名前が「ヘラクレス(Hercules)」で，

★ |意見/異見| 私の妄想 ★

　喧騒に満ちた小児科外来．泣き声と飛び交う声！　子どもにとって最も大切な親を呼ぶ声も，親が自分のことを言う時も，ほとんどが「ママ」「パパ」です．顔を見れば紛れもない「東洋人の顔」ですが，髪の色は欧米人まがいの茶髪・金髪！　日本人を自認する私は，この嘆かわしい診察室で，「大和魂はどうした」「雷とまでは言わないが，せめてオヤジでいてくれよ」「黒髪のよさがなぜ判らない」と心の中で叫びながら診察しています．

　医学書をみれば，並んでいるのはアイテム(item)，ストラテジー(strategy)，アルゴリズム(algorithm)，アウトカム(outcome)，テーラーメイド(taylor made)などなど，訳の判らないカタカナの羅列には頭をひねります．

　酷使した頭を休めようと，診療後，「阪神の勝つ試合でも…」と思ってテレビをつければ，やや？！「5点ビハインド(behind)で迎えた7回の阪神…」と局員(announcer)が叫んでいます！　ここは日本か？　合衆国51番目の州なのか？

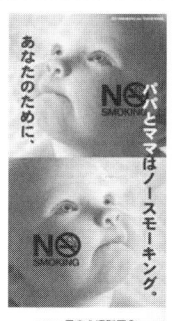

日本小児科医会の作成した広報の図柄は青い目の子どもとカタカナ英語

　私の好きな映画の題名にしてもほとんどの洋画で，原題をそのままカタカナにしている体たらく．映画会社の宣伝部員いわく，「意味の判らない題名の方が流行るのです」．平成14年度のベストテン1位(キネマ旬報)に輝いた秀作の題名は『ロード・トゥ・パーディション(Road to Perdition)』．直ぐに「破滅(地獄)への道」と理解できる者が何割いたのでしょうか？この作品は日本的に言えば「父子の道行き」で，ギャング(gang)世界の親分をポール・ニューマン(Paul Newman)，その義理の息子にトム・ハンクス(Tom Hanks)を配し，この二人の対決を，父性社会・米国らしく，母性社会・日本ではとても描けない，乾いた中に情緒性もある巧みさで捉えていました．父子の絆にしても，義理と実，できる息子と期待はずれの息子とを交差させ，しかも3世代を絡ませて描いており，さすがに1位になるだけの傑作でしたが，カタカナ題名では意味も判らず，観る気にさせません．

　昔は大西洋の単独飛行を初めて行ったリンドバーグ(Lindbergh)を描いた『The Spirit of St.Louis』を『翼よ！　あれが巴里の灯だ』〔昭和31(1956)年〕と訳しました．これこそ「文化」です．現代ならさしづめ『ザ・スピリット・オブ・セントルイス』でしょう．米国人ならその意味するところが判っても，日本人には「判らないカタカナ」になり，それが多くの者には「観に行く気にさせる」おかしな社会になってしまったのです．

　最近では，邦題までがカタカナやローマ字です．山本周五郎原作の時代劇が『SABU〜さぶ〜』〔平成14年(2002)〕．薄っぺらな装置(set)と俳優が相まって，翌年に公開された米国産の『ラストサムライ』の方がよほど上出来の時代劇になっていました．「時代劇までが米国に征服されたのか」と嘆きたい気持ちです(ちなみに，米国は占領初期(327頁)に「義理人情や主君に仕える」思考はよくないと，時代劇の製作を禁止にしています)．

平成17年度の新規上場企業22社のうち，日本名の会社は1社だけでした．

　和製英語は「欧米崇拝／劣等感」の最たるもので，loose socks, skin ship（肌の触れ合い），life line（生命線），gender free（社会的につくられた性に囚われない）など，嘆かわしい限りです．

　明治維新で，欧米から怒涛の如く新しい概念の言葉が入ってきた時，私たちの先輩はそれを適切な日本語に次々と訳していきました．「民主主義」「憲法」「哲学」などなど，その的確な訳語は江戸時代に育った人間に漢文や漢詩の素養があったからではと考えられます．これらの言葉は今も漢字圏の国で使われている事実から，私はカタカナ氾濫の時代に，単なる懐古趣味を超えて，今一度あの頃の日本人の気概（288頁）を取り戻さなければならないと考えます．

■ 母性社会と父性社会

　欧米をはじめほとんどの国が「父性社会」であるのに対し，わが国の自然環境が創った最大の特徴は「母性社会」です．この概念こそ，社会現象や子育てや教育を知るために最も必要なものになります．

❶ 母性優位の日本

　自然の要塞（海）で守られた島国は，他の国に比べて格段に安全で，あたかも赤ちゃんが母親の腕の中でぬくぬくと，いかなる心配もなく過ごしている状態（202頁）に似ています．母国は常に安全であり，「母なる大地」が絶対に存続する民族にとって，その思考が母性的になるのは当然です．同時に国意識をもたなくても大丈夫だと思ってしまう危険性は先に指摘しています．ですから敗戦後の「母国が悪」なる米国による刷り込み（327頁）が半世紀以上も続くのもむべなるかなとも言えます．これは，多民族の移民から成り立つモザイク（mosaic）国家と言われる米国が，常に国民に「国家」を意識させるために，国旗や国歌を強制しているのとは対照的です．

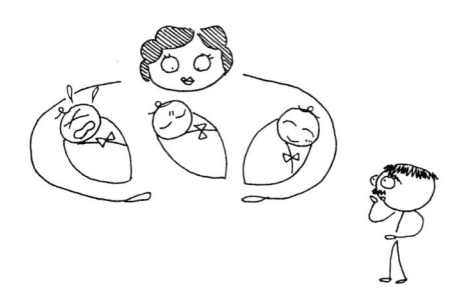

　母親の腕の中で，わが子は「すべて平等でよい子」になるように，母性社会の日本では，学校・学級・部活動・会社・地域など，それぞれの場で，すべての者が，善きにつけ悪しきにつけ暖かく包み込まれ平等化され，その場の平衡

維持（変化をしないで，均衡を保つ）に最大の価値が置かれます．実際，日本ではあらゆる機会に「場」がつくられ，「場の調和」を維持するのが社会の最大の目的にさえなっています．この思考は義務教育では，同じ年に入学した者は「場」をつくると考え，落第も飛び級もさせません．団体旅行を人々が好み，「同じ釜の飯を食った」「同窓だ」「同郷だ」といったことに拠り所を強く求める性癖も同じ現象です．今も根強く残る家意識は，血の繋がった場を極端に大切にするからでしょう．

さらに先に指摘したように稲作民族は，水の管理に始まる集団主義を生まれさせ，「個」は育ちにくく，変わった者は「村八分」に表されるように排除され，「全体の調和・協調性」を最優先させる社会がつくられます．個々の優劣よりも「和」が尊ばれる集団主義の社会環境です．つまり，集団主義・母性社会がわが国の最大特徴になります．

❷ 父性優位の欧米社会

世界中のほとんどの国は陸続き（大陸国家）で，日本のように四面が海に囲まれた安全な国ではなく，いつ隣国から攻め込まれるか判らないため，西洋諸国や中国は対外戦争の連続する歴史です．旧ソ連崩壊後の旧ユーゴでの長い紛争はそれを顕著に示していましたし，あらゆる地域で民族紛争が起こっている根底にあるのは，このような地理的環境によります．ここから常に力で母国を守

★ 意見／異見　英国と『ウェールズの山』（95年　英国映画）★

英国は島国ですが，同国内でスコットランド人は英国人でないと主張し，イングランド銀行券に替えて，独自のスコットランド銀行券を発行しています．最近は下火になった北アイルランドで長期に続いていたテロ事件も，日本では考えられない状況で，同じ島国でも文化や思考はかなり異なります．

『ウェールズの山』はそれほど話題になった映画ではありませんが，英国内での民族性を明るく大らかに歌い上げた作品で，原名が内容をすべて表しています．『The Englishman who went up a hill but came down a mountain』（丘に登り山から降りた英国人）という長い原題です．第一次大戦中の南ウェールズの小村．村人が誇りとしているフュノンガルウ山（Ffynnon Garw）の標高を，二人の英国人測量師がやってきて測量します．英国では1,000 フィート（305 メートル）以上は「山」として地図に載せることになっていますが，この山が実測では984 フィート（299 メートル）しかなかったことが村人に知らされます．英国人ごときに「俺が村の山を丘にされてはかなわない」とウェールズ人の名誉にかけて山にするべく，高齢の牧師から小学校の生徒まで，村人全員で土を山頂に運び，6 メートルの嵩上げをする話です．

る，力に価値を置く父性的・強い国を目指す思考が出現しても不思議でありません．

　これも先に指摘しましたが，農耕に適さない土地では，狩猟(遊牧・牧畜)が盛んになります．彼らは野山を駆け回り，他人の知らない・いない場所を探して獲物をとり，農耕に比べて生産性が低いため，他者が入ってくるのを排除する習性を身につけてきました．獲物の豊富な場所を見つけた「優れた個」に最大の価値を置き，後から来る弱者を追い出し，強者が利益を得る民族で，個人主義が基本です．この社会で，調和や平等を求めて，いわゆるフランス革命に代表される近代民主主義が起こりました(266頁)．この歴史背景をみると，民主主義が個人主義で父性的差別の強い社会で起こり，母性的日本や東洋で起こらなかったのは，遅れていたのでなく，風土が求めなかったのだと理解できます．

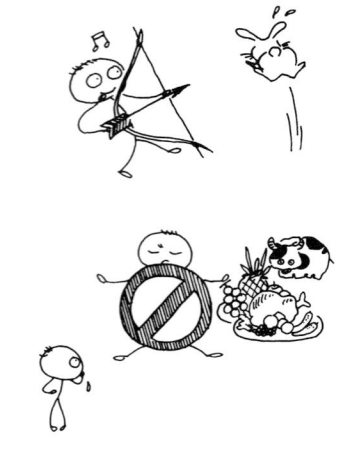

❸ 父性の乏しい環境／現代日本社会

　母性の強い精神風土では，母子の結びつきが強く，家庭で父親の存在が希薄になり，放っておくと子どもは父性性を学びません．しばしば「昔の男は強かった」と言われるのも，母性性の強い風土の中で，為政者が秩序ある統治体制をつくる目的も含め，家父長制や，男尊女卑(決して誉められたものではないが…)という「つっかい棒」を男に与えて，父親の存在を補強していたからといえます．昔から母性社会の男は，基本的に弱かったのですが，いわゆる「力仕事」が多く，働く姿を子どもに見せることができ，「ある種の強さ」を与えていたといえます．これが家庭の秩序を保ち，父親による家庭教育も行え，結果的に社会に秩序を保てるようにしたのです．

　大家族の中で，子育てが父母だけに任されていなくて，子どもを囲む状況も現代社会に比べて複雑でなく，職業選択も生を受けてすぐに決められていたのも好都合に働き，母性の強い国でも子どもの自立心は養われました．

　しかし，現代は子どもを囲む状況が変わった上，男に与えられた「つっかい棒」が民主主義の名のもとにすべて取り外されてしまいました．その結果，母性性の強い社会では，それでなくても元々弱かった父性性を，ますます乏しいものにしてしまいました．現代の子どもにとって，社会化に失敗(不登校など)する理由の1つがここにあります．

❹ 母子密着の社会（母子の心理的距離0の弊害）

　父性性が与えられない場合，乳児期の心理的距離0に近い母子関係(215頁)がいつまでも続く傾向になります．これが夫婦関係よりも，母子関係を重視するわが国の家庭を創っています．

　この母性社会の特徴は，意外に母子関係に入れない父親が，自分の母子関係，つまり子どもからみると祖母と，心理的に0に近い状態に戻っていると思われる現象を引き起こしています．逆にみれば，父親とその母親（祖母）との強い結びつきが，妻である母親に夫婦関係よりも子どもとの結びつきを強め，二世代にわたる母子密着が生まれているともいえます．これほど極端でなくても，夫婦の結びつきよりも親子の結びつきの強さが，父親を精神的に職場の仲間と安住する（擬似家庭）ようにさせたのではないでしょうか．これが仕事人間増加の最大要因で，日本の高度経済成長を押し進めてきた一因であると私は考えています．

　仕事人間の父親は「家のことは女房に任せる」と威張ってみても，実際には心理的に家庭に居場所がなく，「父性的父親」として子どもへの教育を放棄し，職場に居座ります．あるいは先に述べたように，妻が夫への関心を払わず，母親として子どもに没頭するので，夫を家庭外に追いやる面があります．

　母性社会で父親に父性性を与えるには，母親も父親も共にこの状況を意識しなければなりません．父親による家庭教育への参加は，フェミニズムのいう「男性も家事・育児を(384頁)」ではなく，父性性を強くもった子育てを父親が担い，それを母親が上手に勧めなければなりません．子どもの問題を扱う場合でも，父親の参加が重要な鍵になります(42頁)．

　最近では父親自身が自分の妻に母親を求めて，子どもと取り合いをしたり，妻が自分に無関心なのに怒る場合も増加し，あらゆる場で様変わりしていますが，その根庭にあるのは，父性の乏しい母性社会です．

日本の宗教

> 要点：キリスト教的思考で日本の宗教観をみない
> 　　　日本人の宗教心は文化である
> 　　　現代に宗教心が失われたのは戦後教育の影響である

■ 宗教の起源と神道

　人類は原始時代，すべての民族が「何か人智を超えた存在を拠り所にする」思いから森羅万象，山川草木の大自然に畏敬・尊敬の念をもち，これらに宗教性を感じてきました．やがて，環境の違いによって自然崇拝から，精神革命として，約 3,000 年前に人類の「死への不安の解釈」「利他の精神」「道徳・規範をつくる」という気持ちで，具体的な形での宗教や哲学思想が芽生えました（340 頁）．

　しかし，わが国のように自然共存思考（294 頁）が強い所では，いつまでも自然崇拝の状態に留まり，一神教のような厳しい宗教観がない，何か「人智を超えた存在を拠り所」として，漠然とした形で穏やかな宗教心が持続します．神道が具体的に拝む対象をつくらず，建物も質素なことも，その表れの一つです．

　日本では「鎮守の森」といわれるように，神社仏閣はすべて自然の中にありますが，キリスト教総本山のバチカン宮殿は緑もなく，石のみでつくった大聖堂で，どこか自然征服思想を具体化している趣を感じます（図 3-10）．日曜日の朝に「礼拝を知らせ，勧めるごとく」打ち鳴らされるキリスト教会の鐘や，1 日 5 回のお祈りをするイスラム教に比べ，厳かにゆっくり鳴らされる山寺の鐘の音は，宗教観の違いを顕著に示しています．

　物にはすべて霊が宿ると考える「精霊崇拝（animism）」と「巫術（shamanism）（霊降ろし）」の世界が現代にも強く残され，「八百万の神」を信じる穏やかな神道がわが国では基本にあり，外来の儒教や仏教が入ってきても，土着の神道と仲良く共存してきました．この「皆仲良く／優しい平和的な／大らかさ」は

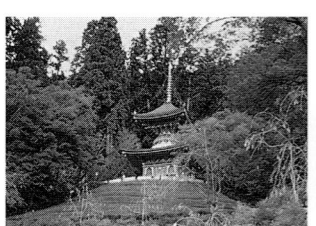

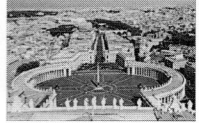

図 3-10　「鎮守の森」とバチカン大聖堂

正に母性社会(300頁)の宗教心で，日々の暮らしの中で常に何か崇高なものに感謝し，人間は死ねば仏(祖霊)になり，生きているものはミミズにも神を見出し，裁縫で折れた針のような無機物まで「よく働いてくれました」と感謝の気持ちをもって供養する行事(針供養)があります．まさに「神の国」で，どのようなささやかな物ごとにも神を見，基本的に宗教心が豊かだったといえます．

近代的高層建築の立ち並ぶ街に，小さな祠をつくり，地蔵さんが祭られ，屋上に鳥居があり，朝の民放テレビは「本日の占い」を大きく扱い，新聞にも夕刊には小さく占いが出ています．つまりあらゆる時・場で「祈る」のが非常に好きな民族性を示しているのです．お盆には満員の列車や交通渋滞の中，苦労して自分の古里へ帰り，先祖の墓参りを行うのも，誰もが無意識に日本的宗教心をもっている証でしょう．しかし，それが一方で失われていく傾向も最近は強くなっているのが心配です．

★ 意見／異見　**オリンピック映画にみる祈り** ★

昭和39年(1964)，東洋で初めてのオリンピック(Olympic games)が東京で開かれ，その記録映画を市川崑監督(227頁)が撮りました．冒頭で新しい競技場を作るために，既存の建築物の破壊という意表を突く場面で始まるこの映画は，単なる競技の進行記録でなく，人間を描き，歴代のオリンピック記録映画としても最高傑作と評価されました．ところが，この傑作を時のオリンピック担当大臣が「記録映画でない」と文句をつけて再編集を指示するなど波紋を呼びました．

この作品で市川は，福島地方の子守唄を主題にしてほしいと作曲家の黛敏郎に要請しました．黛はこの一見あまりにも違和感のある要請に驚きますが，そこは奇才の両人ですから，芸術性豊かな総合作品を創り上げました．

オリンピックで重要な役割をする聖火リレー(relay)は，種々の人類の「祈り」が込められています．子守唄も未来を担う子どもを寝かせ，成長を促すための「祈り」ともとれます．当時，若かった私は気づきませんでしたが，この二つの祈りを感じて，市川は「子守唄をもってきた」のだと，今は思っています．残念ながら，この映画の音楽は当時も一般にはまったく話題になりませんでしたが，毎日映画コンクールの音楽賞を得ています．

段々畑という日本的風景の中を「西洋社会が自からの文化の根源にあると思っているギリシャ(自然崇拝の宗教観で一神教でない)」からの聖火が走る俯瞰(フカン)場面に子守唄を原曲にした美しい音楽が流れて，私は言い知れぬ感動を覚えたことを，半世紀近く経った今も鮮明に覚えています．今頃になって，そこに漠然と「日本人的な祈りを感じていたのでは」と思い，芸術家である二人の奇才は，それを密かに意図していたと確信していますし，そこに民族性を感じます．

■ 現代日本の宗教的環境

　ここまで述べたような日本人の意識は，西洋の自然征服・一神教であるキリスト教的思考からは，あまりにも原始的（未開）で，「宗教心が無い」とみられ，特に知識層が，そのように思い込んでいます．しかし，この思い込み自体が，既にキリスト教的一神教の思考ではないでしょうか．「宗教教育がないので，世の中が悪くなった」とか，給食の時に「手を合わせるのは宗教行事で反対」など，宗教に関して不可解な声がわが国でよく出るのは，国の歴史や伝統を無視し，自国の宗教心の本質をみていないからと考えています．日本の宗教や宗教心は一神教のような厳しいものでなく，種々の伝統行事の中に組み入れられた文化や風俗習慣として存在し，それらを行うことで養われていたと考えます．私はこのことを基本に据えて，宗教心を失わせる現代社会のあり方を改めていかねばならないと思っています．

　占領軍（327頁）によって，日本固有の神道が否定され，時を同じくして科学の「進歩」に最大の価値を置くようになると，崇高なもの，人知の及ばない不合理なものに畏敬の念をもつ気持ちを私たちは失くしていきました．更に戦後教育は「理屈」や「損か／得か」の思想（180頁）を広め，母国蔑視思考（352頁）も強く，伝統行事（通過儀礼も含め）は「古臭い／面倒だ」と思うようにさせ，神棚や仏壇に手を合わせる風習も含め，日本的習慣は次々と消えつつあります．そして，自分の国の伝統行事よりも，大昔からのChristmasに始まり，商業主義に踊らされて，Valentine's dayと続き，起源もよく知らないまま，この頃ではHalloweenまで幼稚園や学校行事に登場しています．

　このように，私たち自身の最近の在りようこそが，本当の意味で「宗教心の無い人間」をつくっていると考えなければならないと思います．キリスト教的宗教観で日本人に宗教心が無いと断罪するのではなく，自らが宗教心を無くす方向に向かっているという基本的なことに気づかなければなりません．私は伝統や歴史を否定した戦後教育の欠点を改めれば，学校で宗教教育をわざわざしなくても，日本人の宗教心は自然に甦ってくると考えています．

　繰り返しますが，日本人の民族性を基本にした宗教観に思い至り，神道を基本に，あらゆる宗教を受け入れてきた穏やかな私たちの本質的なものを見つめないと，ますます宗教心を失くし，世の中が殺伐としていきます．

　なお，すべてを受け入れる日本で，キリスト教のみが強く迫害された歴史がありますが，それはこの宗教の後ろにある当時の西洋（ポルトガル，スペイン）

の帝国主義的侵略（317頁の図3-12）を，情報の乏しい時代ながら，為政者が鋭く見抜いていた面があります．当時はローマ法王がポルトガルとスペインに，世界を二分して分け与えると宣言していた時代であったことを思い起こさなければなりません．

年末にキリスト教でクリスマスを祝い，仏教で除夜の鐘を聞きながら年を送り，新年を儒教的精神で迎え，神道で初詣をするという，一見無定形な各宗教による混合した行事を，一年の終わりと始まりのわずか1週間で違和感なく実行しているのは，日本的宗教心の現れだと思います．

あるお寺で見かけた，神社もクリスマススタンプラリー（Christmas stamp rally）に参加している風景も，これを表しています（図3-11）．キリスト教精神で建てられた私立学校に，キリスト教徒でない親が気にせず子どもを入学させます．日本人はお宮参りが神道，結婚式はキリスト教，葬式は仏教が今では主流です．このような行為は，一神教のキリスト教思考からすれば「定見の無さ」であり，先に述べたように，現代では行き過ぎている面もありますが，今一度，そこに通底するものを真剣に考えなければならないと思います．

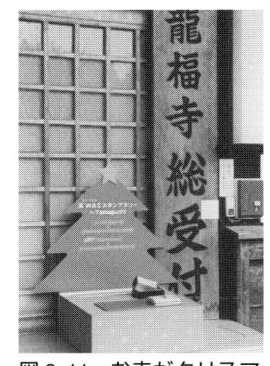

図3-11　お寺がクリスマス?!（冨田和巳：小児心身医学の臨床．p.269, 診断と治療社, 2003）

なお，多くの日本人は仏教徒と思っていますが，日本仏教は本来のインド仏教1割，道教1割，儒教8割と加地が述べており，神道的なものもかなり入っていますから，ここにも日本化が行われています．灼熱の大地で生まれた仏教も，中国と朝鮮半島を経由し，大乗仏教としてわが国に入れば変化し，インド仏教とは異なったものになり，輪廻転生でお墓など創らない仏教が，「葬式仏教」と呼ばれるほど精霊崇拝（animism）を強く意識しているのもその表れです．もちろん，何でもありのわが国ですから，輪廻転生の思考も取り入れています．

■一神教とは

世界3大宗教のキリスト教，イスラム教，仏教のうち，前二者は，自然が恵みを与えない乾燥した中近東の過酷な地で芽生え「排他的で唯一無二の神との契約」を求めるユダヤ教から派生した宗教です．11世紀末から13世紀にまで及んだ十字軍遠征や，16世紀半ばから1世紀も西洋で繰り広げられた新教と旧教

との宗教戦争，現代の混沌としたテロ恐怖の時代をもたらした9・11テロも，キリスト教とイスラム教の戦いという一面があります．

一神教は唯一無二の神ですから，他を認めないので戦争まで行き着きます．最初に人間の心に芽生えた宗教心の伝統を守っているのは，自然崇拝に重きを置く多神教であるように思います．戦争も辞さない宗教は，基本的に日本人には理解できないのと同じように，一神教の宗教観では日本人の宗教的言動は理解できないのでしょう．

■ 診療で問題になる宗教

心理的問題をもつ家族は，宗教，呪術，祈祷などに特別な関わりをもつ傾向があります．時にそれが治療と対立してしまう場合もあるのですが，親はあまり積極的にそのことを話さなかったり，隠したりしているので注意しなければなりません．基本的に親の宗教心が強く，聖職者に相談していれば，できるだけそちらに委ねるようにします．明らかにまずいと思われる考えや指示が出ている場合でも，信仰心が強ければ否定しない方がよいでしょう．しかし，信仰と相談は別と親が考えていれば，宗教批判だけしないで普通に治療を行います．

新興宗教に限らず，親が子どもを宗教活動に参加させようとして，子どもがそれに積極的でない場合（次頁症例参照）や，親から教えられる一神教的宗教の教義や価値観が，級友のもつ一般の穏やかな日本的宗教心と相容れないため，時に繊細な子どもを苦しめている場合もあります．

宗教ではなく，いわゆる祈祷などの行為が，子どもの状態を悪化させる場合は多くあります．これも頭から否定するのは適切でなく，このようなものを現代の都会地にも存在させ，それに頼りたい民族性を理解するように心がけます．実際には親は隠れて行っている場合がほとんどですが，子どもが教えてくれます．

なお治療者自らが，まるで新興宗教の教祖的に治療・指導するのが有効な場合もありますが，一般に危険性が高くなりますから，あくまでも客観的に冷静に対応することが大切です．したがって子どもや親が「先生でなければ絶対に…」といった言葉や態度が強くなった場合には，自分の姿勢を振り返る必要と，親が境界性格（144頁）ではないか，と考えます．

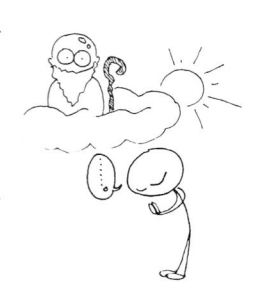

■ 治療者が熱心な信者の場合

　治療者が熱心な特定宗教の信者だと，自らを職業的に律する必要があります．目の前の親子が悩み，社会から脱落している状況は，彼らが宗教心を持たないから，自分の宗教に帰依すれば救われると思いがちになるからです．しかし，日本人のほとんどは日本的宗教心をもっていても，「特定の宗教」を信じないで生活している現実を再認識しなければなりません．

　人は自分の体験に最も価値を置きますから，目の前で悩む親子に，むしろ親切心で自分の信じる宗教を勧めていくのは自然で，心身共に弱った状態で訪れている親子は，しばしば応じやすくなります．それで「治ればよい」ともいえますが，医療を求めて来た者に，宗教を勧めるのは，「契約違反」で，弱い立場を利用して布教活動をしたことになり，医療ではなくなります．

　古くは祈祷者が医療を司っていた事実があり，人智を超えたものに価値を置く宗教的思考は，医師に必須の姿勢ともいえます．ですから，先に述べたような「文化としての日本的宗教心」を医師はもつべきと思いますが，特定の宗教を診療の場で持ち出すのは，治療の意味さえ理解していないことになります．

● **症例**　微熱が続く中学3年生の男子 ●

　これまで近医や市民病院で繰り返す微熱を，尿路感染症として治療を受けています．精密検査もしたようですが，腎臓や尿路に異常がみられません．2学期になり不登校も出現し，私の所を受診しました．両親は熱心な某宗教の信者で，彼の兄弟二人も熱心な信者です．彼だけが反発しているので，親も兄弟も宗教団体の人も，つまり彼の周囲全員が「信心がないからいつも病気になるのだ！」と責め続けていることが判りました．これまでの病院や医院での検査結果も問い合わせると，何も所見が出ないで，尿中の白血球数微増で尿路感染症と仕方なく診断していたと判りました（21頁）．

　幸いにも親との信頼関係が直ぐにできたので，宗教に関して「息子さんへの押しつけになっていないか」を考えてもらいました．そして，子どもには子どもの歩む道があるという単純なことを両親が理解して，微熱（15頁）も不登校も解決していきました．

　実は，彼はその宗教団体の高等学校に兄と同じように進級するように親から言われていたので，以前の心因性の微熱から，より行動化して不登校になっていたのでした．

3-4 歴史から子どもを考える

> 要点：「子どもの未来」は歴史を抜いては成り立たない
> 　　　「子どもの未来」は「国の未来」にかかっている
> 　　　歴史は現在と未来を判断させる最良のものである
> 　　　歴史は様々な見方がある
> 　　　歴史は世界的視野で，当時の眼で判断する
> 　　　誇りをもった人間を育てるために（戦後の歴史教育を見直す）

■ 歴史観の重要性

　医学史ならともかく本書は医学書ですから，いわゆる歴史は通常の感覚では，まったく関係ないと受け取られるでしょう．しかし，歴史を複数の視点からみていくと，子どもに大きく影響を与える社会を的確に診ることができます．歴史は私たちを悩ませている，あらゆる現代の問題への解決策をもっています．ビスマルク（Bismarck）は「賢者は歴史に学び，愚者は体験に学ぶ」と言っていますし，「歴史は繰り返す」「歴史から学ぶ」という言葉も広く言われています．残念ながら，子どもの心因性疾患や凶悪事件を考える時に，ほとんどの人はこの示唆に富む言葉を忘れています．

　更に，子どもに関わる者は医師に限らず「子どもの未来」を常に考えなければなりませんが，この言葉は「国の未来」なくしては成り立ちません．未来は過去から現在へと続く時間の流れで存在し，過去を否定して未来はあり得ないのです．しかし，わが国の公教育では，義務教育期間から大学に至るまで，基本的に自分の国の過去を否定し，誇るべき歴史を抹殺することばかり行ってきました（352頁）．これでは学校教育が，「子どもの未来」を何も考えていないどころか，悪化させているようなものだと思います．

　「示唆に富む歴史」は，母国の誇るべき歴史から生まれ，否定したり偏ったり

した歴史から生まれるはずがありません．

例えば歴史のある国はそれぞれ「神話」をもっており，あらゆる国の起源をそこに置きますが，一般に日本の神話は軽視され，ギリシャなど，他国の神話には価値を高く置く傾向が日本の知識人に強くあります．この現象一つをみても，現在の歴史観や思考の歪みがみえてきます．そして，この歪みが子どもの問題を適切に把握できず，現状悪化を促し，子どもを不幸にし，国の未来に暗い影を落としていると，私は考えています．

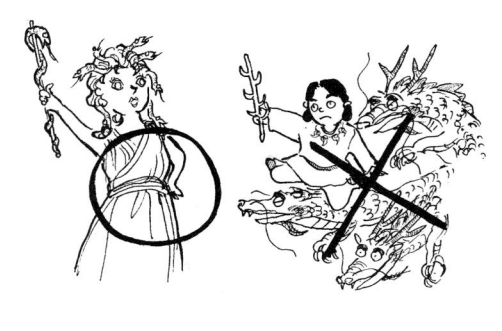

これから，子どもの問題の基本や未来を考えるために，過去半世紀以上も学校が教えてきた歴史観と違った視点で，歴史をみていきたいと思います．

■ 歴史を多角的にみる

「今，私たちの周囲で起こっている出来事が，なぜこのような現れ方をしているのか」の基本を考えようとすると，それは歴史をみざるを得ないと最初に指摘しました．現象の原因を探るには過去に目を向ける必要があり，これを順に遡れば，歴史そのものを学ぶことになります．これこそが現在に役立つ歴史ですが，わが国ではこの発想が欠けています．

また，歴史は捉える視点が違えば，正反対の価値観や思考になると認識する必要もあります．私は最初に述べた動機で，以下の四つの視点から複合的に近現代史を概観したいと思います．

1. 国際化が叫ばれる現代，近隣諸国との関係や，それを大きく規定する米国との関係を基本から冷静にみなければ何もみえないので，米国と関連して歴史をみます．

2. 他の国々と異なった文化・価値観をもち(289頁)，時に「日本の常識は世界の非常識」「世界の常識は日本の非常識」といわれる点を認識して，歴史をみます．

3. 現代世界は明らかに西洋文明の価値観で動く一方，局地紛争やテロ，あるいは先進国での家族崩壊や子どもの不幸(263頁)が，西洋文明の行き詰まりを顕著に表しています．臓器移植やクローン(clone)技術まで行き着いた科学は，す

べて西洋文明の進歩によることから，西洋文明の歴史を考え，人類の発展を環境の面から捉えます．

4．私たちが学校で習ってきた歴史は，戦後教育の最大の特徴である「マルクス史観」によります．今や，政治家から多くの新聞までが，これを善しとしており，外交から子どもの問題に至るまで，混沌とさせています．私はこの歴史観がどれほど，現状悪化に手を貸し，子どもの不幸を生み出したか知れないと考え，マルクス史観の誤りを指摘します．

米国とわが国の関係からみる歴史

　小泉首相〔平成13（2001）〜18年（2006）〕の靖国神社参拝から拉致事件に至るまで，戦後60年以上が経過しても，日本社会では常に，先の第二次世界大戦との関連で物事が云々されてきました．そして，憲法問題を含め，「戦争を憎み」「戦争をしない国」を目指して60年以上過ごしてきましたから，ベトナム戦争から最近のイラク戦争まで，米国が行う戦争にも独善・横暴と激しく反対し，それに追従する日本政府にも非難を浴びせてきました．

　一方，同じ米国がわが国と戦争したことに関しては，反対どころか，正義や大義を米国に認めるのが一般的です．しかし，戦争はいかなる場合にも双方に自分たちの正義があります．大国である米国の覇権主義や独善性に危機感をもち，小国であるベトナムやイラクの立場に立つのであれば，第二次世界大戦に対しても同じ姿勢をとらなければおかしいのです．ある国の政策や外交方針は，その精神風土（293頁）に根ざしたもので，簡単には変わりません．戦前も米国は大国で，相対的に日本は小国でした．日本も米国も自分の立場から正義を唱え，外交交渉の決裂で戦争に突入した以上，どちらにも非があるのです．このように，米国と日本の戦争，あるいは米国という国との関連の中で，まずわが国をみていくことにしましょう．

■ 米国の西に向かう正義の歴史

　米国は英国で経済的に困窮した者，新しい土地で「一旗揚げよう」と思った者が大西洋を渡り，新大陸（これは彼ら中心の呼称であり，ユーラシア大陸同様に古くから存在しており，「新」ではなく西洋の歴史に登場しなかっただけ）の欧州側（東海岸）に上陸したことから始まる国です．彼らは平和的・誇り高い・東洋系の先住民（native American）から農耕を学び，恩を受けながら，彼らの土地

表 3-5　米国の西部開拓史（侵略史）：西に向かう思考

```
北米大陸・東海岸に上陸（1620 年）
英国から独立（独立戦争）（1775～1783 年）
メキシコとの戦争（1846 年）
南北戦争（内戦）（1861～65 年）
ハワイ併合〔明治 31 年（1898）〕
フィリピン植民地化〔明治 35 年（1902）〕
日米戦争〔昭和 16 年（1941）～20 年（1945）〕
ベトナム戦争〔昭和 40 年（1965）～48 年（1973）〕
イラク戦争（第 1 次・第 2 次）〔平成 3 年（1991）～現在まで）〕
```

を取り上げ，殺戮し，支配領域を西に広めていきます．そして西海岸に達すると，英国人が大西洋を西に渡ったのと同じく，太平洋を西に向かい，最近のイラクまで，常に西に向かって戦争をして進んできました（表 3-5）．まず理不尽な理由でメキシコと戦争をし，西海岸に到達し，ハワイ併合〔明治 31 年（1898）〕を行います．この時，ハワイ王国は明治天皇に助けを求めますが，当時のわが国は米国と戦う気も国力もなかったので，これを断りました．

実はこの 1 年前の明治 30 年（1897）に，既にわが国を仮想敵国とした「オレンジ計画」を米国は立案しています．次いでフィリピンを植民地化し，中国に進出する前に立ちはだかる邪魔な存在としての日本が明確になりました．このようにみていくと，日米戦争のある側面が明らかになります．

先住民の殺戮からイラク戦争に至る米国の戦争は，時代と共にある程度の変化があるものの，通底するのは，「力は正義」です．ですから明らかな史上最大の「戦争犯罪」である原爆投下や焼夷弾爆撃で無辜の市民を大量殺戮したことについても謝罪しません．日本人のような「謝罪」は未来永劫しないでしょう．それが彼らの正義であり，世界はその価値観で動いています．

韓国と中国が国交を結んだ時，韓国が朝鮮戦争の謝罪を中国に求めましたが，中国は拒否し，そのまま交流は盛んに行っています．史上最多の植民地をもった英国は，一回も植民地に謝罪せず，15 余年前に香港から去る時には「寒村をここまで発展させてやった」と雨の中堂々と撤退しました．

世界はその時代の価値観で，いかに冷徹に国益を第一に考えて動いているか

を判断する必要があります．それが母性社会（300頁）のわが国には最も難しいことで，北方領土，尖閣諸島，竹島など，わが国固有の領土が実質的に近隣諸国に占領されたままの状態を出現させています．

環境と空間からの歴史

　義務教育修了者ならば，ダーウィン（Darwin）の「種の起源」「進化論」はある程度知っていますが，今西錦司の「棲み分け論」はあまり知られていません．
　しかし，ダーウィンの「自然淘汰で進化した生物だけが地球上に生き残った」とする論では，生物32億年の歴史で，現在地球上に170万の種が存在している事実を説明するには限界があります．これに対して，強弱，大小，新旧のものが，地球上に多様に共存する現状の説明が，「棲み分け論」です．残念ながら日本人にすらこの「棲み分け論」は有名なダーウィンの説ほど知られていません．
　川勝平太（比較経済史）は近代西洋の知的三巨人として，哲学者ヘーゲル（Hegel），自然科学者ダーウィン，社会学者マルクス（Marx）をあげ，京都学派の哲学者西田幾多郎，自然科学者今西錦司，人文学者の梅棹忠夫の三人を彼らに対比して，西洋が時間軸で現象を論じ，日本は空間軸で論じていると分析しています．実際にこの世は時間と空間の中（199頁）で森羅万象が出現している以上，両者から現象をみていくのが大切で，一方からの視点では不十分であると同時に，私は自然征服思想（293頁）が時間を重視し，自然共存思想が空間を重視する点に興味をもちます．あるいは，前者は動的に自然を捉え，後者は静的に捉えているともいえるでしょう．
　また，地球環境での現象を論じるのに，人間中心で自然と対立・征服する西洋思想よりも，自然共存思想（日本人）が適切なように感じ，「西洋型文明の危機」を救う方法論（340頁）があるとの思いが広がります．ヘーゲルと西田の哲学を論じる能力を私はもちませんが，マルクス思想が破綻した論であるのは，平成2年（1990）のベルリンの壁崩壊に始まるソ連・東欧の共産国家崩壊と，地球上に残った数少ない共産主義国の悲惨な現状が雄弁に証明しています．
　ダーウィンの説にも問題があるのと同様，今西の棲み分け論にも「人類の存在」への説明が難しい点があるものの，ダーウィンのそれよりは理論的です．梅棹の生態史観は，少なくともマルクス史観に比べると，格段に，特に日本の歴史をみるには優れた歴史観になります．それに続いて川勝が「海洋史観」を提出し，海からみていく島国の歴史に相応しい視点を提供しています．

■ マルクス史観による歴史学の誤り

　戦後の歴史学会はマルクス史観が席捲し，その影響は教育界に最も強く表れ，今も続いています．マルクスは英国の産業革命による悲惨な労働者階級と，それを搾取する資本家出現への批判を出発点にしましたが，あくまでも自然征服・差別社会の英国の状況から出た論のため，当てはまるのは英国で，自然共存・平等社会のわが国ではありません．

　マルクス史観では表 3-6 のように歴史の発展（時間軸）を捉えていますが，東洋を遅れた地域とする出発点からして，西洋社会による独善的で誤った捉え方です．さらに奴隷制度などほとんど無かった日本に第二段階は存在せず，最終段階の誤りは前述のように証明されています．つまり，そもそも日本には当てはまらない発展形式を，無理に当てはめ，その結果，わが国の歴史を歪めたのです．中学生に従軍慰安婦を教え〔幸い平成 18 年度（2006）の教科書では減少〕，隣国に歴史教科書の検定を事実上させる〔昭和 57 年（1982）の近隣諸国条項〕ような自虐性─まさに日本の常識は世界の非常識なのです．

　マルクス思想がなぜ日本でこれほど受け入れられ，今も形を変えて続いているかについて，「日本にあった根強い西洋に対する対抗意識が，西洋文明を全面的に批判したマルクスに親和性をもった」と川勝は分析しています．また，世界中で知識層ほど，宣伝上手で理想を唱える共産主義への甘い認識が根底にある点も，これに一役買っていると思えます．毒舌で知られるバーナード・ショウ（Bernard Shaw）も，ソ連を訪れた時に，資本主義を罵倒し，共産主義に対して彼らしからぬ迷言を残しています．

　知識層は世界的に現状肯定の「保守」より，改革を目指す「革新」にかっこよさを感じる点からでしょう．つまり知識層はどこの国でも「心情サヨク」になるようです．

表 3-6　マルクス史観による国の発展段階

遅れた東洋的生産様式 ← *西洋の東洋蔑視思想*
古代奴隷制度 ← *わが国にはない制度*
中世封建制
近代ブルジョワー資本主義
共産制 ← *失敗が 20 世紀末に証明された*

マルクス史観によると江戸時代の日本は「暗黒・差別社会，明治維新は本当の革命でなく庶民を苦しめただけで，その後は近隣諸国に侵略した野蛮な社会だった」という，実際とは全く異なる，母国を蔑視・否定することを目的とした歴史になっています．これは後述する敗戦後の米国の占領政策(327頁)が基本にありますが，マルクス思想への憧れも大きな力になりました．

これから，マルクス史観を離れて，先に紹介した視点から，簡単にわが国の近現代史を俯瞰していきます．

■ 梅棹の生態史観を出発点にして，近代のわが国を考える

近代はユーラシア大陸のほぼ全体を初めて統一した蒙古民族の支配(元)が終焉した14世紀頃から，その西端の西洋(最初はポルトガル，スペイン)と東の端の，さらに少し海を隔てた小さな島国・日本が勃興し，幕が開きます．西洋も日本も共にアジアの物産を求めて，貿易の盛んな時代に入ります(大航海時代)．わが国も東南アジア各地と交易を始めましたが，自然共存思考が強く，やがて自国内に閉じ篭る方向に向かいます．これに対して，自然征服思想の西洋諸国は膨張主義・覇権主義で，ユーラシア，アフリカ，南北アメリカ，オーストラリアと，地球上全大陸の有色人種の国々を，彼らの尺度で未開地と解釈して征服・略奪していきます(図3-12)．

西洋は地球の全陸地面積の5分を占めるに過ぎないのですが，わが国が内に閉じ篭った江戸時代の1800年には3割5分を支配し，やがて最盛期を迎えた第一次世界大戦直前の大正3年(1914)には8割4分にまで拡大していきます．この事実をみる時，自然征服思想の西洋列強の怖さと凄さを感じると共に，被征服地の多くは，自然共存的な平和的・有色人種の国々であったために，最初から勝負にならなかったことが判ります．その頃は西洋内部でもお互いに戦争に明け暮れる日々を過ごしていますから，彼らの近代は戦争の時代だったのです．

■ 江戸時代

一方，わが国はいわゆる鎖国を実施し，徳治主義で自給自足，言い換えれば自然保護によって国を独自に栄えさせ，270年の平和な時代を過ごします．もちろんこれは徳川家の「お家安泰」の面も強かったのですが，自然共存思考の発露と，世界情勢をそれなりに為政者が見つめた結果とみてよいでしょう．

いずれにせよ，日本と西洋は共に高度な文明を発達させていきますが，西洋の産業革命に対して勤勉革命，未開地開拓という自然征服に対して自然共存，

3-4 歴史から子どもを考える

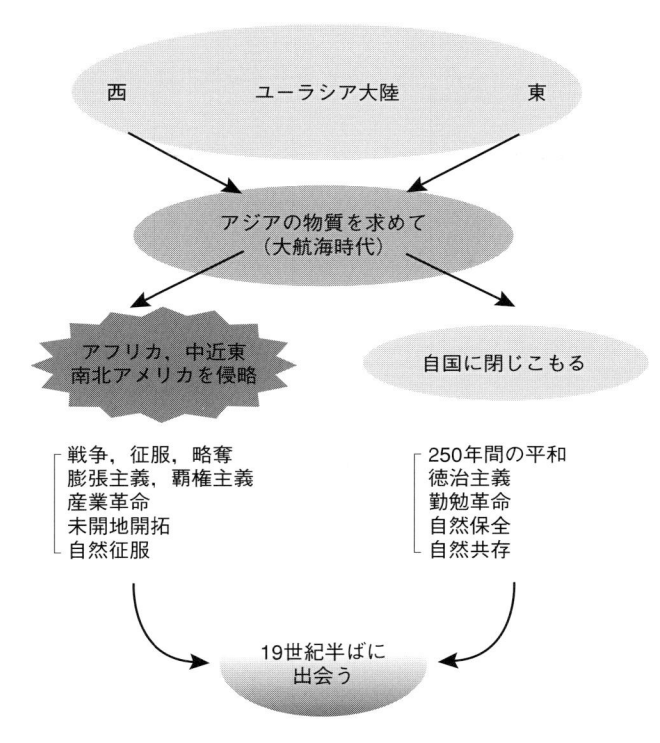

```
        西      ユーラシア大陸      東
              ↓           ↓
         アジアの物質を求めて
          （大航海時代）
         ↙              ↘
  アフリカ，中近東        自国に閉じこもる
  南北アメリカを侵略
  
  ┌戦争，征服，略奪      ┌250年間の平和
  │膨張主義，覇権主義    │徳治主義
  │産業革命              │勤勉革命
  │未開地開拓            │自然保全
  └自然征服              └自然共存
         ↘              ↙
          19世紀半ばに
           出会う
```

図 3-12　近代の日本と西洋の関係

戦争に対して平和（293 頁）という根本的違いがあります．

いかに私たちが平和志向（思考）であるかの証明例として，徳川時代の鉄砲の歴史があります．鉄砲は 1543 年にポルトガル人が種子島に持ち込んだのは有名ですが，翌年には国産品がつくられ，10 年余りすると世界一の鉄砲生産国になり，輸出まで行っています．織田信長は武田の軍勢を騎馬と鉄砲を巧みに使った世界戦史上初めての連発方式を考案して勝利を得（長篠の戦い 1575 年），その後，関ヶ原の戦い（1600 年）で徳川家康が天下を統一します．

戦国時代が終わると，武士が携帯するのは鉄砲でなく刀とし，古今東西，世界史上どこの国も行わなかった自前の「軍縮」を行います．ちなみに，武士という言葉の「武」は「矛」を「止める」と書きますから，ここから「武士道」の精神も汲み取れます．

これはよい意味での「日本の常識は世界の非常識」ともいえる行為です．こ

れがわが国で可能であった地の利に注目しなければならず，自然風土がいかにその国の基本(288頁)にあるかを考えさせます．日本人は生来平和を愛する国民なのです．

冷静にみれば，当時の社会状況は士農工商と呼ばれる封建時代でしたが，西洋や他国の封建制度とはかなり異なり，身分差別もそれほど強くありませんでした．士農工商といっても，支配者の武士以外の3職種間に身分の差はなく，ある意味では「統治する者を上に置き，人間が生きていくために必須の食物を生産する農民を尊重し，あれば便利な工具を生産する者をその次に，商品の流通に携わる者を最後に置いた」当時の価値観を示していると解釈できます．

また，江戸時代は理想的な三権分立であったとの見方もできます．ここで言う三権分立は民主主義の「立法・行政・司法」ではなく，「権威・権力・富」の三権が皇室，幕府，商人に分かれていて，権力は武士にあるものの，それ以上の権威は天皇や公家階級にあり，最下位層とされた商人が経済という実質的なものを握っていたことを示しています．現代はこの三権のすべてを握りたいと

★ |意見/異見| 幕末から明治初期を西洋人はどのようにみたか★

「1850年(江戸時代末期)の時点で住む場所を選ばなくてはならないなら，私が裕福であるならば英国に，労働者階級であれば日本に住みたいと思う」と米国の社会学者スーザン・B・ハンレー(Susan B. Hanley)が書いています．当時の庶民の生活は貧しくとも，精神的に西洋よりも豊かであったのです．「庶民は貧しいが，わが国(西洋)の貧民窟にみられる野獣性，悪性，憔悴した絶望の表情もみえない」という風に，庶民の健康性や明るさを指摘した者は多くいました．

トロイの遺跡を発見したので有名なシュリーマン(Schlemann)も，日本を訪れ「日本人はみんな園芸愛好家で，住居はおしなべて清潔さのお手本になるだろう．世界で一番清潔な国民であるのは異論の余地がない．工芸品は蒸気機関を使わず最高の完成度に達しており，教育は西洋の文明国以上に行き渡っている．東洋の他の国では女たちが完全な無知の中に放置されているのに，日本では男も女も皆，仮名と漢字で読み書きができる」なる言葉を残しています．世界中を旅した者の言葉ですから，当時の事情を世界的視野から適切に述べたとみるべきでしょう．

少し時代が下がり大正時代，フランス公使を務めた詩人で劇作家のポール・クローデル(Paul Claudel)〔姉カミーユ(Camille)は有名な彫刻家〕は「世界で残す民族があるとしたら，それは日本人だ．(中略)彼らは貧しいけれども誇り高く，高貴だ」と言っています．同様の趣旨のことを来日したアインシュタインも言っています(391頁)．彼らは近代化された西洋が失った「古き善き時代」を日本に発見し，マルクス史観で言う，民衆が「虐げられ，支配階級の悪政に苦しむ庶民」では決してなかったことも示しています．

思う者が政治家になるので，国の舵取りを誤ります．人はそれぞれ分に応じて，その職種を全うする意気・気概がないと社会はうまく回らず，江戸時代はそれが今よりうまく行われていたともみられます．

この日本独自の政治・社会制度は自然風土が生んだ理想的なものだったと，現代の政治をみていると感じます．昭和の初期からこの権威だけの皇室を軍部が利用し始め，国全体の機能不全が出現し，悲劇的時代に突入しました．

植民地からの搾取で豊かになった西洋に比べると，江戸時代は，全体に貧しくても，庶民は心豊かで自由に生活し，知的水準も高く，女性の地位の高さも含め，マルクス史観による暗黒・搾取・不自由な時代とは正反対の現実があったようです．元禄文化をはじめとする「庶民文化の栄え」も，他の国々の多くにある権力者による文化との根本的な違いがあります．これは母性社会の特徴 (293 頁) である「平等」思想の表れです．

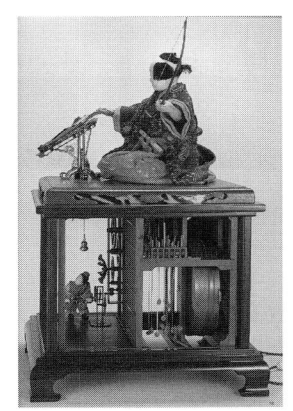

図 3-13 江戸時代のからくり人形

江戸時代の庶民生活は，主に江戸時代末期から明治維新直後にわが国を訪れた欧米人の旅行記や滞在記で客観的に明らかにされています．【意見・異見】でシェリーマンも述べたように，日本の工業水準は有名なからくり人形 (図 3-13) や先の鉄砲同様，世界的にみても技術は高く，例えば時計が輸入されると，日本人は自分たちの時の計り方に合わせ，夏は昼にゆっくり動き，夜は早く動くような (冬は反対) 和時計を製作しています．24 時間同じように時を刻むものを，違った速度で動く高度なものに作り変えたのです．このことからも，明治維新後や戦後の急速な工業化は，民族性として昔からあったのです．このような視点から歴史をみると，私たちの言動・思考の原点を知ると共に，自分の国に自信をもてるのです．

■ 西洋と日本の出会い

慎ましく自然と共存して，世界史上例のない 270 年間の平和な時代を過ごしていたわが国と，西洋諸国との出会いが 19 世紀末にあり，明治維新へと進みます．これに強い影響を与えたのは，世界で最も悪辣な戦争の一つとされているアヘン戦争 (1840 年) でした．意外に早く詳しい情報を得た武士階級は，西洋帝国主義の怖さを感じました．250 年前に「西洋のキリスト教布教の背後にある領

土的野心を冷静に見抜き，キリスト教禁止や鎖国に踏み切った」為政者は，今回も結果的にはそれなりに適切な対応をとり，新しい時代に突入します．

★ |意見／異見| 吉田松陰とスティーヴンスン，そしてトマス・モア ★

　私が最も尊敬する日本人は吉田松陰です．言うまでもなく幕末の思想家であり，明治維新前後に活躍した多くの逸材が彼の門下から輩出したのは有名で，ある意味で明治維新の成功は，彼の思想によっているといっても過言ではないでしょう．

　彼は国を思う純粋な気持ちやその言動から，国禁を犯してまでも母国のために密航を企てます．捕らえられて江戸に送られる時に詠んだ歌「かくすれば，かくなるものと知りながら，已むに已まれぬ大和魂」に，彼の勇気・信念，何よりも気概が集約されていると思います．戦勝国・米国や自虐史観の好きな日本人が，吉田松陰を評価していない点にも，むしろ彼の真の偉大さがあると思います．

　さて，16世紀初頭の英国．政治家・思想家のトマス・モア(Thomas More)は，時の王ヘンリー八世(Henry Ⅷ)と朋友主従関係にありました．女性遍歴が絶えない王が，自らの離婚のためにローマカソリックに反旗を翻し「英国国教会」を創設しますが，モアは最後まで反対し処刑されます．何とかモアの承認を得たいと努力する王と，それに最後まで反対を唱えるモア．モアは「王の忠実な僕である以上に神の僕である」と信念を通すのですが，この過程を劇的に描いたのがフレッド・ジンネマン(Fred Zinnemann)監督の『わが命尽きるとも』〔昭和41年(1966)〕です．

　私たち凡人の多くは，彼らのように強い信念や勇気をもてず，時流に流されて過ごす日々ですが，医療や教育に取り組む職業に就いている者は，せめて「勇気や信念に価値を置き，憧れる」気持ちを失くしたくありません．できるならば彼らの気概の百分の一でももてるようにしたいものです．

　松陰に関しては司馬遼太郎の『世に棲む日日』が読みやすいのですが，彼が主人公の映画はありません．製作するだけの信念・技量をもった会社や監督がいないのも，戦後社会を表しているようで，残念でなりません．なお，彼はあまりに偉大過ぎて，当時の関係者は彼の評伝を執筆できなかったようで，その間に，『ジキル博士とハイド氏』『宝島』で有名なスティーヴンスン(Stevenson)が彼の評伝を書いたという，ほとんど知られていない事実があります．スティーヴンスンは英国スコットランドの生まれですが，44歳の若さでサモア諸島のウポル島で亡くなります．晩年というには若いのですが，「太平洋の島々を列強の植民地政策(334頁)の犠牲にしてはならない」と文筆活動を通して，母国をはじめとする欧米諸国の政策に反対し，英国からは追放直前にまでなっていました．

　私たちは文豪の作品は知っているものの，彼が母国の植民地政策に反対し，松陰の精神に共感を覚えていたことなど，ほとんど知らないのですが，そこに彼らの精神に共通するものを感じ，凄い人がいるものと，改めて感心します(328頁)．

■ 明治維新（1868年）

　明治維新は，それより約100年前に遡るフランス革命と比べ，「民衆からのものでない」という立場をマルクス史観はとります．暴力革命であるフランス革命は，結果的に独裁者ナポレオンを生み，徴兵制を作り（それまでは傭兵制度），ヨーロッパの広範囲に大規模な戦争を起こさせ，フランスでは実に人口の1割が死亡する史上最悪の状況を出現させるなど，大衆の熱狂（266頁）による統制のない革命で，無秩序と混乱を引き起こした側面があります．

　これに対して明治維新では，鳥羽伏見の戦い，戊辰戦争，その10年後の西南戦争も含めて，兵士の死者も極めて少数で，一般人がほとんど内戦に巻き込まれなかったことは特筆すべきです．これは平和的革命として，むしろ世界に誇れることでしょう．

　マルクス史観の最大の特徴はこのようにわが国の優れているところも悪くとらえる点にあります．この思考で教育された国民がほとんどになった現代では，あらゆる分野が混沌とし，未来が暗くなるのは当然でしょう．

■ 欧米を真似た成功と挫折の歴史―（1）成功

　明治維新の成功に続き，自然征服の欧米型国家に劇的変身を表面的に遂げたわが国は，日清戦争〔明治27年（1894）〕から第二次世界大戦の敗戦〔昭和20年（1945）〕まで，ほぼ50年間「自然征服・西洋人に倣って」対外戦争の時代に突入します．この時代は西洋列強による帝国主義の時代で，文字通り弱肉強食です．この時代背景を考慮せず，日清戦争から第二次世界大戦の敗戦までの50年間を，現在の道徳的価値観（335頁）で全面否定しているのが半世紀以上続く戦後教育です．しかし，「国の存立」という基本に立ち返れば，列強の植民地にならないように，自分の国を守るためには，それなりの対応を強いられたと，冷静に振り返える必要があります．

　この50年の最初は，欧米側から「劣等民族と考えられていた有色人種も，自分たちの文明に倣って，それなりやっている」と評価されました．義和団事件〔明治33年（1900）〕の時に，日本軍の規律の良さが欧米の評価を高め，それまで栄光ある孤立を保っていた世界最強の英国に，劣等民族と考えていた黄色人種の国と同盟を結ばせる気持ちをもたせました．しかし，日露戦争〔明治37年（1904）〕に辛うじて日本が勝利した時点からは，それまで「それなりにやっている」評価から，これはひょっとすると「手強い相手ではないか」「下手をす

ると殺られるのでは」「自分たちの植民地が危ういのでは」という不安を白人諸国に生じさせていきます．

● 日露戦争の世界史的意義

東洋の小さな島国が，面積40倍・人口3倍の大国ロシアを負かした（実際には辛勝）ので，ロシアに長年痛めつけられていた国々は，白人までもが喝采を叫びます．スウェーデン，フィンランド，ポーランド，トルコなどロシアと接する国々だけでなく，カナダやメキシコでも，日露戦争の立役者の黒木為将（陸軍）や東郷平八郎（海軍）の名前が，商品や駅・通りの名前に付けられ，その偉業が賞賛されました．ポーランドからは天皇に感謝状が送られ，ハンガリーではお祭り騒ぎになり，第一次世界大戦後に独立した時，国会で国王を日本の皇族から迎えようという議案まで出されました．こうして，欧米でも一部の人々は，自分たちの「白人優位の思考」を見直し始めます．

何よりもこの戦争の世界史的意義は，西洋諸国の植民地であった有色人種の国々に，それまで絶望視していた独立への機運を高めていきます．インドの

★ 意見/異見　**先人の鋭い観察** ★

　日露戦争の時に，岡倉天心は『茶の本』で「西欧人は日本が平和で穏やかな技芸に耽っていた時（江戸時代），野蛮国とみなしてゐたものである．だが，日本が満州の戦場で大殺戮を犯し始めて以来，文明国と呼んでいる」と述べました．本当に平和に過ごした時代は，西洋の基準では「野蛮国」で，西洋人の真似をして対外戦争をしていると「文明国」になる，というのが帝国主義時代の西洋文明の価値観だったのです．

　実際に日本は江戸時代末期から明治にかけて，欧米列強と不平等条約しか結べず，植民地とあまり変わらない状態だったのです．これは欧米からみれば「未開で野蛮」だからで，自分たちと対等でないとみられたことによります．日露戦争が終わった後，明治44年（1911）に，最後の不平等条約の項目が書き改められたので，やっと平等，つまり欧米基準の「文明国」になれたのです．

　更に岡倉は，「文明が恐ろしい戦争の栄誉に依拠しなければならないというなら，われわれは甘んじて野蛮人としてとどまるであろう．われわれの芸術と理想に対して，しかるべき尊敬が払われるその時まで，じっと待つとしよう」と続けています．別の『日本の覚醒』では，「西洋の栄光は東洋の屈辱に他ならない」とも述べています．

　西郷隆盛が「誠に文明ならば，未開の国に対してなお慈愛を本とし（中略）未開蒙昧の国に対する程，むごく残忍酷薄を事とし（後略）」と西洋諸国を評しているのも，同一線上にある江戸時代に育った日本人らしい考えです．

ネール(Nehru)や中国の孫文などは，日本の偉業を絶賛し，ヴェトナムなど各地に独立運動の志士が出てきます．あまり知られていませんが，エジプトをはじめ中近東での評価の高さは異常なほどで，エジプトの国民的詩人ハーフィズ・イブラーヒーム(Hāfiz Ibrahim)は「日本の乙女」という韻を含んだ詩をつくり，それがある時期まで，エジプトやレバノンの教科書に載せられ，皆が暗誦していました．

平成17年(2004)はこの日露戦争勝利100周年でしたが，不思議にも負け戦の第二次世界大戦は，毎年式典の類を各地で行い，報道でも特集を組むのが恒例なのに，世界史的偉業である日露戦争勝利は，100周年の年ですら，一部でしか話題になりませんでした．他国では国をあげての記念式典を大々的に行うのが普通なことを考えると，私たちの習った／知っている歴史が自国を貶める傾向であるのにも，嘆かざるを得ません．

■ 欧米を真似た成功と挫折の歴史―(2)挫折への序奏

日露戦争の勝利で，日本は世界の列強(白人同盟)に，有色人種で初めて仲間入りを果たします．しかし，「勝って兜の緒を締めよ」の諺を忘れ，驕り高ぶりに，対外戦争経験の差と民族差別の強さ，冷静に世界をみられない島国根性(297頁)も加わり，失敗の影は少しずつ忍び寄ります．

その後，第一次世界大戦〔大正3(1914)年〕が始まると，日英同盟によってドイツに宣戦し，いわば漁夫の利を得て南太平洋の国々を信託統治していきます(334頁)．この勝利が更に悲劇へと進ませます．飛躍的に進歩した武器による総力戦に参加した西洋列強に比べ，相手国(ドイツ)の手薄な東洋での局地戦に参加しただけの日本は，世界的規模の戦争の実体を知らないままに勝利だけを得ました．その上，戦場になった西洋へ物資を供給する利益も得ます(この時から，日本製品は粗悪品の代表のように言われ始めます．日本製品が世界でも優秀になったと評価を得るのは戦後，かなり経過してからになります)．この結果，日露戦争の勝利に加えて，真の実力をもたないまま，自我肥大して大国意識をもつようになります．戦争に明け暮れた西洋と異なり，ほとんど対外戦争をしなかった極東の平和的な島国だったのですから，冷徹に世界情勢をみる目がもてなかったのも仕方がありません．こうして島国・母性社会に馴染まない大国意識に加え，父性社会の冷徹さや厳しさはもてないまま，彼らに倣って，更に深く混乱の中国大陸に引き寄せられていきました．

■ 欧米を真似た成功と挫折の歴史—(3)挫折

　米国は既に日本を仮想敵国とした「オレンジ計画」(313頁)をもちながら，日露戦争中から講和条約までは，日本に好意的に振舞いました．これは好意でなく，自分たちの国益に適っていたからです．国益に適えば，ロシアよりも日本を助け，一方で仮想敵国である認識をしっかりもっているのが，父性社会の外交姿勢です．次いで，日英同盟が廃止に追い込まれ〔大正10年(1921)〕，日本側の対応の拙さもありますが，着々と日米戦争の方向に向かっていきます(313頁の表3-4)．

　こうして，昭和の日本は世界を支配するアングロサクソンの父性社会の冷徹さ・厳しさを忘れ，まさに「三代目，唐草模様で貸間あり」の諺通りに，祖父・親世代の血の滲むような努力の結果で得た遺産を失い，日中の泥沼の戦いから第二次世界大戦の敗北へと突き進みました．これには日系移民排除から，経済封鎖，そして最後にハルノート(Hall note)と日本を追い詰めて行く米国の術策にはまった面もあります．この戦争は日本側の拙い対応が大きな原因ですが，基本的には近代国家に必要な

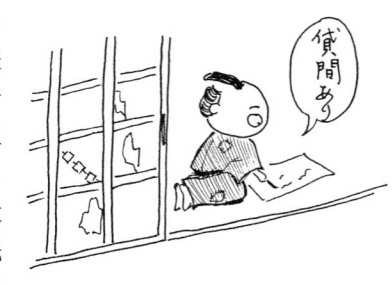

★ 意見／異見　真珠湾奇襲 ★

　米国がわが国に行った経済封鎖と，蒋介石の国民党軍に戦略物資を供給していた行為は，既に宣戦布告であり，戦争状態と言えましたから，日本は拙いながらも戦争回避の努力を続けた事実があります．真珠湾奇襲は緊迫した時期に，米国の日本大使館館員の怠慢から，宣戦布告の通告が遅れ，意図したものではなかったものの，国際法違反になり，後々まで汚名を被せられました．この戦争はどこまでも日本にとって不幸な出来事の連続でした．

　真珠湾奇襲は映画や小説にしばしば扱われ，これを真正面から描いたのは邦画が1篇，米国映画が2篇あります．邦画『ハワイ・マレー沖海戦』は開戦1周年作品として，当時は画期的といわれる特殊技術を使って撮影されました．米国映画の『トラ・トラ・トラ！』〔昭和45年(1970)〕は当初，黒沢明が日本側の監督として撮影を開始しながら，辞任に追い込まれた作品ですが，その規模や史実に基づいた点は評価されます．その後の『パールハーバー』〔平成13年(2001)〕はCGを使った表面的には華々しい作品でしたが，厳しく軍施設だけを狙った日本軍の攻撃を，民間人も狙ったように描き，史実を完全に無視していました．

資源の乏しい(植民地をもたない)国が，急激に分不相応の評価や地位を得たことから，西洋列強を真似，中国大陸への認識の甘さも加わり，他国の資源を求めて侵攻し始めたことが大きな原因でしょう．

なお，第二次世界大戦前夜には米国の中枢部にソ連の密偵(spy)がいて，世界共産化の目的で，上手に日本と米国を戦わせるように画策した資料もあります．中国でも共産党によって国民党と日本がうまく戦わされたという意見もあります．ルーズベルト(Roosevelt)が日本の先制攻撃を知っていながら，戦争反対の国民を参戦にもっていくために，ハワイには知らせなかったということも常に議論されています．

本書の執筆が終わる頃に，文化大革命の真相を綴った『ワイルドスワン』で有名なユン・チャンとジョン・ハリディ(Jung Chang & Jon Halliday)共著の『マオ－誰も知らなかった毛沢東』の日本語版(講談社)が発刊され，ここでは昭和3年(1928)，関東軍の仕業とほぼ確定されていた張作霖の乗った列車爆破事件が，日本軍の仕業に見せかけるソ連の仕組んだものと，最近明らかになった文献を明示して書かれています．盧溝橋事件〔昭和12年(1937)〕は国民党と日本を戦争に駆り立て，漁夫の利を占めたいと考えた中国共産党が仕組んだものという立場からの見解もあります(学校では日本軍と教えています)が，もしも，張作霖の爆破が仕組まれたものとなると，「日本が中国に侵略した」と事あるごとに叫ぶ中国や日本の一部の新聞の見解は，誤っていることになるだけでなく，第二次世界大戦全体の解釈も大きく変えなければならない可能性が出てきます．

第二次世界大戦前後の秘密文章が各国から公開されていくにつれ，戦勝国や第三国から「加害者・侵略者」とされた日本が，本当は「愚かな被害者」であった可能性もあるのです．もちろん，だからといって，私は当時の日本を全面的に肯定しているのではありません．

なお，最近はよく日中戦争と言われますが，戦争は双方が宣戦布告を行った場合の呼び名で，日中間には宣戦布告が最後までなかった事実から，これはあくまで「支那(日華)事変」で，戦争の定義に当てはまりません．これに限らず，わが国では「侵略」「植民地」「戦争」「戦犯」の意味が常に曖昧なまま使われている点にも，歴史を適切・冷静にみていないからです．

わが国で発刊され権威的にみられている百科事典・国語辞典でも，ほとんどが一方に偏った歴史観で，しかも自国に不利な戦争前後の記述がなされています．もちろん，このようなことが起こるのは戦後の日本だけです．他の国では自国に有利な記述が多くみられるのとは対照的です．

■民族差別

　第二次世界大戦前・中・後に，日本は民族的蔑視を米国から受けていた点にも，目を向ける必要があります．当時米国では，日本の戦時標語のような「鬼畜米英」式のものでなく，人類学者や生物学者から「頭蓋骨の形状」というような一見学問的に装った日本人劣悪説が出されていました．トルーマン(Truman)大統領は「日本人は野蛮で残酷，無慈悲で狂信的だから原子爆弾を落とすのが当然」と日記に書いていたのです．

　原爆は米国が「自国の若者を戦死から救うため」に投下したと説明されていますが，既に気息奄々で，和平工作を必死に求めている日本に，戦略的にはまったく落とす必要がなかったものです．ルーズベルトの急死で大統領になったトルーマンは自己の性格と，巨額の開発費用で長年にわたって研究した成果を確かめ，戦後のソ連に対する優位を決定づける目的で，投下を実行します．白人の国であれば決して落とさなかったであろうことは，以前から指摘されていますし，広島に続き長崎にも行ったのですから，これこそ20世紀の最大の戦争犯罪と言えます．

　この民族差別は現代に至るまで抜き難い問題で，この視点を忘れた第二次世界大戦論も誤った解釈がみられます．

★　|意見/異見|　映画『マルコムX』〔平成4年(1992)　米国〕★

　　黒人のスパイク・リー(Spike Lee)が製作・監督・脚本の3役をこなし，同じく黒人俳優のデンゼル・ワシントン(Denzel Washington)が熱演した作品で，黒人解放運動の指導者として伝説的な人物の伝記映画です．

　　主人公は若い頃には犯罪者として服役した監獄で勉強をした後，黒人解放運動に身を捧げていくのですが，監獄内の教室でキリスト像を見て，「なぜ，白人に描かれているのか」と叫びます．私たちの心像でも，何らの疑問をもたず西洋的顔貌のキリスト像を見ていますが，確かにキリストはユダヤ人ですから，色ももう少し黒く，西洋人的顔貌ではないはずです．私はこの言葉に衝撃を受けました．そして，今まで何らの疑問をもたなかったことでも，もう一度考え直すことが多くあると知りました…．

　　なお，主人公が出所後，入団する「ブラック・モスリム Black Muslem(米国のイスラム教徒の集団)」の指導者であるエライジャ・ムハンマド(Elijah Muhammad)は日米戦争で「有色人種によって黒人少数民族が解放されるために，日本が米国に勝つほうがいい」と言って投獄されます．この話は映画では扱われていませんが，ムハンマドは登場します．

肌の色による人種差別はアリストテレス（Aristotelés）の時代から現代まで世界を覆ってきました．日本は国際連盟設立の基になったパリ平和会議で「人種差別をなくそう」と世界で初めて訴えましたが，この提案は多数決により議決されそうになった時，黒人問題を国内にもつ米国・ウイルソン（Wilson）大統領によって否決されました．それは【意見・異見】に書いた事情から当然ですし，米国が自ら提唱した国際連盟に入らなかったのは，国内の民族差別思想が大きく関与していたのです．民主主義を標榜する米国の二重規範（double standard）は，国益のために，あらゆる歴史の場や現在の国際関係でも出現していると認識し，冷静に付き合わなければならないのは，これらの事情からも判ります．

現代，表向きには人種差別がなくなった時代です．しかし，歴史に根ざした民族差別が完全になくならない事実は，オリンピックをみてもはっきりしています．私たち有色人種は感情的にならず，冷静にみていくのが，国際化の時代に求められています．

■ 敗戦

昭和20年（1945）8月，わが国は史上初めて外国との戦いに負け，戦勝国・米国の占領下に置かれ，昭和27年（1952）まで8年間は敗戦国民としての生活を強いられていきます．ここで米国は戦勝国として，本音と理想を上手に使い分け，日本を治めます（図3-14）．長い戦争に疲れ果てた国民は，世界の厳しさを知らずに，この巧妙な政策に嵌り，理想のみを信じ込みました．そしてそれが今も続いています．

米国はつい昨日まで死力を尽くして戦った相手が，「自国内で差別している劣

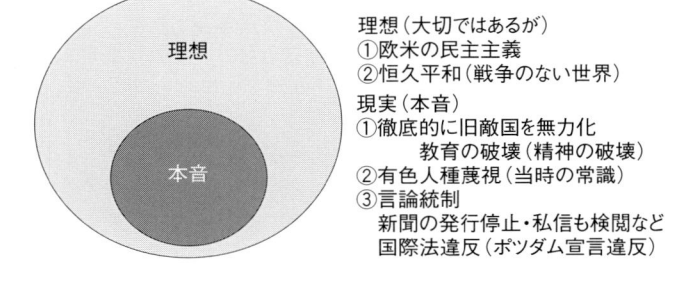

図3-14　敗戦後の日本に米国が押し付けたこと（冨田和巳：小児心身医学の臨床．p.273，診断と治療社，2003）

等民族・有色人種」であり，その劣等民族の敗戦時における，兵士から市民に至る「潔く敗れた静けさ」を驚きの目で見て，西洋人と根本的に異なる精神性に改めて恐怖心を覚えました．これは徹底的に無力化しないと将来に禍根を残すと考え，まず精神（大和魂）(290頁)を壊す目的で，戦前・戦中の軍部以上の厳しい言論統制を行います．その巧妙さと敗戦直後の混乱期が重なったためか，新聞の発行停止から個人の私信まで検閲する言論弾圧を，ほとんどの日本人が現在は忘れています．よく映画やテレビで戦争中の軍部の横暴が描かれますが，本当は勝者・米国の精神的横暴は，それ以上だったのです．飢餓状態の国民に物質的援助を気前よく行い，この精神破壊の政策は巧妙に隠されていた感もあります．

この政策は War Gilt Information Program（戦争責任罪周知徹底計画）と呼ばれ，

★ 意見／異見　『アメリカの鏡・日本』 ★

　ルース・ベネディクト(288頁)は日本を一度も訪れないまま，米国の戦略として「日本人を研究する」作業に参加し，戦後にその成果を『菊と刀』(418頁)として書き上げました．一方，この奇妙な題名の本の著者ヘレン・ミアーズ(Helen Mears)は，ほぼ同世代の同じ米国の女性学者ですが，戦前に2回日本を訪れ，戦争直後は占領政策に参画するために，3回目の来日をします．彼女は学問的立場から日本や東洋に興味をもち，自分の母国・米国にも同じく厳しい視線を投げかけ，戦争や占領政策を論じました．

　この題名の意味は「米国（西洋列強）は近代日本を裁き，非難している（東京裁判）が，日本の姿は己の姿ではないか」という意味です．本書は占領下の日本で，「言論の自由や民主主義を日本に与えた」と宣伝するマッカーサーが発禁にします．この事実一つをとっても，米国の占領政策の二重規範がよく判ります．本書がわが国で陽の目をみるのは独立後で，『アメリカの反省』という題名で発刊されましたが，当時はまったく注目を浴びず，戦後50年たった平成7年(1995)，メディアファクトリーから原題をそのまま訳した邦題で発刊されました．

　ミアーズの見解は，決して日本に免罪符を与えたのではありません．日本が西洋の真似をして愚かな政策をしたと論じ，それがその後の米国の政策（ヴェトナム政策など）への批判にも繋がっています．

　しかし，戦争終了直後にこのような意見を米国で発表するのは，未だに反日感情の強い中で正しく評価されないだけでなく，非難され，彼女はその後，学問的見解の発表機会を失っていきます．それは彼女の論が米国の政策そのものへの純粋な批判に行き着き，誰よりも早くヴェトナム戦争反対を言い始めたことで強化されました．この優れた論客が，父性社会・米国でも抹殺された事実と，それにもめげず文筆活動を晩年まで求め続けた不屈の精神に，私は脱帽します(320頁)．

「日本人に戦争犯罪を押し付ける情報計画」でした．まず4年前の開戦日に合わせて「太平洋戦争はいかに軍部が侵略的意図のもとに行ったか」という連載の第1回を各新聞1面に掲載させ，その後はNHKを通じて『真相はかうだ』という番組もつくり，言論統制の下に米国側の一方的な宣伝が実行されました．これは戦争中の「大本営発表」と大同小異のもので，文字通り「真相」ではなかったのですが，知識層ほど信じていきました．

　なお，この戦争の日本側の正式名称は，「大東亜戦争」になりますが，米国はこの名称をWar Gilt Information Programの一環として使用禁止にし，自分たちの名称「太平洋戦争」を強制しました．太平洋戦争と呼ぶと戦争の性格が変わって，米国側の解釈がすべて正しいとする考えを受け入れることに繋がります〔一般に太平洋戦争は明治12年(1879)，ペルー・ボリビア・チリの3国間で起こった戦争を言います〕．本書で私が第二次世界大戦や日米戦争という言葉を使用しているのは，太平洋戦争を使いたくなく，しかし，日本側の正式名称の大東亜戦争を使うと，真意が誤解されるのを恐れるからです．

　このように米国はあらゆる面で，わが国の文化や伝統，そして戦争前の歴史まで断罪し，表面的に「彼らの理想」で装飾した憲法を押し付けました．憲法はConstitutionと呼ばれるように，それは「国民のあり様」を示すものですから，占領軍といえども憲法を制定するのは国際法違反なのです．ですから巧妙に日本人がつくったように見せかけていますが，その翻訳調の文章が問わず語りに事実を示しています．更に，教育方針も米国に歯向かわない国民に改造するよう定められました．これらがあまりにうまく行き過ぎ，現在の日本はまるですべてを米国に委ねたようになった悲劇があります．

　米国は米国で，わが国と中東の文化差を勘定に入れないで，イラクも日本のようにできると勘違いした悲劇を執筆時点〔平成17年(2005)〕で味わっています．イラクも悲劇的状態であるのは言うまでもなく，この違った形の3国の悲劇は，文化や民族の心の差を独善的な米国が認識しなかったため，というのが私の解釈です．

■ 東京裁判（極東国際軍事裁判）

　連合国最高司令官のマッカーサー（McArther）はWar Gilt Information Programの最大の行事として，「極東国際軍事裁判所条例」を公布し，昭和21年(1946)4月，昭和天皇の誕生日に起訴状を提出し，5月3日に東京裁判を開廷しました．そして，2年余りの審議後，23年(1948)11月4～12日に判決が被告に言い渡さ

れ，今上天皇(当時の皇太子)の誕生日の12月23日に，A級戦犯が絞首刑になり終結します．この起訴と死刑執行の日を天皇および皇太子の誕生日に当てたことからも，公正な裁判でない意図を感じます．

裁判は国際・国内を問わず，法律に違反した者を裁くのが基本です．ですから，法律施行以前の行為はいかなるものも犯罪に問われないのです．この当たり前のことが東京裁判では無視され，それまで国際法になかった「平和の罪」「人道の罪」を持ち出して裁かれます．これを「事後法で裁く」といい，この裁判の不当性を最も明確に表しています．

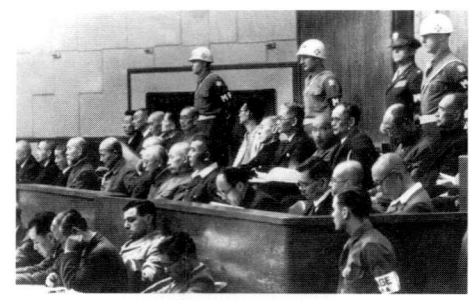

図3-15　東京裁判(極東国際軍事裁判)

更にすべてを取り仕切ったマッカーサーが，わずか5年後の昭和26年(1951)に米国下院で「日本の戦争は自衛戦争であった」と自らの誤りを宣言しています．ウエッブ(Webb)裁判長も主席検事のキーナン(Keenan)も，裁判の不当性を後日告白しており，当事者が「裁判でなかった，復讐劇であった」と言っているのです．それにもかかわらず，最大の被害者である日本人(特に知識層や政治家，報道関係者など)にこの裁判を認めている者が多いのは，考えられない現象です．

★ 意見／異見　映画『東京裁判』について ★

　この裁判の全過程は米国が撮影し，その記録フィルム(50万フィート)が日本側に戦後40年弱で提供され，小林正樹が5時間近い記録映画に編集しました〔昭和58年(1983)〕．この作品を冷静に観ていくと，この裁判が偽善に満ちていることが判ると共に，この戦争のある側面が私たちの視覚を通して伝わります．全編を一気に観ると疲れますが，退屈はしません．むしろ全国民必見の映画で，襟を正して鑑賞すべき作品です．にもかかわらず「南京事件」(333頁)だけは，明らかに誤った解釈で扱われている点は気になります．なぜ，小林ともあろう人が，きっちり裁判記録とフィルムを検証して南京事件に取り組まなかったのか疑問をもちましたが，この場面のみ実写「記録」でなく，米国制作の反日宣伝「劇映画」の一場面を挿入しています．

　穿った見方をすると，この部分のみ宣伝映画を使うことで，実際には虚構であったと，「判る者には判ると小林が謎をかけたのでは」と思うことも可能ですが，よほど歴史に詳しくないと，むしろ宣伝映画であることも判らないでしょう．

国際法の権威は当初からこの裁判を認めていませんでしたし、ほとんどの裁判官が国際法を知らない者であった事実もあります．もちろん，弁護士以外はすべて戦勝国か，その国の植民地の人間であったのも，公正さを欠いていたことを物語っています．

★ 意見／異見　謝罪ばかりの日本 ★

欧米人は有色人種を人間と思っていない時代でしたから，日本人の捕虜に対する虐待とは質の異なる苛酷な扱いを日本人兵士は受けていました．第二次世界大戦でのソ連の酷さは本文で指摘していますが，英米蘭もある意味では同じ面がありました．これは大西洋を初めて単独飛行したリンドバーグの従軍日記や米軍の従軍記者の記録，あるいは会田雄次の『アーロン収容所』など，第一級の資料で明らかにされています．そのほとんどが，無抵抗の捕虜に対する虐待と虐殺で，相手を人間とみていないからできた，まさに非人道的な扱いでした．これに対して，日本側は人道的に捕虜を受け入れ，自分たちの食料難から不十分な対応を余儀なくされた場合が多く，極めて一部を除き，虐待ではありませんでした．付け加えれば，「ごぼう」を食べさせられたのを「木」を食べさせられたと捕虜が訴え，捕虜収容所の所長が死刑にされたような，理不尽な裁きがなされ，戦後に1,000余人の元日本兵が，各地で処刑されている事実にも目を向けなければなりません．

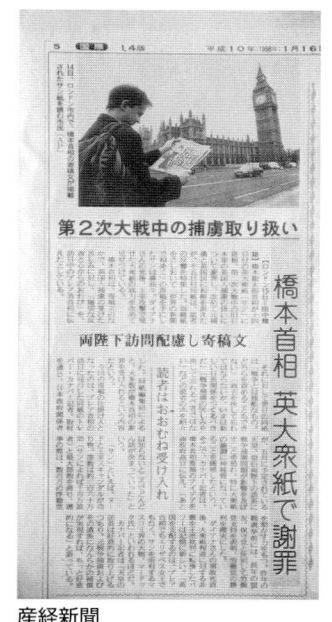

産経新聞
平成10年(1998)1月18日

平成10年(1998)，天皇陛下の英国訪問に際して，捕虜虐待に対する「謝罪文を出せばよい」と直前に来日したブレア(Blair)首相に勧められた当時の橋本首相は，裸体写真と醜聞を売り物にしている英国の大衆紙サンに謝罪文を出しました．

わが国は戦後50年以上経た時点(当時)で英国に捕虜虐待の謝罪をする必要はなく，するならば彼らの方だと私は考えます．戦後教育を受けた首相は，誰も歴史を正しく認識しておらず，危うい言動によって確実に国益を失っていきます．根拠も意味もない謝罪外交ばかりによって，「負の遺産」を子どもが背負っていくと思うと，歴史を知らない恐ろしさが身にしみます．これがわが国固有の領土を近隣諸国に実質支配されても，なす術を知らないことにも通じます(314頁)．

また，戦勝国側の犯罪はソ連の国際条約違反，言語道断の最低60万人のシベリヤへの強制連行（1割の6万人が死亡とされているが，これらはロシア側の発表で，実数は連行された者も死者もそれより多いといいます），停戦合意の8月15日から3日後に突然，北方領土を夜襲するなど，世界戦史上，法規も何もかも無視した戦争犯罪は一切問われていません．もちろん，米国の焼夷弾による主要都市への絨毯爆撃と，原爆投下も問われていません．日本側の米人弁護士であるブレークニー（Blakeney）は「原爆投下が戦争犯罪にならない以上，これらの被告の行為は犯罪に問えない．なぜなら戦争は合法的に人を殺すことである」と裁判の不当性を訴えますが，この発言中は日本語訳も中断され，記録から抹消されました．なお，米国の行った日本の都市への爆撃は原爆であれ焼夷弾爆撃であれ，非戦闘員（一般市民）を殺害する目的でしたから，すべて国際法上で犯罪になり，ブレークニーの発言も原爆に限っている点は誤っています．なお，米国は東京が軍事都市であるとか，日本は家内工業で軍需工場が都市に分散していたからと理由を付けてこれを正当化しています．

　また，日本の侵略を問われた満州国の元皇帝溥儀は，後に「戦争犯罪人にされるのを恐れて偽証した」と述べているように，さまざまな立場の人間による偽証は多くありました．そして，わが国に不利になるものはすべて採用され，わが国に有利な証言は一次資料（417頁）が揃っていてもほとんどが却下されました．

　第二次世界大戦後，「戦争裁判と称する」ものが開かれたのは日本とドイツだけで，しかもドイツで行われたニュールンベルグ裁判は，人種の違いだけで殺戮が行われたナチの大虐殺（Holocaust）に対するものが主で，言うなれば「平時の罪」で裁かれたのです．日本人の多くは東京裁判と同じにみて，戦争犯罪が裁かれたと思い込んでいますが，父性社会のアングロサクソンやゲルマン民族のしたたかさと人種差別を認識しない発想です．

　「同じ敗戦国・イタリアでなぜ戦争裁判が行われなかったのか」，あるいは「なぜ第二次世界大戦後の日本で戦争裁判が行われ，その他の戦争では行われないのか」という極めて素朴な疑問が浮かびます．

　報道から首相も含む政治家までが，現在でも直ぐに「A級戦犯，戦争責任，侵略，迷惑をかけた，反省が足りない，補償をしていない」と言うのは歴史を客観的に理解していないからだと思われます．

　実際に現在に至るまで日本以外の国で，侵略戦争をした罪を問われた国は一国もありません．米国のヴェトナムやイラクへ，旧ソ連のアフガニスタンへ，

中国のチベットやヴェトナムへの戦争で，すべて裁判は行われていません．それは，国際法上では双方の国が侵略を認めない限り，侵略戦争は存在しないからで，旧ソ連や中国や米国が己の非を認めないからです．

戦争を論じるには，このように国際法に関してもある程度の知識が必要になります．わが国の知識人の戦争論は国際法も歴史も適切に理解せず，情緒的(335頁)なものが多過ぎます．

さらに「A級戦犯」(正しくは国の戦争遂行責任者)は「侵略の共同謀議をした」と起訴されています．彼らの中にはこの法廷で初めて顔を合わせる者もいた事実からみても，あるいは，この戦争の拙い戦略からみても，むしろ政治家，軍人，あるいは陸軍と海軍が共同歩調を取れずに，ばらばらだった故に負け戦を招来したのです．事実を無視した起訴状そのものも誤っています．

なお，第二次世界大戦前の昭和12年(1937)起こったいわゆる「南京事件」は，わが国をドイツのユダヤ人殺戮と同じように「人道の罪」で裁きたい，あるいは重大な戦争犯罪である原爆投下に免罪符を与えたいという二つの目的から，米国が東京裁判に提出したものとされていますが，その信憑性には年々疑念が高まるばかりです．被害者は30万人から最近では40万人ともいわれていますが，当時の南京の人口が約20万人であったことや，最新兵器である原爆による広島の即死者が10万人余りだったことを考えても，それ以前の旧式の武器の殺傷能力からこの数が妥当なものとは考えられません．最近では，証拠とされる証言や写真にも問題があるとの研究がほとんどになっています．

■第二次世界大戦中の日本の本当の姿は…

わが国も戦争前・中は軍部の横暴や独走がありましたから，現代の感覚で民主的とは言えなかったのですが，最後まで帝国議会が開かれていた以上，形式的には議会民主主義の国で，同盟国の独・伊の独裁ファシスト国家とは根本的に異なっています．第二次世界大戦は「ファシスト独裁の枢軸国(日・独・伊)」対「民主主義の連合国(米・英・中・ソ・仏)」と言われていますが，強い黒人差別のある米国は，国内では白人だけの民主主義の国になり，1,800万人の自国民を虐殺したスターリンの率いるソ連が民主的な国家であるはずがありません．もちろん，蒋介石の率いる国民党政府も民主主義国とは程遠いものでしたから，戦勝国が勝手に作り上げた虚構です．この虚構が「軍国主義日本」とか「民主主義は米国から戦後に頂いた」と誤った認識に繋がっています．

日本は西洋が侵略・統治していた地域に侵攻しましたが，日本が敗れると，

ビルマには英国が，フィリピンには米国が，インドネシアにはオランダが，カンボジア・ヴェトナムにはフランスがそれぞれ正に再侵略しました．この点からも戦勝国のみが正義であるかのような誤った考え方が，第二次世界大戦では，'常識'として罷り通っています．

また，反日感情は中国・朝鮮半島で自国の政策として，教育や報道主導でつくられたもので，実際はそれほど多くの国にあるものではありません．インド，タイ，ミャンマー，台湾など親日の国も多く，【意見・異見】で紹介したように，わが国の戦争中の支配は評価されている事実もあります．それは日本が進出した地域で，現地人をそれなりに尊重したからです．一方，欧米人は家畜文明(293頁)の知恵に有色人種蔑視も加わり，現地人を「人間として」扱わず，君臨する支配者として植民地経営を上手に行いました．日本人も一部で現地人を蔑視した者もいたでしょうが，あくまで「自分たちより遅れた民族」として「日本人のようになれ(これはこれで現在の価値観では否定されますが，当時の欧米とは根本的に異なり，まだましな思考といえます)」という姿勢でした．

何かと言えば，「先の大戦の反省がない，東洋は反日感情一色」のようなことを，知識人や新聞は言いますが，平成6年(1994)東南アジア諸国を訪問し，謝罪し続けた村山首相に，マレーシアのマハティール首相は「日本が50年前に起きたことを謝り続けるのは理解できない．過去のことは教訓とすべきだが，将来に向かって進むべきだ．日本はこれからの東洋の平和と安定のために国連安

★ 意見／異見　パラオ共和国の国旗 ★

　南太平洋に浮かぶパラオ共和国は平成6年(1994)に独立しました．明治18年(1885)にはスペインに，明治32年(1899)からドイツに占領されていましたが，大正8年(1919)，第一次世界大戦でドイツが敗れ，日本が委任統治をすることになり，第二次世界大戦で日本が負けた後は米国が統治していました．スペイン14年，ドイツ20年，日本26年，米国49年の統治時代を経験しての独立でした．

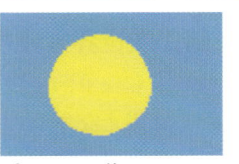

パラオの国旗

　この国は独立した時，50年以上前に日本が行った「善き統治時代」に習い，教えられたことに感謝する気持ちから，国旗は日章旗を真似てつくりました(図)．青地は太平洋を表し，「太陽(日本)に照らされた」満月(パラオ)が繁栄を表していますが，日本に「畏れ多い」からと，真ん中に来るべき丸(月)を僅かに中心から外しました．彼らの慎み深さと同時に，欧米に比べて，日本統治の善さを表す証明で誇るべきことだと私は思うのですが，新聞は報道せず，学校も教えません．

保理常任理事国入りして，すべての責任を果たしてほしい」と述べています．

■ 東洋の国々では第二次世界大戦をどのようにみたか

　ビルマ（現ミャンマー）の独立の英雄政治家バー・モウ（Ba Maw）は「歴史的に見るならば，日本ほど東洋を白人支配から離脱させることに貢献した国はない．しかし，貢献された諸国民そのものから，日本ほど誤解を受けている国はない」と言っています．インドネシアの民族独立の英雄であるスカルノ（Sukarno）は「日本民族の戦争はインドネシア民族の戦争である」と言い切っています．インドの英国からの独立に貢献したのは「真に平和を願う指導者〔ガンジー（Gandhi）〕の長く実りのない平和的手段（無抵抗主義）ではなく，チャンドラ・ボーズ（Chandra Bose；第二次世界大戦中に日本の応援でインドの独立運動を行った）の密かな脅威，「英国に忠誠心のない」インド軍（英国軍として従軍した），そして日本軍だった」という声もあります．

■ 日本人の戦争観

　第二次世界大戦の敗戦に懲りた日本人は，憲法（329頁）が「戦争放棄」を謳い，米国の占領政策が予想以上の効を奏し，戦争アレルギー状態で長く過ごしてきました．個人の友好な交友関係でも時に喧嘩があるように，国家が争うのは歴史が証明しています．本当の外交は，それを避ける努力をしながらも，時には決裂があると想定し，それに備えなければなりません．平和の維持は誰もが願っていますが，それは口で「平和」を唱えていて実現できるものでなく，自らがあらゆる場合に努力していかねばならず，いたずらに過去を謝罪し続け，反日の近隣諸国に迎合し，何も主張しないのではありません．

　「平和は戦争と戦争の間に来るもの」と西洋では言われてきたように，同じような国々が国境を接する大陸国・西洋では，戦争に明け暮れる日々を過ごしてきましたから，戦争に関しては私たちとまったく異なった思考をもっています．繰り返しますが，世界はその価値観で現在も動いているのです．わが国ではしばしば「ドイツは謝罪したのに日本はしていない」という指摘がありますが，ドイツが謝罪し，お金を払ったのはナチスの大虐殺に対してで，連合軍には講和条約も結ばず（これは戦争開始をしたヒトラーが死亡していたためもありますが），賠償金も払っていませんから，当然謝罪したとはいえ，ニュールンベルグ裁判は戦争犯罪を裁いたのではありません（332頁）．なお，ドイツは戦後45年目の平成2年（1990）に，戦勝国と「2プラス4条約」をモスクワでやっと

調印しました（文献参照）．

　日本は日清戦争から第二次世界大戦の敗戦まで50年間，欧米の真似をしたのですが，元来は平和な国民（317頁）ですから，敗戦後は戦争を全否定し，冷静な思考さえ働かなくなりました．その欠点は，50年間の戦争時代を冷静に振り返り，そこから得られた教訓を現在や未来に，何一つ生かせない状態に表れています．日下公人は「日本人は戦争を『道徳』で考え，『個人の良心のレベル』で答えを出そうとする．これはほとんど宗教である」と言っています．

■ 戦後60年の平和とは

　戦後60年以上続く平和は「平和憲法」があったからではなく，このような憲法紛いのもの（329頁）を押し付けた米国が，その責任上と自国の利益のために，わが国を「核の傘」で守ってくれていたから，一見平和に60年間を過ごせただけなのです．これはある程度の金を持った家（日本）が「私の家は，『他人を信用しているから戸締りはしません』と宣言したら，その後泥棒に入られなかった」と言うのと同じだと気づかなければなりません．何のことはない，川向こうの大家さん（米国）の獰猛なブルドッグ（軍隊と核）が周囲を徘徊して，守ってくれていただけです．

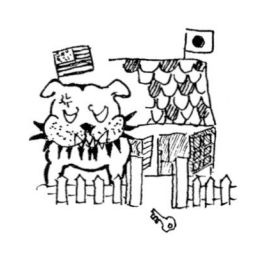

　「平和憲法で平和に過ごせた」と信じている人は，わが家に施錠せずに寝たり，外出したりしているのだろうか，恐らく誰もしていないはずです．とすれば，彼らは自国民を信用しないのに，日本人を拉致し，ミサイルを発射する独裁国や，援助は兆単位でもらいながら，反日教育をしている軍事国家を信用していることになります．この矛盾．

■ 日本の今……

　「鉄の女」と呼ばれたサッチャー（Thatcher）が首相になるまで，長く英国は「英国病」と呼ばれて，かつての大英帝国の栄華は消滅したといわれていましたが，現在のわが国は，それ以上の「日本病」といってもよい状態でしょう．

　明治維新後と戦後の，共に世界が注目した驚異的発展の歴史は，平成に入った頃から無惨なまでに失われてしまいました．恥の文化（419頁）が消えて，恥かしいことばかりが国の内外に溢れ，為政者から教師に至るまで精神性の高さをもつ者は少なくなりました．これは誰もが歴史から何も学んでいないからです．

むしろ，庶民の集団である拉致被害者の家族会の活動や，それに賛同する人々に表されるように，一般庶民の方が「いくら何でも，この国のあり様はおかしい」と感じ始めている状況に救いがあると私はみています．

不自然さから歴史を考える（もう一つの環境史）

■ 不自然さが自然の時代

わが国を含む現代の欧米型先進国の状態は「『不自然さ』が『自然』」になった時代といえます．

森林浴がいわれて久しく，森林に行くと自然に触れられると，多くの人は思っていますが，今や自然は極地やほんの一部に残るのみで，現代では限りなく「手を加えた人工の」自然ばかりです．栄養を摂る食品で「低栄養」を表示する不自然さが当然とされている状態や，多くの工業製品を修理に出すと，決まって「修理よりも買い替えた方がお得です」と言うのも資本主義の行き過ぎた不自然な姿です．

不自然さを不自然さで克服しようと考えているのが欧米型先進国です．動物園の動物（これも不自然の極み）以外，動物は常に「食べないと死ぬ」状態でした．高度な文明・文化をもつ人間でさえ，一部の特権階級を除き，つい最近までは「食べないと死ぬ」状態だったのが，今や先進国では庶民に至るまで，生活習慣病をはじめ「食べると死ぬ」時代に突入しています．あるいは，わざわざ「食べないと死ぬ」状態を心理的につくる拒食症（88頁）も年々増加してきています．溢れる食物は食事本来の意味や価値観を考えさせなくなり，感謝しない状況を出現させました．

これは食べ放題〔Viking（smorgasbord）〕での食事の食べ方にも端的に示されています．わが国の古き善き時代の慎ましさ・恥を知る・物を大切にする精神は雲散霧消し，今や「お百姓さんに感謝しましょう」は死語になり，「食」を冒涜するテレビ番組は目を覆いたくなる状況です．

この状況がいつ頃から出現したかを知ると，「今，何を考えればよいのか」の回答が見つかります．

■ 環境からみる歴史

今から約800万年前に，アフリカ大陸のエチオピアからタンザニアまで走る世界最大の大地溝帯（great rift valley）で大きな地殻変動が起こり，東側が上昇し

西側は沈下し，大きな断崖ができました（図3-16）．沈下した西側には壁に湿った空気が当たって雨が多くなり，東側は乾燥した高原になっていきます．木の実などの多い東側の湿った住みやすい地域に留まったのが類人猿で，食物の乏しい住みにくい乾燥地帯に広がっていったのが「好奇心の旺盛」な種，人類の祖先です．人類とチンパンジーのDNAは98.5％が同じで，共通の祖先をもつのですが，分かれたのはこの好奇心の差が原因になっています．

この原人（Neanderthal）に続いて，私たちの直接の祖先である新人（homo sapiens）もアフリカ起源であると，ほとんど定説になっています．

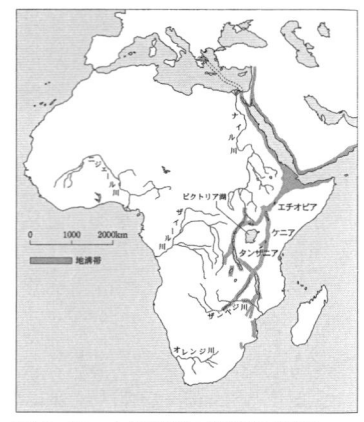

図3-16　大地溝帯と死海地溝帯
（石弘之，他：環境と文明の世界史. p.35，洋泉社，2001）

そして，人類は原人の時から，他の動物にない好奇心の旺盛な種で，原人以上に旺盛な好奇心をもったのが新人でした．

原人が必要なだけの狩猟をしたのに対して，新人は必要以上の狩猟を行っていたことが判っています．マンモスの絶滅は，従来考えられていたように氷河期の到来ばかりでなく，新人の乱獲によると最近は言われています．私たちは地球上に登場した時から自然に逆らった存在で，これは好奇心によったのです．

人類も当初は木の実の採集や狩猟による生活で，他の動物に比べて乱獲があったものの，自然な生活を送っていました．しかし，やがて農耕や家畜を飼うという不自然な生活を始めます．これが表3-7の1で示す定住革命（農業革命）で人類の「不自然」の第一歩と考えてよいでしょう．つまり一ヶ所の土地を恒久的に改変し続けないと生きていけないという不自然さの出現です．

最近，化学肥料の問題がよく云々されていますが，人類は最初の段階でこの

表3-7　人類の経験した革命的出来事

1. 12,000年前⇒5000年で各地に広まる	定住⇒農業革命
2. 5,700年前⇒1500年で各地に広まる	都市革命（いわゆる4大文明）
3. 3,000年前⇒1000年で各地に広まる	精神革命
（＊1～3は世界的に各地で同時に芽生え，他の地に広がっていく	
4. 1760年代⇒200年で広まる	産業革命（英国）
5. 1960年代⇒10年で広まる	現代の情報革命（米国）/biotechnologyの行く末は？

問題を自ら創造したのです．最近になって種々言われるのは，その問題の規模がより大きく強くなったからだけで，基本は大昔からあったのです．更に，野生動物を家畜化する過程で，それまでは無縁だった多くの感染症を動物からもらうようになります．これも不自然さから得られる負の面です．いわば最近の鳥インフルエンザ騒ぎのようなことを，これまで何度も経験してきたのです．

やがて，この定住生活は当然ながら土地の肥えた所に多くの人々が集まるようになり，2番目の革命である都市革命が起こります．これがいわゆる4大文明の発祥地です（図3-17）．ここで，環境から歴史を大胆にみていく安田喜憲（環境考古学）が，私たちの歴史観を覆す発想をします．すなわち，4大文明発祥地の三つまでが北緯35度より南にあるにも関わらず，黄河文明のみがそれより北であり，しかも発祥するのが1,000年ばかり遅れている事実に疑問をもったのです．

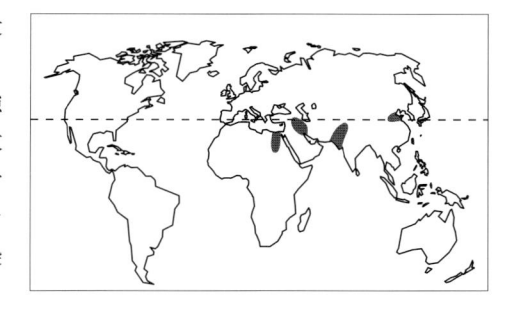

図3-17　4大文明発祥地

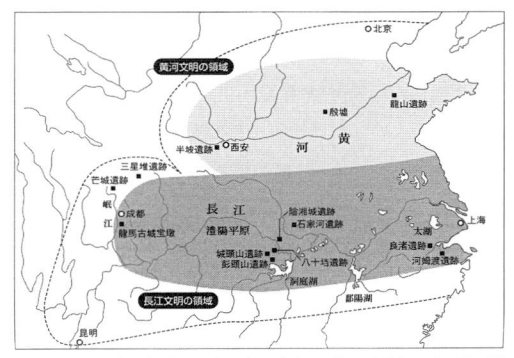

図3-18　長江文明の発見（石弘之，他：環境と文明の世界史．p.67，洋泉社，2001）

当時の気候の変動も考察して，安田は「むしろ黄河文明以前に別の文明が存在したのではないか」と考え，これが長江文明（稲作文明）の発見に行き着きます（図3-18）．これまで4大文明の発祥地がすべて麦畑であったため，「稲から文明は発祥しない」と考えられていましたが，これを覆したのです．黄河文明前の長江文明は，その後，北方の漢民族の侵入で雲南省の山岳地帯に追いやられ，一部は海に逃れ日本に稲作（弥生文明）をもたらしました．距離的に相当離れていながら，雲南省の少数民族が日本と酷似した文化をもつのも，頷けることです．

この都市化は，人工の密集した居住空間と自然と切り離された生活になり，

更に自然に逆らった文明を人類が進めます．この不自然さから，第3段階の人間らしい精神革命が起こります．釈迦・孔子・イエス(Jesus)らが説いたのは欲望の制御であり，我欲より利他の精神であり，人間が逃れることのできない死への恐怖の説明と考えられます(304頁)．ギリシャ哲学も同じような精神革命の範疇に入ります．しかし，この宗教や哲学も人間が考えたものですから，現代に至るまで，常に宗教戦争を引き起こし続け，イデオロギー化する影の部分があるのも否めません．

第4段階の産業革命は人類の物質的欲望の増大と科学技術の発達で出現しました．人類は巨大な生産手段を手にし，明らかな環境破壊・欲望の肥大が，更なる速度と規模で世界を覆いつくします．産業革命までの発展は，各地でほぼ同時に始まり，それぞれが辺縁他に時間をかけて広がっていきますが，産業革命は英国でのみ出現し，他の地域には起こらずに，英国から急速に世界各地へ広がっていきました．西洋社会(自然征服)(291頁)の最先端をいっていた英国の面目躍如たるところです．

現在はそれが更に急進的になり，情報革命の危険性と科学の進歩が，クローン技術や臓器移植といった不自然・人工化・自然征服の極限まで到達しています．昨今の地球温暖化をはじめ「環境保全」を叫ぶ運動は，現状を告発していますが，人類は地球に登場した時から環境破壊をする「不自然な動物」であった根源的なところに目を向けなければなりません．

人類は「人工化」を進める歴史をもち，現代の世界はこの価値観で動いています．ここに現代社会の行き詰まりや本質的問題が出ていると考えると，穏やかな自然共存文化をもつわが国(293頁)に代表される東洋の国々に，この混沌とした現代欧米型先進国の危機を救う何かが残っており，それは家庭や子どもの幸福度でも示されていると私は思います(264頁)．

■ おわりに

長々と歴史を種々な角度で概観した私の真意を汲んでいただければ幸いですし，「何とかできる」時間は，今でも少しは残されていると考えます．わが国はそれに十分答えることができる文明や文化，能力もあるのです．しかし，現実にはあまりにも自信を失くし，米国の価値観に毒された無魂無才(290頁)の日本人が多すぎます．特に知識層に…．

「子どもの未来」は，私たちがどのように考え，何をするかで決まっていくのです．

3-5 子どもと教育

> 要点：子どもの将来・国のあり方の根幹は教育である
> 　　　国家百年の計は教育にあり
> 　　　国を滅ぼすのに武器は要らない．教育をダメにすれば国は50年で滅びる
> 　　　戦後教育の功罪は「罪」の方が大きい
> 　　　戦後教育の致命的欠陥を直視しないで教育の再生はない
> 　　　表面的現象で学校叩きをすることで教育は更に悪化する

■ はじめに（本質をみない論が教育の悪化を促す）

　子どもは家庭・学校教育が適切になされていると健全に成長していきます．子どもの問題がこれほど多い今の時代は「健全さが歪められた社会」ですから，教育が大きな歪みを与えたと考えてよいでしょう．教育という，国の将来に関わる大切な分野について語られる時，教育の行き届いている国から，行き届いていない国に至るまで，種々の問題があげられます．しかし，わが国の特徴は多くが学校教育をよくしていく姿勢を失い，基本に目を向けず，枝葉末節の現象面を取り上げ攻撃し，常に非難（344頁），時に否定さえしています．それがまるで「善い」と錯覚しているように…．

　報道までもがこのような立場をとるので，ひとたび子どもが何か事件を起こすと，その学校に在籍しているというだけで，長期欠席していても，「学校に責任がある」と，校長を記者会見の場に引っ張り出します．校長も事件の本質的問題や自分の意見は語らず，周囲からの攻撃や非難を恐れて，ひたすら意味不明の釈明をします．このような双方の姿をみていると，教育の改善は到底望めないと私には思われるのです．

　個々に人格の異なった教師が，多くの子どもに集団で教育を行っているのが学校ですから，悪意をもって探せば，些細なことから重大なことまで，どこか

に問題があって当然です．むしろ多くの外野からの本質をみない非難が，頑張りたい教師のやる気を失わせ，教育に必要な「信念・勇気・決断・責任・義務・愛情」を教師はもたない方がよい状況を出現させました．現代では教育に本来なら必須のものを一つでも教師がもつと，何か事がある場合，むしろ親や報道から叩かれ，悪くすれば失脚させられかねません．こうしたことが，ますます教育を悪化させていき，【意見・異見】のようなことが日常的に行われる現状を出現させました．

■ 教育の意味

教育の「教」は他動詞ですが，「育」は他動詞「育てる」と自動詞「育つ」の意味があります．戦前は文句なく教師が主役(350頁)で「育てる」に焦点が当たっており，戦後しばらくすると「生徒が育つ」に焦点が強く当てられるようになりました．しかし，その結果が平成10年頃から話題になり，増加傾向にある学級崩壊(361頁)になっていると私はみています．「育つ」を重視した教育は「小学校に入学した時に，最低限の規律を守る，自制心をもつ」子どもを「育て

★ |意見／異見| **偽善や無難な対応は教育的でない** ★

平成17年(2005)，大阪府・寝屋川市の中学校で卒業生が教師を殺害しましたが，教育委員会は5人のスクールカウンセラーを学校に直ぐ派遣しました．これは子どものことを教育・心理的に真剣に考えたのでなく，「心のケア」(147頁)大合唱の時代ですから，世論から「何もしなかった」と非難を浴びないために，とりあえず「対応した」事実をつくりたかった行為と私はみました．

この事件に限らず，何か学校や生徒が事件に巻き込まれると，カウンセラーの派遣が大急ぎでなされ，それが当然のように報道されるのが最近の傾向です．専門家からも公には反対の意見が出ませんが，本当の意味で事件直後にカウンセラーを派遣するのが，適切な処置であるのかどうかは議論のあるところで，私自身はむしろ意味がないと考えています(147頁)．

このような事件に限らず，物事の本質をしっかりみて「何をすべきか」を考えるより「表面的に優しい／非難されない／無難」と思われる対策があらゆる分野でとられるのが大衆迎合時代(419頁)の傾向で，現状悪化に更に手を貸しているように思えます．特に国の根幹である教育の場でそれが行われている点が問題です．

子どもに接する職業の者にとって，このような種々の現象を含めて，広く教育の基本を考えるのが，大切だと私は考えています．身近に親子に接し，種々の助言ができる立場の医師が，報道主導の意見に与せず（280頁），基本をみつめていけば，間接的に教育を改善できるのではないかと私は考えています．

なかったからです．この皮肉な現象からも，現在の義務教育の行き過ぎた「子ども中心主義」「美辞麗句」教育を考えなければならないでしょう．「育つ」よりも「育てる」に重きを置くのが家庭・幼児教育の基本で，その思考を親にもたせなければならないのです．

　子どもの精神発達から考えても6歳になれば，集団で勉強できる段階に到達しているはずなのに，それもできない状況を「育つ」を重視した教育がつくったのです．子どもは「育てなければならない」面と「育つ」面の両方があるのですが，絶対に「育てなければならない」子どもが多く，放っておいても「育つ」子どもは少ないのが現実です．更に「育つ」ためには，ある程度のものを「育て」た後に可能となります．

　小学校の学級崩壊に限らず，大学まで，「大稚園児」と呼ばれ校門に教員が立って挨拶を教える現状は，まさに「育っているべき」ものも「育てなかった」教育の結果であり，「育てられない」親・教師の増加した現実に由来しているのです．入学試験に合格しても，挨拶一つできない大学生を生んだわが国の現状，最近言われる学力低下云々以前の問題がここに現れています．

■ 学校ほど大切な所はない

　医師は校医として，あるいは不登校児との関連で学校と公的に関わり，わが子を通して私的に関係をもちます．多くの不登校論は「学校に問題がある」と述べられる(101頁)ので，特に不登校児に関わると，どうしても学校を否定的にみてしまいます．私もこれから学校教育や教師の基本姿勢をかなり批判的に述べていきますが，たとえどれだけ問題が山積していても，現代の子どもにとって，学校ほど大切なものはないと考えています．

　それは，最近の子どもは都市化現象による地域社会の崩壊や核家族化・少子化・個室化で，家庭の内外で人と接触する機会や，群れをなして遊ぶ機会が乏しくなり，小さな頃から年齢に応じた実体験が少なくなっているからです．更にテレビやゲーム，あるいは最近ではインターネット・メール・携帯電話など，仮想現実(268頁)が子どもを取り囲んでいますから，社会で最も求められる人間集団での実質的な「自己表現や対人関係(204頁)」が育ちにくい，つまり年齢に相応しい社会性を育てる上で問題が多すぎることも加わります．

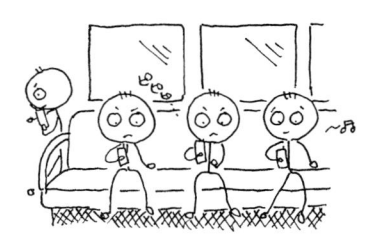

この点から社会性を育てるのに，幼稚（保育）園や学校集団の大切さを強調しておきます．義務教育期間の公立学校には，地域のさまざまな家庭の子どもが集まって小さな社会集団をつくり，その中で種々の実体験をしていますし，昼休みなどに群をなして遊ぶことで，大げさに言えば，現代では唯一「自己表現と対人関係」の学習が可能な場になります．学校は本来先人の智恵を学ぶ所ですが，集団内での対人関係を学ぶ場として，最も重要な役割をもちます．

■ 学校非難の矛盾と不当性

　学校は集団で勉強をする場ですから，明らかに勉強をまじめにしたい生徒の「勉強する権利」を奪う子どもには，特別な治療や指示を専門機関（時には警察）に仰ぐと共に，彼らが教室に入るのを拒否できるはずです．しかし，義務教育の場では絶対に行いません．民主主義の行き過ぎともいうべき現象（267頁）がここにもみられ，勉強する子どもの権利よりも，授業を乱す・勉強を拒否する少数の子どもの権利が優先しているようです．

　教師自身が区別と差別を誤解し，報道も行き過ぎた民主主義の視点をもつので，このような事態が出現しました．そのことが小学校の学級崩壊や，手のつけられない荒れた中学校を増加させている要因の一つになっています．

　平成2年（1990），神戸の高等学校で，その日，運悪く遅刻した女生徒が，教師の閉める鉄製の門に挟まれ圧死した事件がありました．授業に遅れると必死で走り抜けようとした女生徒にとって，不運であり，あってはならないことは当然で，学校が採った方法には責められる点がいくつかあります．しかし，同時に校門を教師が閉めなければ，集団で常に遅刻し，始まった授業を妨害して平気な生徒が多数いた学校の現状に言及せず，「管理／人権」なる情緒的言葉で，女生徒の悲劇性だけを強調し，学校非難に終始したのは新聞特有の姿勢でした．そして，「人権を守れ」「教育の場に規則や秩序は要らない」とまで発言する著名な教育学者まで登場させ，管理の不当性のみを訴え続けました．当時から学校現場の荒廃は進んでいましたから，「学校教育の本質／どうあるべきか」の基本が抜けた教育学者の発言に，学校教育をよくしていく姿勢はありませんでした．情緒的に「子どもの味方」になるのが「正義や善」であると勘違いした学者と，それを煽る新聞に，私は唖然としました．

　ところが7年後に，同じ神戸で児童連続殺傷事件が発生すると，今度は問題の生徒を「管理していなかった」と暗に非難した報道が出始め，新聞の論調は180度変わりました．物事を表面的にみて，その場限りの報道をしている新聞は，

時に正反対の論調になりますが，常に一貫しているのは「学校を悪者にする」姿勢です．この姿勢は教師の不祥事を探して取り上げ，まさに「角を矯めて牛を殺す」状況を教育の場で出現させ，この結果，熱心な教師の意欲を低下させ，学校の重要な役割を親子に気づかせず，極端な場合には塾を肯定し，学校を失くしてよいような論にまで発展してしまいます．いろいろな問題が学校にあるのは事実ですが，何が大切で，どこに本質的問題があるのかを捉えないで，いたずらに非難・否定する姿勢が，ますます学校現場を悪化させ，残った善さや重要性を壊していきます．ついにある全国紙は「先生の悪口を言おう」という投書まで載せる時代です．

　こうして，子どもに社会性をつける場を親子が重視しない／教師も自覚しない状況をつくり上げている現状を私は非常に残念に思います．学校をさらに悪化させる非難・否定を慎み，少しでも現状をよくする指摘・改善策を提言しなければなりません．

■ 教育の重要性と怖さ

　日本人の勤勉さは昔からで，フランシスコ・ザビエル（Francisco Xavier）がわが国を訪れた時「庶民が字を読める」と驚きの報告をイエズス会に送っています．当時，西洋では字の読める庶民は極めて少なかったからです．世界に稀な270年間もの平和を築いた江戸時代，特に文化の爛熟した元禄時代には，武士の通う藩校や庶民の通う寺子屋の数は2万数千もありました．

　このような国ですから，明治維新後，新政府は「国家百年の計は教育にあり」と考えました．そして，西洋から教師を迎えるだけでなく，多くの若い逸材を西洋に留学させ，それを貧しい国・日本がいかなる援助も他国から受けずに自腹で行いました．当時は西洋人による帝国主義の時代（316頁）で，現代のように先進国が開発途上国を援助するという発想はまったくなく，「弱い国」と思われるといつ攻められ，植民地にされるか判らない時代でした．これは，現代の多くの開発途上国が先進国から援助を受けて留学生を出すのと根本的に異なっていますが，苦しんだ分だけ得られる成果は大きいものがありました．国でも個人でも「苦しまなければ身につかない」のです．

　一方，「国を滅ぼすのに武器は要らない．教育を駄目にすれば国は50年で滅びる」という言葉は，明治維新後の教育による成功に対してというより，残念ながら戦後教育のためにつくられた，と言っても過言ではないでしょう．敗戦後50年の平成7年（1995）1月に始まる阪神大震災〔これは天災ですが，6,500

名近い死者は人災による面もあります(358頁)〕を皮切りに，続く地下鉄サリン事件以降現在に至るまで，これまでは考えられなかったような事件・不祥事がわが国に続出しています．「政治は二流だが経済は一流」と言われていた経済も長く低迷し，回復したとの声はあるものの，先行きは不透明なままです．

　明治維新と敗戦後という，世界が注目した2度にわたる奇跡の発展と復興は，明らかに教育の成果ともいえるものですが，現在は学力低下をはじめ，学級崩壊・不登校・教師の不祥事増加などなど，「恥ずかしい」ことばかりになっています．これは教育が本来もつ矛盾によるものだけでなく，わが国特有の問題(352頁)が大きく関与しています．

■ 教育が基本にもつ二面性(矛盾)

　教育そのものが基本的にもつ欠点はあまり気づかれていません．教育は行き渡るにつれて，質が自然に悪くなる矛盾，あるいは二面性(419頁)をもちます．

　世界でも最高水準にあるはずの教育先進国のわが国で，高等学校の中途退学者がこの20年弱，毎年ほぼ10万人前後出ている現象(360頁の図3-21)も，小学生から大学生に至るまでの学力低下現象も共にそれを示しており，米国でも底辺校の状況は悲惨なものになっています．

　教育を受けた人間が多くなると，文明の進歩が加速するのは歴史をみれば明らかですが，その結果，生活が便利になることで人間に依存心を芽生えさせ，自立心を失くしていきます．教育は人間を自立(律)させる目的で実施されているにもかかわらず，文明が教育の足を引っ張るという矛盾です．「教育は文明をもたらし」その一方，「文明は教育の敵」になるという矛盾です．

　わが国をここまで発展させたのは教育の力が大きかったにも関わらず，発展後には教育低下となる矛盾を知った上で，教育をどのように考えていくのかという基本思考を抜かした論は，現状を更に悪化させるか，不毛の論争を起こさせるだけになります．

■ 義務教育(公教育)の目的

　世界中の国家が行う義務教育は，以下に示す三本柱があると思います．まずこの基本を押さえて学校教育を考えます．

　学校は国家が最も効率よく知的教育を国民に行う目的で，集団形態で創設されたので，必然的に集団から「外れる者」が出る欠点をもっています．しかし，世界中で集団教育が行われているのは，長所の方が多いからで，教育に成功し

た国が発展してきました．日本はその最たる国の1つで，明治維新後の国力の発展も，第二次世界大戦後の経済発展でも証明されています．

最近の学校非難の中には，この集団から外れる者がいる欠点をことさら指摘しますが，自明のことを非難するだけで意味がありません．集団教育に向かない者に可能な限り個別の対応を試みるべきですが，これに目を奪われ過ぎると，学校がもつ基本的機能は著しく損なわれます．弱者・少数者にことさら焦点を当てて，彼らの側に立ち，全体や基本をないがしろにする弊害は，先に指摘（267頁）しましたが，まさに「木を見て森を見ない」状態です．民主主義を謳い過ぎた戦後教育の自壊の面を感じます．不登校児が多くなる現象における集団教育を否定する意見が，その典型でしょう．

❶ 国家が最も効率よく集団で，強制して行う

義務教育は英語で compulsory education と言うように，基本は強制教育で，先人の智恵を強制的に子どもに学ばせます．英国では昭和62年(1987)まで，厳しい私立はもちろん，公立学校でも教師は鞭を持っていました．日本では鞭を持った教師はいませんでしたが，昔から「教鞭をとる」という言葉があるように，教育の基本は鞭（厳しさ）なのです．社会を構成する人間のほとんどは凡人ですから，先人の知恵に追い付くのは難しく，強制は仕方がありません．聖人の言葉をはじめとして，大昔の人の考えにも及ばない凡人の多くに「自ら育つ」のを待つより，強制で「育てる」必要があるのです（342頁）．時には叩き込み，詰め込み，記憶させてこそ，それが大きくなってから真の教養に進化していくのではないでしょうか．面倒なこと，退屈なことへの忍耐心を付けるのも大切な教育の目的です．「面白いからする」では遊びと同じです（350頁）．

もちろん子どもに少しでも興味をもたせるような授業の工夫を教師はすべきですが，子どもは判ろうと努力し，必死で考える過程を通して，そこからできた喜びを感じ，興味をもち始めます．やがて何かに出会った時，それまでの教育が役に立つのですが，それはおそらく義務教育後の高等・大学教育の場になるでしょう．

また，義務教育は，国家が創設したという点から批判的声が強いのもわが国の現実です．

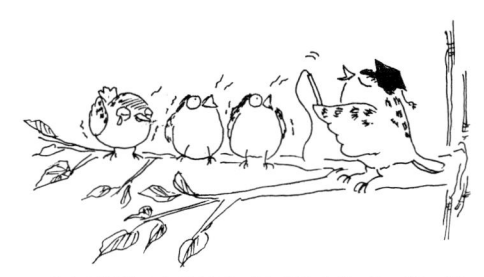

スズメの学校の先生はムチを振り振りチーパッパー

❷ 先人の知恵（基本的知識）と社会で必要な一定の価値観を教える

私たちは知識や知恵もなく生まれてきて，「教」えられ「育」つので，家庭・学校教育は先人の知恵を学ぶ作業で，「保守」が教育の基本になります．保守的なものを学び，それを基礎にして，自分が進歩していくのですから，最初から進歩ばかりを重視した戦後教育は基本が失われています．この極端化が，後述する性教育です（369 頁）．

社会は個々に異なる資質や考えの者で構成されていますから，そこには一定の規範が必要です．法律は強制的にそれを行い，自然発生的に道徳が生まれ，家庭で規範を育ててきました．高度に発達した社会ができあがるにつれ，社会は複雑になり，生活するために必要最低限の知恵を，あらゆる国民に効率よく授ける必要がでてきました．それが義務教育の大きな役割です．

更に大切なのは，画一的教育では子どもの独創性や創造性が生まれないとよく言われますが，それらは「無」からは出てこないという基本を忘れた意見です．基本的知識を修めた後に，各自の能力によって独創性や創造性が湧き出てくるので，現実にそれができるのは，能力が備わった者だけである現実にも目を向けなければなりません．

❸ 真実をみる目を育て，自立を促す

教育の大きな目的は「真実をみる目」を育て「自立させる」ことでしょう．繰り返し述べているように，この世の中のことはすべて二面性（矛盾）（419 頁）があるので，それを年齢に応じて教えていかねばなりません．残念ながら戦後教育は，一面の価値観だけを「唯一正しい」と教育してきたように感じます．自分の国を悪く教えるのも，広島に修学旅行に行けば平和教育になると単純に考えるのも，極めてイデオロギー的（418 頁）なもので，真実から程遠いのです．世の中の価値観の多様性と，その見方を学年が上がるに連れて教え，社会の矛盾を考えさせることが，現在の義務教育では完全に抜け落ちています．

子どもの自立に関しては先に指摘した難しい点（346 頁）がありますが，それを教師は視野に入れておく必要があります．

■ 学校教育改革に関する論の根本的誤り

現行の学校教育に問題があると多くの人は認識していますが，「現行の学校が最近の子どもに合わなくなったから，学校が変わらなくてはならない」式の意見がほとんどのように私は感じます．残念ながら，この思考による提言や改革では何の解決もできておらず，それは不登校・学級崩壊・学級内のいじめなど

が，まったく減少していないか，どちらか言えば，増加している点からも判ります．戦後教育が子どもと親を変えたのですから，原因と結果の入れ替え(108,120頁)による論は，何も成果が生まれません．

その点で，平成18年(2006)に教育基本法の改正がやっとなされ，基本をみていかなければならない機運が少しは芽生えてきたようにみえました．しかし，例によって改正は「戦前回帰」になると，十年一日のごとく反対が唱えられているのも，わが国らしい現象です．平成21年(2009)に政権交代が行われると，元の木阿弥になったどころか，更に悪化の気配があります．

■ 教育界を覆う標語は偽善で本質をみない

教育界には表面的に「なるほど」と思わせる数多くの標語がつくられてきましたが，このような言葉が更に教育を悪化させている事実に気づく必要もあります．このような標語は比較的，ある時期に盛んに言われた後に，消滅していきます．標語は時代によって変わるものかもしれませんが，教育や学校は，数年単位で変わるものでなく，数十年もたてば若干変わるものでしょう．最近の数年単位で消滅したり，出現したりする教育関連の標語はその時々の現象だけを捉えており，いかに本質をみていないかが判ります．
いくつかを検証してみます．

① 「**子どもは無限の可能性をもつ**」 義務教育，特に公立小学校での基本で，長く叫ばれてきました．これは子どもを枠にはめてはいけないという方針の根拠になっています．しかし，無限の可能性が悪い方向に伸びる場合もあるという単純なことを忘れ，矯正すべきものも放っておくようになってしまいました．現在の学校の荒れや学級崩壊から思春期の凶悪事件は，このような方針が原因となって引き起こされたともいえます．

② 「**どの子もやればできる**」 これも現行の公立小学校の基本方針になっています．人間の能力や，それが開花する時期は個々に異なっていますから，6年という短い期間に，学校で評価される狭い範囲のことを「誰もができる」「やればできる」というのは完全に誤っています．この標語は一見誰にでも優しいようでいて，ある能力がある時点で「できない」状態を認めないことに繋がり，勉強が極端に嫌い／不得手な子どもを，更に勉強嫌いにさせていき，自尊心まで失わせます．勉強ができないことで差別することは許されませんが，できない子どもを「できる」と偽るのは，その子の将来を考えていません．

また，障害をもつ子どもからも，特別な教育で伸びる機会を奪ってきたので

はないでしょうか．障害児を診てきた私の目には，表面的「善意」に溢れる教師の目は結果的には残酷で，親子を不幸にしているように思えます．

平成 16 年（2004）から始まった「特別支援教育」は，ある意味でこの標語の誤りをやっと認めた側面があるように私には見えます．

③「**子どもが主役**」　ある時期から言われ始めた標語ですが，学校では「いかに子どもが教育されるのか」が大切ですから，主役や脇役と言うのでなく，教師の役割に重きを置かなければなりません．それを生徒が主役にする点で，子どもへの迎合（356 頁）が感じられます．教育の場に迎合があっては，まともな教育などできるはずがありません．

④「**地域に開かれた学校**」　学校が閉鎖的であってよいとは言いませんが，この標語には「学校は閉鎖的で，信用できないから保護者が監視する」というような意味が含まれているように感じます．大切なのは地域に開くよりも，誰からも文句が出ないくらいの尊厳と信頼を学校がもつように教師が努力し，保護者はそれを信じる姿勢だと考えます．

なお，地域社会が失われつつあるといわれる現代（343 頁），学校が中核になり，子どもを通して積極的に住民交流を図るような役割を担う「地域に開かれた」学校の存在は好ましいと思います．

⑤「**授業を面白く**」　10 年余り前までよく言われていました．義務教育での基本的勉強は，ほとんどがそれほど面白いものではありません．もちろん，上手に教え「学ぶ喜び」を子どもに感じさせるのは大切ですが，それは授業を面白くという言葉とは少し異なるように感じます．最近はあまり言われなくなったのは，限界に気づいたからでしょうか．

⑥「**管理・校則は悪**」　先の「無限の可能性」同様，子どもを枠にはめるのが民主的でないという理由からでしたが，集団には適切に機能するための規則が必要です．まして，最近のように家庭教育や躾が行き届いていない子どもが，学校という場で必要な最低限の道徳や道理を知らない／守れない現実があれば，学校がその機能を全うするためには校則で規制をするのは当然です．

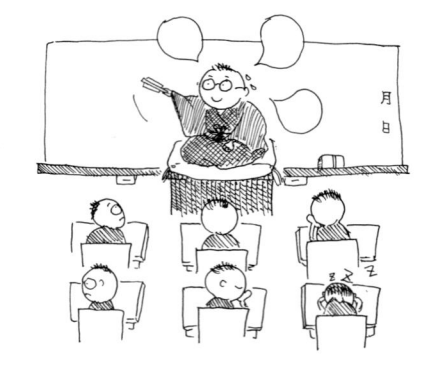

校則を不当／人権無視と非難する情緒的意見は，家庭教育をされてこなかっ

た子どもへの迎合であり，論理的に考えると法治国家を認めない思考にも繋がります．最近ではあまり声高に言われなくなったのは凶悪事件が頻発するからでしょうか．

⑦「心の教育」 最近言われ始めたものです．教育は教える者と教えられる者との間に信頼関係がないと成り立ちません．信頼関係に基づいた授業は，どのような教科であれ，それが「心の教育」に通じますが，学級崩壊や学校の荒れが広がる状況では，何をしても「心の教育」は成り立ちません．この現状がなぜ出現したのかという根本をみないで「心」と言うだけでは，言葉遊びになっていますから，最近の教育界を表していると思います．標語をつくるより，教師と親子の間の信頼関係回復が先に必要でしょう．

⑧「命の尊さを教える」 最近の極め付けで，事件後の記者会見で校長は必ずこの言葉を口にします．命は生物にとって本能以前の基本(199頁)で，本来教えるようなものではなかったはずです．これを教えなければならないとしたら，そこまで人間は不自然になった(340頁)と気づかせる教育こそが必要ではないでしょうか．

その他にも多くの標語が出されますが，多くは表面的で「信言は美ならず，美言は信ならず(老子)」がピッタリと感じるものばかりです．教育が「信」を大事にせず，表面的な「美」を求めて，何処にゆくのでしょうか．否，その結果が現状と言えます．

■ 教育から偽善を排さなければならない

ある小学1年生の「人」と題した詩です．

  えらい人より
  やさしい人のほうがえらい
  やさしい人より
  金のない人のほうがえらい
  なぜかというと
  金のない人は
  よくさみしいなかで
  よくいきているからだ

教頭や校長になるための昇級試験を受けずに，生涯現役として担任を続けたことを誇る某教師が編纂した詩の本に掲載されている詩です．これをある臨床心理士がその著書で「子どもの観察は鋭い」と賞賛していますが，私は子ども，教師，臨床心理士の三者に「偽善」を感じます．本当に1年生の子どもが，純

粋な気持ちからこのような詩を書くのでしょうか．そうであれば，この子どもは普通の発達をしていないことが怖いと思います．

新聞の投書欄に時々掲載される小学生の投書には，子どもの目でなく，「大人の目を意識した／大人に教え込まれた目」で書いたものと思われるものが多く，この詩にもそれを強く感じます．なぜなら，その教師はこのような考えを好み，常に主張して子どもに教え込んでいるからです．これは極めて危険な教育の成果だと感じますし，「子どもの心理」が判る臨床心理士が，なぜ表面的にみて単純に賞賛するのでしょうか．

平成12年(2000)に卒業式で「国旗を揚げたから」と小学生が校長に土下座を要求した事件が某市でありました．多くの子どもをみている私には，発達的に診て，これは明らかにイデオロギー教育(418頁)をされた小学生の言動と考えられ，このような教育を得々と行った教師に怒りを感じます．

教育や心理・医療領域に，このような「あるイデオロギーに支配された子ども」と偽善的なものを賞賛する雰囲気が強くあり，教育を更に歪め，結果的に子どもの未来を暗くしていくと私は考え，限りない不安を覚えるのです．

■ 何が問題なのか─戦後教育の罪

教育関連の標語や事件後の教育界の対応(342頁)は本質をみていないと指摘しましたが，わが国のあらゆる分野を覆う混沌とした状況の根底にあるものは，すべて戦後教育にあると私は先に述べています．「教育の根源的にもつ問題(346頁)」は避けられないものの，それ以外に何が戦後教育の問題なのでしょうか．私の考える主要な問題を三つあげました．順に解説します．

❶ 母国の伝統・歴史・文化を断罪・蔑視・無視

母国を悪く言う教育をしている国は，日本以外に過去にも現在にも一国もないという厳然たる事実からも，この教育の異常さが判ります．

母国を悪く言う教育をする必要があるのでしょうか．残念ながらこれを65年以上も続けていると，これに気づかない者が政界(331頁)にも報道関係者にも，学者にも多くなったように思われます．少しでも母国を肯定する歴史教科書が出されると，多くの新聞や教師集団，市民団体から異議が唱えられました．このような動きは，母国に誇りをもてぬ，自尊心(203頁)のない人間を増やしていきます．

❷「教師は聖職ではなく労働者」なる宣言と実行

この重大性はあまり言われていませんが，最も問題にしなければならないも

のです．教育というのは知的に0の者が「教え・育てられる」のが基本である以上，優れた人から受けなければならないし，親子共に受けたいと希望するはずです．

昔から「先生」と尊称で呼ばれる職業は，「偉くあってほしい」という受け手の願望を表しています．子どもは大人の真似をして成長していきますから，尊敬に値する大人(権威)が絶対に必要だから当然です．一方，人間は尊敬されれば自らも高めようと努力をし，逆であれば安易に流れるのが常です．人間としての「偉さ」は別にして，教える立場の者には「尊敬できる」存在が求められ期待されますから，それに向かって努力する姿こそが，子どもを教育する立場にある者の義務と責任であり，「聖職」と呼ばれた所以です．

これを多くの教師が共産主義イデオロギーに幻惑され聖職を否定し，「資本家(教師の場合，国家)から搾取される労働者」であると宣言したのです．教壇がなくなり，卒業式に「仰げば尊し」を唄わないのも，すべて「教師は偉いということを否定した教師の試み」が定着した証拠ではないでしょうか．現在，学校や教師を尊敬する親子が極端に少なくなった(345頁)のは，教師の思惑通りの人間が育っただけと考えればよいでしょう．学級崩壊で教師が「家庭教育の行き届いていない子ども」と批判する前に，自分たちの教育方針通りの社会(家庭を含む)になったと解釈できるのではと思います．

「私たちは教師を文句なく尊敬する．教師は子どもからも親からも尊敬される存在になる必死の努力をする」．この簡単で，今となっては不可能とさえ思われることを，教師と親で実行していかない限り，子どもや学校の根本問題は解決していかないのでは，と考えます．

★ 意見/異見　「先生」に思う　★

日本の学校では教師を「先生」と尊称で呼びます．欧米では教師も「さん」付けで呼ぶ一方で，10年前まで英国では「鞭」を使用する(347頁)ほどの強制や権限をもっていました．この違いはものごとを適切に「切る／区別する」父性社会(293頁)と，何もかも「包み込んでしまい，区別のできない」母性社会・日本の精神風土の違いによっていると思います．つまり欧米では先生と尊称で呼ばなくても「教師は尊敬される，生徒と違った存在」ということが自明で，わが国では「尊称」を付けて「違った存在である」と強調したのでしょう．あるいは，教育熱心なわが国では，欧米以上に「教える人」を尊敬したのかもしれません．

一部の学校で，欧米のように「先生」と言わせず，それを進歩的と考えているようですが，文化の違いを認識していない考えです．

❸ 欧米の民主主義を絶対視する

戦後教育の大きな柱は民主主義ですが，父性社会・欧米起原の民主主義は，別に指摘（266頁）しているように，母性社会・日本に入ると，欠点（267頁）が特に強く出るようになりました．民主主義は専制・独裁主義に対する単なる政治形態の一つであり，よりよい制度で，現在のところこれに代わるものはありませんが，決して完全無欠なものでありません．この本質を厳しくみないと，図で示したように厳しい要素が「母性社会（300頁）の特殊硝子（フィルター filter）」で跳ね除けられ，優しい部分のみが強調されるようになります（図3-19）．これが「個性（個人）・自由・権利」を強調し過ぎ，それに伴う「責任・義務・秩序」に対する意識が極めて薄い子どもを育て，現在は親・祖父母世代までがこうなっています．結果的に，協調性がなく，我慢のできない「わがまま気まま」で「恥の知らない」人間を大量生産してしまったようです．

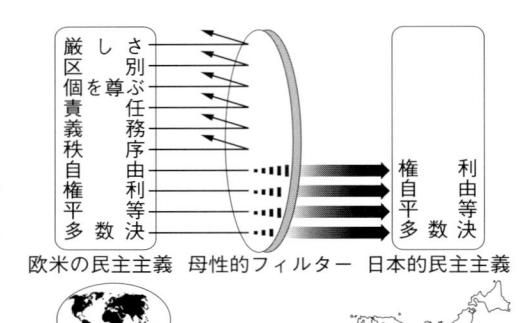

図3-19 民主主義の変化（冨田和巳：厳しさを忘れた家庭・学校教育．p.103，ぱすてる書房，2001）

★ 意見／異見　児童の権利条約が現状を更に悪化させた　★

平成10年（1998）にジュネーブで開かれた国連児童の権利委員会に出席した日本の女子高生が「制服を押し付けるのは人権侵害で，子どもの自己決定権を認めない」と発言をしました．これに対して「わが国の制服を買えない貧しい子どもに比べて格段に幸せ」「スイスまで来られるのがいかに恵まれているか」と，他の国々から大きな顰蹙を買いました．米国で学校の荒れを減少させるのに，制服の導入で成果をあげていることは既に紹介（278頁）しました．

何かと言えば直ぐに持ち出される「児童の権利条約」はポーランド（当時は共産圏）が昭和53年（1978）に自国や周辺の国々（共産圏が多い）の子どもの悲惨な状況をみて，何とかしなければと提言し，平成2年（1990）に国連で採択されました．この条約は世界的に横行している児童労働・児童売春〔わが国の少女売春（181頁）と根本的に異なる〕・子ども徴兵などを防止する目的でつくられましたから，現在のような子どもを可愛がり，豊かで自由過ぎる日本にそのまま「権利」だけを持ち込むのは更に問題を増やしていきます．

特に権利を叫ぶ人々は「人権」を強調しますが，人権は国家成立以前の自然状態での人間の基本的権利です．これは「赤ちゃんは誰もが適切に養育される権利がある」と言った，根源的なものを指し，国家を超えた普遍的概念——人間は国家に帰属する存在ではない——を出発点に置いています．ここから人権は国家と対立する概念になり，当然のことながら人権運動は反国家的になり，これが【意見・異見】のような馬鹿馬鹿しいことを起こします．

　また，種々の点で個人の能力差を認めない「結果平等」が民主的の名の元に行われ，「優しい」教育という偽善をはびこらせました．男女差から背の高低差・容姿，生まれつきの知能差など，全てを「認めない／あってはならない」という考えは，あまりにも非現実的で，「きれいなもの，優れているもの」を子どもが認め賞賛し，憧れる気持ちを失わせました．芸術を愛で，能力差をお互いに認め補い合い，優れた者を目指し努力する豊かな人間関係を否定して，「弱者に優しく」「差別をなくそう」と叫んでも，その言葉は虚しく響きます．本当に気持ちの優しい人間が育っていない現実がなによりの証明です．

　「民主的」を標榜する教師ほど「通信簿で成績を評価すると差別になる」と考えるようですが，それは「成績で人間の価値が決まる」と思っているからではないでしょうか．また同じように，運動会で足の遅い子に劣等感を味わわせるのは可哀想というような考えは，人間の価値は走りの速さで決まると思っている極めて狭小な視点にしかならないのです．

　人間は全体（人間性）の評価ができない，複雑で「総合的存在」である以上，一部を競い，その努力や能力を評価し，優越感／劣等感を味わうことで成長していくのです．または，個々に能力差がある現実を知ると共に，克服する努力を芽生えさせ，周囲の一人ひとりを認め，自分も認められていく過程で，自尊心（203頁）も育っていきます．それらが戦後「民主的」教育のとり違えた平等のもとに失われ，子どもが物事の本質を見る目をもてなくなり，他者を正当に評価できず，結果的に適切な対人関係を育てにくくさせたようです．

■最近の学校に顕著になった三つの欠点

これまで述べた戦後教育の3大問題点が，時代を経るにつれ新たなる問題点を生み，それが更なる悪化を来しています．

❶ 義務教育の基本を放棄

先に指摘した義務教育の基本(346頁)は，年を経るごとに失くしています．社会で必要な皆で共有する価値観は，「個」の権利ばかり言うために否定され続け，集団教育の利点より欠点ばかりが声高に叫ばれます．当然のように，社会で必要な一定の価値観もないがしろにされ，集団で行う義務教育の意義は，根底から覆されたも同然になりました．このような状況下で，子どもが得られる知識は表面的になりはしないでしょうか．

❷ 子どもに迎合する

歯止め・節度のない時代(264頁)が教育の場で顕著になり，「子どもに優しく」が「子どもに迎合」に変化し，先に指摘した学校に関連する標語(349頁)のほとんどが美辞麗句になっています．物事の本質を覆い隠した結果，教育の基本にある「真実をみる目」を育てるどころか，生徒の目を曇らせるだけでなく，教師自身の目が曇っているので，それに気づくことさえできないようです．

現在の小学校教育では教師は「教える」より「支援する」ようになり，子どもは「育てる」より「育つ」のを待ちます(342頁)．「叱る」より「誉める」が優先するのはそれなりに正しいのですが，「叱る」が忘れ去られます．

私は学校での体罰禁止が，よけいに叱りにくい状況をつくっていると考えています．教育する使命感と教育に情熱があれば，時に注意から叱るになり，それが怒りを誘い，程度によりますが，手を出すことがあるのも「人間的」だと思います．それを禁止されることで，押さえ込まれた憤怒の感情が，体罰となって表れるのではないでしょうか．人間(教師)の自然感情を押さえ込む偽善は教育に向かないと思います．もちろん，教師が独善でない信念・勇気・決断・責任・愛情・義務感・尊厳性(342頁)をもつのが前提で，独善的で私憤による体罰は許されないのは当然です．

子どもの目線で，自主性尊重，やる気を尊重する，子どもの言い分を聞くから，常にカウンセリングマインド(counseling-mind)を教師はもつべきと文科省が指令を出し，果てしなく子ども

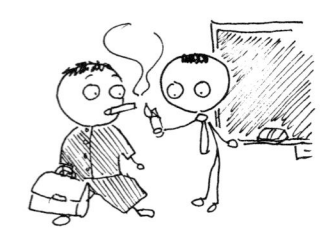

迎合する教師

ににじり寄ります．同じ姿勢は，理解し難い子どもをどのように教えるかより，教える量を減らすという安易な「ゆとり教育」の採用になりました．そして，国際比較で学力低下がはっきりすると，慌ててその方針を撤回しようとします．

　これに限らず，信念の乏しいのが最近の教育界です．教育に最も必要な信念が文科省に乏しいので，教育の改善は望むべきもありません．特に酷かったのは，平成15年(2003)春の「円周率3.14を3に」した愚行でしょう．これはほとんどの者が反対したのに実行し，わずか3ヶ月で撤回しました．教育の元締めである文科省が基本をみないで，場当たり的「受け狙い／迎合(265頁)」をしていては，教育の改革は不可能でしょう．

❸ 進歩的意見の闊歩

　この数年で特に顕著になり，学校教育を歪めているのが進歩的意見です．科学の時代は「進歩が素晴らしい」と思わせますが，教育の基本は保守的であると先に指摘しました(iv, 348頁)．現実の学校では「進歩」こそ素晴らしいという考えが勢力をもち，最近では性の平等（gender free）教育として男女混合名簿や過激な性教育のかたちをとって，更なる悪化を画策しています．

　小学校3年生の教科副読本に図3-20のような図が掲載され，進歩的を自認する教師によって，性器の名前を小学1年生が大合唱し，中学生がコンドームのつけ方を実習する風景もみられるなど，私の常識では考えられないような授業が各地で行われています．なお，この過激な性教育は報道の自由とか表現の自由といった「民主的の履き違え」によって，新

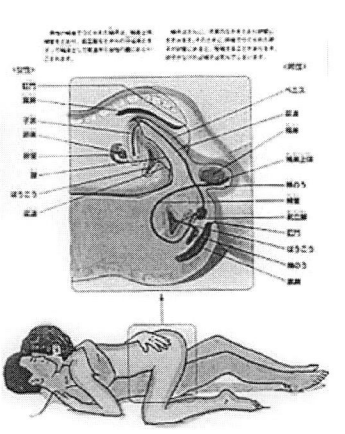

図3-20　小学3年生に教えること？！
（自民党の性教育実態調査プロジェクトチームの広報より
〈横浜の小学校の副読本〉）

★ |意見/異見| **殴れるものなら殴ってみろ！** ★

　荒れた中学校では，注意をする教師に向かって暴力を振るい，「お前が殴れば体罰を受けたと訴えてやる！」と叫ぶ「悪ガキ」がいます．最近では小学校の5，6年生でも，このような言葉を教師に投げかける状況が出現しています．もちろん，繰り返しますが，このような子どもの親が戦後教育で育った点を見失って，子どもの言動だけを云々しても駄目なのです．

聞を含む報道が密かに煽ってきた面がある(283頁)と，私は感じています．平成17年(2005)12月に，やっと政府はgender free教育を是正すると言い始めましたが，平成21年(2009)に民主党が政権を奪ると，逆戻りです．

■ 学校の現状(本末転倒した現状)

❶ 羹に懲りて膾を吹く(公を軽視)

　戦前・戦中は「滅私奉公」で，「私(自分)を滅亡させて公(国＝天皇)のために奉じること」を第一義とし，戦争で命を捨てるのを勧めるような教育が行われていました．この反動から，敗戦後の「民主的」教育は個をむやみに優先するので，まさに「羹に懲りて膾を吹く」の喩えがぴったりの「公(国)は滅亡させても私を最優先させる」言わば「滅公奉私」教育に変貌しました．この結果，学校という「公」の場は，「私」である子どものためにあり，「子どもが主役(350頁)」とか，国民の義務として行くべき学校に「行かない権利や選択」というような怪しからん発想が生まれてきました．

　滅私奉公の行き過ぎも問題ですが，その反対の滅公奉私は社会から秩序や責任を失わせ，己の権利と自由のみを求める人間ばかりをつくってしまいました．

　また，迎合時代(265頁)では，子どもや家庭の責任を直接非難するのは「厳しい」ので行わずに，象徴的な集合体である学校を表面的現象で非難し，これに

★ 意見／異見　**ほぼよい(中庸)のない，極端な思考の怖さ** ★

　滅私奉公も滅公奉私も共に両極端な思考で，怖さがあります．根底にある民族性は簡単に変わりませんが，あることを契機に表面的思考が180度変わり，極端へと行き着いてしまうのがわが国です．例えば，明治維新から第二次世界大戦までは，当時の世界の常識に合わせて，富国強兵が謳われましたが，戦争に負けると180度転換し，極端な富国怖兵となりました．

　阪神大震災のような自然災害でも，警察や消防団員ではできることが限られますが，基本的に軍隊である自衛隊は力が発揮できるのに，初期出動や行動に制限が加えられ，助けることのできる被災者も救えず，災害をより大きくさせてしまいました(346頁)．これも「怖兵」思考によるものと私は考えます．絶対正しいことも絶対悪いこともないのが現実社会ですから，ほぼよい程度で物事を状況に合わせて多角的に考える柔軟さが欠けている悲劇です．

　デジタル時代ではこの中庸を忘れる傾向があり，医療も検査のプラス／マイナスで決める習性から，医師もともすればデジタル思考になっていく傾向があるのではないでしょうか．

拍車をかけています．

❷ 自国の教育の善さを失わせていく思考

わが国は母性社会・集団社会(293頁)であるために，集団教育の長所が強く出るのは当然です．外国には欧米のような先進国から開発途上国に至るまで，日本の教育のある面(長所)を羨望していた事実が十数年前まではありました．しかし，戦後はあらゆる面で自信を失くし，そこに謙虚という民族性も加わり，外国から誉められても正確に認識できず，率直にそれを受け止めません．褒められた点を冷静にみて，よりよくしていくよりも，「そんなはずがない」と自ら否定します．

その結果，自国の教育のよいところを正当にみられず，欧米で失敗が認められたような教育論〔例えば米国で一時流行したデューイ(John Dewey)の教育論〕を取り入れ，欧米の同じ失敗を遅れて体験するという愚行を繰り返してきました．現在の性教育でも，既に十数年も前から米国で行き過ぎが指摘(371頁)されて，性教育の本場・スウェーデンでは婚外子が10人に7人という驚くべき惨状(これを惨状と思わないのが進歩的思考です)を来しているのに，最近はますます過激に行って，同じ轍を踏んでいこうとします(357頁)．これが文科省をはじめとする教育界の実態です．基本的に自分の国に自信をもたないことによる愚

★ 意見／異見　「らしさ」否定の弊害と矛盾　★

　gender free教育は「男らしさ／女らしさ」を否定し，それが広がり，あらゆる「らしさ」を否定するのが「進歩的」になり，何もかもみな一緒が素晴らしいと叫びます．

　進歩的教師は男女を同じ「さん」付けで呼び，男女混合名簿も普及しました．このような環境では，子どもが成人し結婚しても「夫らしさ」も「妻らしさ」も出せませんから，子どもが生まれても「親らしく」なれず，家庭教育はできないので，生まれてからしばらくは子どもらしさのある子どもも，成長するにつれて「子どもらしさ」を失くしていきます．小学校高学年になると「生徒らしさ」を失くした子どもに，「教師らしさ」を失くした教師が教育しますから，社会問題が噴出するのは当然とも言えます．

　最も困るのは，すべての「らしさ」を否定しながら，「わがまま」だけは「自分らしさ」「only one」と肯定し，時にはおだてます．本当の「自分らしさ」は個性や才能を社会に役立つかたちで発揮するために努力をすることではないでしょうか．

　あらゆる「らしさ」を大切にして，自分らしさは「努力して」という教育が必要ですが，現実は正反対なのです．

策です．

❸ 教師集団の非現実的な思考

受験勉強（367頁）に関連しますが，昭和52年（1977）頃から「15の春を泣かせない」なる美言によって，高校入試が問題視され，中学生の荒れ（校内暴力）は高等学校の入試によるという意見が出始めました．しかし，高等学校に入れる者が増加するに連れて中退者数も増加し，20年以上前から高校中退者は年間10万人前後の状況が続いています（図3-21）．この事実からも，高校入試が中学生の問題を引き起こしているのではないと判ります．

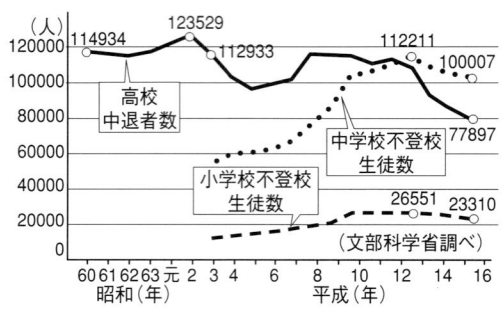

図3-21　高校中退生徒数

❹ 教師は個々の生徒をみていない／みようとしない

家庭での躾が適切になされず，社会性の育っていない子どもが増加した最近では，学校に根本的責任はなくても，生徒の凶暴な言動—特に学校内でのもの—は把握し，適切に対応する義務や責任が学校にあります．なぜなら，適切な処置で凶悪犯罪や悲劇を予防することができるからです．残念ながら，事件が起こり，世間がそれを知ると，ほとんどの学校・教師が「知らなかった／気づかなかった」と釈明します．

それを最も顕著に表していたのは，神戸の児童連続殺傷事件です．最初に少年に刺された女児の親が「学校に犯人らしき少年がいるから，生徒の写真を見せてほしい」と訪れていました．この時，多くの教師は「ひょっとしたらあの少年ではないか」と思ったはずですが，写真を見せるのも拒否しました．もしも，これを学校が行っていれば，次の殺害は予防できたかもしれませんが，一方で人権派の弁護士や新聞から，学校は個人情報を開示したと叩かれたでしょう（285頁）．

事件や事故が起きた場合，多くの報道は先に指摘したように二重規範（double standard）（344頁）で非難するので，学校は極端に防衛し，混乱しています．しかし学校が理不尽な非難

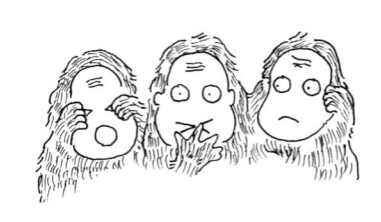

を恐れて，生徒の異常事態を「見ざる聴かざる言わざる」を決め込む姿勢は，現代では許されません．学校は外野の無責任な非難，特に報道や有識者のそれを恐れていては教育を行えませんが，現実には最も恐れています．それが，ますます教育現場を悪化させているようです．理不尽な報道や人権派の非難を恐れ，学校や教師はみるべき目をもたないようにしているのでは，とも考えられます．

　学校は意味不明の謝罪をしないで，自らの責任の有無を冷静に判断し，生徒が学校内外でどのような言動をしているかを把握する必要があります．そして，適切に対処し，時には警察の力を借りてでも処罰し，凶悪事件の初期の芽を摘むのも，教育の一面であると思います．そのような対応によって，まじめに勉強したい生徒に，適切な教育環境が与えられます．現状では，それができていない学校が都心部では小学校にも増加し，中学校では当たり前になって，私学志向の大きな要因(367頁)をつくっています．

　勉強をしたい子どもに，適切な環境を提供できない義務教育の問題という視点が，今のところ，あまり論じられていない点も気になります．

❺ 学級崩壊

　低学年の学級崩壊は，多くの場合，中心にAD/HD(159頁)など障害をもつ子どもや，最低限の躾をされていない子どもがいて，周囲にいる予備軍とでもいえる子どもがそれに付和雷同して出現します．また，それを適切に処理できない教師の能力にも問題があります．

　学級崩壊に関する多くの指摘は，文部科学省から委嘱された有識者からなる「学級経営研究会(284頁の図3-5)」から地域の教育委員会の調査に至るまで，学級崩壊を起こす子どもを育てた「親」を教育した「学校教育(354頁)」のせいとは言いません．躾の行き届かない家庭教育の失敗や，担任の能力低下であると指摘するのはまだよい方で，「学級の人数が多い」「子どもの声を聴かない」「子どもの立場を尊重しない」「頭から押さえつけては駄目」と，あいかわらず子どもに迎合した(265頁)と受け取られるような意見が多く出されます．

　一部に低血糖によると指摘する医師もいますが，たとえ「身体原因説(20頁)」をとっても，それは現代っ子の食事の問題が原因で，家庭の躾や食生活の偏り(383頁)により，基本は上記と同じ問題です．

　6歳に達した子どもを集団生活の中で，ある一定時間，椅子に座らせておくのは，子どもの権利や自由を認めないという問題とは異なります．むしろ少しぐらいいやなことでも，我慢しなければならないと強制するのが義務教育

〔compulsory education（強制教育）（347 頁）〕です．百歩譲って，教室を授業中に自由に動きまわる権利（？）が子どもにあるとしても，それは勉強したい級友や教えている教師の権利を同時に侵すことになるのを忘れては困ります．あらゆる集団の場で自分の個性は他人の個性と衝突し，自分の自由や権利は他人のそれをしばしば損なうものだ，という簡単明瞭なことを，戦後教育はほとんど教えてこなかった結果が，学級崩壊に現れていると言えます．

戦後の混乱期から長らく，小学校の一教室には 50 人以上の子どもがおり，学校の外は今よりも表面的には混乱していましたが，学級崩壊などまったくみられなかったことからも，「学級の人数が多いから学級崩壊が起きる」という教師や学者の答申が現実的ではないという事実が浮かび上がります．

❻ 学校の荒れ（校内暴力）

学校の荒れは昭和 40 年後半（1975 年代）から少しずつ増加し，昭和 50 年後半に頻発するようになりました．その後も増減が繰り返され，統計が取りにくい分野でもあり実数は判りませんが，現在は年齢層が小学校高学年にまで下がり，地域によりますが，公立中学校の荒れの酷さは目を覆うばかりです．最近，私の相談例からは，国立・私立の中学校でもやや形態は違うものの，荒れは少しずつ広がり始めているのが判ります．

学級崩壊は障害児の衝動性・多動と，躾のされていない子どもによって，どちらかと言えば意図されず引き起こされ，これに担任の能力不足が加わるのに対して，校内暴力は意図的に行われるので，担任の能力も関係しますが，それほど大きくありません．

この現象に対しても，そのために迷惑を被る生徒の権利よりも，加害者の権利や人権が尊重されるような風潮（267 頁）が禍し，教師はなすすべを放棄した現状が，更に悪化を促しています．このような学校で出現する不登校（97 頁）は，肯定せざるを得ないと思います．これも根源にあるのは戦後教育の負の部分で，特に教師を尊敬しない（352 頁），学校の尊厳性が失われたことによっています．

❼ 学校が大きな問題をもつ数例を紹介

不登校では学校の問題が主に語られますが，基本にあるのは親子や家庭問題です．学校は単なる引き金で，火薬（3 頁）に目を向けなければならないのですが，症例の中には少ないながら，考えられないような問題が，時に学校（担任）にあります．特殊な症例は特定される可能性があるので，問題点のみいくつか紹介します．現代の学校のおかしさが現れています．

1. 15 年余り前に，誰彼なしに子どもにキスをする女性教師がいました．皆が

嫌がっているので,「学級便り」に遅刻をしないための方法という中に,「遅刻したら○○先生にキスされる罰を受ける」という記述まであったのです.最近も同じような教師を体験しました.

考えられない学校現場ですが,長年勤めている50歳代の女性教師に対して,新任で同性の校長は注意できないと言います.教育委員会はこのような場合,事なかれ主義に徹していて,何もしません.

2. 吃音の子どもに自信をもたせるために劇の主役に抜擢し,台詞を特訓した担任がいました.この熱心さが一部の親に評判でしたが,子どもの発達や心理を無視した独断によるものでしたから,これで子どもが立ち直れないほどの痛手を受けました.

これは熱心と言われ,一部の親に評判のよい教師にしばしばみられる型(type)で,気に入られた子どもや,その方針に合う子どもには確かに「善い」教育が与えられるのですが,逆に「馬の合わない(43頁)」「気に入らない」子どもには害ばかりが出ます.しかも,教師自身はそれに気づかず「自分は子どもの悪い点を熱心に指導している」と信じていますから,周囲の声は耳に入らず,文句を言う親は「無理解で真意を判らない者が多い」と独善的になり,結果としてますます子どもを追い詰めます.

3. AD／HD(172頁)の子どもが級友の腹に跳び蹴りを加え,強い腹痛が出現した例がありました.学校は発達障害児の立場になって,被害者側に「障害を理解しないのはいけない」式の発言で,当初,取り合いませんでした.被害者の親は学校の態度に激昂し,子どもの症状は日に日に悪化していき,近医でPTSD(148頁)と診断されました.この例では,学校側が「障害児を認め育てる」重要性と,その障害によって他児が被害を受けた場合の対応を「総合的に考え,最善の策はどうするべきか」,あるいは被害を出させないようにするための配慮や,柔軟な考えを欠いていたのです.このような学校・教師が多いのが現状です.

憤懣やるかたない被害者の親による強烈な抗議で,学校は担任の不手際を認めましたが,子どもの症状は悪化の一途で,こども心身医療研究所に来所しました.私は両親の気持ちが落ち着かない限り,子どもの状態は治らないから(149頁)と「腹立たしいでしょうが,わが子の症状軽減のために,学校に要求すべきこととできないことを分けて,合理的に考えましょう」と提案しました.そして,このようなものはPTSDと捉えない方がよいと説明しました.親が落ち着くにつれ,子どもの症状は少しずつ消えていきました.

4. 軽い発達障害の4年生で,それまで学校でも困った子どもでした.熱心な

教師が担任になって適切な指導を始め，あまり怒られなくなったことで自信もつき，親もこの担任に深く感謝していました．

　ある日，台風による警報が昼に出されたので，担任は早く生徒を学校から帰さなくては，と慌てている時に，この子どもが甘えて悪戯ばかりするので，信頼関係ができていると思った担任は，少し厳しく叱り，その時につい手が出ました．打ちどころが悪く子どもが鼻血を出しました．両親は言わば知識層に属し，その担任にはそれまで深く感謝していたにも関わらず，わが子が「教師に殴られ血を出した」現象だけを捉え，「担任を転校させないと新聞に暴力教師として記事にしてもらう」と校長を脅し，それに屈した校長は担任に因果を含め，休職にさせ，翌年転校させました．この頃の学校と親の信頼関係のない状態や，事なかれ主義の教育現場を示す好例です．

　私は臨床を通じて「よくここまで親身になってくれる」と感心する担任・養護教諭・管理職のいる学校を多く経験する一方で，ここに紹介したような「考えられない」状況も時に経験します．「学校の出来事」は個々の例ですべて異なると考えて，画一的に「学校はこうである」と断定せずに，状況に応じて柔軟に治療や指導をしていかなければなりません．

❽ 高学歴希望の親に振り回される学校

　わが国で義務教育終了者のほぼ全員が高等学校に進学するようになり，大学進学率が5割近くに達している現状は，他の国と比較して勤勉な「学問好き」の民族性（345頁）によるもので，明治維新と敗戦後の驚異的な2度の発展の原動力になったのは繰り返すまでもありません．一方で「学歴社会の弊害」や，高等教育を受ける意欲の欠ける者まで上級学校へ行く状況をもつくり出しました．

　最低限の家庭教育もされていない子どもに，高等教育を与えても，それは実のない「ガクレキ（我苦歴？）」になってしまいます．高校中退者数の多さは先に指摘しています（360頁の図3-21）が，文科省が彼らを救済する制度を'親切'につくった結果，今や小学校水準の学力でも，自宅に居ても「高卒」の資格が得られるようにまでなりました．これは多くの親が学歴を「『学』んだ『歴』史」と捉えず単に大学名と捉え，「せめて高校ぐらいは」となった結果です．

　米国の大規模な調査（277頁）でも，子どもの勉強に関心をもつ家庭の子どもほど，問題行動は起こさないという結果が出ているように，「学ぶ歴史」は大切なものです．小学校からまじめに学校に通い，勉強する意義を見直し，最終大学名はその結果としてついてくると考えるような指導をしていかなければなりません．「学歴」が文字通り個人の「学んだ歴史」であれば，義務教育の9年間だ

けでもしっかり修めれば，立派な学歴になるのです．現実には，学歴が「最終卒業学校名」になり，そこに行き着くまでの小学校からの義務教育が，親によっておろそかにされているのです．

現在は親が遊びたいために，小学校へ通う子どもを自分の都合で休ませ，中・高等学校は大学に行くために有利な面だけ考える「通過点」になっています．不登校児のほとんどが，中学も高校も行きたくないが大学には行きたいと言い，不登校を肯定する人々(101頁)は中学・高校を「偏差値教育！画一的！抑圧！」と否定し，「選択肢がない，学校に行かない選択／権利」と叫びながら，一方で大学にはこだわる矛盾に気づいていません．

❾ 親の理不尽な欲求

受験勉強中心の学校教育が報道でも非難される場合は多いのですが，実は親が学校に受験重視を求めた結果なのです．この数年の間に，一部の私立学校では，これまでの校名を替えると共に，受験勉強中心の方針に替えつつある事実も，学校が生徒を集める，つまり親に関心をもってもらうための方策です．学校を非難する前に，誰がそれを望んでいるのかに目を向けるのが，基本をみる目になります．

受験に限らず，子どもの学力低下を心配する親が7割に達するという調査結果がありますが，その親自体が子どもの家庭での躾(例えば，テレビやゲームを制限し勉強をさせる)をしていないと，同じ調査で出ています．次に述べるような家庭教育の後始末を学校に委ねる親の思考が，多くを学校頼みにし，中には理不尽な欲求になっていることからも判ります．

低俗と揶揄されるテレビ番組に対する批判が出される一方で，子どもがみるのを禁止できないのが現代の多くの親の姿です．放送する側にも責任はありますが，だから親が免責されるのではなく，「親が自らわが子を有害番組から守る」気概がなくて家庭教育はできません．現代は自分の責任や困難なことを試みるより，他人に責任転嫁し，親も学校も放送局を非難し，特に身近な学校には過大な要求をしています．

❿ 家庭教育の後始末が重要な仕事

学校生活で必要な最低限の秩序を守れない子どもを送り込む家庭が増加しているのは，小学校1年生の学級崩壊(361頁)に最も顕著に表れています．少し年齢が上がると，子どもが勉強さえしていれば何をしても許す家庭もあれば，塾生活を中心にして学校を軽んじている親もいますから，子どもが学校を重視するはずがありません．家庭で受ける親からのストレスを，学校で級友に発散さ

せる子どももいます．このように家庭本来の機能が失われていく現代では，学校に家庭教育の不備を補填する希望が多く出されるだけでなく，せざるを得ない状況を出現させています．

「給食で偏食を直す(小学校)」「単車に乗らないように指導する(高等学校)」といったことが，当然のごとく学校で行われ，行わないと学校が非難されます．これらはすべて家庭教育の範疇です．ある下町の中学校では「この1年間一人も妊娠させない」が教師の新年度の目標になっており，大学生に挨拶を教える現状があります．このように本末転倒した学校現場と，それを「しない」と非難する外野(家庭や報道)が，混沌とした学校をさらに悪化させます．

知的教育を行い，同時に社会性(対人関係)を育てる学校本来の目的を果たせず，家庭教育の不備の補いに追われるのが，現代の学校の大きな仕事になっています．「学校は家庭で行う躾をする場ではない」「小学校に入る年齢になれば，1時間弱は我慢して椅子に座るぐらいの躾は家庭の責任だ」と教師が発言すれば，恐らく多くの親や新聞から，袋叩きにされるのが現状でしょう．

身軽に動けるように軽装で運動靴を履き，生徒が万引きをした商店や警察に毎日のように頭を下げるために4輪駆動の車で走り回っている中学校の生徒指導担当の教師が「子どもが何事もなく学校に来てくれていたら，それでいいんです」としみじみ語ってくれたのは，二十年前のことでした．必死に生徒の不祥事で飛び回っている，本来の仕事以外である「家庭教育の後始末／代理」で多忙の教師にとって，「自分の本来の仕事や使命が何か」など，考えたくても考えられない日常がここにあります．

正論を言っても何も改善できないほど，当時に比べ現状は悪化しています．とりあえずは家庭教育(躾)の後始末や家庭の代理をしないと，授業を含む学校機能が成り立たない学校が，小学校から大学にまで出現しているのです．これでは本来の教育などできない悪循環に陥っていると認識し，ここでも基本(279頁)を見つめる必要があると申し上げておきます．

⓫ 小学校と中学校の段差

現在の公立小学校では絶対平等(355頁)が行き過ぎて，成績もほとんど判らないようにされ，先に指摘した「誰もができる」「無限に伸びる可能性」(349頁)で6年間を過ごします．成績を知らせる通知簿でも，できる限り成績を判らせないように3段階表示にしています．教師は成績が悪くても「頑張ろう」と書きますから，親の中には成績に無関心になる者もいれば，子どもの能力にかかわらず闇雲に頑張らせればできると誤解する者もいます．

ところが中学校に進学すれば3年後には，はっきり高校入試というかたちで成績の現実を突きつけられますから，小学校で曖昧にしてきたことや，「頑張ればできる」と誤解していたことが，実質を伴わないものと提示されます．母性的(300頁)過ぎる小学校から，中学校に上がると突然父性的に扱われる訳です．このいわば文化的衝撃(culture shock)は，表現を外に出す子どもでは校内暴力，いじめ，不登校といったかたちで表れ，内に出すと心身症や神経症になります．

実際の社会は職業選択に始まり，常に競争社会で，その社会が認めた者が勝利を得る父性性が支配します．日本の社会は他の国々に比べ母性性が強いとはいえ，社会は父性的なので，子どもが社会に出ていくための教育をする第一段階の小学校でも，高学年になれば，もう少し父性的な環境づくりをして，中学校に備えなければなりません(210頁の図2-3)．これが現代ではまったくできていないので，中学校で多くの問題がよけいに噴出するとも言えます．

⓬ 受験勉強

先の高学歴と関連する問題で，現在は避けて通れない問題です．小学校や時には有名幼稚園に入るための，低年齢からの受験勉強は，柔軟な頭に型にはめた知識を強制する点で，誰もが指摘するように問題があります．しかし，公立の中学校の荒れが目立ち始めた頃から，「荒れた(勉強するに相応しくない環境)中学校に行かせたくない」と思う親が増加し，中学受験が盛んになりました．

★ |意見/異見|　**熱血漢の教師を単純に賞賛するのは**　★

　テレビなどで取り上げられる「熱血教師」とか「現代に稀な教師」は，「本来の教育者がもつべき使命」を熱心に行ったのでなく，いかに「荒れる学校(生徒)をうまく立ち直らせたか」であり「学校から外れた子どもをいかに導いたか」によっています．荒れた学校を建て直すのも重要ですが，本来の教育がなされていない現実にも，鋭い目を向けなければなりません．家庭教育の失敗や放棄の後始末という，本来は教師がすべきではない面で，賞賛されている現実．そのおかしさを誰も感じません．

　時にはその先生自身が，かつて「学校の落ちこぼれ」であったことが強調され，それは一部の子どもに「ワルをしていてもよいのだ」という誤った考えさえ与えます．もちろん，中には心機一転して立ち直る子どももいるでしょうが…．

　時折，このような熱血漢の教師が神経をすり減らし，絶望感から心因性疾患に罹り，時には自殺に追い込まれる場合もあります．単純に熱血漢の先生を賞賛するだけでなく，そのような学校現場になった根本原因(本書で繰り返し述べています)に目を向け，私たちは自らできるところで，教育の歪みの是正に取り組む必要があります．

義務教育を終えた後の高等学校受験は，発達年齢から考えても，節目に頑張る意味があり，むしろ好ましいように，同じ「受験」といっても，子どもの年齢で，その意味は大きく変わってきます．また，「仕方がない」面のある中学校受験でも，小学校の低学年から準備をし始めて，多くの時間をそれに費やすのは，幼稚園や小学校受験と同じような問題が生じます．

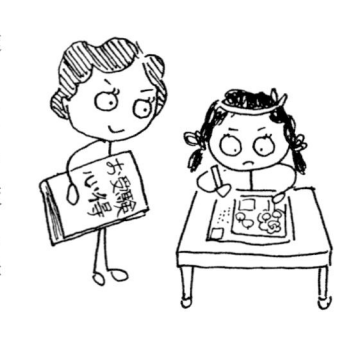

　「勉強に相応しい場」をわが子に与えるために，小学校高学年ぐらいから，能力に合わせて受験勉強をさせるのは，現代ではやむを得ないと考えます．この場合にも学校と塾との関係や勉強のやらせ方，子どもの性格・能力の適切な判断が親に求められます．決して塾の宣伝に踊らされて，子どもの精神発達を阻害しかねない勉強はさせないように指導します．あらゆる場合に，個々の状態や条件で異なってくることを認識して，適切な判断が求められます．

⓭ 運動による教育

　運動競技（sports）は一般に健全さが過大評価され，親は運動部に子どもを入れようとし，時に「運動を好まない」のは子どもらしくないとまで言われます．心因性疾患の子どもは運動が苦手な場合が多いので，運動をさせるべきという考えが強く，それも一理ありますが，一方で根本的に嫌い／下手な者に強制する弊害に気づく必要があります．ある意味で，精神遅滞児に通常の勉強を「頑張れ」と強制するのに似た面があります．運動は勧めるべきでしょうが，どうしても苦手で嫌いな子どもに強制するのは，心身の発達からみて好ましくありません．教科としての体育で一定のことはさせるべきですが，苦手な子どもの自信を更に失わせるような対応は教育的でありません．

　また，運動の得意な子どもでも，幼い頃から厳しくさせるのは問題です．受験勉強の強制で心身問題を出すのと同じように，激しい運動で心身に変調を来した子どもを，私たちはしばしば診ます．特に選手を育てるような所では，指導者と親の思いで，「子どもの健全な発育を阻止しているのでは」と思われるよう練習が日常化しています．苦しいことを我慢・努力させるのは，現代の子どもに必要ですが，「才能のある子ども」の基準に合わせて，普通の子どもに筋肉や心の発達を考慮しない極端な鍛えは，「子どもを潰す」作業になります．

　一部の運動や踊りのバレエ（ballet）などは思春期の子どもに摂食障害（88 頁）を

発症させる遠因が指摘されており，子どもの努力と関係ない面，例えば肉体的欠点を執拗に指摘する指導者の性格・資質など，疑問を呈せざるを得ない問題が相当あります．運動を必要以上に賞賛するのもいかがなものかと思います．

わが国では「健全な精神は健全な肉体に宿る」と信じられていますが，これは古代ローマの風刺詩人ユウェナーリス(Juvenalis)が「健全な肉体には，健全な精神も」と言ったのを誤訳し使われているのです．彼は当時の若者が肉体を鍛えるだけで勉強をしないことを嘆き「肉体だけ鍛えても駄目」と訴えたのです．大学から中学までの運動部員による不祥事の数々をみていると，原意の方が「現代の日本でも当てはまるのでは」と思います．

❶❹ 性教育

先に昨今の性教育の異常さを指摘(357頁)しましたが，そのあるべき姿を私なりに示したいと思います．現代，識者や教師，婦人科医の多くは性教育推進派で，異口同音に「若者の性行動が大変な現状だから，正しい知識を教えなくてはならない」と言い，「妊娠・エイズ(AIDS)防止」という大儀で，中学校や，時には小学校で，性交渉を具体的に指導しようとしています．思春期を扱う学会では医科系，保健・教育を問わず，実践体験としてコンドーム(condom)の装着方法が大きくスライド(slide)で写されています．

推進派の「『大変な状況』だからとりあえず正しい知識を」と言うのは一見理屈に適っているようですが，「大人が『大変と思うこと』を，若者は大変と思っていない」という基本を押さえていない点が気になります．彼らにとって性交渉は，私たち世代の「異性と会う」のと何ら変わらない感覚で行われている現状に気づかなければなりません．高校生で半数近くが性体験者になり，僅かですが女生徒の方がむしろ多くなっている現状に唖然としますが，これが現実です．だから，「なぜ，彼らにとって性交渉がそれほど軽いものになっているか」を出発点にしない限り，対症療法のみで根治療法になりません．大人からみて「大変だから教える」のでなく，「そのような思考になる彼ら」に「何を教えるか」むしろ「どのように育てればこのようにならないか」に立ち戻って考えなければならないのです．それは繰り返しになりますが，ここまで述べた責任を伴わない自由を家庭・学校教育で教え過ぎた結果で，幼児期からの躾が必要になります．これは米国の大規模な調査(277頁)でも証明されています．

「性」の最も基本にある「生命誕生の行為」を神聖視し，それには最大級の責任が伴い，家庭をつくる能力が求められているという基本を重視すれば，性教育推進派の論拠は基本を押さえていないことが判ります．「平等」「民主主義(266

頁)」といったこじつけとも思える言葉や,「生きる」「愛」と曖昧な言葉で性教育を推進している教育現場は,ここでもまた「基本をみずに」異常に走っているのです．次世代を育てる責任があらゆる意味でとれない「精神的未熟と,肉体だけの成熟」した子どもに,現行の性教育は百害あって一利(理)なしです．性教育を勧め／進めていくほど,性犯罪や母子家庭が増加していく現状を,スウェーデン・米国の実情(359頁)とわが国の現状から検証すれば,結論は明白ですが,それに目が向かない教育現場の異常性と,それを煽る医師や学者がいる現状を憂います．

　その上,性は科学だけで論じられるものではないのも,教育する点で十分考えなければなりません．結婚前に性行為はするべきものでなく(少なくとも以前の道徳では！),結婚後に「しない」と異常になる,つまり肯定・否定が,ある儀式の前後で180度変わるようなものは,科学ではありません．最近では結婚前にする罪悪感がない一方で,結婚後にしない夫婦が増加している,正に以前と180度異なる価値観も出ています．これが小学校の高学年から教える科学になるのでしょうか．

　また,性は常にある種の「いかがわしさ」があり,科学でも理屈でもなく,学校で教える他の教科とは根本的に異なっているものです．男子と女子の二次性徴に2年の差があり,身体変化も大きく異なる(223頁)のを,一律に教える点にも問題があります．昔の女子を対象にした純潔教育を,現代の性教育推進者は否定しますが,私からみれば,よほど合理的で優れた教育姿勢であったと思います．現在の性教育は「何もかも男女同じ」というイデオロギーの弊害です．

　私に具体的な提言はできませんが,少なくともエイズ(AIDS)や妊娠だけを捉えて,性教育を低学年から具体的に勧め／進める現状には疑問を呈します．最低限言えるのは,性教育は家庭で両親が「男性／女性」であることを,子どもに認識させるのが出発点(382頁)になると考えます．あらゆる教育は家庭で始まるのと同じく,性教育も例外でありません．米国のように子どもだけ一人寝かせて夫婦が寝室に入るのがよいとは言いませんが,日本ではあまりにも家庭で両親が男女を感じさせない点が気になります．「性」という男女差を教えるのに,これを家庭で両親から感じさせないで,学校に行くと,社会的・文化的性差を否定する gender free 教育(359頁)を勧める教師・学校ほど,性教育を早くから行う矛盾は,ここでも歪められた教育の実態を呈しています．

■ 教育が政治に利用されている

民主党のクリントン大統領の時代に行われた大規模な調査から，それまで進めてきた「安全な性行為を勧める『安全教育(safe sex education)』」よりも，昔からの古い価値観による「結婚まで純潔・童貞を守る『禁欲教育（abstinence-based sex education）』」が正しいと証明されました(277頁)．しかし，自由・進歩に価値を置く民主党は基本的に規制を否定するので，禁欲教育に反対し，積極的に禁欲教育を進める保守的な共和党との間で政争になっています．

人間の根源的営みである「性」や「家庭」，あるいは子どもに最も重要で必要である「教育」といった問題も，政党の政略に利用される時代である点に注意しなければなりません．これは米国だけの問題でなく，わが国でも，先に指摘したgender free教育や最近の性教育は政治的な面が隠れていると診なければなりません．繰り返しますが，教育の基本には何が重要で求められるのか，冷静に考えないと，美辞麗句と現象に目を奪われ，そこに政策まで加わるので，方向性を誤ります．私たちは子どもの未来を担っていることを忘れてはならないと思います．

■ 代替教育（単位制・通信制・バイパス校など）

不登校児を診ていると，彼らが義務教育終了後に通う学校も重要になります．高校進学率が10割近くなっていることの是非はともかく，基本的にはほとんどの不登校児は「高校に行きたい」「高校は行きたくないが，大学は行きたい」と訴えます．このような発言や思考の出る学歴社会を，社会的視点から考える必要はありますが，個々には彼らの要求に応えていくことを治療者は求められます．そのため種々の形態をとる高等教育の場の現実と，その問題点を知る必要があります．

❶ 単位制高校

一般高校では不登校になったり，成績が悪かったりすると，単位数不足で進学できなくなり，その学年で習得した単位は留年した学年で加算されず，改めて一から習得しなければならない制度になっています．これに対して，単位制高校では，習得した単位数は学年を超えて加算される仕組みなので，取れた単位が無駄にならないのが特徴です．この単位数が加算される点が一般の高校と異なるだけですが，「あまり厳しくない学校」「楽に単位の取れる学校」と誤解されている面があります．現実に単位制高校に通い始めても，単位が思うよう

に取れない子どもは多くいます．

❷ 通信制高校

　自宅学習が主になり，登校(schooling)は週に1,2日程度，それも数時間でよいので，ほとんどの中学生の不登校児はこれに飛びつきます．実際，種々の媒体で，判で押したよう「自由に，自分らしく，楽しく」と宣伝されています．しかし，私に言わせれば，まさに「自由」も，「自分らしく」(359頁)もわがままそのものであり，「楽しく」(350頁)するだけでは勉強ではありません．

　公立はまだしも，私立の中にはほとんど出席しなくてもよいような所もあり，それさえ行かなくても，最近では種々の救済制度(その度に費用を親が支払う)がつくられ，お金さえ払えば「高卒」資格が取れるようになっています．文部科学省がそのようにしたのです．

　対人関係の苦手な不登校児は，この通信制の学校を中学在学時から希望するようになるので，これに安易に応えることは治療者として絶対にしてはなりません．高校卒業資格をとっても，社会で最も必要な対人関係を体験しないまま3年を過ごす，あるいは自宅に閉じこもるので，社会に出られるはずがありません．私も通信制の学校に行った不登校児を多く経験しており，それが次の発展や治療になった例も時にありますが，積極的に通信制は勧められるものではないと断言します．

　この頃は中学生の不登校児に学校の教師が，この通信制を直ぐに勧める場合もあり，私の言う「誤った理解が不登校児を増加させる(101頁)」困った現状があります．

❸ 高等学校卒業程度認定試験(平成16年まで大検)と予備校

　以前は大検と呼ばれていた大学入学資格検定試験が，平成17年から名称が変わって，更に子どものために「配慮」されました．

　本来，この制度は家庭事情や経済的理由で高校進学ができなかった中学卒業生が，後年大学受験を志した時の救済制度としてつくられたのですが，現在は不登校児のための制度に変わってしまいました．その後，「子どものため」にと年1回から2回実施するようになり，内容も易しくなりましたが，このような改革が本当に子どものためになるのかどうかは疑問に思います．時代背景と子どもの将来を真剣に考えるなら，根底から考え直す必要があり，大衆迎合時代(418頁)に相応しい改悪になっています．

　高検予備校(以前は大検予備校)は文字通り「高検を受けるための予備校」で，これも最近では乱立気味ですが，不登校の子どもにとって，中学校時代に勉強

していないことを学ぶ場としての価値があります．また，難しい試験のための予備校ではないので，徐々に勉強に慣れていき，少ない人数の教室で対人関係の体験もできれば，不登校児にとって適切な治療の場にもなり得ます．私は高認制度改革を好ましくないと思う一方で，高検予備校のある側面は治療に有効であると考えています．もちろんそれは子どもが立ち直った後，厳しい本物の大学入試の試練を受けるという前提において…ですが．

❹ バイパス校（bypass：迂回・わき道）

前述した各種の救済制度の結果できたもので，「好きなことをして好きなように高等学校卒業資格が取れる」学校です．需要が多いので都市圏で乱立しているのは，資本主義社会である以上，仕方がないのかもしれません．「自分らしく，好きなことをして…」という広告文から，筆者は「子どものために」限りない不安を覚えます．ここでもカタカナで呼ぶと「それほど悪く」感じませんが，日本語で呼べば実態が明確になります（299頁）．

不登校児を診ていると，上記の学校群は彼らの救済になり，つまずきから立ち直るのに効果的に働く作用があるのを否定しません．しかし，現実にはそれらの宣伝（私立校）や報道の取り上げ方で，いかにも従来の高校で厳しい勉強をしていくことが「個性を認められず／息の詰まる空間で／旧態依然としている」と否定的にみるのを促し，「わがまま気ままに好きなようにしていても社会で通用する」と思う子どもを増加させていきます．このような若者が多くなる社会が，フリーター，NEET，引きこもりを増加（112頁）させているので，健全なはずがありません．中学卒業後，最初からこれらの学校に行きたい子どもを増加させている現状は，安易で我慢のない時代（264頁）の最たる現象でしょう．需要のある所に産業が進出するのは資本主義では当然ですが，代替教育がこのような状況であるのは大きな問題です．

なお，不登校児の行く学校として夜間高校も対象になっています．これも本来は勤労青年の学校として設立したものが，高検同様，今や違った利用をされていますから，これまで述べた欠点を考える必要があります．

私は教育産業を否定しませんが，需要に対して乱立する状況や，宣伝が潜在的な不登校児を本格化させる点が気になります．医療の宣伝に規制がなされるように，教育も規制が必要です．少なくとも不登校を奨励している印象を与えないようにしなければならないと思います．

❺ 代替教育の別の怖さ

注意しなければならないのは，夜間高校に限らず，あらゆるこの種の学校に

籍を置く子どもは「学校に通わなくてよい多くの時間」を思春期・青年期の大切な時期にもつので，ほとんどの者は無駄に過ごすようになります．多くはゲーム・インターネットなどパソコン漬けとなります．したがって，空いた時間に仕事（Albeit）をさせるといった，意義のある時間を過ごさせる指導が必要です．

　もう一つ気をつけなければならないのは，この種の学校には不登校体験者が多いので，神経症や精神病，あるいは発達障害児などが多く集まる現実です．ここに適切な指導・治療者がいれば，集団治癒力を働かせるようにできます（255頁）が，現実は異なり，「悪貨は良貨を駆逐する〔グレシャム（Gresham）の法則〕（96頁）」のように，重症者が軽症者を引きずり降ろしていく傾向があります．

　治療者はこのような点も考えて子どもの進路を考えなければならないと最後に付け加えておきます．

■ 大学教育の堕落

　代替教育の問題以上に深刻なのが，学歴社会の頂点に立つ大学教育です．学生数はこの先，減少し続けるので，私立大学は学生確保に必死ですが，それが「よい教育」をして学生を確保するのでなく，従来の常識では学問の場に相応しくないと思われるようなことも行われています．国立大学までが，奇を衒ったような講師を招聘して「人気を得ようとしているのでは」と思わせる現象はかなり前からみられ，多くの公立を含む女子大学で，「ベッドの中の男女平等」を研究するのかと思うような「女性学」講座ができた（283頁の図3-4）のも同じ思考のように思います．私立の場合は広告にそれが顕著に表れ，中にはバイパス校以上のひどい宣伝をしている所もあります．「就職に強い大学です」という広告は以前からよくみられるように，学問の府が学問で学生を募らない堕落がみられます．高等教育どころか大学教育を誇る姿勢が大学にないようです．

　大阪では平成13年（2001）にユニバーサルスタジオ（Universal Stadio）という，米国発祥の遊園地が開園しました．某大学はオープンキャンパス（open campas）の来場者に，早速この遊園地の入場券を配ると宣伝しますと，翌年には複数の大学がこれに倣ったのです．これでは景品付き歳末大売り出しと何ら変わりません．

　また，平成18年（2006），伝統ある私立大学が付属の中学・高等学校だけでなく，新たに小学校を開校しましたが，給食をホテル（hotel）に任せるのを特徴にして話題になっています．「いかなる教育を行うか」が基本になり，付属的なものに，その学校なりの特徴を出せばよいのですが，それがホテルの給食になった

点に，私はびっくりしました．しかも，名門校であるだけに…．

既に半世紀も前になりますが，民間から文部大臣に就任した永井道雄は，大学の学問的レベルの低さを指摘し，最近では立花隆が「頭脳老朽，人格劣等，曲学阿世，講義陳腐の大学教授たちがものすごい数で増えている」と言うまでになっています．ここに紹介した大学の現状も何気ないところにあるおかしさ（262頁）の一種ですが，実は根が深い問題で，病根は同じであるとここでも示唆されます．

同じ平成18年，民間の大企業3社が中心になり，愛知県に全寮制の本当の意味での「選抜された層(elite)」をつくる全寮制の中高一貫校を開校させました．卒業生が出る6年後に，この学校が単なる大学進学率を誇る旧来の受験校と同じなのか，あるいは数十年後に「気概をもち，わが国の舵取りをするような」層を輩出するのか，現時点は判りませんが，期待したいものです．

教育基本法が改正され，憂国の士による教育の見直しが模索され始め，さすがにこれではいけないと思う方々が少しずつ増加しているのは喜ばしいのですが，最高学府の大学が「学問的良心」「気概」「信念」より，学生集めのために「若者に迎合する」「誤った選民意識をくすぐる」ことだけに汲々としている現状は，私に絶望感をもたせます．

あらゆる分野の，特に国の根幹をなす教育で，国が崩壊していく様をみる思いになります．これを正すのは至難の技でしょうが，次世代を育てる教育に，私たちはできるだけの関心と，自らできることで参加していかなければならないと思います．

■現実の相談で注意する学校問題

子どもの心因性疾患を診る時，私がここまで述べたような点を考慮して相談に乗っていただきたいと思いますが，具体的な学校の問題で，いくつかを，最後に述べておきます．

1. 学校はその地域差，公立か私立か国立，大規模校か小規模校，受験校か運動校，伝統校か新興校など種々の形態の違いで，それぞれ抱える問題は異なります．また，受験と運動の二つの機能を，別編成の組にして経営する学校もあります．どのような学校に通学しているかで，個人の問題に加えて，その学校の質による違いを見極めて対応する必要があります．

2. 学校の名声を上げるために，生徒をあたかも利用しているような所（新興の受験校，運動校）もあります．このような所では，子どもが学校の目的に適わ

ないと判断されると，見捨てられます．受験校でも悩んでいる子どもに丁寧に対応してくれる所もありますが，新興校には余裕がなく，その雰囲気がよけいに子どもを追い詰めます．

3. 学校は生徒を集団でみるので，個々に目が行き届きにくく，集団から外れる子どもへの対応は一般的には拙くなります．医師は限られた時間内であっても，個人を診る立場にあり，学校は全体をみると考えて，相互の子どもをみる視点の違いに留意します〔連携(51頁)〕．

4. 多くの学校に共通する閉鎖性(学校内のことは外部に知られたくない)や，平等を唱えながら個々の能力や感受性などの個人差を無視する体制は，先の2.で述べたことに関連しますので，ある面では仕方のないと認識して，問題を扱っていきます．

5. 教師間の連携の悪さ(養護教諭と学級担任，校長などの立場の違い)は専門職にみられがちな欠点ですが，時に外部の者が適切に介入すると，相互間の風通しがよくなる場合もあります．これは，それぞれの職種が自分の立場から子どもに「よかれ」と思うことを主張していると考えます．時には独善性が意思の疎通を妨げていることもありますが，第三者(医師や相談員）が双方の熱意を認めて行司役をすると，意外にうまく働き出すようです．

6. 熱心すぎる担任が視野狭窄に陥って，指導がかえってまずく，問題を起こしている場合もあります（363頁）．このような場合は，多くが5.で述べた独善性が強いようです．しかし，独善性ほど指摘しても改めてもらえないものはないので，正面から立ち向かう姿勢でなく，側面から柔軟に考えます．同時に医師自らも独善性に陥っていないか反省します．

7. 自分の主義主張に，生徒の問題を利用しているようにみえる'熱心な'教師（351頁）もいます．この場合，教師は自分の主張に熱心なので，個々の子どもに適切に関わるよりも，自分の独善に沿って熱心になり，個々の子どもの問題とズレが出ます．障害児教育でしばしば遭遇する問題です．これも6.と同じ対応です．

8. 頭の固い校長や，事なかれ主義の校長のいる学校にも問題は噴出します．自分の個人的感情を優先する教師，親に迎合する教師，私立校を受けると聞いただけで子どもをいじめる公立の小学校の教師など，教師個々の性格や信条が，それに合わない子どもを苦しめている場合があります．これも6.と同じ対応です．

3-6 家庭の問題

> 要点：子どもの問題は親の問題
> 　　　親の問題はその親(祖父母)の問題
> 　　　家庭が適切に機能していると子どもの問題は軽い
> 　　　家庭教育が適切に行われていれば，学校教育の影響は少ない

　子どもの心理治療は本人にしなくても，親を通して可能であるという専門家もいます．心の基本は「心の発達(198頁)」で述べたように，母親によってつくられる面があり，次いで父親をはじめとする家族ですから，両親が子どもに大きな影響を与えるのは当然です．

　昔から「子どもは親の背中をみて育つ」「子をみれば親が判る」と言われてきたように，親子の切れない絆，相互作用など，子どもの問題はまさに家族の問題になります．そして，家族(家庭)の集まりが社会を構成し，国「家」をつくるのですから，平和な社会は多くの幸せな家庭の集合で成り立ちます．内外共に問題の多いわが国ですが，欧米型先進国の中では，これでも家庭の幸せ度が高く，子どもの悲劇も少ない(264頁の表3-1)ので，平和な社会をつくっていると言えます．この基本に気づかず，欧米の現象を表面的に倣っている現状は，年々，家庭や子どもの状態を悪化させています．悪い所(欧米)と比較して「まだまし」と言うより，よりよい状態を目指すようにして，子どもの幸せを考える視点で家族の問題を考えます．

■ 家庭は夫婦関係に始まる

　家庭の基本は両親の関係にあります．子どもはこの世の中が「善意に満ちているのか」「悪意があるのか」を最初に接する大人(親)から学び(201頁)ます．以前は「私はよい妻になれなかったので，よい母親になるように努力しました」という母親に時に出会いましたが，残念ながら，よい妻でないとよい母親にな

れません（381頁の【意見・異見】）．しかし，最近の母親はこのような努力をせず，直ぐに離婚を選ぶ傾向にあるので，やはり以前の方が，あるいはこのような母親がいたのが「わが国の善さであったのか」と考えることもあります．離婚（392頁）は双方が少し考え深くなれば防げると，私は相談を通じて感じていますから，片方に少し我慢をさせることで家庭危機の回避を企て，家族関係の好転を期待します．

親子の三角関係は，子どもの年齢によって多少変形しても，基本は正三角形で，ある一辺—多くは母子間の距離—が短すぎると，他の辺が長く（疎遠）なり過ぎ，問題が出てきます．

誕生直後は母子の辺が0に近く，子どもの年齢が上がるにつれ，それが長くなると共に父子の距離が近くなり，思春期を迎えれば正三角形になるのが理想でしょう．図（210頁の図2-3）も同じことを表しています．

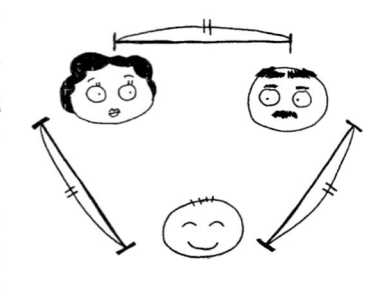

子どもの問題は心因性疾患から反社会的行動に至るまで，いかなる表現形態（67頁）をとろうと，そのほとんどの原因は両親の夫婦関係にあります．先にあげた「この世が善意に満ちているか否か」をはじめとして，子どもは最初に接する母親や父親から種々のことを学び，家庭で多くの時間を費やして成長するのですから当然です．

■ 子どもの誕生・子育て

子どもは遺伝子として親の素因を受け継ぎ，「誰もが自分の生まれる場や時を選べない」偶然性で生まれるので，自分の意思は働きません．この道理を超えた現象が人間の出発点であり，親子関係もこのような始まり方をします．これも「生と死」の項で述べた論理的でない（63頁）ことが，人間存在の出発点になっており，この偶然性を昔の人は「子どもは神からの授かりもの」と考え，無私の愛情を与えてきたようです．

現代の家庭は，結婚が自分の意思で行われるのは当然としても，子どもを生むのも「予定を立てる」ように，意思が働きます．この親の「意思」が働く点から，多くのことが自分の意思で行われていくと思い込むようになり，子育ても親の意思通りにならないと，不満が出て，極端な場合は虐待にまで行き着きます．子どもは親の意思が働かない「授かりもの」と考えれば，子育てがうま

くいく面があるように感じます．

　子育てはいつの時代でも，親の自由を束縛し忍耐を求め，人生で最大の責任までもたされるのですから，この点からも「授かりもの」と昔は思わせたのでしょう．戦後教育が自立（自分の意思を強調する）や「責任のない自由（354頁の図3-19）」を勧め，「耐える」ことを教えず，理屈を教え過ぎたため，自然な子育てがよけいに難しくなってきています．その上，最近のフェミニズム（276頁）が「子育て」を軽視させる運動を盛んに繰り広げ，子育ての喜びよりも「苦しみ」を感じる母親をつくる傾向にあるように感じます．授かりものどころか，母親の自由・自立を束縛する邪魔者になったのです．この風潮が現代の欧米型先進国の姿であり，それが家庭と子どもの不幸を生む根底にあるものと思います．

　地域によって異なりますが，豊かな時代は何事も「お金」で解決し，他に委ねてしまう傾向にあり，テレビや幼児教育ビデオに子守り（272頁）をさせ，親が絵本を読み聞かせるような面倒なことを疎かにしがちです．さらに幼児教室や塾に通わせ，学校に家庭教育の後始末（365頁）をさせ，うまくしてくれないと文句を言う親も増えています．「手塩にかける」なる言葉が育児から消えることを恐れます．

　このような時代は，親が自分の楽しみを優先させるようになり，例えば，子どもを遊園地に連れて行く場合でも，「子どもが喜ぶ」より，自分が「楽しめる」所を選ぶので，幼児向けの遊園地より，米国産の「大人も楽しい」大規模遊園地（theme park）が栄えるようになりました．中には幼児が大人の楽しみに付き合わされた結果，恐怖だけを植え付けられた例もあります．子どもが楽しむ・喜ぶのを見て，自分がそれ以上に楽しい・喜ばしいと親が感じる，まさに「家庭（親）の幸せ感」が失われつつあるように思えてなりません．これも子どもを授かり物と捉えなくなった副産物でしょう．

■ 先進国ほど子育てが拙くなる

　人間を含む動物は二大本能，食欲と性欲をもち，これが「生命の基本」になります．生きるために食べなければならないし（食欲），生命が有限である以上，

自分の遺伝子(血)を残さなければならない(性欲)ので，本能として与えられたのです．しかし，この二つの本能が反比例することは，あまり知られていません．自分の命が永遠(63頁)であれば，子孫が不要になり，逆に命が短い場合は，早く子孫を残さなければならない合理性です．

先進国の豊かさは食物を豊富にし，生活も楽しく，自分の人生を長くするので，子孫に対する本能は低下し「少子化・子育ての拙さ」が必然的に現れます．昔から生活を楽しむフランスで少子化が言われ続けていたのも，この基本から説明がつきますし，わが国も豊かになるにつれ，少子化と子育ての拙さを生じたのです．貧しく厳しい時代の方が，全般的に「子沢山で，子育て上手」だったのは歴史をみても明らかです．ですから，先進国になればなるほど，少子化と育児能力低下は宿命と考えて，個人も政府も「何をなすべきか」を考えなければならないのです．

平成18年(2006)6月1日，「特殊合計出産率」が5年連続で過去最低を更新して1.25になったと厚労省が発表し，少子化対策が政府の最重要課題になったと報道されています．フェミニズムの「少子化と育児べた」を勧めるイデオロギーに気づかず，政府が膨大な予算を使って，それを応援してきたのですから，その矛盾には唖然とします．むしろ，このようなイデオロギーが力をもつこと自体が，既に「食欲と性欲反比例現象」に適っているのかもしれません．

このような時代になると，性欲も本来の目的よりも快楽が求められ過ぎ，これも間接的には子育てを拙くさせていく作用があるのは，最近の被虐待児の問題や幼児や学童殺害事件をみれば判ります．自然に逆らった人間(337頁)という種に「破滅への道」が用意されている摂理でしょうか．知恵をもつ人間は基本に立ち返り，どのような解決策があるのか，真剣に考えなければなりません．

平成6年(1994)，当時の文部省，厚生省，労働省，建設省の4省が「エンゼルプラン」を発表し，その後も「新」を付けて種々なことを謳っていますが，名称をカタカナにする発想(298頁)に始まり，基本をみない方策で，何らの効果も出ていない結果が「1.25」という数字に現れています．

■ 夫婦が家庭の出発点

結婚する男女は，それまで20～30年をそれぞれ違った家庭の価値観や環境で育ってきたので，最初は自分の育った家庭の価値観に左右されて当然です．ですから，急に相手の価値観に合わせるのは難しく，それを要求するのは身勝手です．双方に「新しい家庭」をつくる気構えがあるなら，無理に合わせるより

も，お互いに相手の価値観を認め合うのが始まりになります．「似た者夫婦」という言葉があるように，やがて二人のそれぞれもっている異なった価値観が歩み寄り，その相似部分が広がり，異なる部分が気にならなくなります（図3-22）．二人でつくり

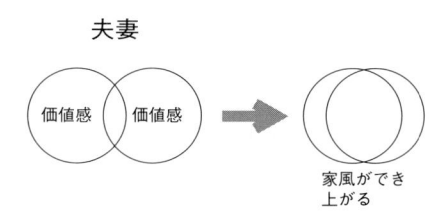

図3-22 「家風」の成り立ち

上げた価値観による「家風」（このような大切な言葉も死語になりつつあります）のある家庭こそ，自立した家庭で，自然に子育てもうまくいきます．

　相談を受けるような例では，若い男女とその親の双方が自立していない傾向があり，お互いの立場を受け入れ，新しい自分たちの家庭をつくり上げられません．結婚後も自分の育った家庭の価値観のみを重視し，親も外野からそれを促し，時には内野に入り込みます．そこに男女の思考差（206頁）も加わるので，相手が自分の価値観と異なると不満ばかりをもち，結果的には破綻に向かう場合もあるのです．

■ 核家族の3要素

　米国のリッズ（Lidz）（家族精神医学）が「核家族の3条件」として，父母連合，世代境界の確立，性別役割の明確化を提案したのは1950年代，米国が最も光り輝いていた時代でした．米国と日本では背景の文化（291頁）が異なりますが，人間の基本的営みは共通で（221頁の【意見・異見】），米国が健全さを謳歌していた頃のものですから，傾聴に値します．

　①**父母連合**　夫婦の絆は何よりも強く，親子関係よりも優先するという意味です．「契約」思考が基本にある米国だから強調されているのかもしれませんが，父性社会では親子関係が母性社会よりも「切る」方向（208頁）にあるにも関わら

★ 意見／異見　親業・妻業・夫業…　★

　皮肉屋のバーナード・ショウ（Bernard Shaw）（315頁）は「親というこの世で最も大切な職業に，かつて職業適性検査は一度もされたことがない」と述べていますし，「親業」という言葉も米国で言われ始め，日本でも一般化しました．しかし，それより先に「夫婦，あるいは夫として，妻としての適性検査」あるいは「夫婦業／妻業／夫業」が，現代では必要になり，ひょっとすると祖父母にも必要かもしれないと思うことがしばしばです．子どもにとってある程度好ましい親になるには，まずある程度好ましい夫や妻になる必要があります．

ず，わざわざ指摘している点に私は注目しています．母性社会・日本では，親子関係が最優先される傾向(294頁)があり，より意識しなければならない重要な考え方です．「夫婦の結合・同盟・連合」を重視すれば，家庭がうまくいきますし，仲がよくなければ家庭は機能しません．

　②世代境界の確立　親子の間には厳然たる境界がなければならないという意味で，単なる年齢差だけでなく，立場も異なると知らせています．先の①と同じく，父母の関係が親子関係に優先する意味も含まれています．特に日本では母子の結びつきが強く，連合して父親に対立する風景がみられますが，これは世代境界がないからです．両親が自分の親から自立していない(385頁)のも，この境界がないためです．

　戦後民主主義で「すべてが平等」という観念が家庭に入り，働き盛りの父親と，保護されている子どもの権利が同じといった誤解が蔓延している現在，この条件は貴重です．

　③性別役割の明確化　父親と母親が健全な男性像と女性像をもつように求めています．性教育で指摘した(369頁)ように，わが国は家庭内で性を意識させない文化をもつので，日本ではこれも重要な条件です．阿闍世コンプレックス(219頁)は性を感じさせないことが基本にある，と私は思います．子どもの自己同一性(identity)の基本は「男か女か」になりますから，それを適切に教えるのが両親の役割です．繰り返しますが，それを失くしていくフェミニズム思想の一部は家庭崩壊を来すイデオロギーであり，失敗が本場の米国で証明されています(275頁)．

　子どもが思春期になった時，健全な異性観をもつためにも，両親の性別役割は大切です．両親が不仲な場合には，例えば喧嘩をすると父親は暴力，母親は口汚く罵るといった「悪い性別役割」を明確に見せるので，子どもに健全な異性観が育ちません．

★　意見／異見　**相談窓口でみる困った父親や母親**　★

　多くの相談を通して，私は困った父親の3条件をつくりました．最悪が「マザコン(mother complex)」で，2番目は「働かない」，3番目は「心が狭い」です．説明の必要はないと思います．困った母親の方は「母性が足りない」の一つに尽きます．特に外に出て働く女性で母性が足りないと，子どもは不幸になります．また，母親が幼い子どもと接する職業(保育士など)では，わが子が「自分の母親であるより，よその子の母親」である悲哀を感じる場合があるので，相対的に母性減少になる点を，意識しておく必要があります．

この三つ以外にも核家族に必要な条件がありますが，問題のある家庭を診ていると，この基本だけでも自覚してほしいと思います．

■ 家庭も集団社会

家庭は社会の最小単位ですから「集団社会」と認識する必要があります．大家族ではそこに否応なく「社会」を感じさせてきましたが，戦後教育は「個」の主張(354頁)ばかりを教えたので，核家族はまさに個の単なる集まりで「社会」が消えています．家が狭くても，子どもに勉強させたい親は「個室」を与え，求められると専用テレビを買い，気づけば「個(孤)食」が自然になり，「個の専用」である携帯電話をもち，文字通り「個」がバラバラに入った単なる「入れ物」のような家が出現していきます．

このように家庭の「社会性」が消えるのに比例して，不登校から引きこもりまでが増加していく事実もあります．家庭は憩いの場であり，気兼ねや遠慮の

★ 意見／異見　**愛情は胃の腑を通る** ★

これはドイツの諺です．使われている「腑」という字から考えて昔に伝わったようで，今ではほとんどの人が知りませんが，現代にこそ必要な諺です．母親のつくる愛情溢れる食事が子どもの消化器を通り，身体的栄養だけでなく心の栄養も与えられ，子どもが健全に育っていくことが示されています．心の発達(201頁)で述べたように，生直後からの母乳に始まる「食べる」重要性を適切に表しています．

私たちは親しい間柄での会食は楽しく，食事の時間でなければ，お菓子とお茶を楽しみます．「口に入れる」感覚的行為が対人関係を豊かにする基本(205頁)ですから，最も親しい家族が一緒に食事をする，それが母親のつくるものであれば，なおよいでしょう．

現代はこれが難しい時代で，個(孤)食というような言葉までできています．気にするのは栄養価や添加物で，いかに食べるかが抜け落ちています．核家族(381頁)になった上，家族中が忙しくなった現在，家族で揃って食事をする(一家団欒)ことが難しくなっている事実．私は多くの親子に，毎日の朝食は各自が少し時間を都合すれば，たいていは一緒に摂れると指摘し，「朝食を家族で」と勧めています．最も早く家を出る人に合わせて，一緒にお茶や珈琲(coffee)だけでも飲む行為が，失われた一家団欒の会食をよみがえらせます．

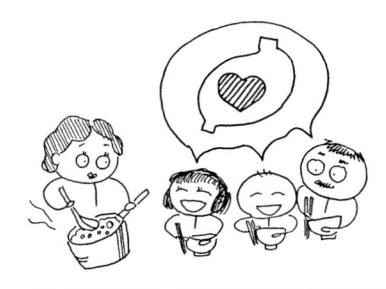

要らない場であることは重要ですが，例え家庭内でも，集団として「不自由や我慢」「責任や秩序」が必要と考えなければなりません．

■ 家庭での母性性と父性性

家庭は豊かな母性性（206頁）が必要条件になり，適切な父性性の存在（208頁）が十分条件になります．哺乳動物のメスは人間に限らず授乳させる母親の役割があり，「母親の歴史」は地球上に哺乳動物が出現した2億年前からといえます．一方，動物でオスが子どもの面倒をみる種は極めて少ないので，父親は人類が出現（500万年前）して「つくられたもの」という考え方を河合雅雄（動物学者）が述べています．つまり，2億年も続いてきたものに対して，500万年では差があり過ぎ，意識して「父親になる」努力が求められるという見解です．母親が「生物的存在」を基本にし，父親は家族という集団（社会的単位）ができて出現した「文化（社会）的存在」であるということです．特に日本のような母性社会（300頁）では，努力しなければ「よい父親」は生まれません．この努力が多くの父親に抜け落ちていますし，母親も父親とはそのような存在であると理解せず，自分と同じように先天的に子どもに対する「父親らしさ」が備わっていると考え，多くの誤解が生じます．

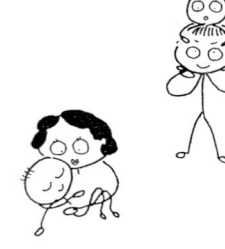

父親を子育てに参加させるには，特に母性社会では大切で，社会全体に乏しい父性性を家庭で子どもに与えなければなりません．しかし，多くの母親は父親にも母性的育児に関わるように求めるので，問題が生じます．

平成11年（1999）に厚生省（当時）が作成した父親に子育てを勧める広報でさえ，父親に「母性的育児」を暗に勧めるような図柄になっていました（図3-23左）．起用された有名人は髪も長く，昔の母親の象徴的服装である割烹着を思わせるような服で，赤ちゃんの抱き方も母親的です．しかし，このような見方は「異見」になるようで，フェミニズム論者から小児科医までこのポスターを絶賛し，新聞でも肯定的に大きくとりあげられました．

父親（父性）的育児は挿絵に示したように，象徴的に「高い高い／肩ぐるま」をする，母親からみると「危険だ」と感じる「身体と離した」接し方（208頁）が大切になります．ですから，父親の育児参加を呼びかけるのであれば，あらゆる意味で「もっと父性を感じさせる姿と関わりを強調した図柄」にしなくては「仏つくって魂入れず」になると私は感じたのですが，母性社会での難しさが，

このようなところにも出たようです．少し古い有名人—坂東妻三郎と長門裕之—を使って私がつくった「これこそ父性的育児を勧める」図柄を右に示しておきます．「どこから見ても男性そのもの」の男性が，父性的関わりを一目で判るように表しています．これでこそ，父親による育児の勧めに相応しい写真ではないでしょうか？

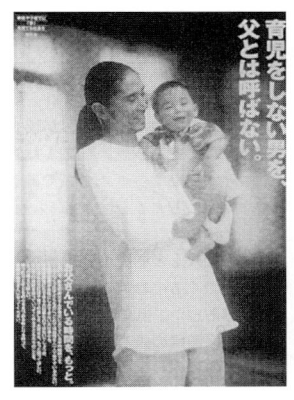

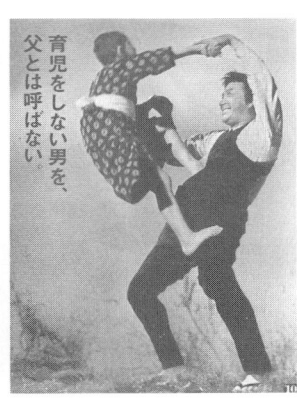

図 3–23　厚生省のポスター（左）と私製ポスター（右）

■ 親の自立

両親が自分たちの両親（祖父母）から自立しているか否かも，重要な問題になります．母性社会では夫婦の結びつきよりも，親子（特に母子）の結びつきが強く（294 頁）なるので，親が意識して自分たちが「夫婦」であり「子どもの親」である努力が，ある意味で必要なように感じます．わが子が母親と離れられない

★　意見／異見　**父性性が求められる時**　★

図 3–23（右）の私製ポスターは戦争中の昭和 18 年（1943）に製作され，評判の高かった映画『無法松の一生』の写真を借用しています．未亡人の子どもに車夫（当時は差別されていました）が「父親代わり」になり，何かと成長を助けていく話が主題で，未亡人に対する車夫のほのかな恋心も扱っています．この映画の主題はまさに暴れ者の車夫が，父性の欠ける母子家庭に献身的に父性を与えていくのですから，その場面写真は「父性」が強調されて当然です．戦争中は平和的母性を否定し，父性的行動を賞賛する時代ですから，平和に溢れすぎた時代につくられた，厚生省のポスターと好対照をみせるのは当然です．時代思想は何気ないところにも出てきます．

なお，この映画は戦争中のために車夫が軍人の未亡人に思慕を告げる場面は切られ，戦後は米国（GHQ）に封建的と見当違いな理由で削除を命じられ，日本映画史に残る名作ながら，理不尽な扱いを受け続けました．監督の稲垣浩は無念を晴らすべく，15 年後の昭和 33 年（1958）に前作の坂東妻三郎に代わり三船敏郎の主演で再映画化し，ベニス映画祭で金賞をとる名作に仕上げました．

のを嘆く父親が，自分の親と精神的に離れていない例に，外来ではよく遭遇します．このような父親は，社会的にしっかり仕事をしていても，家庭内で望ましい父親の役割ができていません．

■ 古い価値観が家庭の基本

家庭に古い価値観が大切なのは，最先端をいく米国で証明（277頁）されていますが，戦後教育を受けた親が多くなるにつれ，家庭で「進歩的／民主的（平等）／権利」や理屈が主役になり，「損得勘定」（180頁）が大きな価値観になってきました．現在の親や教師は，自らもその教育で育っているので，子どもの理屈に屈伏するだけでなく，何事にも損得を考えます．その上，「他人に迷惑をかけなければ，何をしてもよい」という考えも，強くなりました．「迷惑をかけているか否か」は，非常に主観的なもので「自分がかけていない」と思えば，どのような行為も許されてしまいます．最近の若者（時に老人まで）の眉をしかめる行状（262頁）は，すべて本人が「迷惑をかけていない」と思っているから，そのような思考も出ない「わがまま・自分だけ（meism）」の結果です．

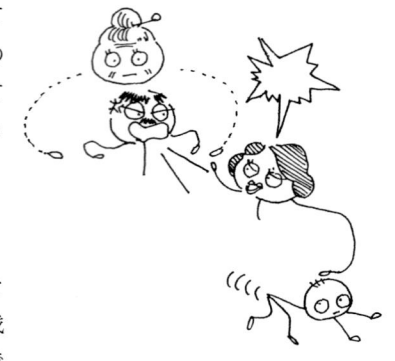

躾の基本は「世の中には理屈抜きでしてはいけないこと／しなければならないこと」「損をしてもしてはいけないこと／しなければならないこと」を子どもに教えることでした．これが「恥を知る」わが国の文化（419頁）であり，親の毅然たる態度，更には長い目でみた愛情だったのです．これを幼児期（2歳以降）（210頁の図2-3）から実行していけば，思春期になって子どもの衝動性が高まっても，逸脱行為は社会規範の中に収まります．叱られ怒られるのがいやで，子どもは優しい大人を好むようにみえますが，責任と愛情をもつ親や教師からの叱りや怒りは，自分のことを真剣に考えているのが伝わりますから，心の奥底では期待している部分があるのです．ある程度の年齢になれば，子どもは自分が悪いことをしていると判っていますから，それが親や教師から否定／拒否されないと，かえって混乱します．適切に叱れない親や教師の増加（356頁）は，彼らが子どもと真剣に向き合っていないので，問題行動増加を促しています．

社会常識や規則（校則を含む）を破りたくなるのは思春期の特徴です．「彼らの気持が判る」と，親も教師も学者も子どもの問題行動に寛容になるのは，決し

て子どもに優しいのではありません．未成年の喫煙でも「教師／父親が喫煙していては注意できない」と妙に物判りのよさそうな理屈が言われ，性的関係まで黙認する親が出現して，私も相談を受けながら驚いています．

　現代の親（特に父親）は時に「子どもに嫌われても，大切なことは断固として主張する」気概をもたなければなりません．親であるが故に，時に感情的になる場合もあります．いつも自分の感情のまま子どもに接するのはまずいのですが，時には感情に走るのも許されます．あまりにも物判りのよい父親では，かえって社会に多くある矛盾や理不尽に対処する気構えを，子どもに教えられない面があるからです．

■ 子育ては誉めるに始まる

　「優しく誉める」のが子育ての基本であるのは，常識になっています．この基本は自尊心（203頁）を育てる上で大切ですが，それは「注意しない／叱らない／怒らない」のではありません．子どもにとって最も大切な教育の基本は，実生活で時に頭を打たれながら種々の体験を通して学ぶことで，いつも物判りのよい大人に囲まれ，何をしても許されていれば，まるで「のれんに腕押し」です．子どもの心理発達を考える時，周囲に「偉い人／怖い人」は絶対に必要（222頁）です．誉めることに始まる子育てですが，「注意する／叱る／怒る」ことも同時に必要なのです．

■ 子どもをどのような大人に育てるか

　有名人が書いた「わが家の子育て・教育」の本もありますが，彼らのもつ「有名になる素因」や「特異な才能」をもたない多くの普通の者に，役立つとは思えません．更に私たちは有名人の優れた面（光の部分）のみをみていますが，光輝く分だけ，影の部分も大きいのが普通〔二面性（419頁）〕で，表面的な光の部分のみを見習っても，巧くいくはずがありません．ですから，この種の本はあまり勧められません．

　学者の書いた「育児」の本にも，理想的な親が理想的な子どもを理想的環境で育てた場合に「可能になる」記述が多くあるので注意します．「叱らない子育て」「育て方ですべてが可能になる」といった内容はその典型です．

　理想と現実，光と陰，自分たちの能力など，現実を見つめなければならず，幸せな人生とは有名人の真似や有名人になるのでなく，平凡な人生を送ることにあると考えます．

親はわが子に「このような大人に育ってほしい」という，自分たちの価値観をもつのは当然です．日本人の平均的願望は「しっかり勉強し，よい学校に行き，一流会社に勤め，素敵な相手を見つけて結婚してほしい」「できれば親の面倒もよくみてほしい」になると思います．「一流会社に」が「親の跡を継ぐ」「資格をとる」に代わっても，基本は同じでしょう．

　学者や識者による子育て論の中には，しばしば「したいようにさせる」「子どもに無理強いしない」「親の価値観を押し付けない」と，著者自身が実際にしていない／できないことを書いているものが多くあり，「偽善」に溢れています．私は親がわが子に「世間一般の価値観で偉くなってほしい」と願う「当たり前」の気持ちを否定するよりも，それは認めて，しかし「隣人として来てほしいような人」に育てるのを基本にし，後は親の価値観と，子どもの素因（211頁）を冷静に見極めて，育てたらよいと考えています．勉強・運動・芸術などで，他人より優れている点があれば，それを伸ばしたいと思うのは親の自然感情で，それを否定しないで，能力を生かす人間／努力する人間，そして（余裕があれば）他人のことを考える人間に育てる，すなわち「隣人として望ましい」人に育てるのです．医師が外来でこの価値感を親に教えるだけで，社会はもう少しよくなると思うのですが….

■ 伝統的行事は子どもの成長に大切

　子どもの成長や季節に合わせた行事が，年々，疎かにされていきます．慣例化した行事であっても，その意味は漠然と子どもの精神的成長に重要な役割を果たしているのが忘れられているようです．

　生まれてしばらくして氏神様に初参りをするのに始まり，七五三や成人の日までの年齢的行事や，節分，桃・端午の節句など年間の行事は，子どもにとって通過儀礼に当たります．これらは節目を大切にするのと同時に，子どもの成長への「親の祈り」があります．初参りは地域社会の生きていた頃の行事で，子どもは「地域の子ども」としてお披露目の意味がありましたし，七五三は満年齢でいけば，「六（小学校入学）四（社会化）二（210，279

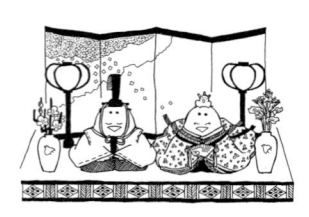

頁）」ですが，それぞれが成長の節目になる年齢で，まさに通過儀礼に相応しいものでした．

季節の行事はお正月に始まります．最近では「おせち料理をつくるのは面倒だ」とばかりに，市販されているものを買う家庭が増加しています．それでも，買ってでもお祝いするのはよい方で，そのようなことは一切せず，お正月早々から食堂に出かける家庭もあります．物が豊かな時代は精神的に貧しくなるのを示した最近の風俗で，知らず知らずに子どもの精神性を貧しくし，宗教心を失わせていくのではないでしょうか(306頁)．

国旗・国歌に教師が反対(291，352頁)し，入学式や卒業式を軽んじ，厳粛に行われるべき通過儀礼を「子ども好み」の軽い歌で行われることが一時相当流行り，それを好意的に報道している新聞もありました．成人式の荒れが話題になって数年になりますが，通過儀礼をきちんと，それぞれの年齢で体験しなかった若者が，通過儀礼の最終段階を迎えられないもの当然と言えます．成人になれないことはフリーター，NEET，引きこもりの増加(112頁)に繋がります．

■ 兄弟葛藤の問題

昔から兄弟はおやつや玩具で争うものですが，私の見解ではこのような争いは「陽性」で，直ぐに仲直りしたり，再び争ったりの繰り返しで，むしろ子どもの精神的成長が促されると考えます．しかし，子どもの数が少なくなるにつれ，兄弟間の「どちらがより親(特に母親)に愛されているか／可愛がられているか／世話を焼かれているか」が重要な問題(403頁)になってきました．このような兄弟葛藤は「陰性」で，表面的には判らなくても底辺でくすぶり続け，心因性疾患の大きな要因になっています．特に，摂食障害(88頁)の姉妹間で顕著に感じます．

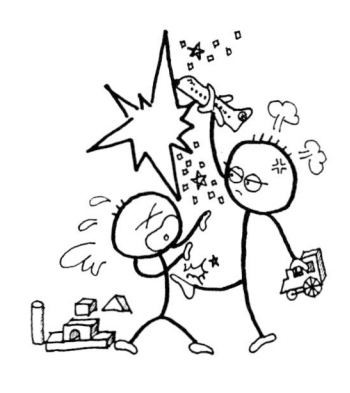

「長男だから」「女の子だから」といった条件で偏愛し，二人の子どもを父母でお互いに役割分担したような可愛がり方(例えば，父親が妹を，母親が兄を可愛がるといった形)をすると，兄弟葛藤は必ず出ます．意外に気づかれていないのは，一人の子どもが障害をもっていたり，慢性疾患を患ったりしている場合の兄弟葛藤です．自然に手がかかる子どもに親の関心が向かい，健康な子ども

が「善い子」にならざるを得なくなり，貯まった不満が思春期に噴出する場合が多くあります．

また，二人の子どもの性差に関係なく，一人は「まじめで勉強もよくする」に対して，もう一人がいわゆる「悪い子」の場合の相談もよくあります．このような場合，悪い子はいくら努力しても「まじめ」では同胞にかなわないので，正反対の行動で「親の注目を浴びたい／認めてもらいたい」願望を無意識に強くもちます．親は「まじめ」な子を高く評価し，「それに比べて，お前は…」と余計に価値下げをし，叱責や無視が続き，子どもはたとえ怒られながらでも，時には自分の身を危険に曝す結果になろうとも，ますます「悪」で注目を浴びようとし続けます．このような兄弟葛藤を理解しておく必要があります．

最近，時々みられるのは，兄が弟や妹を強くいじめている場合です．身体から言葉の暴力までありますが，いじめられている弟や妹は親にも言えなく，後年，心因性疾患を発症し相談が進む中で，やっと口にできる状況もあり，これはPTSD（148頁）に似た状態とも考えられます．

■ 祖父母との関係／嫁姑関係の問題

三世代同居の家庭が少なくなりましたが，核家族化した現代でも，祖父母との関係は問題になる場合があります（40頁）．父親が祖母べったり（いわゆるマザコン），何かといえば祖父母が口出しする，孫を取り込むといった状況が出現します．親が自立していない（385頁），新しい家庭をつくる意識に乏しい（381頁の図3-22）といった場合や，祖父母側に大きな問題（祖父母の性格や仲の悪さなど）（406頁）がある場合です．

嫁姑関係は米国のような父性社会でも「一家に主婦は二人要らない」と言われているように，問題が生じる関係です．まして，日本のように母性社会では，父親と祖母の結びつきが強く，母親と祖母の関係を悪化させます（385頁）．夫婦

★ 意見／異見　嫁姑関係と外科医　★

有吉佐和子原作の『華岡青洲の妻』は，世界で初めて全身麻酔を成功させた，日本が世界に誇る外科医の物語です．昭和42年（1967）に映画化され，嫁姑関係の壮絶な闘いと，それを自分の医学的欲望に利用する青洲を市川雷蔵・母を高峰秀子・妻を若尾文子の名優三人が演じました．

私は有吉が青洲の生涯を調べる中で，嫁姑が共に聡明で，同時に青洲にあまりにも献身的であったと知り，その裏に隠された葛藤を作家の目で創作したと考えています．

関係の悪さには，この嫁姑関係の関与が多いように感じます．

一方で，時代の変化から自分の親（子どもからみて祖父母）をないがしろにする／仲が悪い関係もあります．貧しく社会保障が乏しい時代には当たり前であった祖父母の面倒をみるのが，公的援助に任されるにつれ，家族の絆が薄れ，家庭内でも人間関係が失われていきます．親子関係の善さは，子どもが小さい時だけでなくいくつになっても大切で，それが世代を超えて受け継がれるのを基本にした家族主義が望ましい家庭のあり方です．【意見・異見】で紹介したように，「社会保障が進むと，家族の絆が失われていく」と，大正12年(1923)に来日したアインシュタインが指摘しており，まさに現在の私たちへの批判になっています．

祖父母世代を親が視野に入れ，よい関係をもつことが，先人に対する敬意であり，その上で家庭・子育ては若い親が主導で行うのが理想的だと考えます．親が自分の親（祖父母）を大切にする姿をみせることで，子どもに家庭教育がなされ，それは後年，親が老年になった時に生きてきます．

■ お父ちゃん子・お婆ちゃん子

子どもが最も好きなのは母親で，その成長発達の過程(201頁)から当然です．「お母さんが一番好きで，お父さん／お婆ちゃんも好き」はよいのですが，母親よりも父親や祖父母が好きな子どもは，両親や祖父母の子どもへの関わり方や，愛情に問題があると考えてよいでしょう．以前に，祖母と両親を殺害した少年が「お婆ちゃん子」と報道されていましたが，それが深い家庭の歪みの一端を表しているように，私には思えました．

★ 意見／異見　大正12年，訪日したアインシュタイン曰く ★

「世界の文化は東洋に始まって，東洋に帰る．それは東洋の高峰，日本に立ち戻らねばならない．われわれは神に感謝する．われわれに日本という，尊い国をつくって置いてくれたことを．(中略)日本の家族制度ほど尊いものはない．欧米の教育は個人の生存競争に勝つためのもので，極端な個人主義となり，あたりかまわぬ闘争が行われ，働く目的は金と享楽の追求のみとなった．家族の絆は緩み，技術や道徳の深さは生活から離れている．激しい生存競争によって共存への安らぎは奪われ，唯物主義の考え方が支配的となり，人々の心を孤独にしている．日本は個人主義はごく僅かで，法律保護は薄いが，世代にわたる家族の絆は固く，互いの助け合いによって人間本来の善良な姿と優しい心が保たれている．この尊い日本の精神が地球上に残されていたことを神に感謝する．」

■ 転居

　子どもというよりも，家族にとって転居は大きな問題になります．現在住んでいる所で「いやな思い（多くは学校）」をしている子どもにとっては，転居が「救い」になる場合もありますが，多くは慣れ親しんだ所（友達）からの別れが苦痛になります．

　全国の県庁所在地の表玄関にあたる JR 駅前が何処も均質化し，情報化時代で若者の服装など，表面に見えるところは地域差がないような現代です．しかし，方言をはじめとした精神風土は固有のものが残っており，変化に過敏で，差を否定的に認知する素因の者（子どもだけでなく親）には，転地による苦痛が強くなります．

　子どもでは主に学校（学級）での受け入れと，勉強の進度の違いが大きなストレスになっているようにみえますが，母親がその地に馴染むか否かに大きく影響されている例があります．災害時と同じく（149 頁），家族が積極的に環境変化を受け入れ，善さを見出し，過去にあまり固執しない限り，子どもは自分の環境（学校）での出来事にも，同じく積極的に関わろうとし，少しぐらいのいやなことは克服していきます．これは逆にみれば，不登校の対応で転校（61 頁）がほとんどの場合，効果を現さないことに通じます．

■ 家族の別離

　種々な事情で，家族が離れる事情が生じた場合，子どもの感受性によって，影響の度合が変わってきます．

　①**単身赴任**　単身赴任は多くの場合，子どもが中学生以上の場合に仕方なく出現します．父親の不在に加えて，母親が夫に頼りたい時に，傍にいないことから生じる不安が問題になります．もちろん，電話もメール（E-mail）も盛んな時代ですから，たとえ海外であろうと，たいてい通信手段はあるのですが，やはり物理的に傍にいない不安が出ます．母親の不安はあらゆる場合に，子どもに伝染し影響を与えていきます．

　②**兄弟の自立（結婚など）**　仲のよい家族の場合，兄や姉が遠方の学校に行く，就職する，結婚するなどで家から出る場合，やはり感受性の高い子どもでは，それに反応する場合があります．

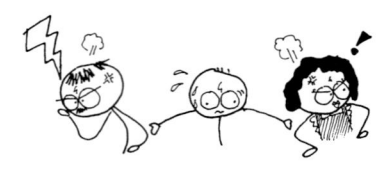

③**離婚** 最大の問題です．一般的に言われているように，子どもにとって，相当悪い父（あるいは母）でも，「かけがいのない，代わりのない存在」で，複合した感情（219頁）が出ます．複雑で種々の要因があり，普通の医療の場で扱うには法律的な面を含み難しくなります．既に離婚されている場合の子どもの問題に関しては慎重に対処します．

家庭内離婚にも問題が多くあり，時には離婚した方がよいのでは，と思う例もありますが，このような問題は医師が決めるのでなく，状況の整理を促し，適切に考えられるように援助するだけに留めます．

④**死別** 祖父母との死別も，近くで交流が多い場合，感受性の強い子どもには大きな影響を与えますが，多くは一過性の急性ストレス障害（146頁）です．遠方であまり交流がないと影響はないようです．親との死別は子どもの素因によって一般外来で医師が扱える問題でないと思います．

■ 共働き

現代では共働きが当たり前になり，物理的に母親の子どもに接する時間が乏しくなるのは，乳幼児期には好ましくありません（203頁）から，これをどのように家族で補うかが大切です．思春期になれば，母親が外に働きに出て，子どものことばかりを近視眼的にみるよりよい場合もあります．

いずれにしても，夫婦間で働くことを認め合い，相互に助け合う必要があります．「妻が勝手に働いている／夫が家事を手伝わない」といった不満が双方にあると，経済的には潤っても，精神的貧困が家庭に忍び寄ります．妻が働くことで経済を助けてもらいながら，それを素直に受け止められず，自分の働きが悪いからと，僻むような思いをもつ夫もいます．このような例は夫の親が息子に「お前がしっかりしないから」といった評価を下していることもあります．

何となく高水準の生活を望み，母親が働きに出るのは，子どもにとって乳児期には精神的に，幼児期以降での物質的贅沢のため共に好ましくありません．家族のためにと言いながら，結果的に子どもの精神発達によくないとしたら，考えなければならない問題です．母親が外で働くためには，経済的に絶対必要／父親が失業している／母親が自分の特殊な能力を社会に活かしたいといった確固たる理由に加えて，家族内での合意が必要です．

■ 専業主婦を考える

最近は何かと専業主婦に風当たりが強いようですが，母親が外で働くと，時

間的余裕がなくなり，余裕のない人々の集まる社会は殺伐としてくる点を考えれば，家庭や社会を精神的に豊かにする専業主婦を，もっと評価する必要があります．

好ましい専業主婦は，自分の子どもだけでなく，他児にも目が向く，学校の活動にも参加する（働いている母親はそれを理由に参加しない／できない），隣り近所と交流を活発にするなど，種々の点で子どもに精神的豊かさを与える可能性があります．母親の対人関係が豊かになると，子どもの対人関係も豊かになり，好ましい子育てが可能になります．

フェミニズムは専業主婦の欠点（社会的視野が狭くなる／わが子のことだけ考える／夫に何もかも依存する）を強調し，家庭と外の仕事を両立させている能力の高い女性と，家事や育児も満足にできない女性を比較して，それを全体に広げ，専業主婦を攻撃しているように思われます．あるいは「専業主婦の出現は近代で，それまでは女性も働き，子育ては母親のみに任されていなかった」と歴史的視点から不自然さを強調します．確かに，少し前の時代まで，一般庶民の家庭で，現代のような専業主婦はいませんでしたが，地域社会が生きており，職住接近，大家族といった状況も存在したのを忘れてはなりません．イデオロギー特有の「自分たちの主張に好都合な部分のみ」を取り出す論で，専業主婦を否定する彼らの主張を額面通りに受け取ると，大切なことが抜け落ちます．

家事・育児と社会に出て働くことを，どちらも完璧に行うのは実際には無理ですから，家庭が「憩いの場」であり「次世代を育てる」重要な場（279頁）であると考え，一方を全否定し非難するのでなく，それぞれの置かれた立場で最善の選択を考え，どちらの場合にも出る欠点を少しでも減らす努力をする心がけが必要でしょう．

★ 意見／異見　現代家庭を川柳で切る ★

　第一生命が毎年募集している「サラリーマン川柳」は最近の家庭の問題を活写し，笑いの裏に悲哀を感じます．この悲哀こそ，現代家庭の問題が集積されていると私はみています．いくつかを披露しておきます．
「出来ちゃった，結婚しちゃった，飽きちゃった」
（このように安易に始まる結婚で，よい家庭をつくり健全な子育ては無理です）
「まだ寝てる，帰って来たら，もう寝てる／粗大ゴミ，朝に出しても，夜帰る」
（あくせく働く父親に感謝する気持ちなど皆無になり，家庭の経済的基盤という大切なものに尊敬の念を失っては家庭崩壊です）
「わが家では，子どもポケモン，パパのけもん」
（仲間に入れてほしいパパの悲哀感による「父親の情けなさ」があふれています．今や「孤高」という言葉は死語になりましたが，やはり父親には「孤高」は必要な気がします．もちろん，自分がのけ者になっているのはなぜかという反省も時に必要ですが）
「風呂の順，親父最後で，掃除付き」
（会社で働き，家でも働き…）
「耐えてきた，そう言う妻に耐えてきた」
（最近は優しい夫が増加しています．横暴がよいのではないですが，言うべきことも言わないのでは家庭崩壊に繋がります．）
　このように父性性が極端に乏しくなった現代日本の家庭のあり様です．そして，思春期になった子どもをみて，心優しい，しかし父性性の乏しい父親は「父は胃に，息子は耳に，穴を開け」状態になります．

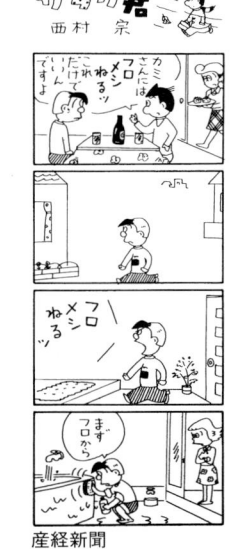

産経新聞

3-7 症例（被虐待児）から考える家庭（社会）・診療の実際

> 要点：家族・夫婦関係が，何か波紋が起こると脆く崩れる状況
> 　　　親の生育歴・母子関係・同胞葛藤・祖父母の態度・父性の脆弱性の問題
> 　　　医師は子どもの疾患・入院が家族と同胞に与える影響に十分注意する
> 　　　医師は忙しくても親の性格や状態に十二分の注意を払う

はじめに

　子どもの問題は家庭問題で，家庭は社会に大きく影響されますから，本書の最終章では社会の問題を多方面から詳しく述べました．これから症例を通して，家庭の問題をもう一度考えます．ここに紹介するのは四半世紀以上前の症例で，最近の衝動的で安易な虐待例と同一視できない面もありますが，根幹にあるのはむしろ心因性疾患に内在する多くの問題と同じで，現在でも常に考えなければならないものばかりです．

　最近は症例をそのまま紹介できず，微妙に内容を変化せざるを得ないのですが，この少女と母親の事件は，当時大きく報道されたので，詳しい状況をありのまま報告できると判断しました．事実に変更を加えずに述べ，私をはじめ，この少女と母親に関係した者が学んだ多くのことを，読者にもそのまま伝えられれば，と思います．

症例紹介

ある少女の来院

　昭和〇年3月中旬，母親と一人の少女が，ある町の家庭児童相談室の紹介状を持って，大学病院で開いている私の心身症外来を訪れました．少女は6歳．翌月に小学校の入学式を控えていましたが，身長101センチ，体重12.5キロで，

3歳程度の体格でした．紹介状には「虐待されている可能性もあるが，医学的に身体を診てほしい」と書かれてありました．

　母親は子どもが家の中でゴロゴロし，食事を食べさせても太らないばかりか，他人の家で盗み食いをする，遺尿・遺糞もあると早口で一方的に訴えました．少女は表情も乏しく，皮膚もカサカサで，どこか病気の老人を想わせ，やせ細っていました．身体にはあちこちに傷があり，頭には血痕，皮膚にはえぐられたような小さな傷，口腔内にも出血したところが何箇所かあるという具合で，一目で「被虐待児(182頁)」と診断できました．

　私は身体検査のため入院が必要であると告げましたが，母親はかつて長男の入院が長くて大変だったので，少女まで入院させたくないことと，もう直ぐ小学校が始まるので，ぜひ入学式から行かせたいと強く訴えました．

　大学病院では病棟が常に満床で，他の病院に紹介しなければならず，望まない親にそこまで説得できないと判断し，外来で血液検査をし，1週間後に結果を聞きにくるように指示しました．これまで，他の病院から被虐待児と思われる紹介は，当時でも何度か電話で受けながら，親がやって来た例は今回が初めてでしたので，私は母親を信用しました．また，地域の相談員が付いていることも安心要因になりました．

　1週間後，指定された時間にきっちりと母親は少女を連れて再診し，私はほっとし，更に安心しました．検査で身体には異常がないと説明し，少女のいろいろな行動は母親との関係をよくすれば改善するので，「あまり厳しく育てないで，相談員ともよく相談するように」と話しました．母親は私の話を聞き終わって，「この子のことを，幼稚園の先生をはじめ，相談員の方や多くの人々が心配してくれるので，自分もこれからもう一度やり直すから」と言い残し，比較的よい表情で少女と帰って行きました．

　掲載した絵は，私が母親と話している間に，別室で少女が描いた絵です(図3-24)．

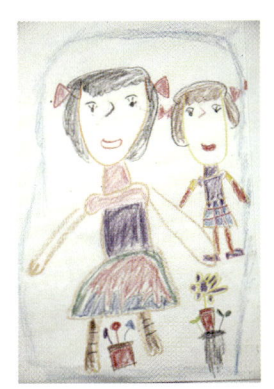

図3-24　虐待死した少女の描いた絵

事件発生

それから1週間ほどして，相談員から少女が母親に殺されたと電話で知らされました．続いて，警察からも連絡が入り，翌日の新聞・テレビは「鬼のような母親が入学直前のわが子を殺した」と大きく取り上げました(図3–28)．

母が奪った入学の春
せっかんされ死ぬ
6歳の娘 盗み食いしかられ
入学の春せっかん死
母、冷水浴びせ放置

図3–25　事件の新聞報道

それに先立つ2日前，母親が買い物から帰宅して，冷蔵庫のプリン1個とソーセージ1個がなくなっているのを見つけました．春休みで家にいた兄(小学2年生)の告げ口と，日頃から少女の盗み食いを治したいと思い悩んでいた母親は，怒ってコタツの足にしがみつく少女を引きずって風呂場に連れて行き，襟元から洗面器一杯の水を流し込みました．当日の気温は15度．まだセーターの要る肌寒い季節でした．少女は濡れたまま風呂場に放っておかれ，3時頃になって，やっと着替えはしてもらったものの，頑として謝らないので，毛布1枚をかけてもらいましたが，父親が帰宅するまで，部屋に入れてもらえませんでした．

夜の8時，少女が部屋に入れてもらった時はぐったりし，夕食も食べられず，翌日には自力で二段ベッドから降りられないくらい衰弱していました．呼吸困難と震えも出てきた少女を，父親が病院へ連れて行くように言いますが，折檻したと医師に咎められることを恐れて母親は拒否しました．市販の風邪薬を飲ませながら母親は，自分の行為を悔いましたが，その日の深夜に少女は息を引き取ったようです．

翌朝，息を引き取った少女を母親が発見し，動転した両親が善後策を考えている昼に，相談員がその後の様子を尋ねるために電話をしています．この電話がどのような影響を与えたかは判りませんが，同日午後10時に，兄を寝かした後，警察に母親が自首しました．

6歳2ヶ月の短い一生を終えたばかりの少女の死体を見た検査員は，日頃その

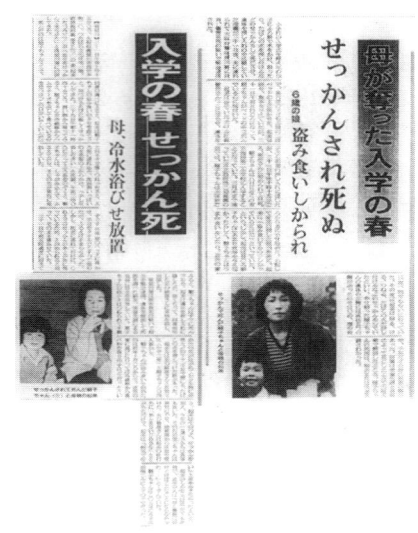

ような状況に慣れているにもかかわらず，痛ましい姿に目をそむけたと言います．後に行われた司法解剖の鑑定書には外傷が80ヶ所に及んだと書かれていました．

私の関わり

　私ははからずも少女と母親を最後に診た者として，警察の事情説明から母親の裁判へ出頭するなど，医療を超えた関わりをし，事件の全容をいろいろな角度から詳しく知るようになりました．母親の裁判が終わった後に，相談員や裁判関係者と反省の検討会も開きました．また，事件から3年後，産経新聞から子どもの心身症を中心とした連載を頼まれたので，この事件を詳しく取り上げたく，裁判の経過やその後の家族のことなど，新聞記者に調べてもらうことにもしました．担当の石野伸子記者（当時大阪本社文化部）は，3年前の事件を調べるために，精力的に各方面に取材を重ねました．まだ虐待が珍しい頃で，記者が警察に出向くと，警察官に「折檻した鬼母のことなんか」と吐き捨てるような言葉を浴びせられる中で，裁判記録の閲覧，弁護士や検事への取材を重ね，更に詳しい背景が判りました．こうして，連載の最初に新聞記者の目でみた虐待の実例として，この少女のことが取り上げられました．連載の最初にこのような事件を扱うのに反対の声が新聞社にあり，石野記者も新聞の家庭欄に書けないことは，後に専門誌に報告する状況でした．本稿ではこの石野記者からの情報も入れて，私の視点から報告・考察します．

　この少女と母親には，私と家庭医の小児科医二人，相談員，民生委員，幼稚園の保母，近所の人々など，多くの職種の者が関わりながら，幼い命を救えず，その後家庭崩壊まで招来するのです．

事件の背景

　少女の家庭は父母と兄の四人家族でした．住宅密集地帯の2DKの文化住宅に住み，豊かな生活ではないものの，まじめな店員の父親と，ややきれい好きで几帳面な母親，そして二人の子どもは兄と妹．平凡で幸せな家庭というべき状況でした．

　歯車の狂い始めるきっかけは，長男が難病に罹った時でした．母親が大学病院の入院に付き添うために，3歳の少女は父方祖父母宅に預けられました．

　少女が預けられた田舎の祖父母は，第一反抗期にさしかかった3歳の孫を甘やかして育てたので，おやつが好きで，躾のされない子どもに育っていきまし

た．同時に，この祖父母は息子の嫁（娘の母親）を憎んでいましたから，少女に母親の悪口を何かと言い続けました．

　1年間の入院生活を経て，兄は自宅療養となり，コルセットを付けたまま帰宅しました．母親は兄の将来を心配していたので，頭の中にあるのは兄の病気のことばかりで，食事もスプーンで食べさせるほどの過保護ぶりでした．兄の方は入院中から退院後も，母親を独占するのが当たり前になっていました．

　兄の退院と共に少女が田舎から真っ黒に日焼けして，元気いっぱいの姿で帰ってきました．その姿は青白い病弱な兄と対照的でした．

　少女も大事に育てられていましたが，祖父母による甘やかしで，母親の期待する女の子とはほど遠く，間食の多いだらしのない，言うことを聞かない子になっていました．少女の母親に甘えたい気持ちは大きかったのですが，「兄のことで頭が一杯」の母親には伝わらず，むしろ躾のやり直しをしなければならない手のかかる子どもに映りました．こうして母親は兄を溺愛し，少女には厳しい躾をしていきました．

悲劇への道

　当初はそれでも問題が表面には出てきませんでしたが，少女が幼稚園に入園した年の夏頃から，母親に対する反抗的な態度が目立ち始めました．母親の言うことに返事をしない，ものを頼むといやな顔をする，遺尿・遺糞もその頃から出現し，多くの問題行動が出現し始めました．

　兄に手がかかる，あるいは手をかけ過ぎている母親からみれば，少女は元気で病気一つしない子ですから，むしろ母親を助けるべき存在に映りました．一方，少女にしてみれば，何とか母親の愛情を求め，関心を引きつけたいと思いながらも，それが叶わないことから，祖父母から聞かされていた母親の悪い面をみて，更に頑なになっていったようです．

　こうして少女の問題行動は，母親の叱責が加えられるごとに増悪し，最初に異変に気づいたのは少女の通っている幼稚園の保母（経験6年目）でした．少女の入園時の体重13.8キロが12キロに減り，少女の口数が極端に少なくなって，友達とも遊ばなくなり，友達の弁当を盗み食いしていることもあれば，家へ帰るのを嫌がる時もあるなどでした．

　やがて，近所の人から母親に厳しく折檻されているという噂も聞き，保母は父親を呼んで注意しました．園長にも相談し，母親には少女を園医へ連れて行くように勧めました．母親は素直に言われたとおり小児科医院を訪れ，「愛情不

足」と言われ，わざわざ幼稚園を休ませ，少女を公園に連れて行きました．しかし，それが2月中旬という極寒の季節であることを考えれば，愛情を少女に与える行為になるかどうか，母親には適切な判断がつかなかったようです．

　この頃，少女の母親を恐がる言動は，近所の人々の話題にまでなっている．それは痩せていつもお腹を空かし，他家に上がって盗み食いをしていたとか，遊んでいるところに母親が迎えに来ると「帰りたくない」と，玄関の戸にしがみつく…などでした．

　こうして，民生委員が少女の家に週1回顔を出すことになりました．「躾は焦らないように」といった指導をされていたようですが，あまり立ち入った話はできていません．また，幼稚園の保母は市の家庭児童相談室へも母子で行くことを勧め，これも母親は実行し，冒頭に述べたように，そこから少女は母親と共に私の心身症外来に紹介されたのです．

事件検証

　警察はわが子を殺す憎むべき犯罪者として，母親を検察庁に送ろうと考えましたが，法律的には直接の死因となった肺炎と折檻の因果関係で，母親を殺人罪で起訴するのは難しく，警察はその点を私などにも確かめました．母親も自分の罪を認め，一般的考えでは因果関係も明らかでしたが，実際に起訴され裁判になると，法律的に問題も出て，私も証人として出た裁判は長期になりました．そして1年近く，11回の公判を経て，「保護責任者遺棄致死」で求刑6年に対して2年の実刑判決を受けました．この母親に対する実刑が短いのか，長いのか，この母親のことを少し知る必要があります．

母親のこれまで

　この母親はある地方の山奥に生まれ，父親が病弱なため，極貧のうちに育ちました．学校へ幼い弟を連れて行き，給食も分け与えていたほどでした．この頃，一度だけ盗みを働いたことがありましたが，これを警察では「子どもの時に盗みをするような人間だから，わが子も殺す」とみられましたが，裁判ではこの体験が，よけいに少女の盗み食いを嫌悪した心情であると判断されています．

　満足に中学校にも通えなかった母親は，義務教育を終えると，当時では一般的な集団就職で大都市の紡績工場に勤めました．多くの仲間が脱落した後も，彼女は頑張り，長く働きますが，結局脱落し，一度故郷に帰った後，大阪府下

のある町の喫茶店に勤めます．ここで知り合ったのが夫になる男性でした．

同じ年に生まれ，三人兄弟の次男，次女で，境遇の似通った者同士．二人は同棲生活を始め，その後まじめに幸せな家庭をつくりました．長男の入院に際しては，父親も仕事を替わり，看病に協力しようとしましたが，娘は田舎にいる親（祖父母）に預けました．

田舎の両親からみれば，息子が「喫茶店で働いているような娘と同棲生活を始めた」のが許せなく，孫娘を預かりながらも「嫁は憎い」ので，自然に母親の悪口を孫に吹き込むようになったようです．

少女の問題が表面化した頃より，母親自身の痩せやイライラしている状態が周囲の人々に気づかれており，事件を報告した新聞の写真（398頁の図3-25）でも，母親のふっくらした時の写真を掲載したところと，げっそりと痩せて病的な時の写真を掲載したところがあり，その差は際立っていました．

その後の経過

事件は母親の2年間の服役のみでは終わりませんでした．「刑を終えたら栄養士の勉強でもして，やり直したい」と弁護士に手紙を書いていた母親でしたが，服役中に夫から離婚を言い渡され，わが子を殺害したという大きな傷の上に，自分が一番可愛がり，生き甲斐にしていた長男とも別れさせられました．希望を失くした母親は出所後，留置場で知り合った前科三犯の男と共に覚醒剤を打ち，再犯ということで，厳しい懲役判決を受けたと聞いています（その後のことは判りません）．

考察（臨床と家族）

実際の症例に沿って，臨床で気をつける点（□）と現代の家族の問題（回）の考察を加えます．

□ **初診での注意**

1. 外来で，親が一方的にしゃべる場合は，不安の表れや，自分の非を指摘されたくない防衛が働いている場合が多いと考えます．

2. 虐待児を診た時，親に事実を列挙して，注意や忠告，あるいは説教をしても何もなりません．医療機関に来たことを評価し，いかに今後の治療や他機関への紹介に繋げるかを考えます．

3. 難しいのですが，親の置かれている精神的危機や子どもの現状（身体的危

険性)を客観的・総合的に判断するように心がけます．大切なのは，万一に備えて虐待する親と虐待される子どもの分離を最初に図る(私はこれに失敗しました)ようにします．虐待が確実視される時には絶対に行うべきで，この症例の当時は，医師にそれだけの権限がありませんでしたが，現在は法律的にも可能(182頁)です．

4．医療機関や相談機関で忙しく仕事をしていると，私たちは「連絡や連携(51頁)」の大切さを言いながら，迅速にしない傾向があります．この例でも，私は直ぐに相談員に電話連絡しましたが，相談員も多くの例を抱えているので，なかなか余裕がなく，既に死亡した時点で連絡を入れるようになりました．

5．今でも，再診での母親の言葉は素直に出たものだったと思っています．しかし，虐待はこのような状況で起こり，少女の小さな無数の外傷状態をみれば，急に母親の行動が変わると考えるより，また起こりうると考えるのが当然でした(私の大失敗でした)．私が母親の精神状態を的確に診断できなかったのです．当時，私にはそのような考えはまったく浮かばなかったのですが，母親はきれい好きで几帳面だった点と，その生育歴から「境界性格(144頁)」であったかもしれません．

この時点で，私は母親の生育歴など知りませんし，そこまでは判りませんでしたが，それでも少女の外傷から，母子分離は絶対に行うべき処置でした．

この症例に限らず，最近は通常の診療の場で「普通」にみえる親の中に境界性格をはじめ，注意しなければならない場合が多いので，客観的状況から「気になる」と思えば，その時の印象で「異常」が認められないと思っても，専門医に相談するといった適切な対応をしなければなりません．

▫ **少女の描いた絵**(397頁の図3-24)

母親が「優しい」像になっており，この絵が私に更に安心感を与えました．少女は田舎に預けられるまでの3年間，母親に可愛がられて育っていたのが判り，少女の心像としての母親像を描いていたと考えられます．頑固で母親を困らせ，自分も母親の折檻に不安や恐怖をもちながら，このような絵を描く少女の深い悲しみに応じられなかった私に，大きな後悔が残りました．

▫ **兄弟葛藤**(389頁)

少女の盗みは兄に告げ口されています．兄の病前はともかく，病後の兄妹関係は悪かったと思われます．この例のように，一方の子どもが病弱／障害をもつ場合に，かえって元気な子どもに屈折した心情が大きく出る例は多くあります．それは，親の関心がこの例ほどでなくても，元気な子どもの方に向かわな

くなるからです．一般的に手のかかる子ども（障害や慢性疾患を患っている）は当然として，そうでない兄弟にも目をかけるように医師は指導するのを忘れないようにします．

回 折檻

少女は性格と環境から頑固でしたから，よけいに母親の怒りを誘発しました．心因性疾患を患う多くの子どもは頑固さ（2頁）が大きな負の要因になります．それは治療の場でも治療者の言葉を素直に聴けないことに通じます．

回 母親は不適切な判断しかできない

折檻した少女に着替えをさせ，毛布をかけながら室内に入れないところに，この母親の適切な判断のできない状態が示されています．それ以前にも園医に「愛情不足」を指摘され，厳寒の2月の公園に，わざわざ幼稚園を休ませて連れていったのも同じです．素直に子どもに何かしてやりたい気持ちが芽生えながら，適切な判断の欠如があります．更に「これだけしているのに…」という思いが強くなり，それが折檻を生んでいきます．

回 最後の母娘関係

ぐったりした少女に市販の風邪薬を飲ませながら，母親は少女が田舎から帰ってから一度もしなかった添い寝をしました．日頃，甘い物は身体に悪いからと厳しく制限していましたが，少女の大好きなミロを，兄と同じようにさじで口に含ませもしました．また，少女の好物であるバッテラ寿司を買いに走り，半口も食べられない少女に涙をこぼしました．この時，母親と離れた1年，そして帰ってきてから2年弱，少女が夢にまでみた，幼い頃を思い出す，望むような母親の愛情をもらい世話をしてもらったようですが，その日の夜に息を引き取りました．6歳2ヶ月の命でした．

回 父親は何をしていたのか

この事件の一番重要な点は父親の存在感のなさ（384頁）です．これほどの不幸を招かない他の家庭でも，多いのは父親の家庭での精神的不在です．この父親は幼稚園の保母に呼ばれては出かけ，長男が病院に入院するようになった時に，仕事も替わって協力しようとしているように，むしろ，家庭に関わろうとしていました．私の外来では，そこまでもしない父親が多いのが現状ですから，この父親は「これでもよい方」と言えます．

しかし，保母に言われ，妻に言われたから「する」のであって，自分の積極性や決断がありません．自分の結婚に反対し，妻に敵意をもっている遠方の親に娘を預けると，どのようなことが起こるのか，妻の折檻の強さに気づいてい

てもほとんど何もしない，あるいは多少は指摘しても，妻から言われるままに放っている点に問題がありました．父親は警察で，「妻の折檻は自分が見ても身震いをするほどきつかった」と述べていながら，「妻に注意をしたが，聞かなかった」「妻の言うように，少女が悪いと思っていた」と言っています．あまりにも主体性がありません．決定的なのは，少女が死にそうな時に，妻の反対を押しても，病院へ連れて行く行動がとれなかったことです．捜査を担当した刑事の中には「父親も起訴してしまおう」という意見が出たのも当然でした．

　この両親の夫婦関係は決して悪くはなく，何も波紋が生じなければ，夫としても父親としても問題がなかったでしょう．しかし，なぜ母親がそこまで娘に厳しいのか，娘の状態や兄妹葛藤への洞察など，ほとんど何もできていません．あるいは，できても行動に移していません．

　これが事件後に，妻や長男を支える立場にいながら，多分親（子どもからみて祖父母）から言われるままに離婚というかたちで，どこまでも自主性のないまま責任逃れで終わり，更に妻とわが子を不幸に陥れました．これは，父親になる手本が，その父親によって与えられていなかったからかもしれません．

□ **多くの職種が関わった**

　この症例は当時としても異例なほど，多くの職種が関わっていますが，これは下町の善さが出ていたのではないか，と思います．しかし，多くの者が関わると，誰もが自分の忙しさに紛れ，漠然と他に期待してしまい過ぎたかもしれません．連携（51頁）は言うほど易しくない現実を知っておく必要があります．

□ **入院**

　医師は疾患そのものに注意が向くので，入院や通院は「必要であるから仕方がない」と考え，入院が核家族に種々の波紋を投げかけることまで考えません．しかし，医療以外のことにも「相談に乗れる医師像」が求められる時代になっています．一部の病院ではケースワーカー（case-worker）が医療に関連した相談に応じており，これも多くは支払いへの援助などの相談ですが，核家族では身近な「取るに足らない」と思われる相談も大切になります．

　小児科で長期にわたる入院は，可能な限り母親が入院していない子どもにも関われる対応を考えます．祖父母をはじめ，親類や隣り近所の協力も必要で，人間関係が希薄になった時代では難しくなっています．大家族にも問題はありますが，核家族の脆さは大きな欠点の一つです．

　この少女の場合でも，兄の入院時，幼稚園から保育園に緊急入園させて，朝晩は父親が家庭で少女をみて，母親も時々帰宅するような形態を試みるように

医師が相談に乗っていれば…と悔やまれます．もっとも簡単に保育園に入るようなことはできなかったかもしれませんが，一時保護の施設を短期間に利用するとか，社会資源を有効に使っていく指導が求められます．医師がそこまでできない分，利用できる社会的資源への知識や連携網を作ることも大切です．

▣ 祖父母の感情

親の望まない結婚をした場合，「孫は可愛いが…」と思い込む祖父母が家庭の悪化を促す例は多くあります．祖父母（特に祖母）が自分の感情で，同居の有無にかかわらず，孫に母親の悪口を考えなく言う例は数え切れません．私たちはこれが子どもに大きな心の歪みを与えているいくつかの症例を診てきました．

仲の悪い夫婦が子どもにお互いの悪口を言う場合を含め，当事者は自分の苦しみや捌け口として，それほど深く考えずにしているのですが，子どもの気質（211頁）によっては致命的になります．

▣ 祖父母の孫育て

「年寄りっ子は三文安い」と言われるように，祖父母が子育てをする場合，躾がないがしろにされ，それを母親が矯正しようと思う例は，この症例に限らず多くあります．父方の祖父母の場合，父親が適切に母親と祖父母の間に立たないとうまくいきませんが，これのできない父親が多く，母親と子どもが苦しみます．この症例はこれが極端化したと考えられます．

子どもは母親が一番好き（391頁）なのに，祖父母が甘やかし，反動的に母親が厳しく育てると，子どもは「怖い母親」を感じ，更に母子関係を悪化させていきます．

▣ 母親の矛盾した言動

母親は極貧の中で，義務教育も十分受けず育っています．「人は与えられたものだけ，与えることができる」と言うように，子ども時代に親から十分な愛情を与えられずに，自分が困難な状態に陥ると，与えるよりも，他人に愛情や慰めを必要以上に求めるようになります．自分の給食も弟に食べさせたような現代では考えられない貧困で育った母親は，「ほとんど親から与えられていなかった」どころか，自分が与えることを子ども時代から強要されていたのかもしれません．

それでも，彼女の場合，夫との仲は悪くなく，平穏に過ごしている限り，破綻は来なかったようです．しかし困難な状況に陥った時には，もう少し夫が妻の精神的状況を支えるだけの心の豊かさが必要だったのです．病弱の長男は自分が愛情や慰めを与えられなければならない存在でしたから，結局，元気な娘

にそれを求めたために，よけいに娘との愛憎関係に苦しんだのでしょう．娘の年齢がもう少し上で，母親との別居生活や祖母から母親の悪口を聞かせられていなければ，母親は娘に少し寄りかかり，この危機状態を乗り越えられたかもしれません．

きれい好きで几帳面な母親にとって，少女は躾のやり直しが必要で，兄のことで手一杯の自分を苦しめ，何一つ期待通りにならない存在のようにみえたようです．同じ手がかかっても，兄は病気だから仕方がないと思えるだけでなく，むしろ，少しずつ病気がよくなる希望を与えてくれる存在になったのです．

こうして，母娘はお互いに相手に別々の望みと期待をもちながら，それによってすれ違いと衝突を繰り返し，少女は心身症としての夜尿，遺尿，それに母親の作った食事が食べられない，あるいは食べても栄養にならず痩せていく（ソーセージが消化されず排便されていたと聴いています）状況になり，それがよけいに母親の怒りを買っていきました．

□ 裁判と担当者の発言

母親はわが子を殺害し刑を終えた後，再び犯罪に走り，それだけ見れば「やっぱり」という印象を受けます．しかし，この少女と母親に生前直接関わった者や，少女の死後，この事件の全貌をみることになった裁判官，検事，弁護士，それに私の希望で詳細な調査をした石野記者も，それぞれの立場で，母親の苦しみの何割かは理解し，責める気持ちはもちませんでした．それが裁判で実の娘を殺害しながら，2年の量刑になったのでしょう．

判決文は「一連の折檻は根本的に憎悪からくるものではなく，少女の盗み食いを正したいという躾の目的によるもので，その限りにおいて非難性は少ない．しかし，折檻が矯正に効果があるどころか，逆効果であるのを洞察できなかったのは，被告人の薄幸な生育歴による経験不足と視野の狭さによるものであり，被告人自身も効果のない折檻を続けるうちに，少女に対する愛情の狭間に苦痛と傷心を抱き，その心労には同情すべきものが多い」と適切に分析していました．

検事（当時）は「結局，歯止めのなかった家庭の不幸だと思う．愛情表現の下手な母親，存在感の薄い父親，核家族，それぞれは身近なことだが，不幸が重なってしまった．未熟な親の多い現代の家庭を外側から支えるものがつくづく必要だと思う」（この症例は既に30年余り前）と述べ，国選弁護人は「同じ年頃の子どもをもつ親として，大変重い仕事だった．個々の事実はごく普通の家庭でも起こりうる日常性があるが，結果は重大．なぜこんな異常事態が起きてし

まったのか，今でも判らない」と述べています．また，石野記者は新聞の連載では母親の「その後」を書けなかったので，後日，「母親たちのSOS」という小論を専門誌に書きました．

□ **母と娘**

現象だけをみれば，警察ならずとも，母親は娘を死に追いやった犯人であることに間違いありません．彼女はこれまでにも述べてきたように，何とか少女の躾をやり直したいと思い，それを上手に，あるいはうまく実行できず，自分の感情に振り回されてしまい，気がつけば少女を殺害していました．

警察の調書の中に，母親が少女の性格は自分とそっくりだった，と述べているくだりがあります．似た性格の親子では，お互いに「自分の悪い面・矯正したい面」をみて，相手を異常に攻撃するようになります．このようなことを考えるとき，母親は消し去りたい自分の不幸な子ども時代の影の部分を少女の中に見つけ，自らの分身である少女を（そのような意識は自覚されないままに）殺し，その過去と決別したかったのかもしれないと思うのです．なぜなら，私は公判の時に再会した母親が，少女と一緒に私の診察室へ来院した時より，ふっくらした穏やかな顔つきであったことを思い出し，ふとそんな気持ちにもなりました．そして，私を含め，母親と少女に出会った人々の誰もが，この母親と少女を助けようと考えながら，少し方向違いに援助の手を差し伸べていたのではないかとも思うのでした．

25年ぶりの再会（知識と臨床）

25年ぶりに本症例を振り返り，ここまで当時考えたことを中心にまとめました．そして，改めて母子の深い悲しみと苦悩に加え，私の初期対応の拙さに心を痛めると共に，この拙さは「臨床体験と知識の差による」と再認識しました．

当時，私は小児科医として15年余りの臨床経験があり，この分野で仕事をし始め5年ばかり経験を積んでいました．被虐待児についても勉強していましたし，何度か保健所や児童相談所，あるいは医療機関から「診て欲しい」という紹介も受けていました．しかし，実際に被虐待児を診たのは本症例が初めてでした．それは紹介されても，大学病院で開いている私の外来まで受診した例は皆無だったからです．虐待している親にとって，ただでさえ受診したくないのに，まして大学病院の敷居の高さもあり，当然だったと思います．

紹介を何度か受けながら「虐待している親は受診しない」という私の「臨床」から，この母親が受診したことに私は重きを置いてしまい，母親の態度に安心

したのです．一方，被虐待児を実際には診ていない私の「知識」だけでは，母親の訴えを退け「母子分離」を強硬に実行するまでに至らなかったのです．「虐待する親がよく受診した」という思いの強さも，現実の危険性を見逃したのも，共に私の臨床体験と知識の差から出た現象でした．

　私たちは専門分野の知識や，それを働かせる知恵は当然もたなければならず，専門書を読み，講習会に参加するのですが，そこから得られるのは「知識」で，これに臨床体験が加わることで，生きた「知恵」になり「適切な判断・診療」ができるようになります（66頁）．世間一般によく言われる「身体で覚える」を，臨床医は肝に銘じなければなりません．身体を通しての体験が「生きた知恵」を生み出すように，私たちは臨床を最優先し，未熟な時にはできるだけ謙虚に，臨床経験者の話に耳を傾ける必要があります．臨床医は知識が必要であると共に，知識を臨床で応用する訓練が更に大切という，きわめて当り前の結論を，これまた25年前の症例から改めて学んだように感じました．「医師は患者に学ぶ」という昔からの至言をもう一度，私は噛み締めています．

追記

　初版の校正段階〔平成18年（2006）〕で，わが娘とその同級生を殺害した母親の事件が秋田で発生しましたが，ここで紹介した35年前の虐待と，母親のあり方や状況は大きく異なっています．秋田の例は「母親として」虐待に走るより，「女や自分の生活を最優先」した結果，邪魔な子どもを虐待したようです．まさにフェミニズム（161・379頁）を推し進める時代の負の成果と言えます．一方で，根底にある母親自身が幸せな子ども時代を過ごしていない点は本例と共通ですから，表面に出た現象と，物事の本質を分けて考える冷静な判断が必要になります．

　4刷りの校正をする段階（平成23年初頭）になると，その後の5年間で，「『女』を優先した」虐待例が更に増加しています．中学校の教師が「子どもより『男』を取る母親が増加した」と嘆く時代ですから当然です．本書で繰り返し強調した戦後教育とフェミニズムに加えて，物の豊かになった社会の負の成果が年々強化されていきます．5年前に本書で私が憂いをもって記述した状況の一部が一時期，少し改善の兆し（安倍政権）が見えたようですが，政権が他党に移ると，更に悪化の度合いが強くなりました．耳触り良く優しそうな意見が持て囃される教育界と，同じ傾向をもつ医療や心理領域では，私見は誤解されがちで，真意が伝わらない分，確実に子どもの環境が悪化していきます．

■「ちょっといい話」で真剣さを考える

　暗い事例の後に，カリヨンセミナー(426頁)で平成8年(1996)に，客員講師の八つ塚実(中学校教諭)が紹介した「先生と生徒のちょっといい話」を……

　遠洋航海の船に乗っている父親をもつ一人の生徒が，ある日，先生のところにやってきて，「昨日，父親が帰ってきて，これをくれたので，先生も珍しいと思うから，僕は一緒に食べたいので持って来ました」と，二つの箱を取り出しました．それは遭難した時のために船に積んでいる「緊急箱」ですが，次の航海には新しい物と取り換えるために，父親が持ち帰ったものでした．箱を開けると，中には栄養食品と水3日分，それに折りたたみの釣竿が入っており，真っ赤な表紙の遭難時の心得を書いた小冊子も付いていました．小冊子には以下のような文章が書かれていたそうです．

「生きぬくために──望みを捨てるな，救助は必ずやってくる」
　遭難，漂流と人生最悪の極限であるが，強い精神力で3日間は生きのびよう．
　後は何十日でも生きられる．海は不毛の砂漠ではない．
　食料の魚，プランクトンもある．また魚肉の50～80％は真水である．
　船が沈んでも世界はある．何も恐れることはない．
　過去の遭難の犠牲者は海のために死んだのではない．
　恐怖のために死んだのである．飢えや渇きによって死ぬには長期間かかる．
　最後の1秒まで生きのびる努力をしよう．死を急ぐ理由は何もない．
　家族が待っている．

　先生は「子どもにとって，真剣に生きる父親像に勝る教育はない」という内容の話に，この逸話を使われたのですが，私はこの文章にも感動しました．多くの者はこの父親のように，「死」の危険性と隣り合わせで仕事をしていませんが，「自分の仕事に『命をかける』真剣な姿勢が，職種に関わらず，誰にでも求められているんだ」と教えられたように私は感じました．

　本書で繰り返し指摘・批判してきた，わが国に出現している種々の問題の根底にあるのは，各自がその分に応じて「真剣に生きていない／仕事をしていない」ことにあるのではないでしょうか．大人として，私たちが子どもに教えるのは，難しいことでなく「与えられた職分を真剣に行う」だけでよいのではないのかと，この逸話を通じて先生から学ばせてもらったと思っています．

　興味ある逸話を入れた先生のご講演は，参加者に深い感銘を与えましたが，その後しばらくして急逝されました．私たちは素晴らしい教諭を失いました．

■ 最後に私の趣味にもう少しお付き合いを

随所に挿入した【意見・異見】では映画を多く扱っています．私の趣味は映画で，映画から種々のことを学び，現在はストレス解消の最大の手段になっています．

あらゆる時代の映画がDVDやビデオ，あるいは放送を通じて，手軽に観られるようになりました．映画は「筋(脚本)・(俳優の)演技・撮影」で観るものですが，最近は極めて雑な脚本と存在感の乏しい俳優に加えて，暴力・破壊・性など衝撃的な描写で観せる作品が多いので，あえて映画らしい古い作品を採り上げました．もちろん，映画は五万とありますから，話題にしたのはごく少数です．興味をもたれば，参考文献番外編(気楽編)と考えて，ご覧ください．得ることが必ずある作品群です．

なお，映画はフィルム(film)に光を当て，スクリーン(screen)に投影した，つまり反射したものを暗い所で観る形式が基本ですから，ブラウン管(Braun tube)，液晶，プラズマ(plasma)という発光体で，明るい環境で小さな画面のまま観るのでは，画質が変わって感動が損なわれます．最近は投影機(projector)(学会でコンピューターの画像を投影する機器の映画用)が安価に手に入るようになり，暗くできる6畳程度の広さの部屋があれば，80～120インチの大画面に投影して，手軽に映画館に似た雰囲気で鑑賞できるようになりました．このような環境でご覧になることを勧めます．

また，BSハイビジョン(high vision)では自然(動植物や景観など)や美術・音楽を紹介した番組も多く放映されているので，これらを大きなスクリーンに映写して観るのは，気分転換と気分を和らげるのに有用な役割を果たします．私はMassage chair(和製英語)に寝そべり，睡眠前にこのような映像を観て，疲れた頭を休め，眠りにつきます．これはストレスの多い毎日を送っている医師に文句なくお勧めの道具です．

★ 意見／異見　**特別版：医師の出る映画の秀作** ★

医師が主人公や重要な役割をする秀作をいくつか紹介します．

最初は山本周五郎原作で黒沢明監督の『赤ひげ』〔昭和40年(1965)〕です．世間的栄達を目指す長崎帰りの青年医師が，貧困に喘ぐ庶民を診る診療所の通称『赤ひげ』に感化されて医療のあるべき姿に目覚めるという，黒沢が好んで描いてきた「青年を老賢者が導く」主題です．黒沢には戦後の焼け跡の残る下町で，開業医とヤクザの交流を描いた『酔いどれ天使』〔昭和23年(1948)〕があり，『赤ひげ』

はそれを発展させた作品ともとれます．同じく黒沢には，青年医師を主人公にした『静かなる決闘』(昭和 24 年)があります．戦場で手術中にうつされた梅毒のために，恋人との関係に苦しむ青年医師の姿は，現代の若者の安易な性(181 頁)を診ている私には，昔の青年期の純粋な心情に思え，共感を覚えます．舞台になる病院は現代感覚からは汚く不潔に見えますが，現代の若者が失った精神的崇高さが眩しく映り，物質的豊かさの中で精神的貧困がもたらされた現代を反省させられます．

『赤ひげ』と似たような題材で，あまり有名ではありませんが，『無法松の一生(384 頁)』を監督した稲垣浩監督の作品で『ふんどし医者』〔昭和 35 年(1960)〕があります．御典医になるべく長崎で修行した医師が江戸に上る途中，大井川の水止めに会い，その地の農民のために江戸に行くことを諦め，地域医療に努める話です．

戦時下の医師を描いた『最後の橋』〔昭和 29 年(1954)〕は珍しいオーストリア・旧ユーゴ映画で，傑作です．ドイツ占領下のユーゴでパルチザン(partisan)に捕らえられたドイツの女医が主人公です．死に直面する職業ながら，人の殺される現場を初めて見て衝撃を受ける第一の橋．敵に捕らえながら，自分が医師としての立場に芽生える第二の橋．敵に医薬品を届ける中で死んでいく最後の橋．医師が人類愛に目覚めるという単純な筋を，戦時下に三つの橋を絡めて心理的にも含蓄のある描き方をしていました．橋の上で倒れた女医を俯瞰撮影し，やがて双方から銃撃戦が再開される幕切れは，感動を誘う名場面としていつまでも記憶に残りますが，残念ながら放映されず，ビデオでも DVD でも出ていません．この映画では当時，フランス映画の『居酒屋』〔昭和 31 年(1956)〕や米・独・ソ合作の『カラマゾフの兄弟』〔昭和 32 年(1951)〕など，数々の名作に出演した演技派のオーストラリア人のマリア・シェル(Maria Schell)が扮していました．彼女は米国では西部劇『縛り首の木』〔昭和 33 年(1958)〕にも出演し，これは評判があまりよくなかったのですが，相手役のゲーリー・クーパー(Gary Cooper)は医師に扮していました．

西部劇が出たついでに，有名な史実ワイアット・アープ(Wyatt Earp)とクラントン(Clanton)一家の対決を．この対決でアープを助ける結核を患ったドク・ホリデイ(Doc Holliday)は歯科医です(映画によっては医師になっています)．これはよく映画の題材になりますが，ジョン・フォード(John Ford)監督の『荒野の決闘』〔昭和 21 年(1946)〕と，ジョン・スタージェス(John Sturges)監督の『OK 牧場の決闘』〔昭和 32 年(1957)〕が代表です．決闘後日談の『墓石と決闘』〔昭和 42 年(1967)〕も渋い作品で，ドクが療養所に入っていました．

大分，話が逸れましたので，元に戻します．9・11 テロ(307 頁)を 40 年以上も前に暗示させるような，医師が主人公で凄い作品があります．フランスのアンドレ・カイヤット(Andre Cayatte)監督の『眼には眼を』昭和 32 年(1957)は，フランス人の産婦人科医が不可抗力ながら患者を診なかったことが発端です．亡くなっ

た妻の復讐を企むアラブ人に砂漠に誘い込まれた産科医は，絶望的状況に追い込められていきます．中東の砂漠地帯を中心に，強烈な迫力で文化の違いや二人の心理を描いた名作です．この監督はその他にも多くの問題作を撮っており，思春期の子どもの問題を扱った『洪水の前』〔昭和28年(1953)〕や，安楽死と陪審員の問題を扱った『裁きは終わりぬ』〔昭和25年(1950)〕は現代にも通じる名作だと思います．

医学界を描いた有名な作品では，山崎豊子原作の『白い巨塔』〔昭和41年(1966)〕があります．社会派の山本薩夫監督が，芸達者な俳優を使い，内容的にも映画的にも実に面白い作品に仕上げていました．数年前にテレビで新しく劇化されて評判になったようですが，この作品とは月とスッポンです．少し視点は違いますが，戦争中の医学界の恥部を描いた遠藤周作原作の『海と毒薬』〔昭和61年(1986)〕は，これも社会派の熊井啓が監督し，戦争中の生体解剖を扱っています．こちらは面白いというような感想が出ません．うつ状態で観ないようにしましょう．

医師の研修を扱ったので有名なのは，自身が医学生であった大森一樹監督の『ヒポクラテスたち』〔昭和55年(1980)〕です．評判になったもので，医師であれば若き時代を思い出す作品です．

病気が大きな主題になる映画は数多くあります．代表的な名作は黒沢の『生きる』〔昭和27年(1952)〕でしょう．胃がんを宣告された平凡な下級公務員が庶民のために公園をつくることに力を注ぎ，亡くなっていく話でした．その他にも，病気の主人公は映画によく登場します．昔から映画は「子ども，犬，病気」が「観客の涙を安易に誘え」られるので，よく扱われてきました．白血病・原爆症をはじめ，致死的疾患は内外共によく登場しています．また，精神病院も映画の背景にしばしば登場します．

ちょっと変わったものでは，人間を極小にして身体の血管に注入し，脳の微細血管の病変の治療をするという奇想天外な筋の映画があります．『ミクロの決死圏』〔昭和41年(1966)〕です．現在のようにCGがない時代でしたが，美術をあの有名なダリ(Dali)が担当し，着想も美術もよくできた作品で，今観ても飽きさせません．

医師と看護婦の関係は常に描かれてきました．有名なのは古くなりますが，わが国では『愛染かつら』〔昭和13年(1938)〕でしょう．これはその後も何度か再映画化されています．英国では『ドクトル・ジバゴ』〔昭和40年(1965)〕があります．文豪パステルナーク(Pasternak)の原作ですが，こちらは主人公が医師と看護婦でなくてもかまわないような通俗的恋愛劇(melodrama)になっていたものの，それなりに面白く描かれていました．

最後に，フランス映画の『顔のない眼』〔昭和35年(1960)〕を紹介します．世界的な植皮の権威が，交通事故で顔のつぶれた自分の娘のために，他人の顔の皮膚を取って移植する恐怖作品です．極めて個人的な思いながら，私が医学部に入学が決まった春に観たせいで，非常に現実的怖さを感じると共に，不思議に詩情の溢れる画面とチェンバロによる美しい音楽に惹かれました．現代のこの種の作

品とは一味も二味も違った作品で，主演した俳優も有名な演技派でしたので，今も鮮明に憶えています．

　本欄で多くの映画をその内容に関連させて紹介してきましたが，紹介できなかった作品で，世評の高い有名な作品以外の傑作を紹介しておきます．いずれも「面白／感動」を保証できる作品です．ストレス解消と「考えさせ」「感動させる」作品を観てください．

　「バウンティフルへの旅」「36時間」「寒い国から帰ったスパイ」「ザ・中学教師」「くたばれヤンキース」など．

　まだまだ紹介すべき面白い作品や，医師・医療に関連した作品がありますが，映画の本でないので，この辺で終わります．これでも少々長すぎたと思っています．お読みいただき感謝します．

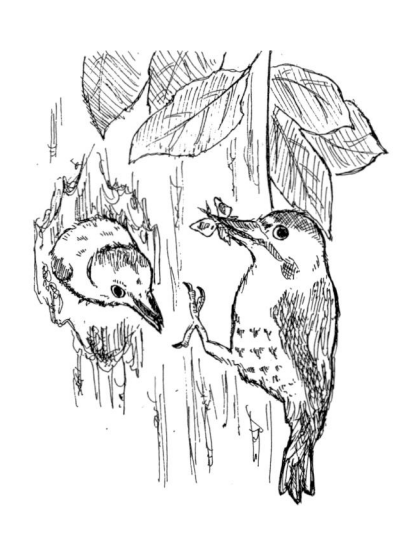

付　録

言葉の解説

■ 心理関連

愛情遮断症候群 乳幼児期に母親の愛情や世話が足りないことで生ずる低身長などの状態の総称．幼児虐待の一つとして捉えることができる．

アイデンティティ identity〔自己(自我)同一性〕 エリクソン(Erikson)が理論化した精神分析の用語．自分は人とは違う独自の自分であることを自分で承認し，人からも承認されている感覚．「自分は自分である」という一貫した感覚とも言える．また，所属する集団(例えば家族・学校・社会・性別)によって，その集団の者と本質的な部分を共有している感覚．

暗箱 black box 外部から機能は判るが，内部構造が判らないもの．

アンビバレンツ Ambivalenz(両価的) 同じ人や物などに対して同時期に持つ，相反した感情．例えば愛憎とか，「可愛さ余って憎さ百倍」などはこれである．

行為障害 conduct disorder (CD) DSM-IVによる診断名で，他人や動物を残酷に攻撃したり，他人の持ち物を破壊したりする行為．

自己愛 自分を愛するのは健全な心の発達のためには必要だが，病的に肥大化し自分に誇大感を持つようになると，「自己愛性人格障害」と呼ばれる．ありのままの等身大の自分を愛せなくなり，何もかも自分に都合よく考え，関心があるのは自分だけになり，高慢で横柄な態度となる．自分は選ばれた特別な人間で，特別な人間しか自分を理解できないのだと思って，少しでも批判されると過剰に反応する．

対象喪失 愛情や依存を向けた人(親・配偶者・親友等)や身体の一部，所有物(愛玩動物・財産・住居等)を失った場合，卒業・引越し・退職・戦争等によって強く結びついている環境や状況を失う場合に生じる感情．喪失に伴う悲哀・喪の感情の処理に支障が出ると，精神症状や身体症状が出現する．

　子どもは学校の入学・卒業から学年が変わるといった，ある意味で対象喪失を繰り返して成長していくとも考えられるので，意外に対象喪失からの回復が早い面がある．これを忘れた大人からの論が多い．

治療構造 治療が行われる場所や目的(患者側の希望と治療者側の心構え)は重要であり，枠や規定するものをしっかりさせる目的に使う言葉．

同一化 他人のある特性を自分のものとして取り入れる過程．

投影 精神分析における防衛規制の一つ．自分の心の中にあり自分で認め難い衝動・感情・願望などを，外界の人や物に起こっていると認識すること．例えば自分が相手に怒りの感情をもっていることを認めることができず，相手が自分に対して怒っていると感じるなど．治療者と患者の間にもよく起こるので注意する．

認知 外界からの情報を受け止め，必要な表現をするための情報処理過程を示す．簡単に言えば「ものの見方」である．

反社会的行動 従来「非行」と呼ばれていたもの．社会で認められない行動，他人に

危害や迷惑を直接与える行動すべてをいう．

反抗挑戦性障害 oppositional defiant disorder（ODD） DSM-IV による診断名で，AD/HD に合併することが多く，持続的に反抗し，相手を挑発するような行為．これが強くなって他人に危害を加えるようになると行為障害になる．

ピーターパン症候群 Peter Pan syndrome 誰もが少年時代の夢や希望の中で生きていたいので，大人の世界を知りたくない，現実を受け入れたくない気持ちをもち続ける「子どもでいたい願望」．現代の若者に特徴的．

非社会的行動 実際には他人（少なくとも親）に迷惑をかけているが，表面的に他人に迷惑や危害を与えていない社会的規範からは外れている行動を指す．不登校や引きこもりがこれに当たる．

憑依 霊が乗り移る状態で，何らかのものに強烈な影響を受ける状態．ヒステリー状態で起こりやすい．

分離不安 乳幼児が主に母親と引き離されるときに示す不安で，母親側にも出現する．通常の発達で認められる感情で，子どもと親双方に不安が異常に強い時に問題となり，主に登園拒否や不登校（登校拒否）が起こる．不登校が最初に報告された時，子どもと母親の間でこの分離不安が生じたのが原因といわれた．

喪の作業 対象喪失で生じた悲哀感情を消失させるために行うことで，一般に「お通夜・葬式・初七日」といった一連の行事は，悲しみを表現すると共に，忘れさせていく生活の知恵でできあがったものと考えられる．

モラトリアム moratorium 本来の意味は「支払い猶予」．エリクソンが人間の発達に必要な猶予期間を意味する用語として取り入れた精神分析用語．小此木は自己同一性の確立を延期しようとする現代の青年期の行動特徴として定義づけ，成人になれない状態を示して使った．

■ 医学

医原性 患者の状態に医療が主たる原因となって出現している「好ましくない状態」を指す．例えば，詳し過ぎる・理解できない説明で，患者に不安を起こさせた場合など．

ごみ箱診断 診察と多くの検査の結果，疑った疾患がすべて否定された後に，仕方なく付ける診断．心因性疾患で多くの医師がこれを行うので，親子の不安が増大し，更に不満が残る．鑑別診断の中に器質的疾患だけでなく，心因性疾患も含めて診察を考えていけば，ごみ箱診断にならなくなる．

コンプライアンス compliance（服薬尊守） 患者が医師の処方した薬を指示通り飲んでいるかをいう．

プラセボ placebo（偽薬） 薬理学的活性をもたない物質を指す．心理的な影響により効果や副作用が出る．

ムンテラ ドイツ語 Mund Therapie に由来する言葉．医師の適切な説明が治療になることを指す．

■ 社会・文化・歴史

一次資料・二次資料・三次資料 歴史で最も大切な資料は三つに分けられる．一次資料は事件の目撃者が直接見たものを，その時に記したもの．二次資料は目撃者が後に記したもので，いわば後から記憶を頼りに書くので，記憶の曖昧さに加え，意図的な修正が加えられる危険性もあり，事実が少し歪められたと考えられる．三次資料は実際に見ていないものを，当時に「誰かから聞いた」と記すもので，信頼性が乏しくなる．

南京虐殺(333頁)を「存在した」という論を出す人々が採用するのは，ほとんどが三次資料で，僅かにあるのでも二次資料で，一次資料は皆無といってよい．中には国民党の宣伝を米国の新聞記者が上手に広め，信憑性があると勘違いされ，時の経過で「真実」に変貌したものもある．

イデオロギー Ideologie(独語) 19世紀初め，最初はフランスの哲学者が唱え，現在はドイツ語をそのまま使う．「歪んだ観念」「単なる思想傾向」「政治・社会に対する考え方」の意味がある．本書では偏狭な思想という一般的な使い方．

菊と刀 米国が第二次世界大戦中に，米国にある日本映画その他を使って，日本に関する文化や情報を集めて戦略を研究した成果を，ルース・ベネディクトが戦後，本に表したもの．「日本人論」の草分け的存在．菊と刀はもちろん日本を表しており，菊は日本人の美を愛する象徴として，刀は残酷さを示している．日本は「恥の文化」西洋は「罪の文化」と定義したことで有名．

ジェンダーフリー gender free 生物学的性差は認めるが，「文化的に創られた性差は認めない」思考．人間の営みが創った文化を認めないのは，性の問題にとどまらず，基本的には文化を破壊する思考になり，これに気づかなければならない．つまり，人類の遺産を認めない，既存のものを破壊する暴力革命を目指した共産主義の形を変えた運動と捉えるのが妥当であろう．

平成3年(1991)，共産主義の総本山であるソ連崩壊後以降，特に日本の教育界で盛んになった，かたちを変えたイデオロギーと考えられるが，多くは「男女平等」に幻惑され，根底にある怖さに気づかない．家庭崩壊から国の崩壊を目論むものと捉える視点が大切．

衆愚政治 民主的政治の蔑称で，多数の愚かな人民による政治を表す．民主主義の行き過ぎによる．

全体主義 totalitarianism 民主主義に対立するもので，共産主義やナチズムによる政治をいい，国家が思想や生活にまで徹底的に統制する政治形態で，昔からの専制政治や独裁とは少し意味が異なる．私が日本は戦前も戦後も思想的に全体主義であるというのは皮肉的な使い方で，集団主義(276頁)の日本では，異なった意見を発言するのが常にはばかられることを示している．戦前・中は戦争に反対すると非国民と言われ，戦後は戦争を少しでも肯定すると，「反省が足りない」と一方的に非難されるような状況をいう．本書のような内容の本を出版する場合に強く感じる．

大衆迎合主義 populism　本来の意味は，民衆の利益の増進を目標とする政治思想の意味に使われていたが，現在では国のあり方をはじめ，基本的なことよりも，大衆受けのする政治をいう．現代は先進国で多かれ少なかれみられ，社会悪化を促進させているようにみえるが，民主主義が極端化した行く末に現れる．

二重規範 double standard　自分の主張に合わせて，時と場によって異なった規範や論を採用して，正しいと常に主張し，そのように思い込ませる．知識人や新聞に時にみられる．

日本人とユダヤ人　山本七平がイザヤ・ベンダサンの筆名（pen name）で表した，当時，最も売れ，有名になった本で，「祖国が常に安全な日本」と「祖国を長く失ったユダヤ人」を対比して描いた日本人論として出色．なお，山本は生前，自分の筆名がベンダサンだとは明かさず，実在する人物であると言い続けていた．

二面性　本書で私が強調しているもので，以下の頁で述べている．25，40，45，51，63，96，146，160，207，273，277，346，348，387，409，433頁．

恥の文化　日本人は恥を知ることで社会規範を守り，西洋人は神との契約で罪を逃れるために規範を守る違いを示した概念で，他からの目で社会規範を守るより，神との契約で自らの罪を認める西洋人の思考の方が優れていると考えたようである．フロイトが「罰せられる」ことを重視し，古沢の「許される」ことを重視した論に興味を示さなかったのも同じ思考（219頁）．

　しかし，本書で私が随所で述べているように，この心や文化の違いは父性社会・個人主義と母性社会・集団主義によるもので，優劣があるようなものでなく，文化の差と考えなければならない．

文献と参考書に関して

　本書は基本的に私の臨床経験と，これまで読んだ本からの知識によって，心身医学を広く考えていただく入門的専門書として執筆しましたので，一般の医学専門書のような文献紹介はしておりません．読者の便宜を主に考え，章別に引用・参考文献・推薦図書の読みやすいものを中心に紹介していますが，詳しく特定の文献をお知りになりたい方は，私が以前に編集した専門書（本欄でも紹介）をご覧いただくか，こども心身医療研究所（冨田）宛てにメールでお問い合わせください（sinsin@kk.iij4u.or.jp）．

■1章

　心身医学・心身症に関する専門書や一般書は多く出版される時代になりました．小児科領域でもこども心身医療研究所編の『小児心身医学―臨床の実際―』（朝倉書店）が出版された平成7年（1995）には，本格的なものはほとんどありませんでしたが，5～6年前から急に多くの心身医学・児童精神科関連の専門書が発刊されています．児童精神科に関する専門書も最近ではいくつか出版され，発達障害に関連したものは専門書から一般書に至るまで，選択に困るほど出版されています．

　本書の参考文献は私の編集した上記の朝倉版と『小児心身医学の臨床』（診断と治療社，2003年）が主になっていますので，詳しくお知りになりたい方はそちらを参照してください．

　発達障害に関しては平成16，17年（2004，2005）に私たちが主催しているカリヨンセミナーで客員講師をお願いした宮本信也・杉山登志郎両先生に多くの示唆を頂いたことを，ここに記して感謝します．

【これまでわが国で発行された小児心身医学の専門書】
1. 河野友信：小児の心身症（小児のメディカル・ケア・シリーズ）．医歯薬出版，1980
2. 石川憲彦ほか：子どもの心身症．岩崎学術出版社，1987
3. 小崎武：小児心身症の外来治療．ヒューマンティワイ，1992
4. 吾郷晋浩ほか編：小児心身症とその関連疾患．医学書院，1992
5. 筒井末春ほか：学童・思春期の心身医学的ケア．南山堂，1993
6. こども心身医療研究所：小児心身医学―臨床の実際―．朝倉書店，1995
7. 清水凡生編：小児心身医学ガイドブック．北大路書房，1999
8. 「小児心身症対策の推進に関する研究」班編：子どもの心の健康問題　ハンドブック．関西医科大学小児科学教室，2002
9. 冨田和巳：小児心身医学の臨床．診断と治療社，2003
10. 渡辺久子ほか：小児心身症クリニック―症例から学ぶ子どものこころ．南山堂，2003
11. 星加明德・宮本信也編：よくわかる子どもの心身症―診療のすすめ方．永井書店，2003

以上の他にも小児科医が執筆した小児の精神・心理関連の本も数冊発行されていますが，ここには心身医学・心身症の名前が入ったもののみ記載（平成18年5月現在）しました．また，小児科関連の雑誌に心身医学の特集や増刊号がいくつかあります．
【直接の引用】
1. 橋本武夫：母乳育児～女から母へ～．日本小児科医会会報 30：63-69，2005
2. 小枝達也：ADHD，LD，HFPDD，軽度 MR 児 保健指導マニュアル．診断と治療社，2002
3. 滝川一廣：「こころ」の本質とは何か．ちくま新書，2004
4. 日本心身医学会用語委員会：心身医学用語事典．医学書院，1999
【間接的引用と推薦図書】
1. 佐藤泰三・市川宏伸編：臨床家が知っておきたい「子どもの精神科」．医学書院，2002
2. 岡田尊司：悲しみの子どもたち－罪と病を背負って．集英社新書，2005
3. Elisabeth Kubler-Ross（川口正吉訳）：死ぬ瞬間の子供たち．読売新聞社，1987
4. 松橋俊夫ほか：今日の精神科漢方治療．金剛出版，1990
5. ICD-10 精神および行動の障害―DCR 研究用診断基準（中根允文ほか訳）．医学書院，1994
6. DSM-IV-TR 精神疾患の診断と統計マニュアル（高橋三郎ほか訳）．医学書院，1996

■2章

この章は1章で紹介した私の編集による医学専門書2冊以外に，教員向けの専門書『子どもの心を知る』（法政出版，1992）を参考にして述べています．
【直接の引用】
1. 市川浩：〈身〉の構造－身体論を超えて．講談社学術文庫，1993
2. 斉藤孝，山下柚実：「五感力」を育てる．中公新書ラクレ，2002
3. Scott D. Miller ほか（曽我昌棋監訳）：心理療法・その基礎になるもの―混迷から抜け出すための有効要因．金剛出版，2000
4. 芦原睦・桂戴作：自分がわかる心理テスト．ブルーバックス，1992
5. 三木善彦・黒木賢一：日本の心理療法．朱鷺書房，1998
【間接的引用と推薦図書】
1. 氏原寛：カウンセラーは何をするのか．創元社，2001
2. 河合隼雄：カウンセリングと人間性．創元社，1975
3. 河合隼雄：子どもと悪．岩波書店，1997
4. 中野雄：モーツアルト―天才の秘密．文春新書，2006

■ 3章
■ 社会
【直接の引用】
米国の事情や情報は下記を参考にしています．
1. Francis Fukuyama（鈴木主税訳）：「大崩壊」の時代（上下）．早川書房，2000
2. Robin Karr-Morse（朝野富三他訳）：育児室からの亡霊．毎日新聞社，2000
3. 松居和：21世紀の子育て―日本の親たちへのメッセージ．エイデル研究所，2001
4. 米国の大規模な調査はJAMA（日本語版）「青少年を問題行動から守る方法―青少年の健康に関する全米縦断調査結果．98年4月号 p 79-92に掲載
5. 武田龍夫：福祉国家の闘い．中公新書，2001
6. 前田雅英：日本の治安は再生できるか．ちくま新書，2003
7. 片岡直樹：新しいタイプの言葉の遅れの子どもたち．日本小児科学会誌 106：1535-1539, 2002

民主主義に関しては下記の本を是非お読みください．
1. 長谷川三千子：民主主義とは何なのか．文春新書，2001
2. 佐伯啓思：人間は進歩してきたのか．PHP新書，2003

【間接的引用と推薦図書】
1. 中西輝政：国民の文明史．産経新聞社，2003
2. 中西輝政：なぜ国家は衰亡するのか．PHP新書，1998

■ 報道
文献はありません．本書全体で引用した新聞は朝日，毎日，読売，産経の各紙です．

■ 自分の国を考える
【直接の引用】
1. Samuel P. Huntington（鈴木主悦訳）：文明の衝突．集英社，1998
2. 林秀彦：ジャパン・ザ・ビューティフル．中央公論社，1996
3. 石弘之，安田喜憲，湯浅赳男：環境と文明の世界史．洋泉社，2001
   （この本は「歴史」の最後「不自然から歴史を考える」を執筆するのに大きな示唆を受けました．読みやすい推薦図書です）
4. 小此木啓吾：日本人の阿闍世コンプレックス．中公文庫，1982
5. 文芸春秋特別版「和の心　日本の美」9月臨時増刊号，2004

【間接的引用と推薦図書】
1. 河合隼雄：母性社会日本の病理．中央公論社，1976
2. 樋口清之：梅干と日本刀―日本人の智恵と独創の歴史．祥伝社黄金文庫，2000
3. 布施克彦：島国根性を捨ててはいけない．洋泉社，2004
4. 清水馨八郎：よみがえれ日本―日本再発見．（財）日本精神修養会，1997
5. 角田忠信：日本人の脳．大修館書店，1978
6. 谷沢永一：山本七平の知恵．PHP文庫，1996

■ 宗教
【直接の引用】
1. 加地伸行：家族の思想—儒教的死生観の果実．PHP 文庫，1998

【間接的引用と推薦図書】
1. 阿満利麿：日本人はなぜ無宗教なのか．ちくま新書，1996
2. 竹内靖雄：〈脱〉宗教のすすめ．PHP 新書，2000
3. 加地伸行編：日本は「神の国」ではないのですか．小学館文庫，2000

■ 歴史
【直接の引用】
1. Edward Miller（澤田博訳）：オレンジ計画—アメリカの対日侵攻 50 年戦略．新潮社，1994（絶版）
2. 川勝平太：文明の海洋史観．中央公論社，1997
3. Perrin N.（川勝平太訳）：鉄砲を捨てた日本人．中公文庫，1991
4. 渡辺京二：逝きし世の面影．葦書房，1998（廉価版あり）
   （2．4．は多くの示唆を与えてくれます．推薦図書です）
5. Hanly, Susan B.（指昭博訳）：江戸時代の遺産．中央公論社，1990（絶版）
6. よしだみどり：烈々たる日本人．祥伝社，2000
7. 岡倉天心：茶の本（多くの出版社から文庫本で発売されています）
   （同じ岡倉の『日本の覚醒』は朝鮮に関する記述のため，絶版）
8. 日露戦争の各国の評価に関して，定説化したもの以外は，山内昌之・杉田英明の対談（イスラムが「ミカド」と「トーゴー」に目醒めた時）諸君 3 月号 148-159, 2004 によっています．
9. 海野弘：陰謀と幻想の大アジア．平凡社，2005
10. 須藤眞志：真珠湾〈奇襲〉論争．講談社選書メチエ，2004
11. Paul Gordon Lauren（大蔵雄之助訳）：国家と人種偏見．TBS ブリタニカ，1995
12. Courtois S, Werth N（外川継男訳）：共産主義黒書（ソ連編）．恵雅堂出版，2001
13. 竹内久美子：賭博と国家と男と女．日本経済新聞社，1992（廉価版あり）
14. Helen Mears（伊藤延司訳）：アメリカの鏡・日本．メディアファクトリー，1995（現在は抄訳版あり）
15. 御厨貴，小塩和人：忘れられた日米関係—ヘレン・ミアーズの問い．ちくま新書，1996
16. ドイツが連合国と平成 2 年（1990）にモスクワで「ドイツ最終規制に関する条約〔俗称「2 プラス 4 条約」〕」を結んだことは，ほとんど知られていません．歴史に詳しくない者は敗戦時に日本と同じように条約が結ばれたと錯覚し，歴史に詳しい者は条約が敗戦時結ばれなかったのが，現在まで続いていると信じています．実際には戦後 45 年目に上記のような条約が結ばれていたのです（私もこの事実は平成 17 年（2005）12 月 21 日の産経新聞『正論』（佐瀬昌盛）で初めて知りました）
17. 佐藤和男：世界がさばく東京裁判．明成社，2005

（東京裁判は多くの本を読んでいただきたいのですが，1冊なら本書です）
18. 小堀桂一郎：東京裁判・日本の弁明．講談社学術文庫，1995
19. Ronald Schaffer（深田民生訳）：アメリカの日本空襲にモラルはあったか．草思社，1996
20. 上坂冬子：巣鴨プリズン13号鉄扉．中公文庫，1995
21. 東中野修道：「南京虐殺」の徹底検証．展転社，1998
22. 東中野修道，小林進，福永慎太郎：事件「証拠写真」を検証する．草思社，2005
（いかに歪めた宣伝が写真でなされたかを具体的に知ることができます）
23. Charles A. Lindberghの従軍日記は邦訳がなされていたようですが，現在は絶版です．
24. 会田雄次：アーロン収容所．中公文庫，1973
25. 日下公人：人間はなぜ戦争をするのか．クレスト社，1996（廉価版あり）

【間接的引用と推薦図書】

多くの参考図書があるので，お読みいただきたいものを厳選して挙げておきます．
1. 新渡戸稲造：武士道（多くの文庫本で発行されています）
2. イザヤ・ベンダサン（山本七平訳）：日本人とユダヤ人．山本書店，1970
3. 山本七平：日本はなぜ敗れるのか－敗因21か条．角川oneテーマ21，2004
4. 山本七平：危機の日本人－日本人の原像と未来．角川書店，1986
5. 井沢元彦：言（ことだま）霊－なぜ日本に，本当の自由がないのか．祥伝社，1995
6. 黄文雄：日中戦争知らざる真実．光文社，2002
7. 増田義郎：日本人が世界史と衝突したとき．弓立社，1997
8. 岡田英弘：この厄介な国，中国．ワック，2001（「妻も敵なり」改題初版．クレスト社，1997）
9. 江藤淳：閉ざされた言語空間－占領軍の検閲と戦後日本．文春文庫，1994
江藤淳：一九四六年憲法－その拘束－その他．文春文庫，1995
江藤淳：忘れたことと忘れさせられたこと．文春文庫，1996
（この江藤の3部作は必読書です）
10. 東京裁判研究会：共同研究パル判決書（上下）．講談社，1984
11. 西尾幹二：異なる悲劇 日本とドイツ．文藝春秋社，1997
12. 西尾幹二：国民の歴史．産経新聞社，1999
13. 平川祐弘：米国大統領への手紙．新潮社，1996
14. 安田将三・石橋考太郎：朝日新聞の戦争責任．太田出版，1995
15. 八木秀次：明治憲法の思想—日本の国柄とは何か．PHP新書，2002
16. 岡本幸治：脱戦後の条件．日本教文社，1995

南京虐殺に関しては多くの地味な研究があります．代表的なものを挙げておきます．
17. 鈴木明：「南京大虐殺」のまぼろし．文藝春秋社，1973
（最初に疑問を投げかけた書）
18. 鈴木明：新「南京大虐殺」のまぼろし．飛鳥新社，1999
（上記の著者が20余年後に出版した書）

19. 阿羅健一：「南京事件」日本人 48 人の証言．小学館，2001
■ 教育
【間接的引用と推薦図書】
1. 曽野綾子：絶望からの出発私の実感的教育論．講談社文庫，1981
2. 367 頁の【意見・異見】は，交流があった中村教諭が平成 15 年 11 月下旬に自殺されたことから記しました．教諭は『新米校長奮戦記』（文芸社，1999）その他を出版され，これを題材にした TV もありました．
■ 家庭
【直接の引用】
1. Lidz の意見は小此木啓吾『家庭のない家族の時代』（集英社文庫，1986）から引用しました．
2. 河合雅雄：かつて「父」は家族の司令塔だった．BOSS 第 3 巻 62-67，1997
3. Einstein（杉元賢治編訳）：アインシュタイン日本で相対論を語る．講談社，2001

【間接的引用と推薦図書】
1. 林道義：母性崩壊．PHP 研究所，1999
2. 林道義：家族を蔑む人々．PHP 研究所，2005
 （フェミニズムに関しては多くの雑誌に発表されている林の論文と著書が参考になります）
■ 出版後に，私が推薦する本書の内容に関連した図書
1. 福田ますみ：でっちあげ　福岡「殺人教師」事件の真相．新潮社，2007
2. 産経新聞取材班：溶けゆく日本人．扶桑社新書，2008
3. 三浦展：下流大学が日本を滅ぼす！ひよわな"お客様"世代の増殖．ベスト新書，2008
4. 渡辺利夫：新脱亜論．文春新書，2008
5. 石平：私はなぜ「中国」を捨てたか．WAC，2009
6. 工藤美代子：関東大震災「朝鮮人虐殺」の真相．産経新聞出版，2009
7. 石川結貴：モンスターマザー．光文社，2007（廉価版あり）

心身医学の勉強や研修

　一般の医師が子どもの心身医学を学び実践するために，どのような勉強や研修ができるのか，いくつかの方法を紹介します．

■ 一般的勉強
1. 小児科医向けの参考書
　この数年で小児心身医学関連の専門書は多く発行され，成人の心身医学はそれ以上発行されています（「文献と参考書に関して」をご覧ください）．

　平成 21 年（2009）に日本小児心身医学会から発刊された「小児心身医学会ガイドライン」（南江堂）に，起立性調節障害，摂食障害，不登校，慢性疼痛の 4 病態に関しての判りやすい一般小児科医向けの解説があります．

2. 学会
　詳しい情報はインターネットで直ぐ判ります．小児科領域では「日本小児心身医学会」があり，地方会も開かれ，研修会も学会最終日に開催されています．「日本小児精神神経学会（発達に焦点を当てている）」「児童青年精神学会（精神科領域から発達障害が中心）」も心身症を扱っています．その他に「乳幼児医学・心理学研究会」「日本小児保健学会」「日本学校保健学会」「日本外来小児科学会」など，心身医学に関連のある学会は多くあります．成人中心の学会にも小児・思春期部門の演題は常に出ており，代表的なものは「日本心身医学会」「日本心療内科学会」です．専門的になりますが，心理関係の学会・研究会でも子どもの心因性疾患は扱われています．

3. 講習会・セミナーへの参加
　日本小児科医会は平成 11 年（1999）から小児科医を対象に「心の研修会」を初夏に 2 日間 2 回に分けて開催し，認定制度を発足させています．

　平成 3 年（1991）からこども心身医療研究所では，小児の心身医療に焦点を当てたセミナーを，毎年秋に瀬戸内海の離島で，小児医療と関係の深い学校関係者との合宿形式（2 泊 3 日）により，相互の交流や実習も加えて開いています．このセミナーは日本小児科学会・日本小児科医会と日本小児心身医学会の認定を受け，日本小児心身医学会・日本小児科医会の後援を得ています．平成 20 年（2008）から 1 泊 2 日になり，名称を「こども心身セミナー」として，会場も変えて開かれています．

　その他にも心身医学のセミナーが適時，商業的にも開かれていますが，多くは東京での開催で，成人領域が主になっています．

4. 相談機関の門を叩く
　近くの児童相談所や教育研究所，あるいは文科系の大学の心理学教室などに問い合わせ，週に半日でも勉強・研修に通う方法があります．教室によっては地域の人を対象に相談部門をつくって，学生に実習をさせている所があるので，実習と事例検討会に出席させてもらうのがよいと思います．この分野は医療の関与が大きく，医師の参

加は歓迎されます．同時に，異なった分野との勉強は医師自身の視野を広げてくれます．

■ 長期の研修

　小児心身医学の総合的研修ができれば理想ですが，現状では不可能なので，一般小児科の臨床経験を最低3～5年行った後に，以下に紹介するような所で心身医学の研修を始めるのがよいでしょう．医師にとって基本は身体を診ることで，それを研修した後に，心理・精神的な面，あるいは成人の心身医学を学ぶのが望ましいでしょう．

　1．日本心身医学会の認定医の研修指定病院で「子どもを多く扱っている病院」あるいは「小児科で指定病院」になっている所で研修します．残念ながら病院が少ないので，なかなか希望通りの研修はできませんが，各機関に問い合わせてください．こども心身医療研究所では，既に十数名が研修されました．

　2．心療内科で思春期例を多く扱っている病院を捜します．なお，日本心身医学会の専門医は5年の研修を義務づけています．なお，日本小児心身医学会では平成22年(2010)から，認定医制度を発足させ，研修機関等の整備を行っていく予定です．

　3．児童精神科(本来は発達障害の診療)のある大学や，子どもを扱っている精神科や精神科医のいる病院での研修も考えられます．この場合，一般小児科の診療を非常勤で続けながら研修する方が，心身医療を実践するのには好都合だと思います．

随筆風あとがき

■ あとがきの「はじめに（？）」

　本書は医学書院から「小児心身医療の現場から，アドボカシーに溢れた本を書いてみては」と勧められたことから始まりました．私は「advocacy」という言葉を知らなかったのですが，「主義主張をもち，問題提起を行い，時には社会的に不利な立場に置かれた人々を代弁するような不偏不党の政治的活動も含む」意味だと知り，食指が動きました．以前から米国小児科学会誌（*Pediatrics*）などで使われている言葉だそうです．

　心身医療は内科・小児科領域でも主流ではなく，傍流もいいところで，最近でこそ社会的に求められ光が当たっているようですが，医学教育や医療制度では依然として「重視されていない」どころか「無視された」分野です．長くこの分野を小児科から実践してきた者として，advocacyと言う言葉に関係なく，重要性やあるべき姿は，これまでも主張し続け実践してきたつもりですから，ある意味で最も望んでいた企画でした．

　しかし，一人で小児心身医学と関連分野まで執筆するのに，私の知識も経験も未だ十分でなく，偏りが出る可能性は高くなります．多くの専門書で分担執筆の形式がとられているのは，この弊害をなくすためです．一方で心身医学の特徴である「系統的・総合的」面を重視し，主義主張に一貫性をもたせると，単独執筆でなければなりません．そこで，全体を「私流」に系統的にまとめ，各疾患（障害）の記述も教科書的な定型をあえてつくらず，あくまでも臨床経験から，私が重要だと思う点は詳しく，簡単でよいと思う部分は簡潔にし，心身医療の概念が掴め，同時に実践を試みたくなるようなものを考えてみました．それ故「読本」であり「わたしの」なのです．

　私はこれまで国立大学，自閉症施設，市民病院，一般開業の小児科医院，そして現在のこども心身医療研究所の5ヶ所で主に心因性疾患を診ながら，最も大切に考えたのは精神科医・臨床心理士，教育関係者と常に連携をとることでした．それぞれの機関による形態や発想の違いと，経済的にも世間的にも認められていない分野でのさまざまな体験が，「私流」とは言いながら，あまり独善

的にならず，臨床重視の姿勢で執筆できたと思っています．

　結果的に私が35年以上前に，小児科から「何とか心を診たい」とよちよち歩きを始めた頃「このような本があれば…よかったのに」という思いが心身医療編（1～2章）に表れています．そして，浅学非才の身を弁えず，私の主張の根底にある医療と直接関係のないようにみえる文化・伝統・歴史について，あえて書き上げ，3章としました．

■ 厚生労働省も初期対応を医師に求める

　平成17年（2005）3月に，厚労省が「子どもの心の診療に携わる専門の医師の養成に関する検討会」を発足させ，私も日本小児心身医学会を代表して出席するようになりました．翌年の3月まで計9回の審議で，初年度は子どもを診る一般医が，「子どもの心」を的確に診て，自分なりの対応をし，必要であれば専門医に紹介できるように，学会などが協力して研修や実習を実施する方針が決まりました．本書で私が意図しているのとまったく同じ方針です．本書は読本で私流ですから，その方針通りの専門書とは言えませんが，「副読本ぐらいになるのでは」と思っています．

　私は子どもを診る機会の多い一般の医師が，少し関心や意欲さえもてば，心身医療はそれほど難しくなく，実行できると常に考えてきましたし，それを実行している医師もいます．

■ しかし，現実的に多くの医師は…

　多くの臨床医は心身症や神経症あるいは精神病を「診たくない／苦手」「専門家が診るもの」と考えていますが，その想いとは反対に，これらの病態の多くは身体症状で表れるので，初診は内科・小児科です．更に言えば，外科・脳神経外科・整形外科から，眼科・耳鼻科・皮膚科など外科系のすべての外来にも，心身症，時には神経症も初診しています．前に親しくしていただいたある大学の脳神経外科の教授は，「受診する患者のほとんどは，私の科の患者でなく心身症である」と言われていましたが，そのような発想のできる医師の少ないのが現状です．その結果，一般の科を受診した患者の多くは治らない／悪化して専門医の所へ行き，目の前から消えて行きますが，初期対応の拙さが，その後の専門医による治療を難しくさせていくと同時に，時間的・金銭的・心理的負担を患者さんにも与えます．中には時間の経過や環境変化が自然治癒させる場合もあるでしょうが….　いずれも，初診した医師の頭からは忘れ去られていきま

すが，患者さんにとっては余分な時間と費用に加えて，苦しみが長く続きます．

これを防止するため本書は「子どもを診る機会のある」すべての科の医師を対象に，「本書の方針」で述べたような姿勢で執筆しています．そして，このような病態を適切に診る技術・姿勢をもてば，成人・小児を問わず，本来の一般外来での診療の質も向上するのです〔1章(4頁)を読んでいただくと理解できます〕．「医療の質を高める」作用に加え，医療費節減と患者さんの頻回の受診による時間を軽減させる「一石三鳥」の作用があるとすれば，この分野は「嫌い／苦手」と言わずに，多くの医師が実践しなければならないと思います．

また，心身医療は特殊な分野のように考えられていますが，普通の医療を適切にしている医師である限り，それほど難しい分野ではありません．心身医療に向いていない医師は，ある意味で身体疾患を診るのにも不適切でないかとさえ思います．

■ 現代日本社会は絶望的か

私が「地面から出てきたモグラの親子」の絵を講演で使い始めたのは昭和60年(1985)頃です．地面に出たモグラが人間に踏み潰されそうになっているのを，子どもは恐怖のあまり，言葉にならない意味不明の叫びをあげて親に知らせているのですが，親は言葉の意味が判らないので，子どもの知らせてくれる危険に気づかないという図です．つまり身体症状や不登校といった子どもの訴えが，実は大人（親）に社会の危険性を知らせてくれているのに，その意味するところを親は気づかないと訴えたかったのです．当時から，不登校に限らず，子どもの問題は親の問題であり，それは更に大きな社会の問題でしたが，不登校の理由は多くの場合，見当違いというか，枝葉末節の現象だけで云々するので，私たちを踏み潰そうとしている大きな足（社会問題）を適切にみない現状が続いてきました(97頁)．

それから10年ほどした戦後50年という節目の平成7年(1995)に，私は遂に踏み潰された絵を描かざるを得なく

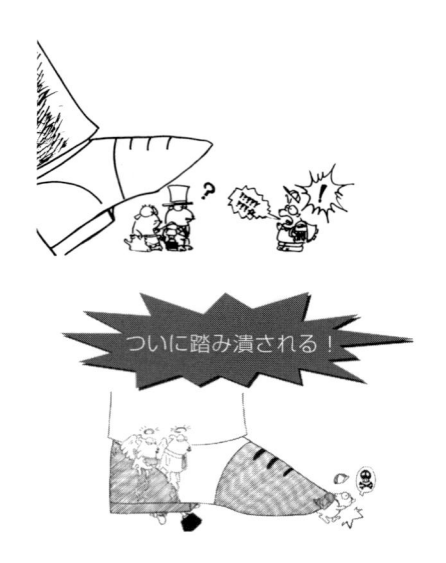

なりました．そして15年がたった現在，次々と呆れるような事件が起こり続けて，更に現状悪化が進んでいます．この状況はどのように描けばよいのか，思いもつきません．

■この本を執筆した平成17年から発行までの間に

この本は平成16年（2004）の秋に企画され，その冬から約1年間をかけて診療の合間に執筆し続け，平成17年（2005）11月に終わりました．この執筆期間中も社会では種々な出来事が起こっていました．これまでいくつかの本を執筆してきましたが，執筆開始時と終了時の間，あるいは終了後に，これほど書き加えたいことが次々出てくる体験は初めてでした．平成17年はJR西日本の考えられないような脱線事故で始まり，最後は連続的に起こった女子小学生の殺害事件で終わった年でした．実は本文でも述べた（261頁）ように，平成9年からわが国では，これまで考えられなかったような事件や出来事が毎年出現するようになり，平成17年も残念ながら例外ではなかったのです．

本書の原稿を出版社に出した後に，年が改まり平成18年になりましたが，1月には外務省の職員が国家機密を自ら守るために自殺したのを，本省が隠蔽していた事件を週刊誌が報じました．これは30年以上も前から行われていた北朝鮮の拉致事件に始まり，近年では中国での瀋陽総領事館事件や反日暴動に，独立国家として毅然と対処する姿勢が何一つみられない国では仕方ありません．これは論議され始めた教育基本法で「愛国心をどうするか」と，他の国では考えられないような思考で紛糾していることと無縁ではないのです．国旗や国歌（291頁）を尊ぶ，あるいは愛国心をもつという，世界中の国で「人間であれば9割までもつ（何処の国でも1割くらいは大多数と違った心をもつ者がいます）」自然感情を否定するのが「良識ある」と思っている人々の歪んだ思考で，国を危うくしているのです．

2月になると，前年から突然もちあがっていた皇室典範改定への動きが，紀子さまのご懐妊で唐突に先送りになりました．あまりにも表面的・刹那的対応が，最も基本的な「国の伝統」にまで忍び寄っている怖さです．私が本書に繰り返し述べている，文化・伝統・歴史に根ざして物事の基本を少しでも考えれば，出てこない対応でしょう．

■子どもの問題に戻れば

6月になると，小学4年生のわが娘を虐待（容疑）・殺害，その後隣家の男児も

殺害した母親が逮捕されました．これを伝える同じ日の新聞は，合計特殊出生率（一人の女性が生涯に生む子どもの数）が 1.25 になったと報道し，このままでは人口が予想以上に減少するため，もっと出産に費用がかからないようにしなければならないように，手厚い育児の補助をしようとする政府の方針も伝えています．

この二つの報道に接して，確かに出産は保険も利かず，育児にお金はかかりますが，それが補助されるから「産もう」と考えるような女性に，子どもを産んでほしくない，と思わず考え込んでしまいました．手軽に産めるような制度は，現代の「安易な」妊娠で人口を増やすような側面がありはしないか，更に不幸な子どもを増やすのでは，と心配になります．

■ 診察で診る子ども

かなり前から，診察椅子に背筋をまっすぐにして座れる子どもが少なくなっています（19 頁の【意見・異見】の表をご覧ください）．これは「心身に『軸』が通っていない現れ」ともとれますが，親も直そうとしません．この軟体動物と呼んでよい状態には，外からの「枠」をつけて矯正してやらなければと思うのですが，この能力を家庭はもちろん，学校でも地域でも失って久しくなりました．理由は本文で指摘しています．今一度，医師として「目の前の子ども」に坐る姿勢から正していかなければなりません．

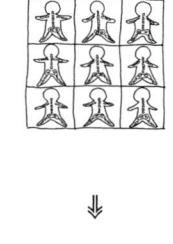

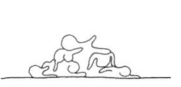

軸は親から受け継ぎ，将来の自分の子どもに伝える血（遺伝子）・民族性，自尊心であり，枠は他人と社会生活を送る上での制約，あるいは自己を磨くための試練でしょう．気づけば「我慢のできない背骨のない軟体動物」のような日本人が大量につくられ，それが診察室での子どもの実際の姿勢にまで現れていると言えないでしょうか．この外からも内からも自らを律することのできない軟体動物があらゆる世代・職業に溢れていますから，彼らに背骨をつけるのも，枠にはめて形を作ることも極めて困難な作業でしょうが，今こそ実行すべき時ではないか，と思います．

■ 医療の危機

今や大学の付属病院でさえも収益最優先になり，長期入院が必要な疾患（例えば白血病，摂食障害など）が適切に扱われ難い現状や，小児科を閉鎖する公的病

院が増加しているなど，医療を取り巻く環境もあらゆる点で年々悪化しています．そして，綻び(ほころ)が大きく出て，国民からの風当たりが強くなると，慌てて場当たり的に，表面的に取り繕うことの繰り返しが，この国の姿でした．

一方，それに反対する場合も，例えば医療費の負担増には「患者に死ねと言うのか」的文言で対するので，建設的解決はまったく出されません．

この数十年，常に話題になっている小児の夜間救急医療に関しても，基本にあるのは，医療に必須の信頼関係の欠如（これは医師・患者双方に責任がある）と，安易な親の急増と考えます．それを公に指摘できないのが，わが国の精神風土です．報道主導の世論に迎合した安易な対策は，本当に必要な小児救急医療の完備にならないだけでなく，減少する一方の小児科医に過剰な負担を荷し，更なる悪循環を成していきます．このようにみてくると，あらゆる分野で絶望的にならざるを得ないのですが，視点を変え，わが国を歴史の中で大きく捉えると，別の面もみえてきます．これも二面性（419頁）でしょう．

■ この国は「たぐい稀に幸せな国」とみる

私たちの国は世界的にみても，種々の点でこれまで幸せな国であったことは，歴史を客観的にみれば判ります．第二次世界大戦の不幸な時代も経験していますが，これはその前の西洋帝国主義の餌食という不幸を回避できた後に来たものと私は考えますから，むしろ，難しい世界情勢の中で悩み，結果的には愚かな選択であったにしても，それなりによかれと思って行動した先人がいたと考えます．

私たちは戦後60年以上の平和な時代を過ごしただけでなく，世界で最も快適な生活を送っている現実があります．何の心配もなく飲める水道が完備され，それを入浴や水洗便所にまで使い，全電化住宅という，まったく停電を想像しなくてよい生活までできるのは，世界的にみても稀有な快適国です．十数年前までは大都市で夜に女性が一人歩きできるのは，先進国，途上国を問わず日本だけでした．世界中の料理を，これほど自分たちの口に合うように変えて，簡単に食べられる国もありません．物質的に幸せ過ぎる環境が精神的問題を出現させたのです．「長く続く平和」とこの環境の快適さは，この国に生まれた幸せを感じると共に，次の世代にも続くように願うのは当然ではないでしょうか．

本書を読まれる方々の多くは私より若い世代でしょうから，歴史上稀有ともいえる幸せな時代に生きてきたと再確認してほしいのです．そして，次代を担う子どもにも，同じ豊かさの中で平和に過ごしてほしい．そのために私たちは

何をし，発言していけばよいのかを考えていただきたいのです．

わが国を悪し様に言う人々は，これまでも「米国の核は戦争目的だが，ソ連や中国の核は平和目的」「中国の文化大革命は素晴らしい」といった，他の国々では絶対出ない，今となっては噴飯ものの言動を撒き散らし，「憲法」と言うだけで発言を封じられるような世論を創ってきました．最近はさすがに，このような愚見に「否」という声も少し聞こえるようになり，江戸時代が見直される風潮や，憲法や教育基本法に対する当たり前の議論が出はじめています．やっと「まともな国」になる準備が整ったようにも思えます．

しかし，このような動きに，十年一日のごとく「戦争をする国にする」「軍国主義復活」「右旋回」と，隣国の政治宣伝と同じように考える人が知識層ほど多いのも事実です．あるいは，そのような見当違いな考えに，勇気をもって対するより，妙に遠慮し，腰が引けてしまいます．

簡単に言えば，歴史上考えられないくらい「物質的幸福」を享受できる環境が，「精神的不幸」を招いているのです．これを父性的に見極めて，私たちは子どものために，少しでも精神的不幸を是正するための努力をしていかなければ，物質的幸福も失っていく可能性があるかもしれません．

残念ながら，あらゆる場で知識層ほど勇気をもって信念を述べるより，反対や非難・攻撃を恐れ，腰が引け，結果的に波風を立てず，誰からも非難されない，無難な対応をしてしまいます．その結果，先の小児救急医療のように，実質が何も改善されず，むしろ現状悪化を進める時もあるのです．これがわが国の現状で，子どもを不幸にしていくと私は確信していますから，本書では繰り返し，あらゆる面からこの問題を取り上げました．

■私のこれまでと21世紀の子どもへの思い

私は日本が米国との間で戦争を始めた昭和16年（1941）に生まれました．戦争中の思い出は断片的で，戦後の混乱期から記憶が繋がりますが，子どもでしたから餓えも苦労も感じないまま，稀有ともいえる平和な時代に，少しずつ豊かになっていく「希望に満ちた」生活を送って，現在があります．

戦後の日本は内外の情勢があらゆる面で幸いし，昭和39年（1964）には，庶民でも持ち出し外貨が500ドルと制限は付きながらも海外に行けるようになり，東洋初のオリンピックが東京で開催（305頁）されるまでに発展しました．それから3年後の昭和42年（1967），私は医科大学を卒業しましたが，その頃はインターン（intern）紛争の真っ只中で，「大学立てこもり」戦術や国家試験排斥

(boycott)と，厚生省(当時)に反旗を翻して医師になりました．このインターン闘争は，その後の学園紛争に続いていきます．

　その後，大学病院での病棟研修や市中病院勤務から南米パラグアイの僻地医療などを経験して，アレルギーの診療と研究を大学で始めました．ここで気管支喘息はアレルギー以上に「心の動き」が重要な因子だと感じ，心身症として診るために，児童精神科の勉強をしようと自閉症施設に勤めました(159頁)．その間もアレルギーの診療・研究を大学で行っていましたが，私の視点が広がるにつれ，当時から少しずつ増加し始めた不登校児を自然と診るようになり，身体を主に扱う小児科医から，「心」を専門に診るようになっていきました．小児科医として歩み始めて10年が経過していました．

　臨床では小児科と児童精神科の谷間で仕事を続け，年々増加する不登校児やその親，あるいは学校・教師の方々と付き合う中で，私の関心は医療以上に「教育」に向かっていき，それはやがて文化・歴史に続いていきました．

　身体を主に診る小児科医から「心」を専門に診るようになり，次いで「教育／文化／歴史」に関心が向かう私自身の変化は，いつも本来行うべき医療以外のことに興味をもって，そこに進んでいくように傍からはみえました．しかし，子どもの「身体」を診るには「心」も診なければなりませんし，子どもにとって最も大切なものは「教育」で，教育は歴史・文化と深い繋がりがありますから，子どもと総合的に関わる以上，そこに関心が向いていったのは自然の成り行きだったと思います．

　このような経歴で医師生活を送り，一般に停年を迎える年齢に，冒頭に述べたように執筆依頼を受け，このような独特の医学書を執筆することになったのです．自分たちの世代が通ってきた幸せで平和な時代が少しでも次の世代にも続かせるのが，小児科医の使命だと考えて……．

■ 政治にも関心を

　本書では文化や歴史を詳しく述べ，社会現象は子どもに関係したことのみ述べました．これでも医学書としては異例の内容ですが，実際に子どもの未来に大きく関係しているのは，政治によってつくられる広範囲の社会問題です．医師をはじめとした技術職は，一般に社会状況に疎く，政治は自分たちと関係のないものと考え，政治は国会議員や官僚が自分たちの利益だけを追求して，各省や永田町で勝手に行っていると思い込んでいます．しかし，そのような議員を目先の，例えば医師会をはじめとする「職業利益団体や，地域の利益」で

選んだのが国民である以上，責任は私たち一人ひとりに返ってきます．それが民主主義です．

本書は医学専門書にも関わらず，歴史・文化から最後には政治まで論じたのは，小児科医としての子どもの未来を考えれば，避けて通れない問題だからです．ご賛同いただければ，是非，医師としてできる範囲で，政治にも関心を持って頂きたいと考えます．

■ 最後に（希望をもって）

地域医療を担う医師が，身近な範囲内で「子どもの未来を真剣に考え」「子どもが育つ社会は，どうあらねばならないか．彼らがどのような成人になればよいのか」を考え，親子や地域の学校に問題提起を行っていくことが，少しずつ各地で行われ，広がっていけば，それはやがては大きな力になっていくと考えたのが，本書執筆の大きな動機であると，最初の「本書の目的」に述べました．

話は変わりますが，北朝鮮にわが子や身内を拉致された被害者の家族の会は，当初は見向きもされず，むしろ「胡散臭く」さえみられていました．これはわが国の政府と多くの報道機関の姿勢が原因だったのですが，地味で真摯な活動が少しずつ，庶民に認められ始めました．その結果が，これまでのあまりにも弱腰であった政府の北朝鮮外交に，少なからざる影響さえ与え始めています．

これと同じく，狭い範囲からでも家庭や学校教育の基本が少しでもよい方向に改善されていけば，日本社会に残る健全さが力を発揮できるようになり，戦後教育と先進国のもつ矛盾（261頁）のために広がった社会の混乱を，少しずつ正していける，と私は考えています．

微々たるものですが，教員の中からも勇気ある方々が各地で改革を唱え始めています．残念ながら，大半の教師は現状が「おかしい」と感じながらも，歪んだイデオロギーを声高に叫ぶ一部の声に，事なかれ主義的に黙っているのが教育現場です．その黙っている方々の言動を一概に責められないのは，組織に働く立場を考えれば仕方がありません．したがって，組織に捉われない言動をとれる医師が，外野から，校医や地域で講演を頼まれる立場を利用し，良識ある教員を応援し，保護者にもそれを促すべきと思っています．

なお私は本書の3章で展開した歴史論を，「これが絶対に正しい」と言うつもりはありませんが，私が適切と判断でき，基本を押さえたと思われる資料・本を参考に組み立てたものです．一流出版社の本・新聞で「権威的」と特に知識層がみているものの中には，私の目からみれば基本が曖昧で信憑性の乏しいも

のが相当あるので，それらは批判材料として参考にしましたが，紹介はしていません．

　医師は身体というはっきりしたものを診るのが仕事ですから，確実性のあるものを診る姿勢で，曖昧模糊とした社会現象をもしっかり診る努力をしたいものです．その姿勢が，未来を担う子どもに，少しでも望ましい社会を残せると共に，子どもの健康を保つ仕事に従事している者の責務とさえ考えます．

　長い長いあとがきの最後になりましたが，このような本の執筆を勧めてくださり，あらゆる点で，種々ご相談に乗っていただいた医学書院の緒方美穂様に心からお礼申し上げます．できれば少しでも多くの医師に本書をお読み頂き，臨床で役立てていただき，私の提案が実践されることを期待しています．

　また，私はこれまでこども心身医療研究所の職員や，これまで当所で研修した後，地域の第一線で活躍してくれている小児科医と，医学と教育関連の専門書を3冊出してきました．本書の1〜2章はそれらを参考にしていますから，ある意味で彼らと共著のような面もあり，改めて彼らに感謝します．また，私の一般書では娘が挿絵やカットを描いてくれていましたが，今回は読本ということで，専門書ながら使用してみました．

平成18年6月中旬

冨田和巳
日本的な梅雨の季節の晴れ間に

　追記：本書はV頁，298〜299頁に述べたように，日本語にこだわり，外来語（主に英語）は適切な訳のない／できないもの以外，日本語を使うべきであるという姿勢で執筆しました．そのため，かえって読みづらい箇所やおかしな印象を与えるところがあると，出版してから気になりましたが，私の姿勢の一つの表れとして，お許しください．また，v頁に示しましたように，刷りを改める毎に，誤植の訂正は当然として，内容の是正や追加を出版社の協力で行うことができました．特に4刷では薬物の項を大幅に書き替えています．

　このあとがきも含め，社会を論じたところは，5年前に憂いをもって記述したことが，すべて更に悪化しているのは悲しいことです．

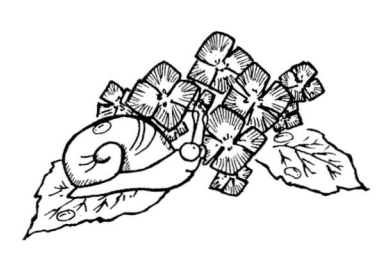

索引

欧文索引

ABR　130
AIDS　162
alarm sheet method　127
alexithymia　75
allergy march　113
ambivalent な気持ち　164
anaclitic depression　139
anaphylaxis　115
animism　304
Aristotelés　327
attention deficit/hyperactivity disorder (AD/HD)　56, 119, 172, 175
autogenic training (AT)　247
bio-psychosocio-ecoethical medicine　62, 113
CAM　195
CD (conduct disorder)　175
chewing　88
chronic fatigue syndrome　18
CMI 健康調査　238
cognitive therapy　244
counseling　240
cytokine　115
day care　255
DDAVP　127
democracy　266
developmental age (DA)　233
developmental quotient (DQ)　233
doctor shopping　23, 25
DSM-IV　73, 141
DV (domestic violence)　109
EBM (evidence-based medicine)　11, 62, 65, 121, 122, 155
ego　250
egogram　236
experience-based medicine　66
finger painting　252
gender free　359
global standard　273
Hall note　324
Helicobacter pylori　121
Hirschsprung 病　128
holistic medicine　6
ICD-10　73
id　250
identity　225
image　154, 227
informed consent　31
intelligent quotient (IQ)　166, 233
John Dewey　359
kangaroo care　65
Keenan　330
Kimmel 法　126
MAS　238
mental age (MA)　233
moratorium　111, 225
mother complex　382
Münchausen's syndrome by Proxy (MBSP)　185
Mund Therapie　240
narcolepsy　136
NBM (narrative-based medicine)　11, 66, 122, 155, 157
NEET　112, 226, 389
neglect　184
Neurose　160
ODD　175
operant 条件づけ　127
paper bag　124
paradoxical reaction　193
paternalism　31
PDD　55
Persona　251
personal computer 教育　269
pheromone　64
play therapy　251
PTSD (posttraumatic stress disorder)　65, 74, 148, 264
P-F スタディ　237
relaxation training　247
sand play therapy　252
school counselor　53
scribble methods　253
second opinion　33
sentence completion test (SCT)　238
sharmanism　304
Simmond's disease　92
SMAS　92
SNRI　161
solution focused approach　247
SSRI　161, 190
stress　67
super ego　250
TEACCH　174
tetanus 様症状　124
toilet training　217
Tourette 症候群　119
virtual reality　268
Wechsler 式知能検査　235
wrist cut　145, 154, 264
Y-G 性格検査　236
zero tolerance　279

和文索引

あ行

アーテン　190
アインシュタイン　318, 391
アキネトン　190
アスペルガー障害　170
アタラックス　193
アトピー産業　87
アトピー性皮膚炎　76, 113, 146

索引　439

アトモキセチン　172, 193
アナフィラキシー　115
アナフラニール　127, 191
アビリット　122, 189
アミトリプチン　127
アメリカの鏡・日本　328
アモバン　191
アリストテレス　327
アレルギーグッズ　87
アレルギー疾患　68, 113, 146
アレルギー性緊張・弛緩症候群　115
アレルギー性結膜炎　114, 118
アレルギー性鼻炎　114, 118
アレルギーマーチ　113
阿闍世コンプレックス　219, 221, 382
相性　43
愛情遮断症候群　139
悪性腫瘍　15, 16, 92
悪性症候群　195
悪夢　135
遊べない　55
圧痛点　14
安易な時代　107
安全教育　371
暗箱　198
イド　250
イミグラン　17
イミプラミン　127
インターネット　41, 50
インフォームド・コンセント　23, 31
いじめ　56, 177
医原性　10, 20, 22, 119, 120, 140, 153
医原性登校拒否　98
医師の梯子　23, 25
医は仁術　39
医療不信　33, 87
依存　110
依存心　120
依存性うつ病　139
胃炎　15

異形恐怖　140
移行対象　216
意識消失発作　124
遺尿症　127
遺糞症　128
一神教　307
今西錦司　314
因果関係　40
陰性症状　150
飲酒　179
ウィニコット　216
ウイルソン　327
ウーマンリブ　276
ウェクスラー式知能検査　235
ウエッブ　330
うつ感情　2
うつ病　92, 264
宇宙　199
受身　28
嘘つき　177
内田クレペリン精神作業検査　238
梅棹忠夫　314
運動性チック　118
エゴグラム　236, 242
エジソン　109
エチゾラム　188
エディプス葛藤　224
エディプス期　218
エディプスコンプレックス　219
淮南子　199
円形脱毛症　131
援助交際　181, 264, 265
塩酸オキシブチニン　127
塩酸プロピベリン　127
演技性人格障害　141
オーラップ　119, 189
オピオイド　118
オペラント条件づけ　127
オペラント反射　246
オレンジ計画　324
お受験　59
汚言　119
落ち着きがない　54

欧米型先進国　276
欧米崇拝　300
嘔吐　14, 96
岡倉天心　322
親子関係　232
親の会　96, 157
音声チック　118

か行

カウンセリング　240
カウンセリングマインド　356
ガスモチン　190
カテコールアミン　64
カフェルゴット　17
カンガルーケア　65
かん黙　133
可逆性身体変化　71
仮想現実　59, 101, 154, 177, 268, 343
仮面うつ　151
家族主義　276
家族療法　253
家庭環境　78, 213
家庭内暴力　50, 109
家父長制　302
家父長的態度　31
過剰診断　97
過剰適応　125
過食症　96
過動　55, 172
過敏性　84, 148
過敏性腸症候群　13, 75, 108, 120, 146, 195
過保護／過干渉　87, 155
噛み噛み症候群　88
海洋史観　314
絵画語い発達検査　235
絵画欲求不満テスト　237
解決志向アプローチ　247
解離症状　141
解離性障害　141, 152
解離性同一性障害　152, 153
潰瘍　14
外向　211

咳嗽　118
拡散的思考　229
核家族　381
学童期　30
学級崩壊　58, 176, 264, 284, 361
学校恐怖　98, 264
学校の荒れ　264
学校不適応　99
紙袋法　124
川勝平太　314
甘麦大棗湯　195
完全癖　138
患者の会　96, 157
感覚統合　174
感受性　2, 42, 47, 99, 116
感情移入　43
感性　103, 229
漢方薬　194
環境保全　293
環境を救う文明　293
頑固（さ）　2, 89, 125
癌ノイローゼ　160
キーナン　330
キュブラー・ロス　157
キリスト教　305
キリスト教文明　275
キレる　56
キンメル法　126
几帳面　138
気管支拡張薬　125
気管支喘息　75, 76, 79, 81, 118, 146
気功法　254
気質　78, 211
気づき　83
奇異反応　193
起立性調節障害　107, 116
起立性低血圧　116
器官言語　15, 75, 120
器質的疾患　8
器質的身体変化　71
機能性視覚　129
機能的身体変化　71
偽善　104, 181
義務教育　346

菊と刀　288, 328
吃音　132
喫煙　179
絹の道　289
虐待　153
逆流性食道炎　15
吸啜反射　226
急性アルコール中毒　179
急性ストレス障害　146
急性虫垂炎　14
去勢不安　219
去痰薬　125
拒否　155
虚言　177
兄弟葛藤　389
共感　3, 25, 66, 93, 169, 216
共感的　239
協調性　47
教育原性　153
教育ビデオ　269
強迫傾向　2, 89
強迫行動・強迫観念　138
強迫性格　57
強迫性障害　50, 108, 119, 138
強迫的　95, 131
境界性格　72
境界性障害　144
境界性人格障害　144, 145
筋ジストロフィー　22
禁止　3
禁欲教育　371
緊張型頭痛　17
クエン酸モサプリド　190
クライアント中心療法　242
クレーマー・クレーマー　221
クローン技術　293
グッドイナフ人物画検査　234
グラマリール　193
グリチルリチン　131
グリチロン　131
下痢　6
計算障害　173
桂枝加芍薬湯　120, 195
桂枝加竜骨牡蠣湯　195

経済封鎖　324
警告敷布法　127
迎合　109, 153
迎合する時代　265
芸術療法　252
激励　3
欠伸発作　138
結核　92
血液疾患　92
血縁主義（家族主義）　276
倦怠感　18
検尿　10
検便　10
謙虚さ　47
原始的反射　226
現実検討　40, 49
コナン・ドイル　7
コラージュ療法　252
コリオパン　14
コリン　118
コロネル　120
コンサータ　173, 192
こだわり　56
ごっこ遊び　227, 228
ごみ箱診断　12, 102, 417
子どもの心療科　39
呼吸性アルカローシス　124
個人　52
五苓散　15, 194
口愛期　215
公教育　346
行為障害　175
行動　68
──の問題　159
行動異常　70
行動化　68, 175
行動観察　7, 140
行動障害　170
行動症状　141
行動分析　245
行動療法　95, 240, 245
向精神薬　125
交流分析　242
抗アレルギー薬　131
抗てんかん薬　192
抗精神病薬　189

抗利尿ホルモン　126
攻撃　122
攻撃性　128, 131, 133
肛門期　217
後天性免疫不全症候群　162
恒常性　77
高機能自閉症　170
校内暴力　58, 264, 362
黄河文明　338
膠原病　16
心のケア　146
心の理論　171
国歌・国旗　291
骨粗鬆症　95
言葉の遅れ　54
根治療法　27, 105, 186

さ行

サイトカイン　115
詐熱　16
詐病　143, 185
西郷隆盛　322
柴胡加竜骨牡蠣湯　195
催眠療法　253
酢酸デスモプレシン　127
三者関係　205, 218
産業革命　275, 338
漸新的弛緩法　249
シオラン　298
シナール　195
シャーロック・ホームズ　7
シュリーマン　318
ジェネリック　193
ジェイゾロフト　191
ジェンダーフリー教育　153
ジヒデルゴット　17, 116
死　271
死の概念　272
死別　393
弛緩訓練　247
自然共生　291, 304, 316
自然征服　291
自然征服思想　316
自然治癒　294
自然破壊　293

自我　218, 223, 250
自我同一性　225
自虐史観　147
自己愛的　154
自己完結型，強迫症状の　138
自己顕示欲　154
自己肯定感　144, 202
自己臭恐怖　140
自己治癒力　105
自己中心的思考　228
自己同一性　225, 382
自己破壊衝動　144
自己否定　154
自己否定感　144
自己表現　133, 343
自己不全感　84
自殺　271
自殺企図　144, 154
自助グループ　157
自信　47, 202
自尊心　2, 123, 140, 144, 176, 202, 203, 205
自閉症　168, 176
自閉症スペクトラム　160
自立　224
自律訓練法　17, 127, 246
自律神経失調　14, 77
自律神経失調症　116
指示　3, 25, 66
思春期　30, 223
視覚・運動統合検査　238
視診　7
視線恐怖　140
資本主義　273
児童の権利条約　354
児童連続殺傷　261
失錯行為　251
失感情症　11, 31, 75, 120
失体感症　76
疾病利得　14, 142
質問紙法　73, 231, 233
躾　176, 211
島国　290
社会化　225
社会環境　78, 212

社会性　164
社会的規範　70
社会的存在　384
主観　139
主訴　6
守秘義務　51
受験勉強　58, 367
受動　83
受容　3, 25, 66, 93
受容的　43
樹木画検査　236
周期性ACTH-ADH放出症候群　120
周期性嘔吐症　119
周期性傾眠症　136
周産期医療　64, 161
宗教　153
衆愚政治　267
集団　52
集団行動　56
集団社会　383
集団主義　276
集団治療　106, 255
集団発生　124
集団療法　256
集中しない　57
集中的思考　229
集中内観　254
書字障害　173
小学生殺傷事件　147
小建中湯　195
少年凶悪事件　264
消化性潰瘍　15
症候性肥満　123
将来を見据えた指導　28
商業主義　273
障害受容　156
衝動性　172
衝動的　211
条件づけ　120
条件反射　226
情報化時代　275
情報過多　33, 41
情報革命　338
情報収集　42
食事制限　113

食餌療法　113
食生活の乱れ　123
食卓状況　95
触診　30
触覚　205, 226, 270, 293
白雪姫　207
心因性咳嗽　125
心因性拒食　97
心因性疾患　8, 68
心因性発熱　4, 16
心因性頻尿　128
心気症　140, 185
心象　154, 227
心身一如　84
心身症　69
心身相関　10, 12, 105
心的外傷後ストレス障害　148
心理技法　6
心理社会的猶予期間　225
心理治療　13, 239
心理的虐待　182, 184
身体化　68, 75
身体各部の痛み　18
身体感覚　87
身体症状　9
身体性　77
身体的虐待　182
身体の反乱　76
身体表現性障害　140, 141
神経症　69, 132
神経性習癖　131, 132
神経性食欲不振症　30, 88, 264
神経性大食症　91
神経性無食欲症　91
信頼　202
信頼感　216
信頼関係　25
針灸療法　254
真珠湾奇襲　324
診断基準　74
診療拒否　49
新生児期　215
新版K式発達検査　236
新版京都児童院発達検査

人為的災害　148
人格障害　92
スクールカウンセラー　53
スクリーニング検査　10, 25, 102
スクリブル法　253
スティーヴンスン　320
ストラテラ　172, 193
ストラビンスキー　220
ストレス　67
　──の発散　48
スピール　115
素直さ　47
頭痛　17
睡眠障害　146
睡眠無呼吸症候群　136
睡眠リズム障害　135
錐体外路系　118
錐体外路障害　190
セカンド・オピニオン　33
セディール　188
セファランチン　131
セルシン　188
セルトラリン　191
セレキノン　120
セレネース　118, 119, 189
セロクエル　189
セロトニン　118, 161
セロトニン症候群　194
世界保健機構（WHO）　73
生活習慣　126, 129
生活習慣病　4, 123
生体エネルギー法　253
生態史観　316
生物的存在　384
西洋文明　275
　──の病　162
性器いじり　132
性教育　369
性衝動　223
性的逸脱行動　181
性的虐待　182
性同一性障害　153, 264
制限型, 神経性無食欲症の　91

青年期　225
精神革命　338
精神遅滞　57, 166, 176
精神的刺激　68
精神年齢　233
精神病　69
精神病恐怖　151
精神風土　312
精神分析的　240
精神分析療法　250
精神分裂病　150
精霊崇拝　304
脆弱性　99, 148
赤面恐怖症　140
責任回避　32, 33
摂食障害　50, 68, 72, 77, 88, 145, 153, 264
専業主婦　393
戦後教育　5, 111
戦後民主主義　268, 274
潜血反応　10
潜伏期　222
鮮血反応　10
全身倦怠感　140
全般性不安障害　137
ソラナックス　189
素因　79
双極性気分障害　152
相互扶助的思考　146
創造性　229
想像妊娠　20
操作的・記述的診断基準　74
操作的診断　73
操作的定義　231
躁うつ病　152

た行

ダーウィン　314
ダントリウム　194
田研式・親子関係診断テスト　238
多軸診断　73, 74
多重人格　65, 141, 152, 153, 264

索引　443

多動　54, 172
大衆迎合時代　342
大陸国家　289, 301
大うつ病性障害　151
大脳皮質　77
大脳辺縁系　77
大爆発　199
対症療法　27, 105, 186
対象関係論　77
対象喪失　149
対人関係　2, 58, 164, 203, 205, 343
対人関係拒否　133
対人恐怖症　139
体質　78, 211
怠学　99
退行現象　129
代替医療　195
代替教育　371
代理ミュンヒハウゼン症候群　185
第一次世界大戦　323
第二反抗期　223
第四の権力　281
脱感作法　149
単身赴任　392
探索心　227
鍛練療法　86
男根期　218
男尊女卑　302
チック　114, 117, 125, 138
知恵・知識　66
知能　2, 164
知能検査　57
知能指数　166, 233
知能障害　166
治療構造　27
治療的診断　122
治療目標　27
遅発性ジスキネジア　193
注意欠陥／多動性障害　172
長江文明　339
超科学　62
超自我　250
腸間膜動脈症候群　92
腸重積　14

聴覚障害　129
聴性脳幹誘発反応　130
鎮咳薬　125
鎮静効果　123
津守式乳幼児精神発達診断法　234
通過儀礼　388
疲れ　18
罪の文化　221
爪噛み　132
テグレトール　192
テタニー様症状　124
テトラミド　191
テルネリン　17
デジタル思考　40
デパケン　17, 192
デパス　188
デプロメール　190
デューイ　359
てんかん　17
手首自傷　77, 145, 154, 264
定型抗精神病薬　189
適応教室　106, 255
転換症状　141
転居　391
転校　61
伝統行事　306
伝統的　163
電子カルテ　7
トゥレット症候群　119
トークンエコノミー法　245
トークン法　127
トコフェロール　131
トフラニール　127, 191
トマス・モア　320
トリプタニール　127
トレドミン　191
ドーパミン　118
ドグマチール　94, 122, 189
どもり　132
都市革命　338
投影法　73, 231, 234
東京裁判　329, 330
登校拒否　97
統合失調症　92, 150
同一化　44

同文同種　292
動作法　17, 174
動物療法　256
特別支援教育　350
徳治主義　293
読字障害　173
共働き　393

な行

ナウゼリン　15
ナルコレプシー　136
泣く　203
内因性うつ病　151
内観療法　254
内向　211
内的体験　72
内分泌系　151
ニート　100, 112
二次性徴　30, 89, 223
二次的障害　159, 172
二次的ストレス　155
二者関係　218
二重人格　152
二面性　45, 51, 63, 96, 146, 160, 207, 346
日本語　298
日本心身医学会　74
日本的経営　273
日本の覚醒　321
日英同盟　324
日清戦争　321
西田幾多郎　314
入院　106
入眠困難　135
乳児期　29, 216
乳房　215
尿管膀胱逆流現象　127
尿路感染症　128
人間の証明　221
認知　2, 99, 116, 164, 169, 202, 203, 205
認知行動療法　95, 246
認知療法　244
盗み　176
熱型表　16

能動　28, 83
脳腫瘍　17, 92
農業革命　338

は行

ハルシオン　191
ハルノート　324
ハロペリドール　118
ハンチントン　289
ハンレー, スーザン B　318
バーナード・ショウ　315
バイオフィードバック法　246
バウムテスト　236
バップフォー　127
バレリン　192
パキシル　190
パソコン教育　269
パニック障害　137
パンテチン　131
パントシン　131
破壊　227
歯止め・節度のない時代　264
覇権主義　293
場の調和　301
排出型,神経性無食欲症の　91
排尿中断訓練　128
排便訓練　217
箱庭(療法)　38, 252
恥の文化　221, 263
発達検査　166
発達指数　233
発達障害　54, 57, 70, 108, 159
発達年齢　233
発熱　15
抜毛癖　131
母親環境　78
反抗挑戦性障害　175
反社会的行動　68, 70, 175
反発　31
半夏厚朴湯　142, 195
半島国家　289

汎下垂体機能低下症　92
万能感　216
ヒステリー　22, 141, 145
ヒステリー球　141, 195
ヒステリー性格　89, 130
ヒポクラテス　161
ビネー式知能検査　235
ピアジェ　198, 226
ピーターパン症候群　111
ピレチア　193
引きこもり　100, 109, 111, 112, 123, 226, 389
批判的な親　243
非科学的　62
非行　70, 175
非社会的行動　70
非定型抗精神病薬　189
非排出型,神経性大食症の　91
肥満　123
肥満恐怖　88
被虐待児　264, 275
被虐待児症候群　139, 182
微熱　140
人見知り　55, 216
表現　50, 67, 127, 205, 270
表現力　2
憑依　152, 153
病名告知　31, 158
フィンガーペインティング　252
フェミニズム　161, 276, 379
フェロモン　64
フランシスコ・ザビエル　345
フリースクール　106, 255
フリーター　100, 112, 226, 389
フロイト　7, 215
ブスコパン　14
ブレークニー　332
プリンペラン　15
プロラクチン　64
不安　2, 12, 55, 84, 140
不安尺度　238
不安障害　137

不信感　51
不注意　172
不定愁訴　103, 146, 151, 187
不登校(学校恐怖)　68, 70, 72, 97, 112, 123, 264
不登校肯定論　101
不眠　135
不器用　173
父性　25, 208
父性・差別社会　109
父性社会　44, 147, 162, 300
父性性　384
巫術　304
腹痛　6, 13
腹壁緊張　14
腹膜炎　14
仏教　276
文化的存在　384
文化と文明　290
文章完成法検査　238
分離不安　223
ヘーゲル　314
ヘリコバクターピロリ　121
ヘレン・ミアーズ　328
ベンダーゲシュタルトテスト　238
ペリアクチン　94
ペルソナ　251
並行面接　38
米国追従　157
米国の表面的真似　158
片頭痛　17
勉強ができない　57
ホメオスターシス　76
ホリゾン　188
ホルモン治療　95
ポール・クローデル　318
ポラキス　127
保証　11
補完医療　195
母子一体　215
母性　25, 207
母性社会　44, 147, 162, 265, 276, 300
母性性　206, 384
放散痛　14

放任　87
報道　159
報道の影響　153
飽食の時代　119
暴力　181
発作性臍疝痛　13, 120
本音　42

ま行

マイスリー　191
マザコン　382
マッカーサー　329
マルクス　314
マルクス史観　315
巻き込み型，強迫症状の　138
麻薬　264
慢性疾患　102
慢性疲労症候群　18, 107
慢性副鼻腔炎　17
ミルタザピン　191
三つ子の魂・百まで　278
未熟児　210
見捨てられ　144
見捨てられ不安　176
民間療法　83, 114
民主主義　44
　——の本質　266
民族性　146
ムンテラ　240
むちゃ食い　96
無意識　141
無関心　155
無月経　95
夢中遊行　135
メイラックス　189
メチルフェニデート，塩酸　173, 192
メトリジン　116
命題的操作　229
命令　3, 25, 66
モラトリアム　111, 226
目的指向的行動　226
森田療法　255

問診票　35
問題行動　68, 70

や行

やせ願望　88
矢田部・ギルフォード性格検査　236
夜驚　134
夜尿症　126
野外活動　255
役割同一性　225
薬剤情報　41
薬剤性パーキンソニズム　193
薬物乱用・中毒　180
薬物療法　186
ユーロジン　192
ユベラ　131
ユング　251
有性生殖　63
遊戯療法　59, 251
指しゃぶり　132
ヨーガ療法　254
よい子　88
予期不安　84
予約制　34
夜泣き　134
幼児期　29
幼児自慰　132
幼稚園　59
陽性症状　150
養育態度　155
養育的な親　243
養育放棄（neglect）　182, 184
抑うつ状態　139
抑肝散　118, 195
抑肝散加陳皮半夏　118, 195
抑制　77
欲動　225
吉田松陰　320
吉本伊信　254
嫁姑関係　390

ら行

リーゼ　188
リーマス　154, 193
リストカット　145, 154, 264
リスパダール　189, 190
リスミー　192
リズミック　116
リタリン　172, 192
リッズ　381
リフレックス　191
リラクゼーション法　247
理解　3, 164
理性　223
離婚　378, 392
六君子湯　190
両価的な気持ち　163
ルース・ベネディクト　328
ルジオミール　191
ルボックス　190
レキソタン　138, 189
レスポンスコスト　245
レスポンデント反射　246
レルパックス　17
レンズ打ち消し法　130
レンドルミン　192
霊降ろし　304
劣等感　140, 219, 300
連携　47, 51, 52, 85, 95, 107, 172
ロールシャッハテスト　237
ロジャース　242
ロヒプノール　192
ロミプラミン　127
盧溝橋事件　325

わ行

わがまま　55, 99
和魂外才　274, 291
和魂漢才　290
和魂洋才　290
笑い　9, 10